JN226098

胆膵EUS
アトラス

監修・著 山口武人 千葉県がんセンター 病院長
編集・著 瀬座勝志 千葉メディカルセンター 内視鏡センター長

無料閲覧できます

日本医事新報社

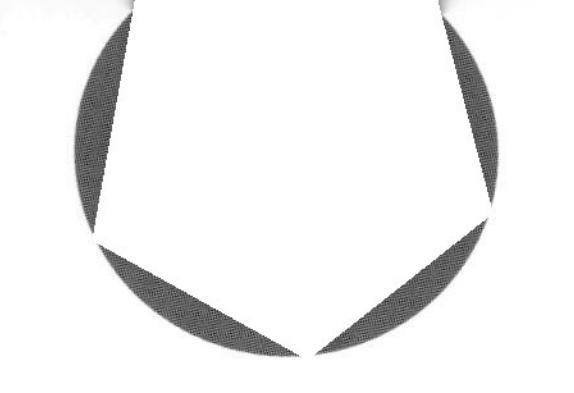

近年，超音波内視鏡（EUS）は広く普及してきており，現在ではほとんどの基幹施設に導入されているものと思われる。また，EUS-FNAやインターベンショナルEUSなど，診断・治療への応用も目覚ましいものがあり，今後もその応用範囲はますます広がって行くものと考えられる。しかし，EUSがさまざまな面で進歩するにしても，その基本は超音波画像（EUS画像）による画像診断である。EUSによる診断範囲は胆道・膵臓が主であるが，初学者にとって正常な胆・膵の描出すら容易ではない。まして，疾患のある場合の描出と診断ができるようになるには，かなりの年月と経験が必要となることは致し方ないところである。

EUSに限らず，「画像診断による胆・膵疾患の鑑別診断は難しい」とよく言われる。他の臓器と比べ，胆道，膵に格別疾患の種類が多いわけではない。しかし，両臓器とも腹部の深くに位置していること，そして何より疾患ごとにみられる画像所見のバリエーションが多いことが診断を難しくしている原因であると思われる。胆・膵のEUS診断においてはまず，疾患の典型的EUS像を把握した上で，それぞれのバリエーションを理解することが重要である。バリエーションを理解する上で必要となるのは病理組織像であり，病理像を思い浮かべながらEUS画像の特徴を振り返ることが重要である。そして何より多くの症例を診断し，多くのバリエーションを経験することが必要である。しかし，一人で多くの疾患，バリエーションを経験することは限界があり，EUSの経験が少ない初学者にとってはなおさらである。

EUSのテキストは，走査，描出法も含め，これまでにも素晴らしいものが出版されてきた。

しかし，疾患のバリエーションに沿ったEUS像を多く扱ったテキストは稀であった。今回のEUSアトラスは，胆・膵疾患の典型的EUS像を基本とし，バリエーションを多く提示することに焦点を当てた。また，なぜそのようなバリエーションが生まれるかを理解するため，ほとんどの症例で病理所見を提示している。疾患の基本概念はEUS画像を理解するための必要最小限の記述にとどめ，さらに本文では記述が足りないトピック的な内容はコラムとしてまとめた。この『胆膵EUSアトラス』が，EUSに携わる方々の診断の一助となれば幸いである。

本アトラスは，千葉メディカルセンター 内視鏡センター長 瀬座勝志先生の一方ならぬ熱意と努力がなければ生まれなかった。彼の尽力に感謝するとともに，ERCPの基本からご指導くださった，故 税所宏光先生に本書を捧げる。

2019年11月

千葉県がんセンター 病院長

山口武人

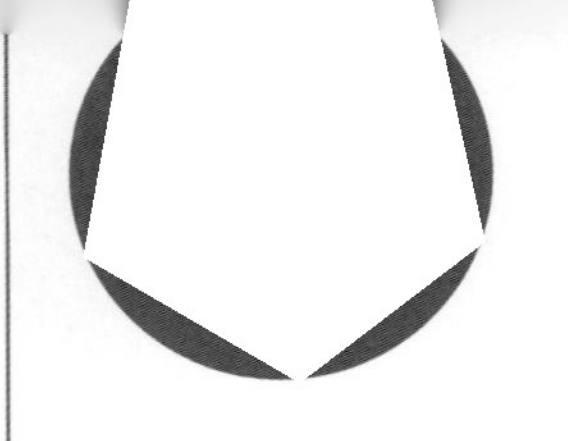

山口武人先生にEUSを手ほどきしていただいてから20年近くになります。その間，幾度となくEUSをはじめとする画像で診断困難な症例にあい，その都度，手術所見と病理所見に教えられながら学んできました。そして，その鑑別困難な症例はEUSを学ぶ方々の参考になるのではないかと考え，本書は生まれました。

本書の執筆にあたり，特に画像所見と病理所見の対比についてご指導くださった千葉県がんセンター 伊丹真紀子先生をはじめとする臨床病理部のスタッフ，肝胆膵外科 高山 亘先生をはじめとする外科スタッフ，ならびに千葉メディカルセンター 病理部，外科，内視鏡センターのスタッフの皆様に深く感謝いたします。また，症例の提供に御協力くださった先生方，執筆にあたり症例の検索など作業が円滑に進むよう尽力してくださった佐々木 歩様，この本を執筆する機会を作っていただいた日本医事新報社 平井拓紀子様，編集の労をとっていただいた磯辺栄吉郎氏に深く感謝申し上げます。

2019年11月

千葉メディカルセンター 内視鏡センター長

瀬座勝志

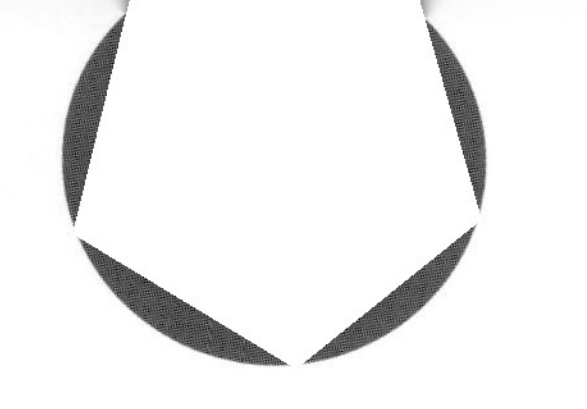

監修・著

山口武人　千葉県がんセンター 病院長

編集・著

瀬座勝志　千葉メディカルセンター 内視鏡センター長

執筆者（執筆順）

喜多絵美里　千葉県がんセンター 消化器内科 医長

須藤研太郎　千葉県がんセンター 消化器内科 主任医長

辻本彰子　千葉県がんセンター 消化器内科

太和田勝之　千葉市立海浜病院 消化器内科 部長

中村和貴　千葉県がんセンター 消化器内科 主任医長

疾患編

1 上皮性腫瘍

A 外分泌腫瘍

B 神経内分泌腫瘍（NET）

C 分化方向不明な上皮性腫瘍

D その他

主な略語

CT	computed tomography
ENPD	endoscopic nasopancreatic drainage（内視鏡的経鼻膵管ドレナージ）
ER（染色）	estrogen receptor
ERCP	endoscopic retrograde cholangiopancreatography（内視鏡的逆行性胆管膵管造影）
ERP	endoscopic retrograde pancreatography（内視鏡的逆行性膵管造影）
EST	endoscopic sphincterotomy（内視鏡的乳頭括約筋切開術）
EUS	endoscopic ultrasonography（超音波内視鏡）
EUS-FNA	EUS-guided fine needle aspiration（超音波内視鏡下穿刺吸引細胞診）
FDG-PET	2-[^{18}F]fluoro-2-deoxy-D-glucose-PET
HE（染色）	hematoxylin-eosin
MDCT	multidetector-row CT
MIP	maximum intensity projection（最大値投影法）
MRCP	magnetic resonance cholangiopancreatography（MR胆管膵管造影）
MRI	magnetic resonance imaging
PET	positron emission tomography（ポジトロン断層撮影）
SPIO-MRI	super paramagnetic iron oxide-MRI

疾患編

疾患編

1 上皮性腫瘍 ― A 外分泌腫瘍

漿液性嚢胞腫瘍(SCN)

1 漿液性嚢胞腫瘍(SCN)

漿液性嚢胞腫瘍(serous cystic neoplasm:SCN)は，漿液を産生するグリコーゲンに富む上皮細胞によって内部を覆われた嚢胞性腫瘍で，膵腫瘍全体の1～2%を占める稀な腫瘍である。患者の平均年齢は58～62歳で女性に多く(66～75%)，腫瘍部位は頭部40%，体尾部60%と報告されている[1～3)]。画像診断では，薄い被膜を有する凹凸のある類球形で，壁の薄い微小嚢胞が胞巣状に集簇する多房性腫瘍である。一般に，中心部付近の嚢胞は辺縁部の嚢胞より小さい傾向があるとされる。

SCNの形態分類はいくつか提案されているが[1～5)]，全国症例調査では，①小嚢胞の集簇しているmicrocystic type(59%)，②1cm以上の嚢胞が集簇するmacrocystic type(20%)，③1cm以上と1cm未満の嚢胞が混在するmixed type(17%)，④肉眼的には嚢胞を確認できないsolid type(3%)，に分類されている。

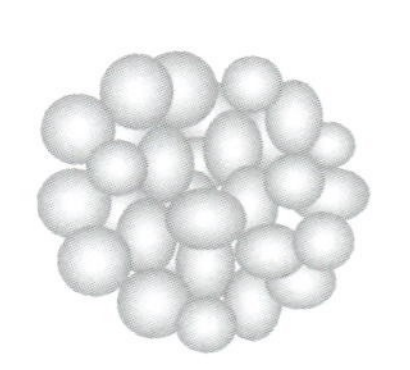
microcystic type

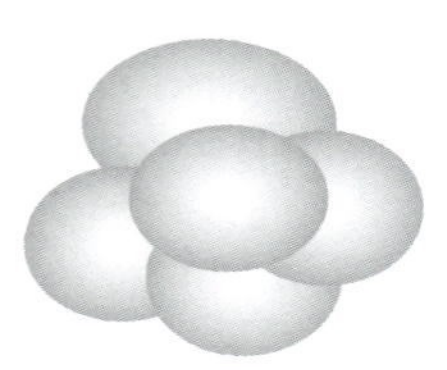
macrocystic type

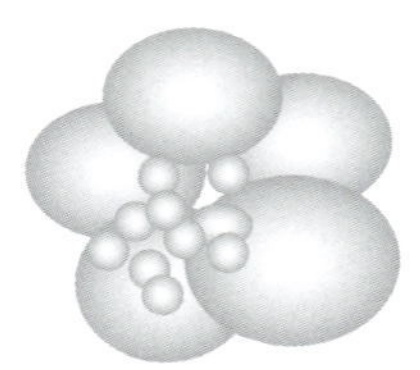
mixed type

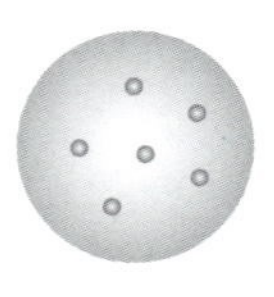
solid type

(文献1をもとに作成)

SCNの周囲臓器・組織への浸潤は3%程度にみられるが，予後は良好で死亡例の報告はほとんどない。WHO分類での漿液嚢胞腺癌は遠隔転移のある症例だけに限られ，非常に稀である(1%)。SCNの形態は多様であるが，典型例，非典型例，悪性例のいずれも淡明な立方状の小型上皮細胞からなり，病理学的には差がないとされている。

POINT

- 軽度の凹凸を伴う類球形の嚢胞性腫瘍
- 大小の嚢胞が集簇し，中心部の嚢胞が小さい傾向がある
- 隔壁や被膜は薄く，星芒状瘢痕や中心石灰化がみられることがある
- 膵管との交通は認めない

EUSでは，境界明瞭，辺縁整な類円形の腫瘍で，後方エコーの増強がみられる場合もあるが，多房性嚢胞性病変を反映する蜂巣状の構造（honeycomb appearance）が最も特徴的な所見である。被膜，隔壁は血管に富むため，ドプラエコーや造影エコーで濃染を示す。腫瘍中心部には，石灰化を伴った星芒状の線維性瘢痕が約15％の症例にみられる。MRIではT2強調画像やMRCPで血液などの液状成分が高信号となるが，急性期～亜急性期の出血の場合はT1強調画像で高信号となる。

POINT

- macrocystic type：1cm以上の嚢胞で形成される
- mixed type：1cm以上と1cm未満の嚢胞が混在する
- solid type：辺縁整，境界明瞭な充実性腫瘍

Macrocystic typeやmixed typeでは，他の膵嚢胞性疾患との鑑別が重要となる。SCNの被膜や隔壁は血管に富むため，造影CTの早期相で濃染がみられる。したがって，隔壁の多いmicrocystic typeやsolid typeは腫瘍全体の造影効果が強くなるが，macrocystic typeやmixed typeでは造影効果が弱い傾向となる。このように，macrocystic typeでは画像診断で特徴的な所見に乏しく，IPMNの分枝型との鑑別がしばしば困難である[6, 7]。一方，solid typeは造影CTで濃染所見は得られるが，他のモダリティでも典型的なhoneycomb appearanceを認めにくいことから，PanNENとの鑑別が問題となる（表）[1]。

表 ▶ SCNの画像所見の頻度

		micro	mixed	macro	solid
honeycomb appearance	CT	80	75	20	0
	EUS	100	78	22	20
	MRI	86	83	36	40
CT hypervascularity		83	25	10	100
MRI T2強調画像高信号		100	100	100	100

（%）

（文献1をもとに作成）

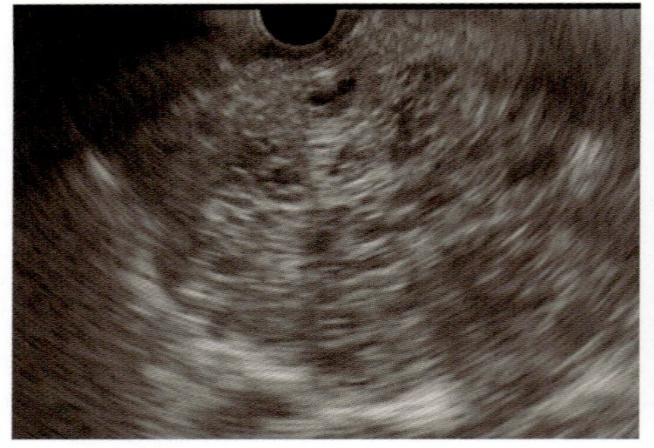

図1 ▶ microcystic type①

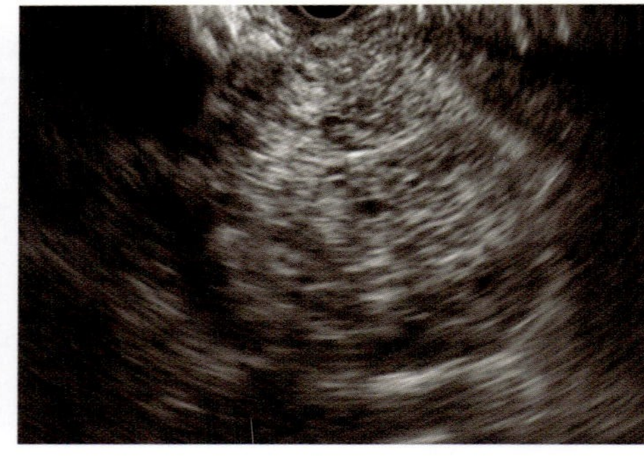

図2 ▶ microcystic type②（星芒状瘢痕）

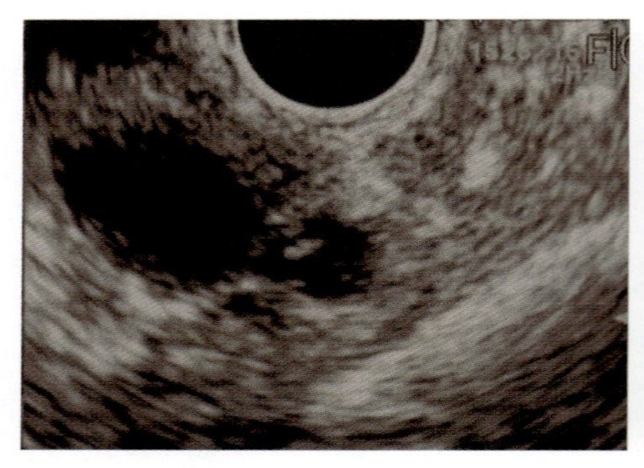

図3 ▶ macrocysic type

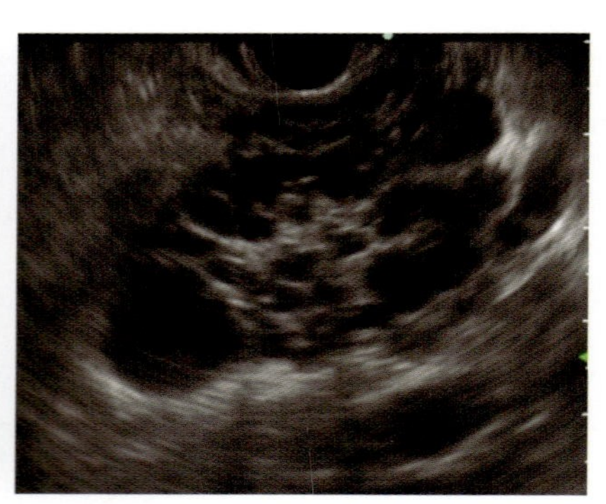

図4 ▶ mixed type①

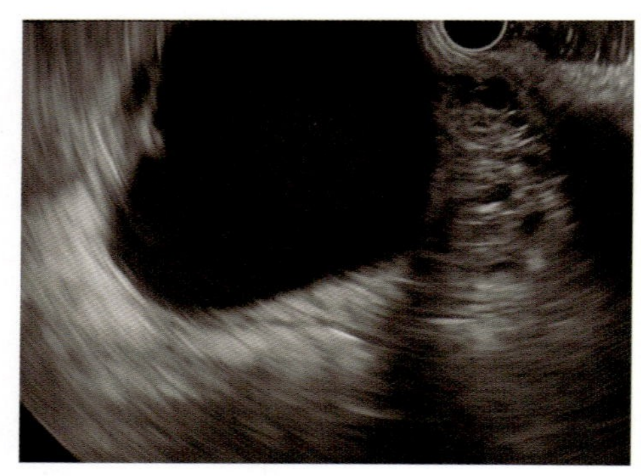

図5 ▶ mixed type②

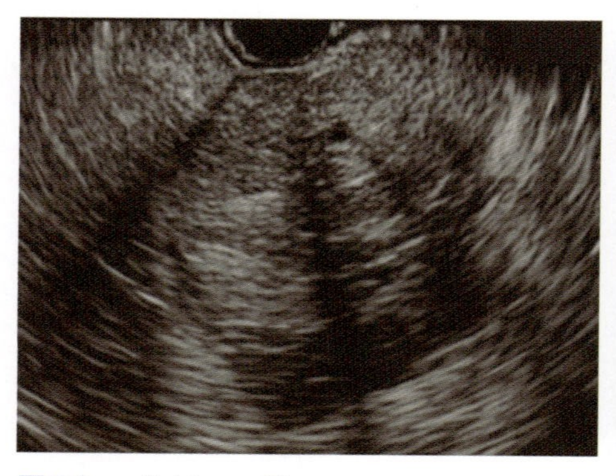

図6 ▶ solid type①

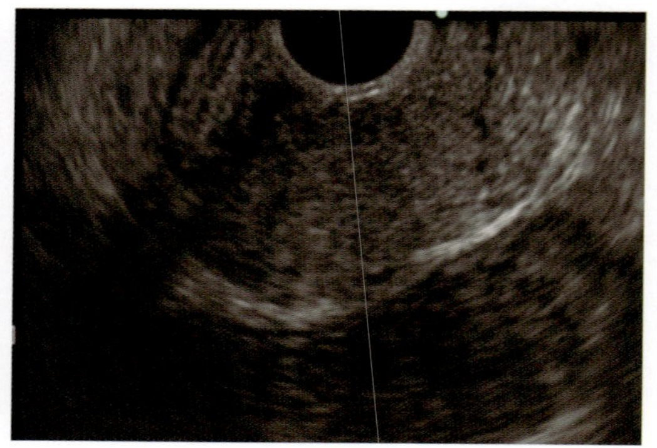

図7 ▶ solid type②

Microcystic type①(図1)

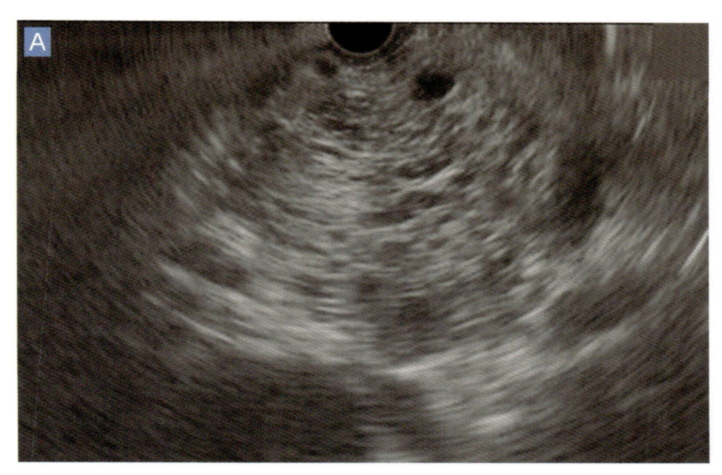

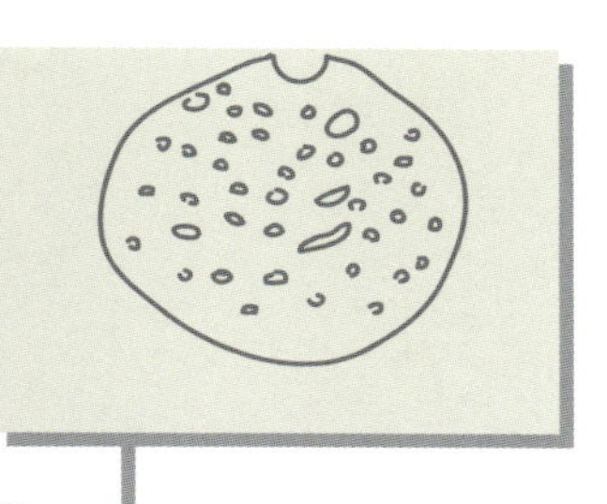

EUS

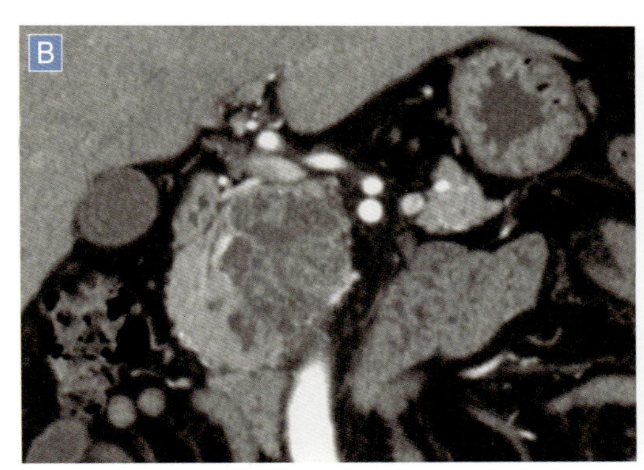

造影CT

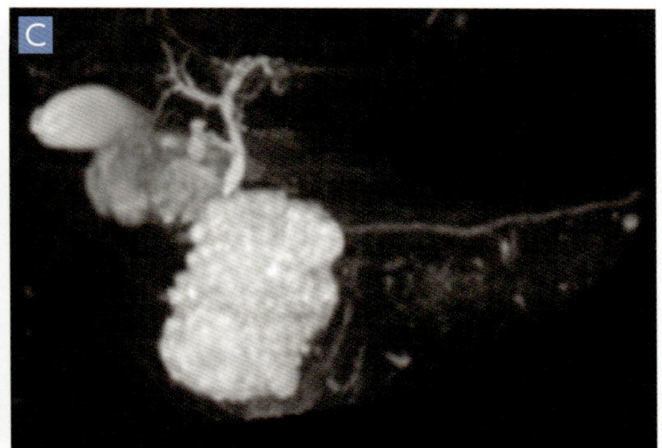

MRCP

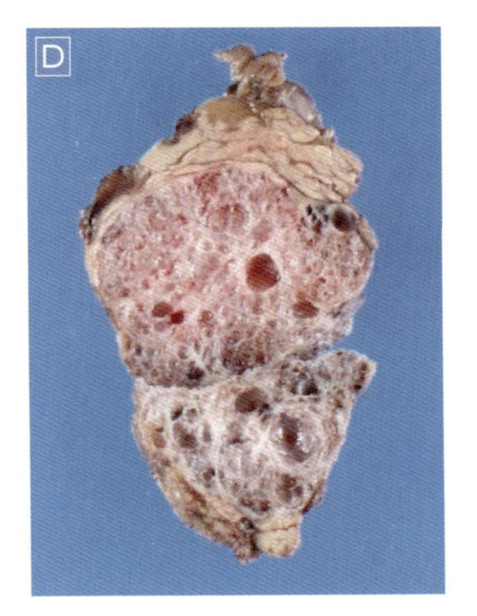

病理

EUSではhoneycomb appearanceを呈し(図1A), MRCPで膵頭部に微小な小囊胞が集簇する囊胞性腫瘍を認め(図1C), 造影CTでは腫瘍の被膜や隔壁に造影効果がみられる(図1B)。病理組織では, 多数の囊胞(最大径6mm)と, 腫瘍内部に血流に富む隔壁を認めた(図1D)。

Microcystic type②（星芒状瘢痕）（図2）

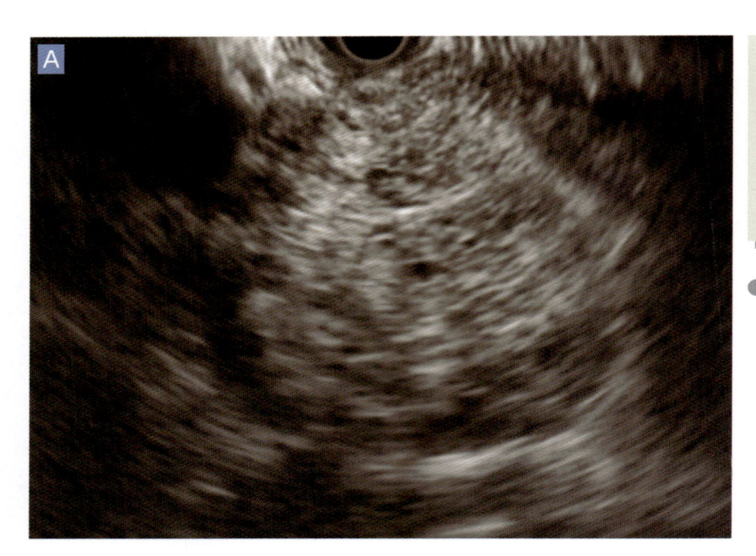

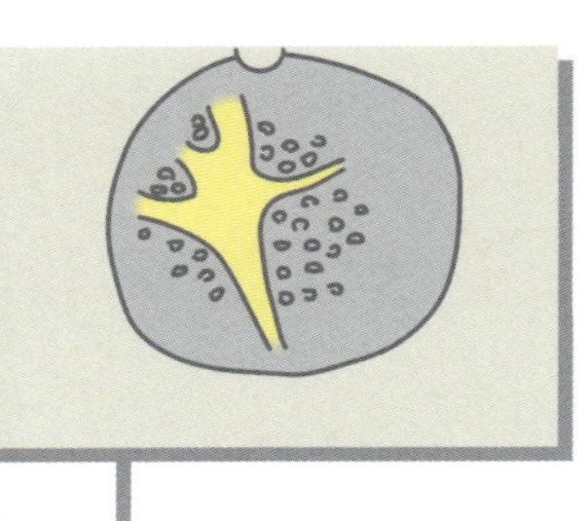

EUS

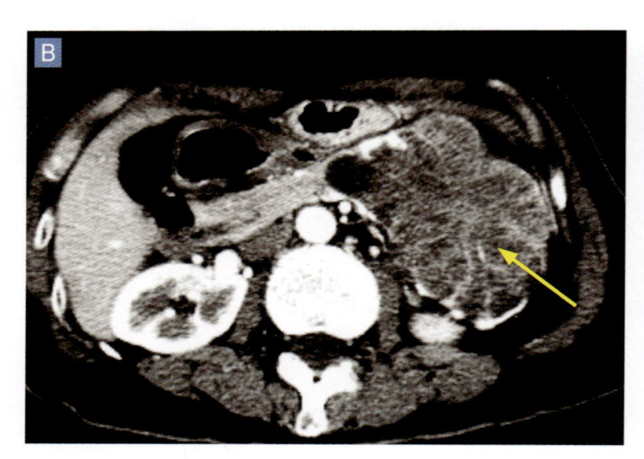

造影CT

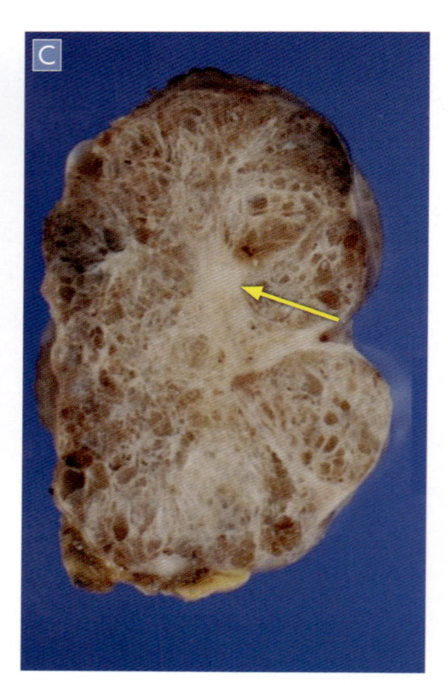

病理

EUSでhoneycomb appearanceと，腫瘍の中央に星芒状瘢痕（図2A黄色部分）が確認できる。造影CTでは被膜や隔壁は造影効果を示し，また，腫瘍中央に星芒状瘢痕がみられる（図2B矢印）。病理組織では腫瘍全体に小嚢胞，腫瘍の中心部に星芒状瘢痕（図2C矢印）を認める。

Macrocystic type (図3)

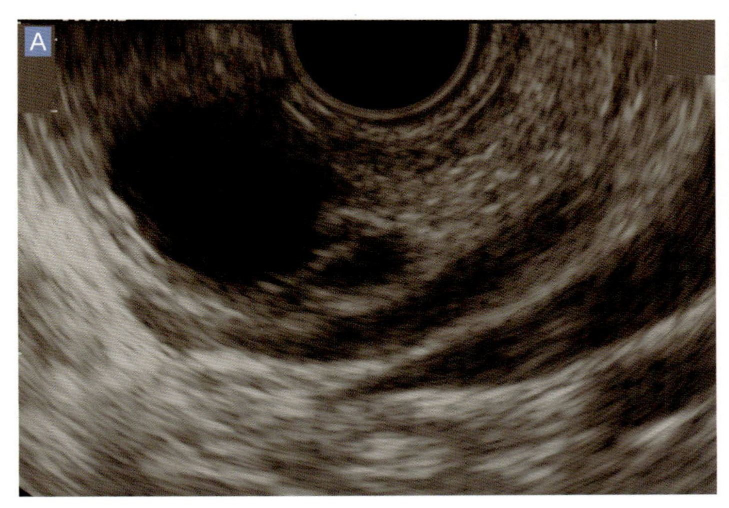

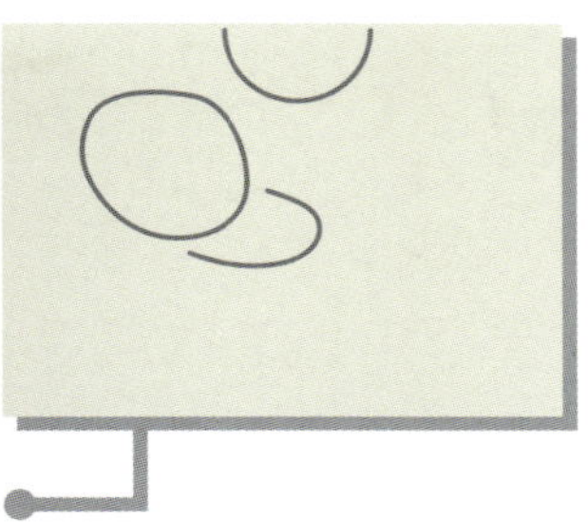

EUS

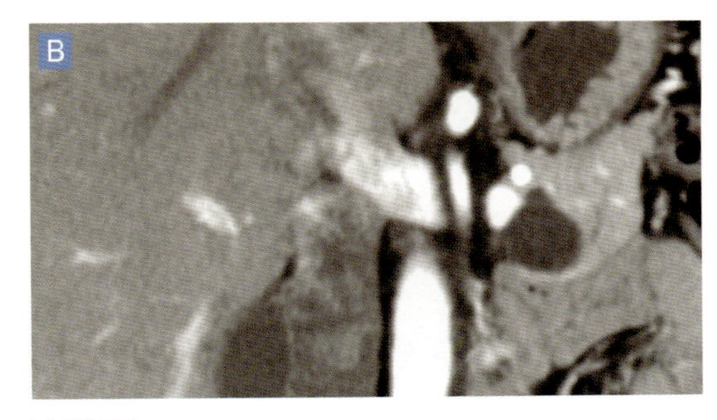

造影CT

EUSでは膵体部に薄い隔壁を持つ多房性嚢胞を認めるが，主膵管の拡張は伴わない(図3A)。造影CTで嚢胞壁の造影効果はみられない(図3B)。病理組織では，グリコーゲンに富む立方上皮からなる最大1cm以上の多房性嚢胞が確認され，SCN macrocystic typeと診断された(図3C，D)。

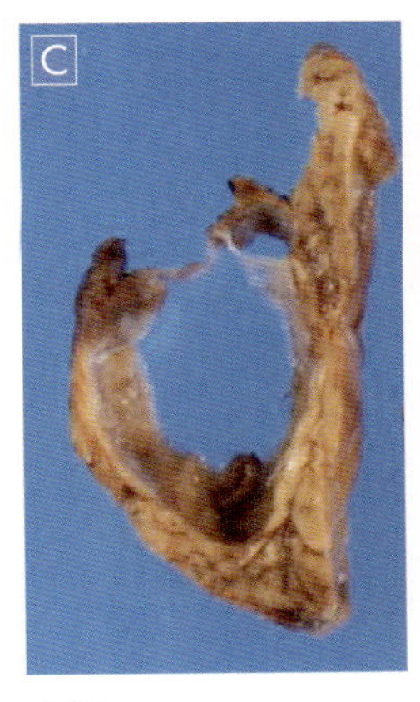

病理

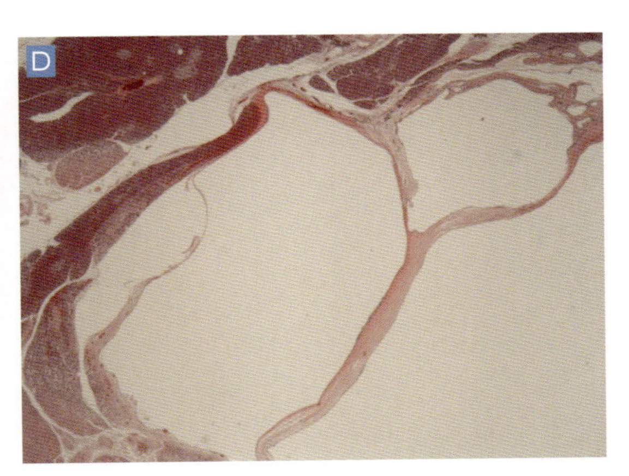

病理

Mixed type①（図4）

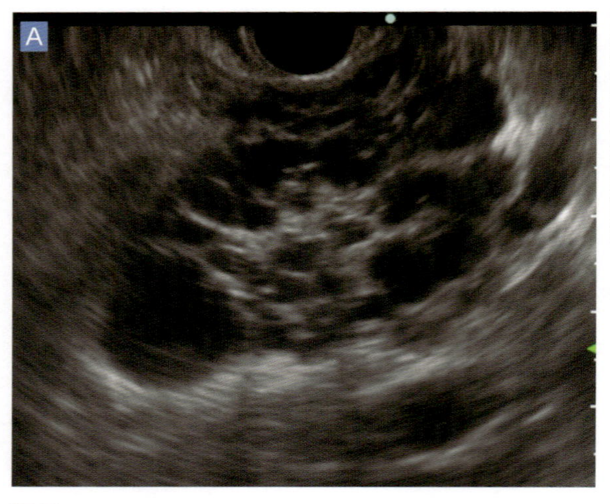

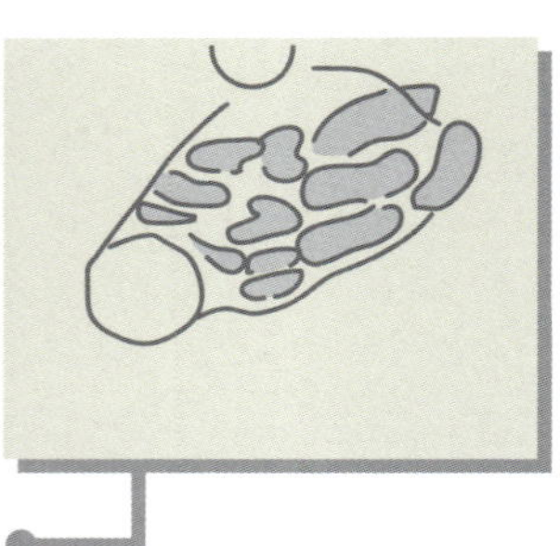

EUS

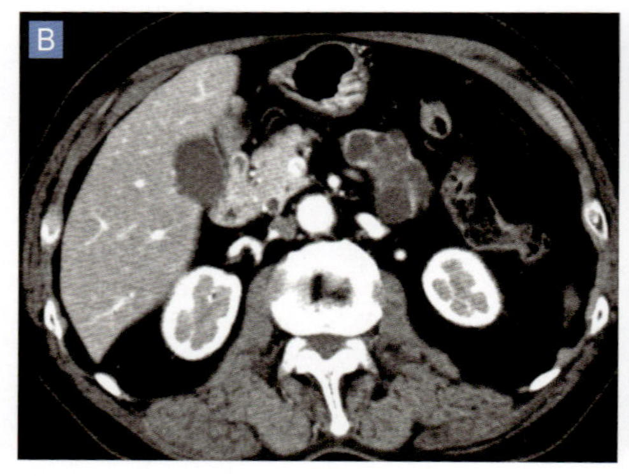

造影CT

MRCP

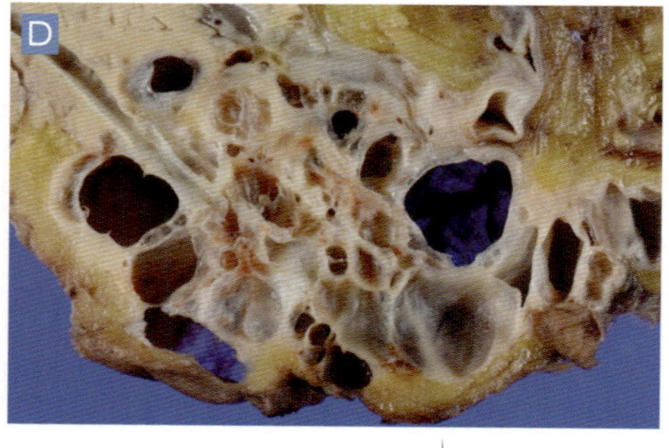

病理

EUSで腫瘍辺縁部に径1cm以上の嚢胞が位置し，中心付近には1cm未満の微小嚢胞が集簇している（図4A）。造影CTでは，腫瘍中心部の小嚢胞の隔壁に造影効果がみられた（図4B）。MRCPでは，膵尾部に多房性嚢胞と尾側主膵管の拡張を認める（図4C）。病理組織ではEUSの所見と同様に，腫瘍中心部に小嚢胞，辺縁部に大型の嚢胞が存在しており，mixed typeのSCNと診断された（図4D）。

（船橋市立医療センター 小林照宗先生より画像提供）

Mixed type②(図5)

A

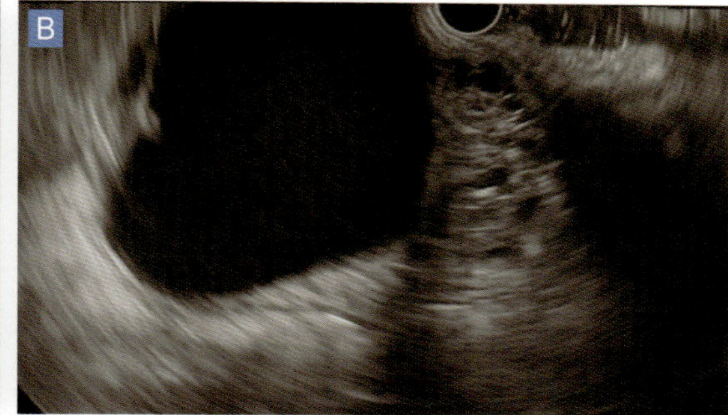

B

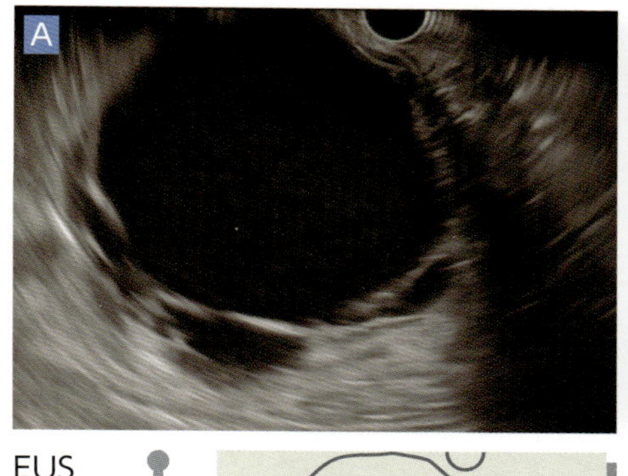

EUS

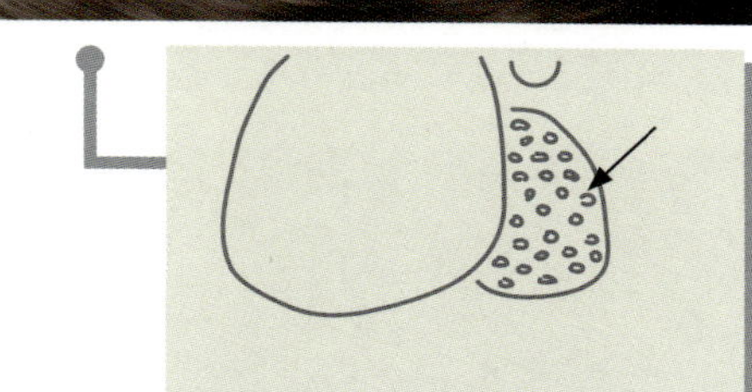

EUS

C

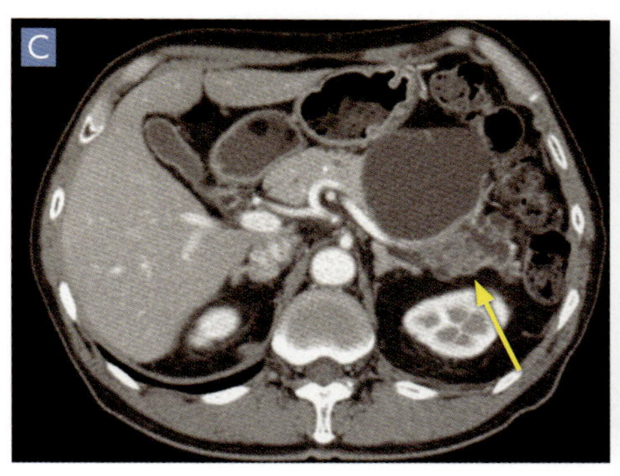

造影CT

D

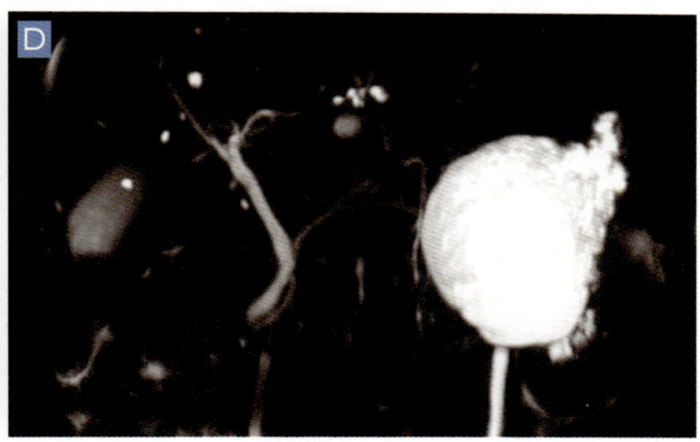

MRCP

E

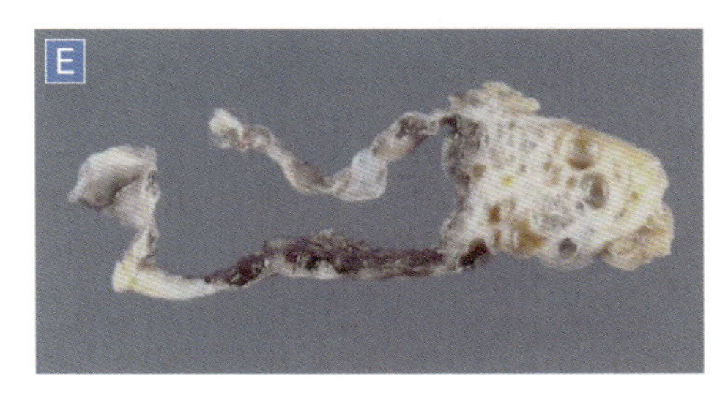

病理

EUSでは6cmを超える大きな囊胞の辺縁に隔壁構造がみられ，MCNとの鑑別が困難であった(図5A)。しかし，囊胞のさらに辺縁部に微小囊胞の集簇した領域(図5B矢印；honeycomb appearance)を認め，SCNが疑われた。造影CTでは，EUS同様，大きな囊胞の尾側に淡く造影される部分(図5C矢印)と，尾側主膵管の拡張を認めた。MRCPでは膵尾部の8cmの囊胞と尾側の小囊胞の集簇，主膵管の拡張が確認される(図5D)。病理組織にて小囊胞の集簇部と大囊胞を認め，mixed type SCNと診断された(図5E)。

(千葉西総合病院 佐藤晋一郎先生より画像提供)

Solid type ①（図6）

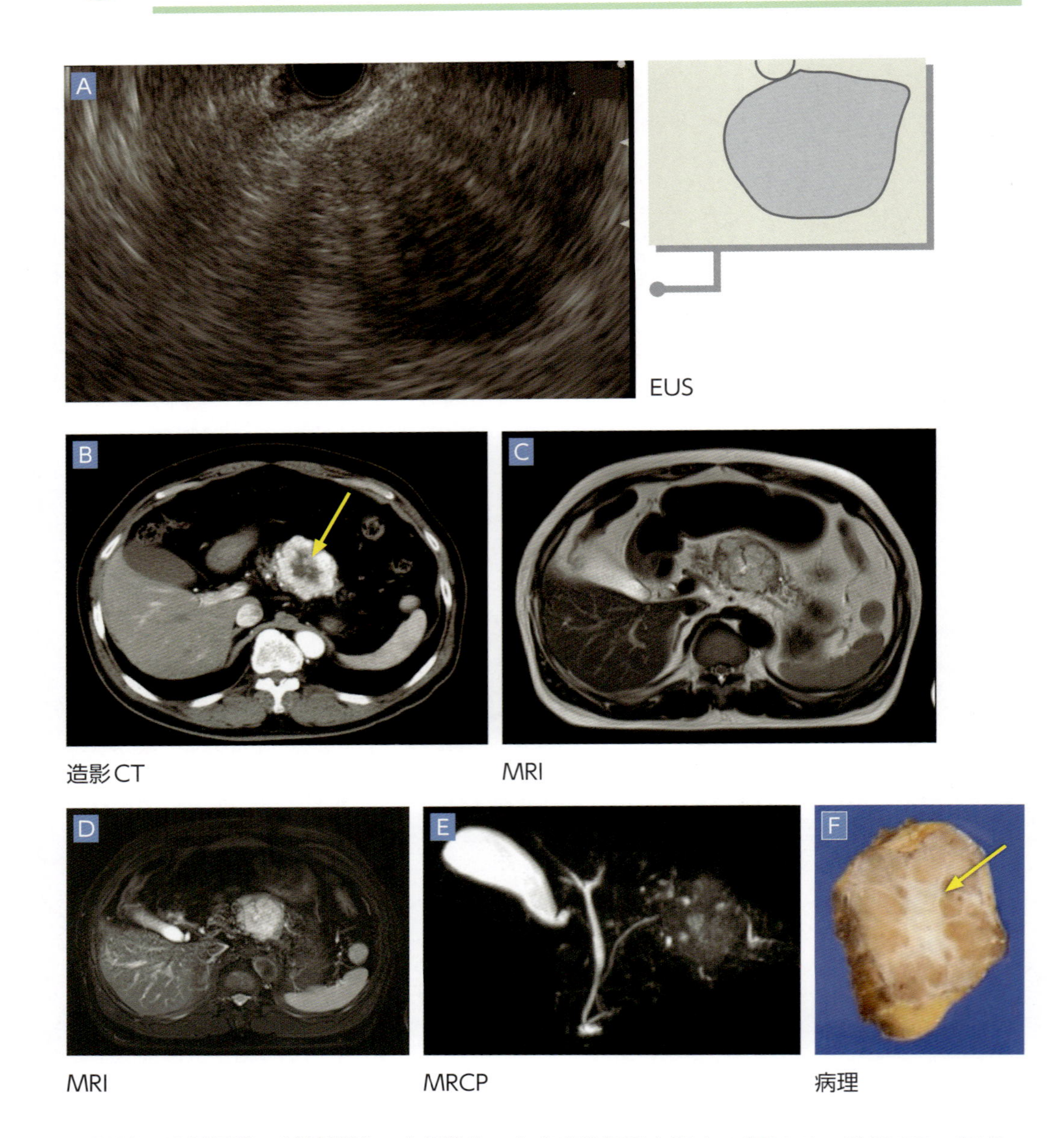

EUSでは辺縁整，境界明瞭，内部像均一な充実性腫瘍を認める（図6A）。造影CTで腫瘍の中心部が造影不良となっている（図6B矢印）。MRIでも腫瘍の辺縁がT2強調画像で高信号となっている（図6C，D）。病理組織では肉眼的に確認できる嚢胞は認められなかったが，腫瘍内の多数の微小嚢胞は淡明な立方状の小型上皮細胞からなり，中心部に星芒状瘢痕（図6F矢印）を認め，SCNのsolid typeと診断された。

＊microcystic typeでの星芒状瘢痕は周囲の微小嚢胞とのコントラストがあるため描出されやすいが，solid typeでは周囲の実質と星芒状瘢痕のコントラストが少なく，EUSでの描出は困難なことが多い。

Solid type ②(図7)

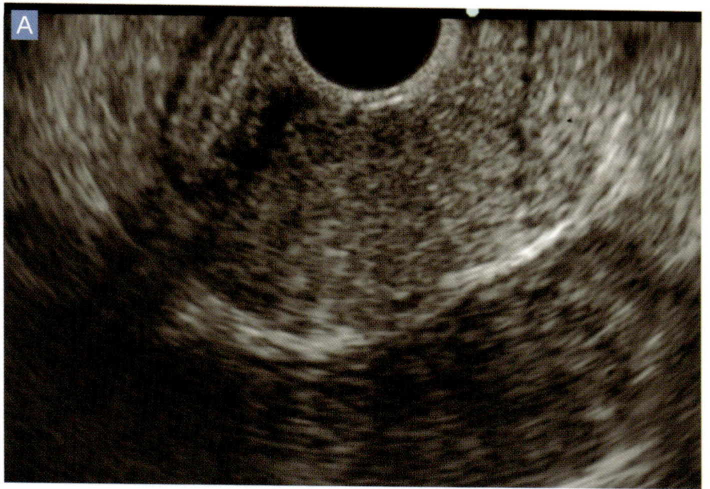
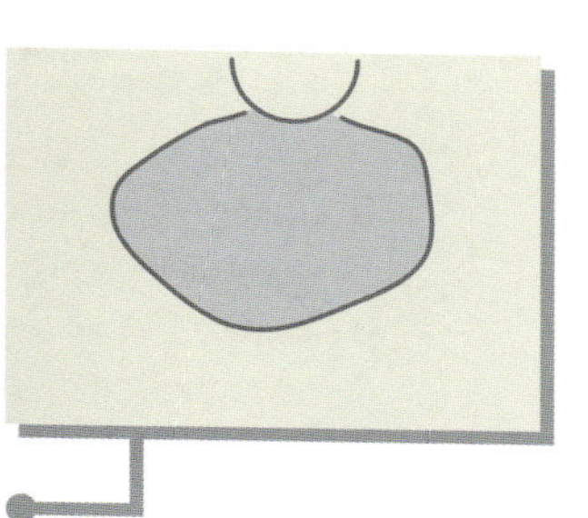

A EUS

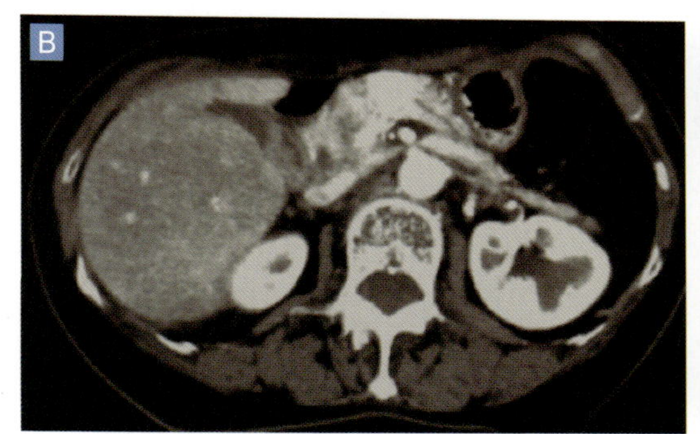

B 造影CT

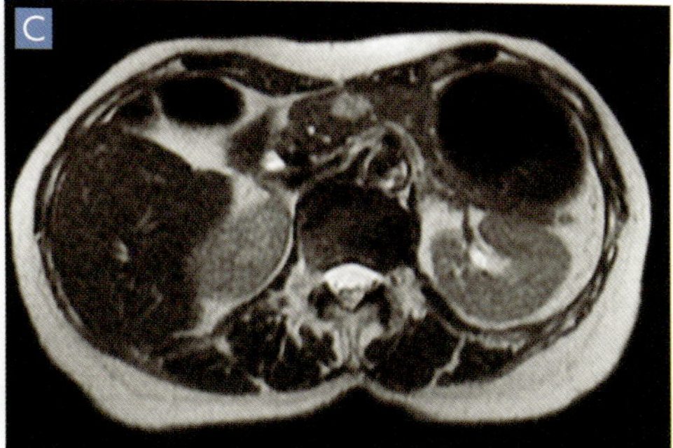

C MRI

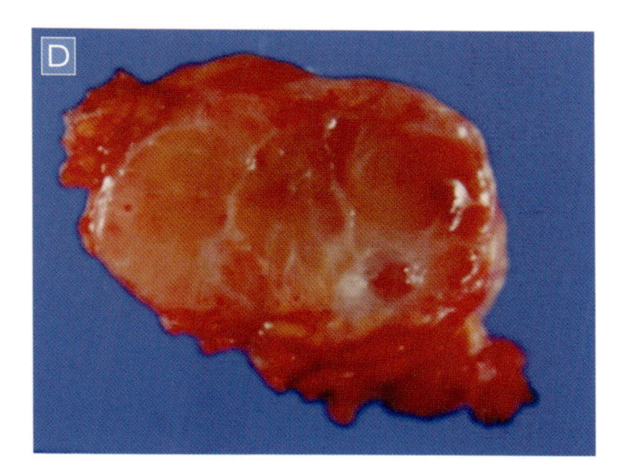

D 病理

EUSでは25mmの辺縁整，境界明瞭な充実性腫瘍を認め，腫瘍内部には明らかな嚢胞は認めない(図7A)。腫瘍は造影CTの早期相で濃染(図7B)，MRI T2強調像では高信号となり，SCN solid typeと診断した(図7C)。病理組織では，肉眼的に割面は均一で乳白色調をしており，細かい線維性の隔壁様の構造物がみられ，小型の嚢胞をごく少数認めた(図7D)。

(船橋市立医療センター 小林照宗先生より画像提供)

文献

1) 木村 理, 他:膵漿液性嚢胞腫瘍(Serous cystic neoplasm)の全国症例調査. 膵臓. 2012;27:572-583.
2) Jais B, et al:Serous cystic neoplasm of the pancreas: a multinational study of 2622 patients under the auspices of the International Association of Pancreatology and European Pancreatic Club (European Study Group on Cystic Tumors of the Pancreas). Gut. 2016;65(2):305-312.
3) Zhang XP, et al:Current perspectives on pancreatic serous cystic neoplasms: Diagnosis, management and beyond. World J Gastrointest Surg. 2016;8(3):202-211.
4) Reid MD, et al:Serous Neoplasms of the Pancreas: A Clinicopathologic Analysis of 193 Cases and Literature Review With New Insights on Macrocystic and Solid Variants and Critical Reappraisal of So-called "Serous Cystadenocarcinoma". Am J Surg Pathol. 2015;39(12):1597-1610.
5) 一二三倫郎:膵漿液性嚢胞腺腫の肉眼形態の多様性に関する検討. 胆と膵. 2011;22:91-98.
6) Goh BK, et al:Pancreatic serous oligocystic adenomas: clinicopathologic features and a comparison with serous microcystic adenomas and mucinous cystic neoplasms. World J Surg. 2006;30(8):1553-1559.
7) Lee SE, et al:The morphological classification of a serous cystic tumor (SCT) of the pancreas and evaluation of the preoperative diagnostic accuracy of computed tomography. Ann Surg Oncol. 2008;15(8):2089-2095.

(瀬座勝志)

1 上皮性腫瘍 — A 外分泌腫瘍

粘液性嚢胞腫瘍(MCN)

1 粘液性嚢胞腫瘍(MCN)

粘液性嚢胞腫瘍(mucinous cystic neoplasm：MCN)は，膵体尾部に好発する膨張性発育を示す嚢胞性腫瘍であり，膵腫瘍全体の2～5％を占める。50歳代，女性に多く(98％)，男性発症はきわめて稀である。病理学的には嚢胞壁を覆う上皮が粘液産生能を有し，間質には卵巣様間質(ovarian-like stroma)が存在する嚢胞性腫瘍と定義されている[1]。

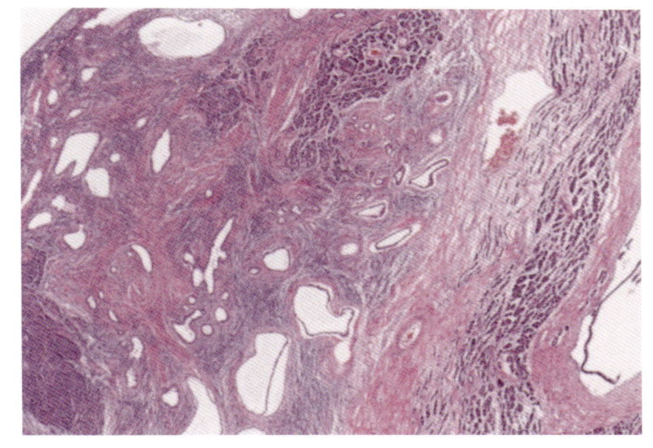

卵巣様間質

POINT 典型例

- 厚い被膜に覆われた嚢胞内部に，大小の嚢胞(cyst in cyst)や隔壁を認める
- 嚢胞全体は平滑で，凹凸は少ない
- 膵管との交通は，EUSでは確認できない
- 嚢胞内部の壁の肥厚，壁在結節をしばしば認める

MCNの典型例は，厚い線維性被膜を持ち，内部に大小の嚢胞が独立して存在するcyst in cyst構造や隔壁様の構造を呈するため，いわゆる“夏みかん状”と称される。MCN内の嚢胞や隔壁の性状は多様であるが，嚢胞の外周を厚い被膜が覆い，全体は平

滑で凹凸が少なく，内部が仕切られている所見が他の囊胞性腫瘍（SCN，IPMNなど）との鑑別点である。すなわち，囊胞内部内腔に突出する小囊胞や（☞症例図1），囊胞内部の隔壁構造（☞症例図2）が典型的であると言える。また，囊胞内の結節（☞症例図3）や隔壁の肥厚（☞症例図4）はしばしばみられ，腺腫では約22％，癌では約52％に認められるとされる。

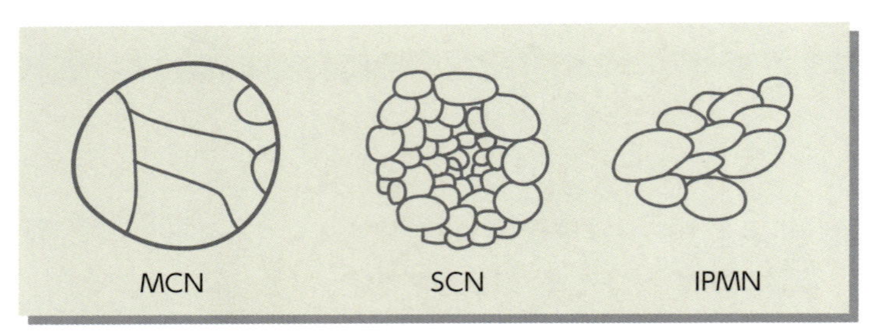

囊胞性腫瘍の鑑別

POINT 非典型例

- 囊胞内囊胞（cyst in cyst）や隔壁が囊胞内全体にみられる
- 囊胞内囊胞や隔壁を認めない単房型もある
- 囊胞内囊胞の内容物の性状が異なり，いわゆるstained glass appearanceを呈する

隔壁が腫瘍全体にみられる例（☞症例図5）や，隔壁など囊胞内部の構造がまったくない例（☞症例図6）もある。また，MCNでは囊胞内に出血や壊死物質がしばしばみられ，囊胞内の性状はそれに応じて異なることがある。このため，囊胞内のエコー輝度に差を認める場合があり，stained glass appearanceやindependent cystと呼ばれている（☞症例図5）。EUSでは囊胞と主膵管との交通はほとんど確認できないが，切除病理検体の15％に主膵管との交通が確認されたとの報告がある[2, 3]。

MCNの悪性化率は，浸潤癌3.9～7.0％，非浸潤癌4～13.4％と報告されている[4~7]（☞症例図7）。悪性を示唆する所見としては，囊胞径5cm以上，1cm以上の乳頭状壁在結節，CA19-9の上昇，などが挙げられている[8, 9]。

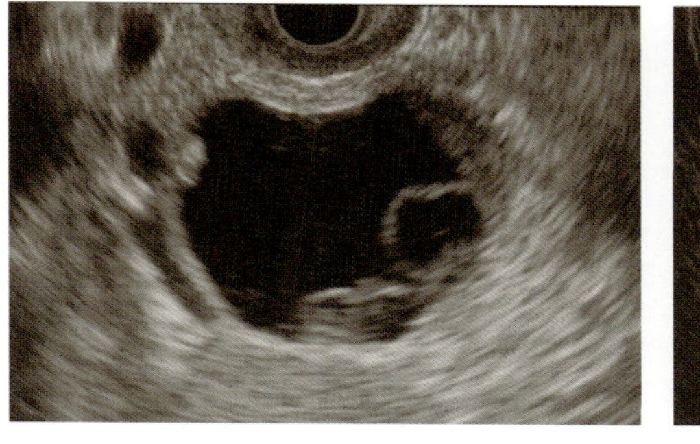

図1▶ cyst in cyst

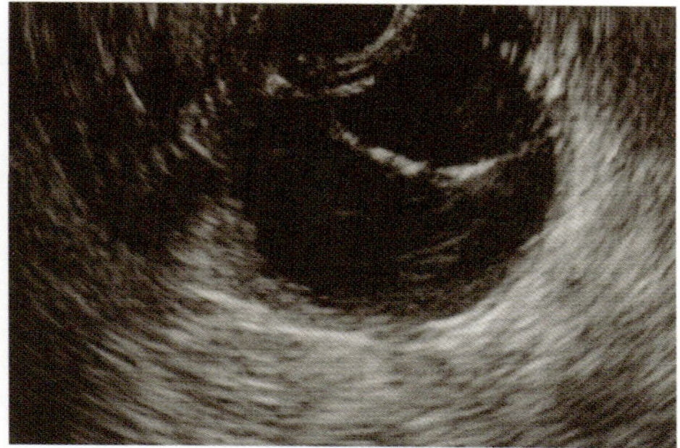

図2▶ 隔壁

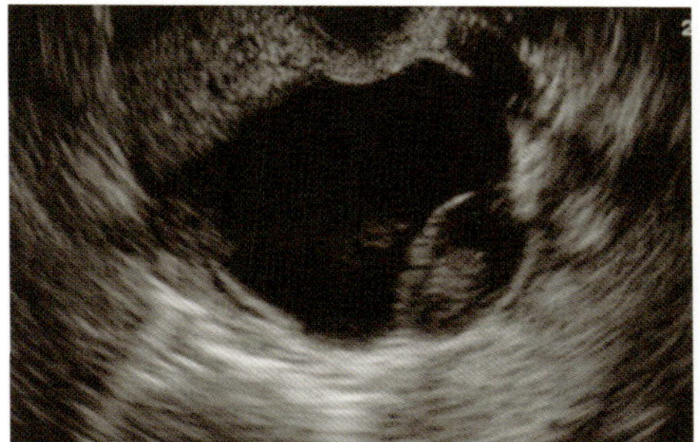

図3▶ 結節

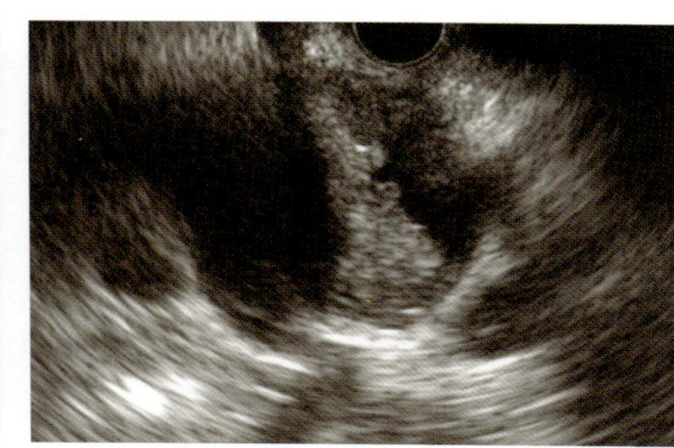

図4▶ 隔壁肥厚

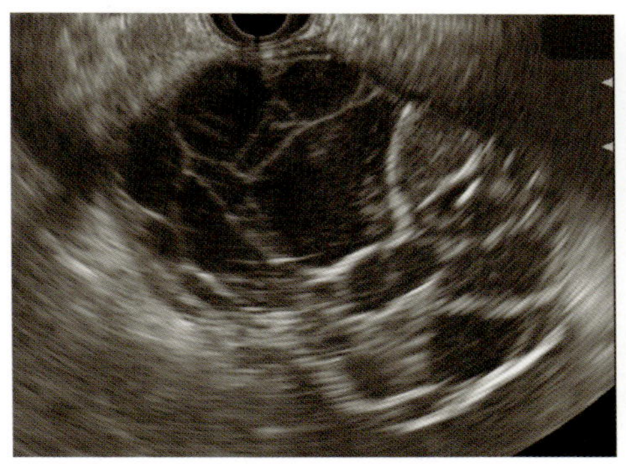

図5▶ stained glass appearance

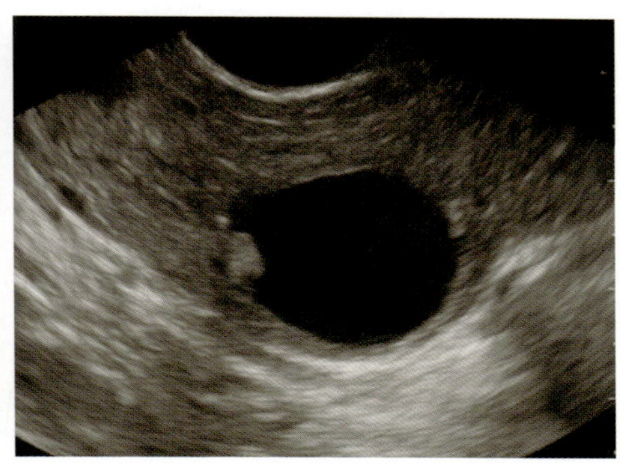

図6▶ 単房

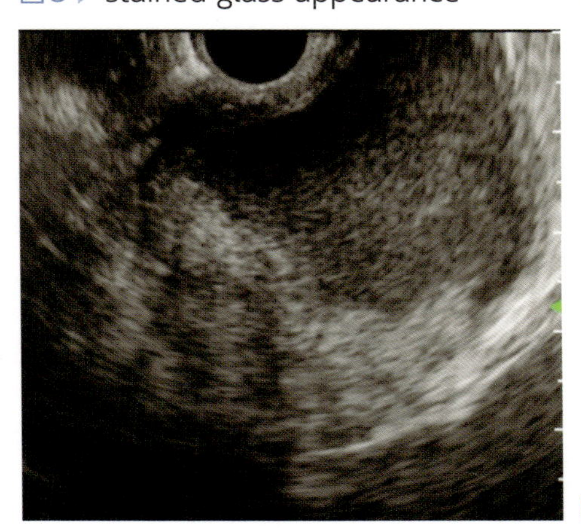

図7▶ MCC (mucinous cystic carcinoma)

嚢胞内嚢胞（cyst in cyst）（図1）

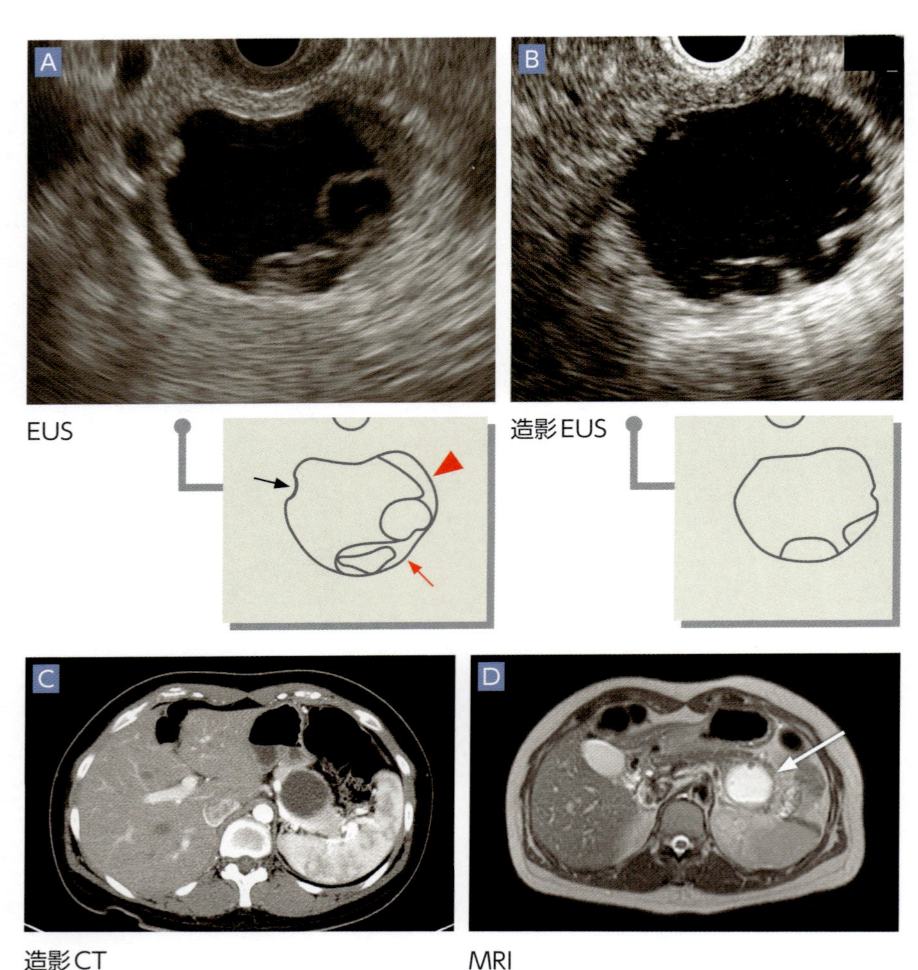

EUS

造影EUS

造影CT

MRI

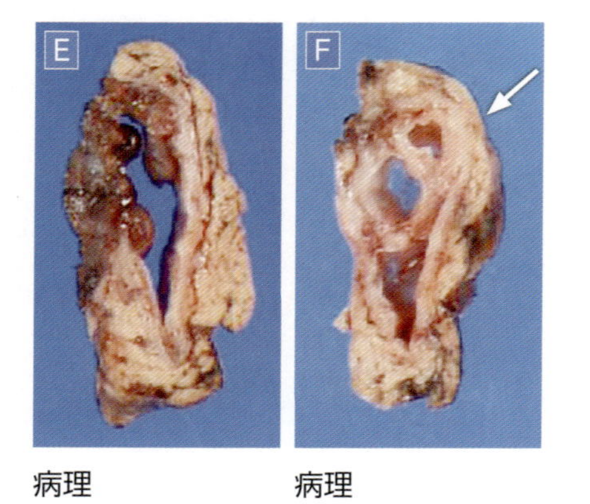

病理　　病理

EUSでは，嚢胞の右下方に数個の嚢胞内嚢胞（図1A赤矢印），右上方に壁肥厚（図1A矢頭），左上方に壁在結節がみられる（図1A黒矢印）。造影EUSでは，嚢胞内嚢胞の壁は造影されるが，壁在結節や嚢胞壁の肥厚が疑われる部分に造影効果を認めず，粘液塊と診断された（図1B）。嚢胞内の隔壁は嚢胞の被膜に比べて薄いため，造影CTでは嚢胞内嚢胞は描出されなかった（図1C）。MRIでは嚢胞内に結節様の陰影欠損像を認め（図1D矢印；T2強調像），病理組織では嚢胞内嚢胞と確認された（図1E，F矢印）。核の異型は軽度で，MCN with intermediate-grade dysplasiaであった。

隔壁（図2）

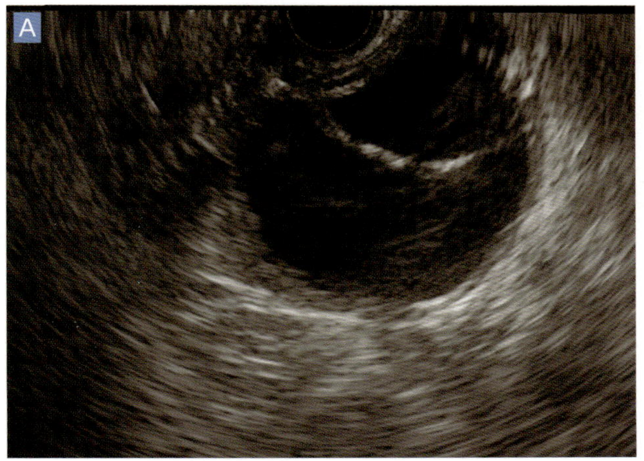

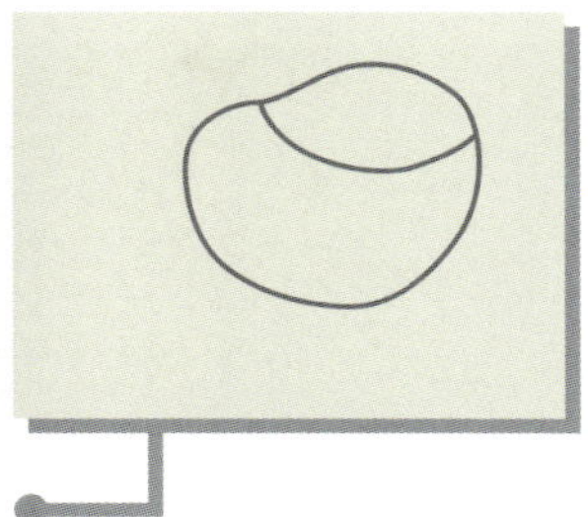

EUS

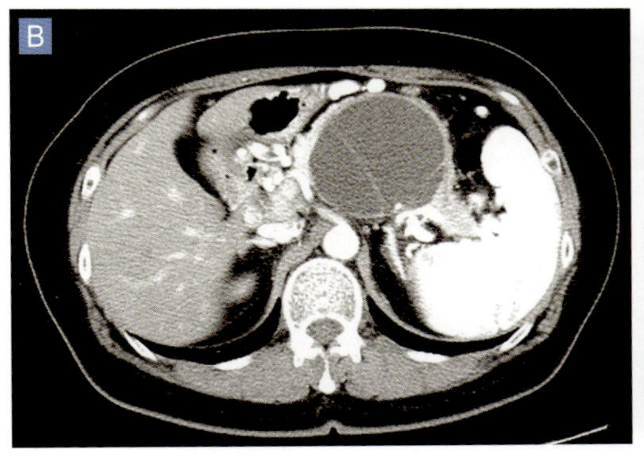

造影CT

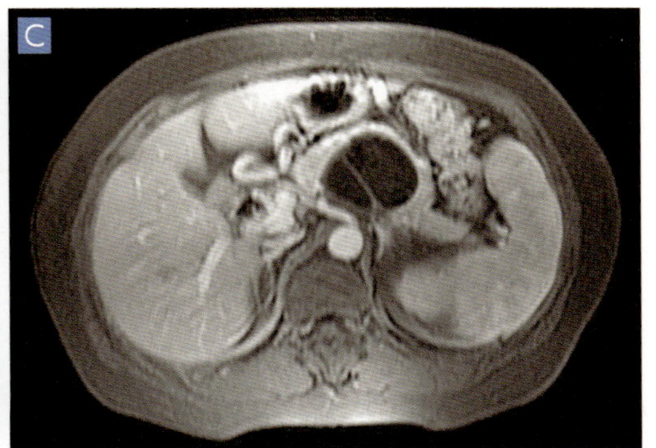

MRI

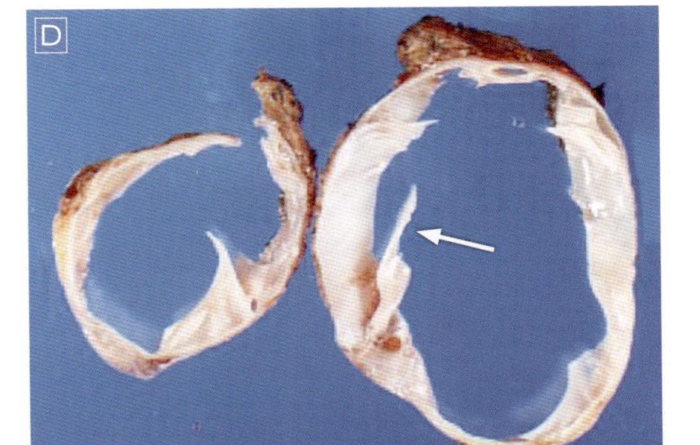

病理

EUS像では，腫瘍全体を覆う厚い被膜と，囊胞内を横断する隔壁がみられる（図2A）。造影CT（図2B）やMRI（図2C）も同様の所見を認めた。病理組織でも隔壁がみられ（図2D矢印），ミクロではMCN with low-grade dysplasiaであった。

結節・隔壁肥厚（図3）

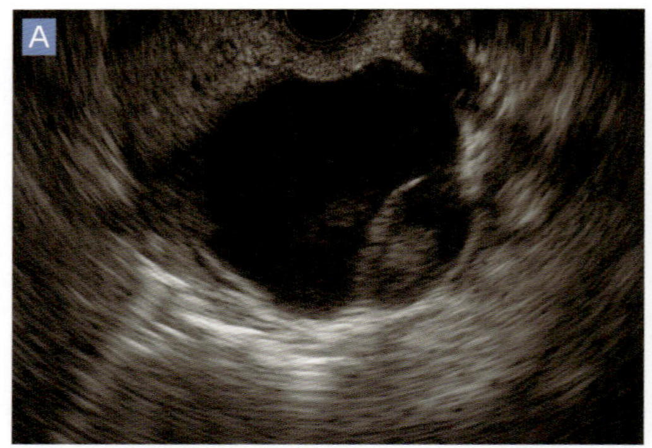

EUS

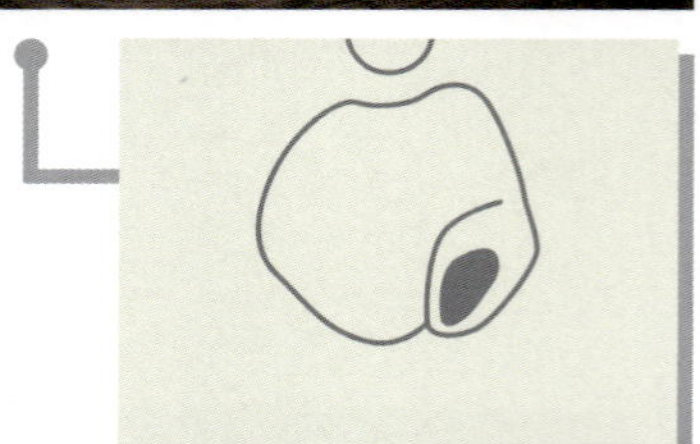

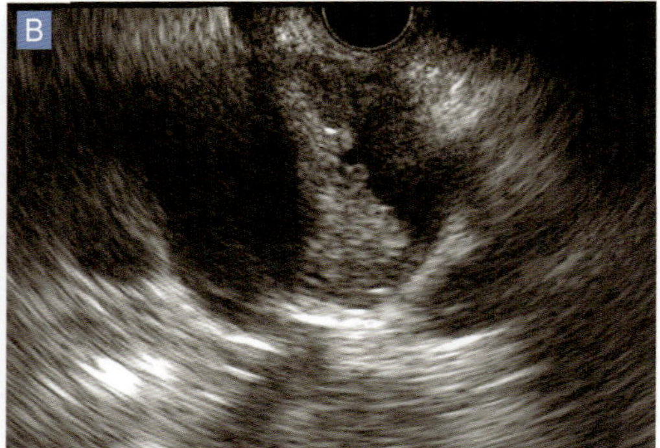

EUS

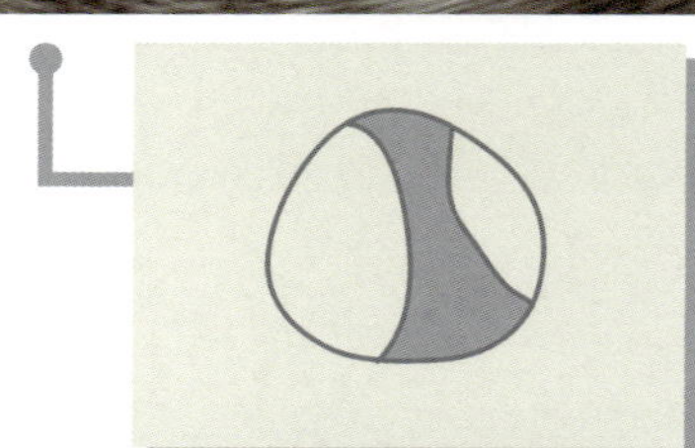

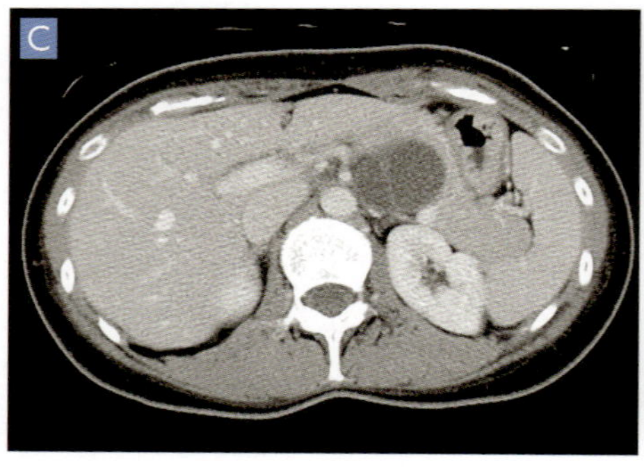

造影CT

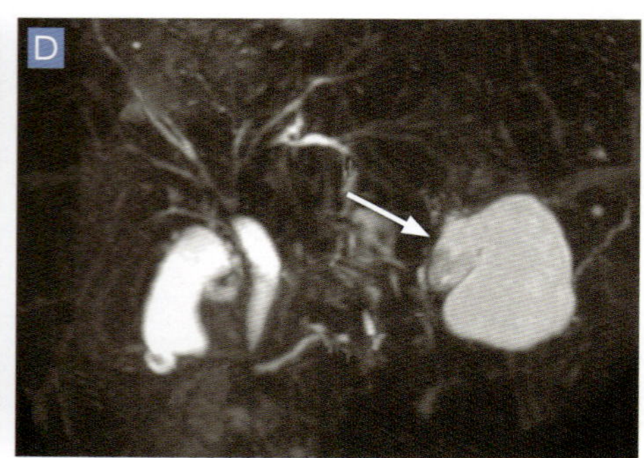

MRI

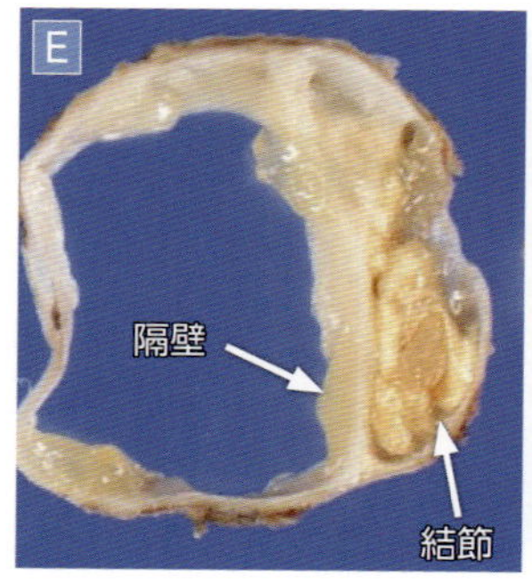

病理

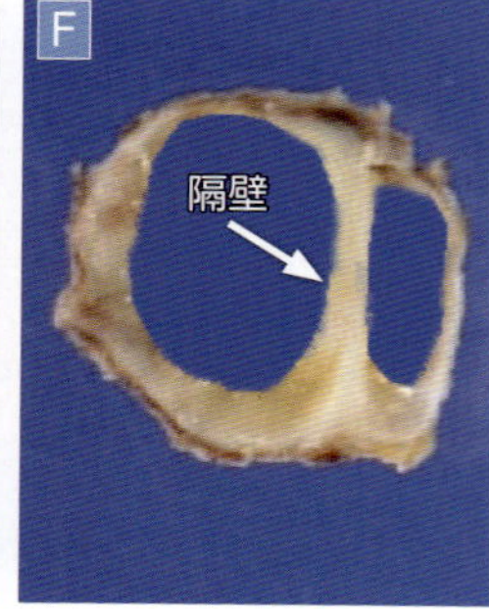

病理

EUSでは嚢胞内に隆起（図3A）と隔壁の著明な肥厚（図3B）を認めるが，造影CTでは隔壁の肥厚や結節は描出されなかった（図3C）。MRIでは結節部分がdefectとして描出されたが（図3D矢印），粘液塊と結節の鑑別は困難であった。病理組織では嚢胞内に隔壁と結節を（図3E，F矢印），また，細胞に軽度の異型を認め，MCN with intermediate-grade dysplasiaと診断された。

Cyst in cyst, stained glass appearance (図4)

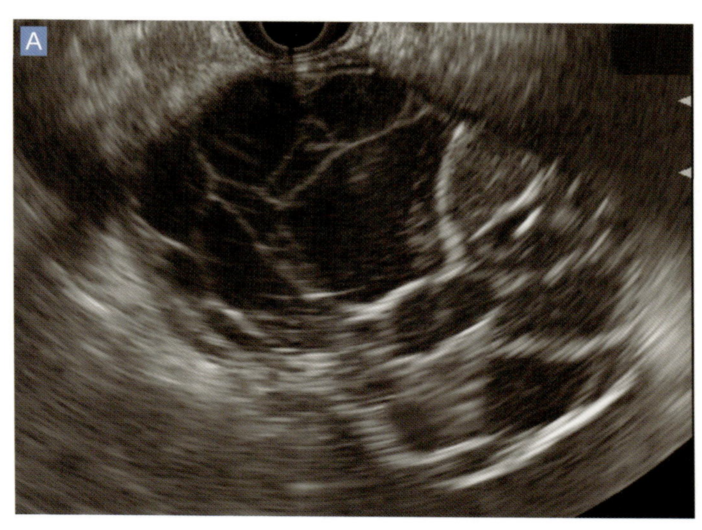

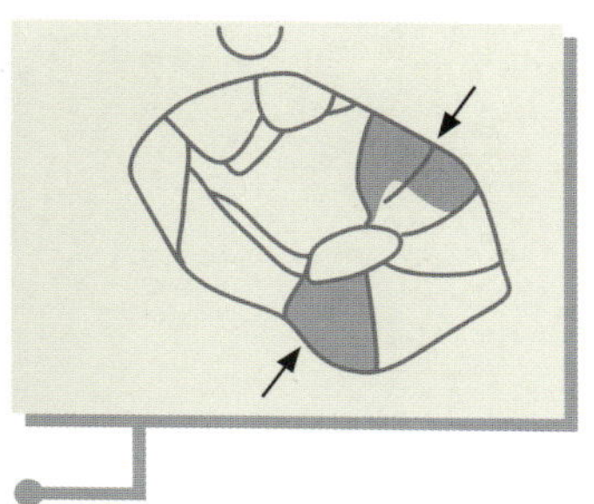

EUS

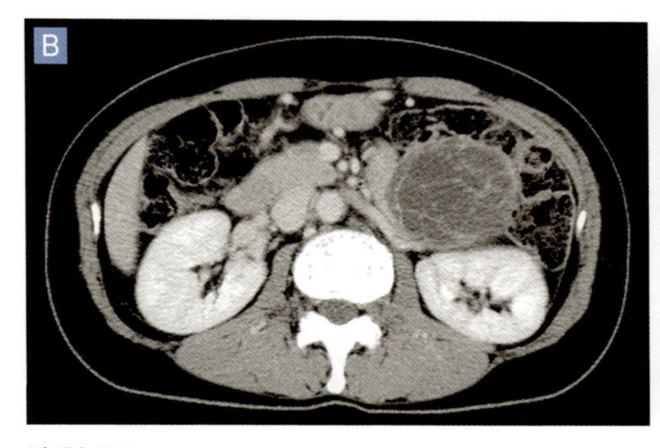

造影CT

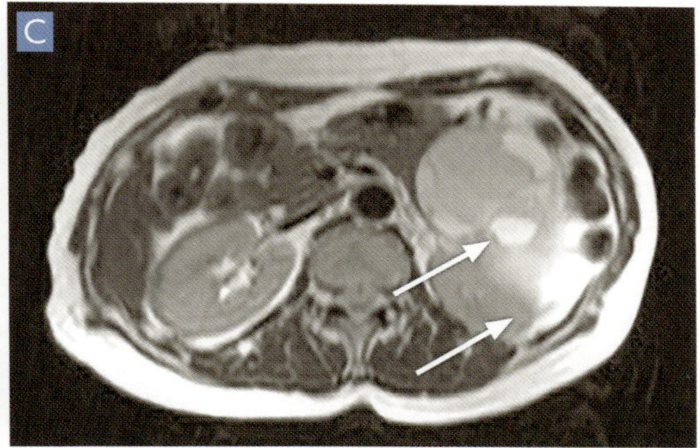

MRI

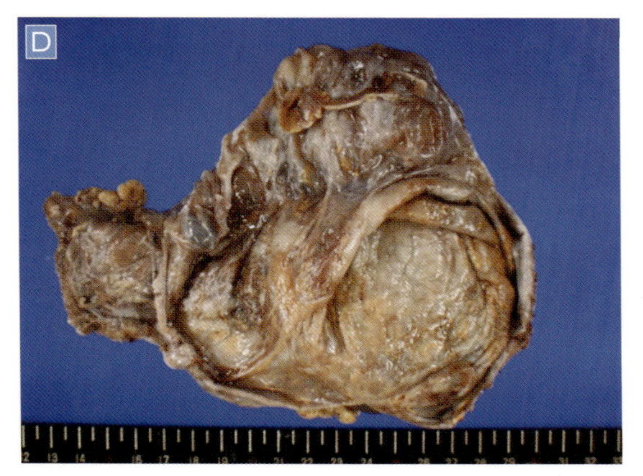

病理

嚢胞内は多数の隔壁で仕切られ，多房性嚢胞の形態を呈する。嚢胞内の性状は造影CT（図4B）では差はみられないが，EUSとMRI（図4C）では嚢胞内性状に違いがあり，stained glass appearanceを呈していた（図4A矢印）。病理組織では嚢胞の内面は平滑で，intermediate-grade dysplasiaがみられた（図4D）。

単房型（図5）

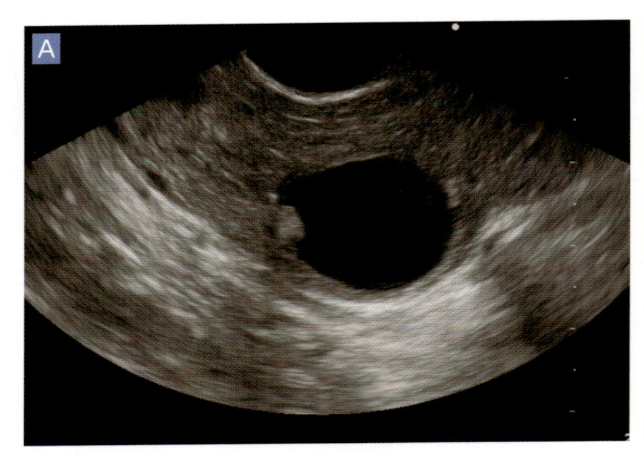

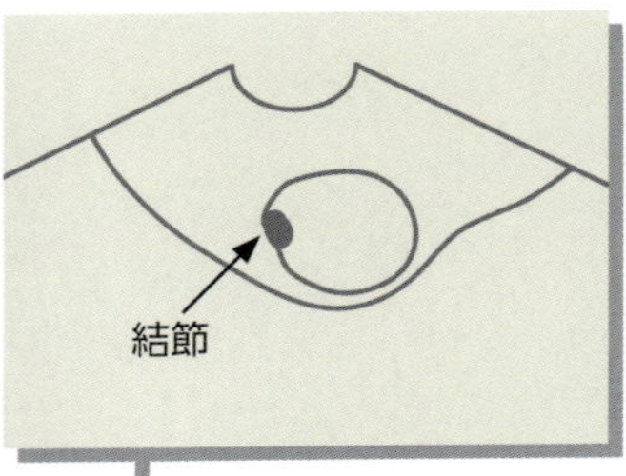

EUS

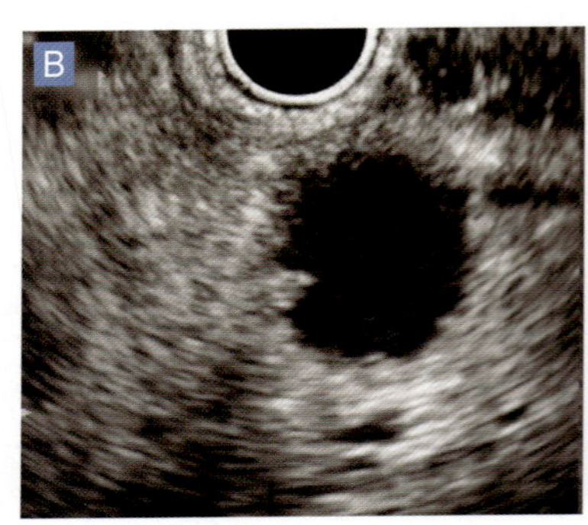

造影EUS

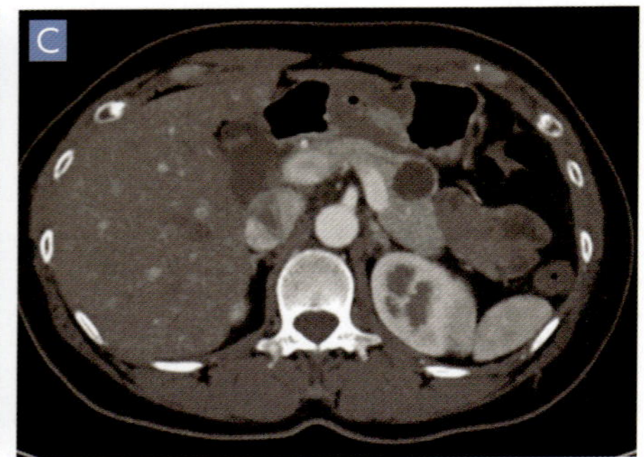

造影CT

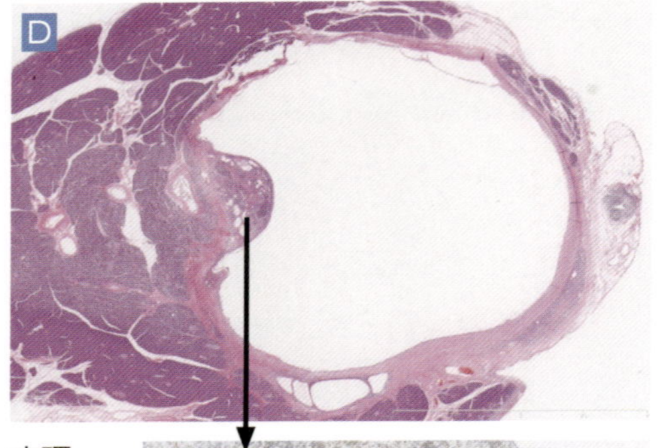

病理

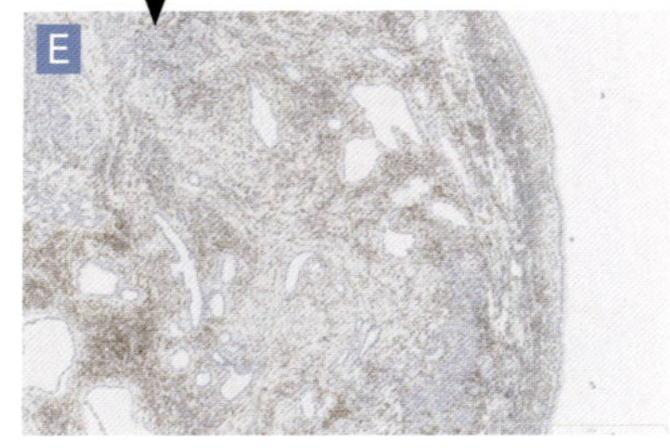

病理

EUSでは，膵体部に壁の厚い囊胞と，囊胞内の隆起を認めた（図5A矢印）。造影CTでは単房性囊胞の所見であったが（図5C），造影EUSで囊胞内の隆起に造影効果を認め（図5B），MCNを疑い手術を行った。病理組織では隆起部分にエストロゲン（ER），プロゲステロン（PR）陽性の卵巣様間質を認め，明らかな囊胞内囊胞や隔壁様構造はみられず（図5D），単房型のMCNと診断された（図5E；ER染色陽性）。

Mucinous cystic carcinoma (MCC) (図6)

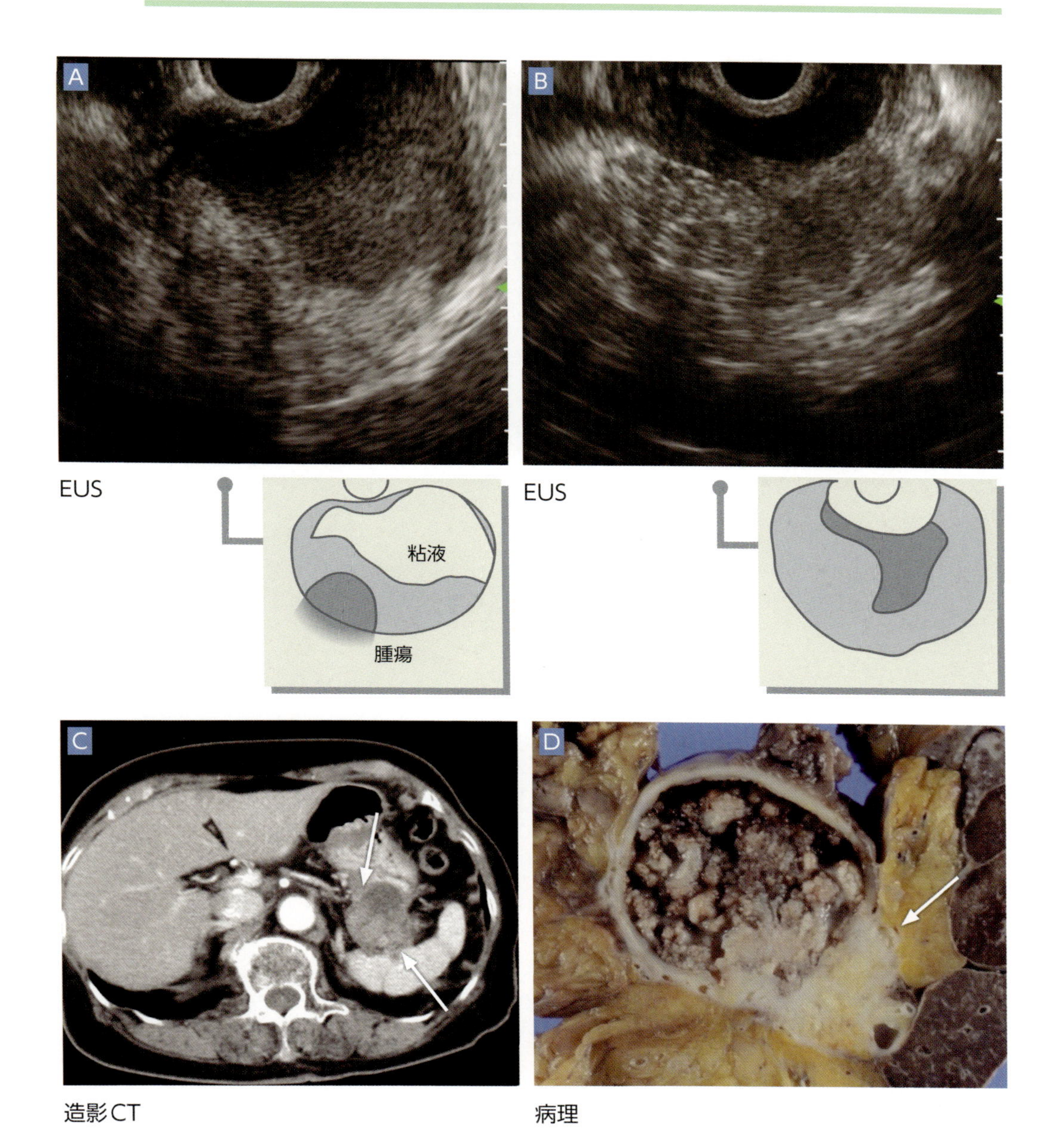

EUS　EUS

造影CT　病理

EUSでは膵尾部に厚い壁を持つ嚢胞を認め，内部に内腔の約3/4を占める低エコーの辺縁不整，内部不均一な隆起性病変がみられた。また，隆起がみられる部位の嚢胞壁は連続性が途絶えて消失し，膵実質との境界が不明瞭となっている(図6A，B)。造影CTでは，膵尾部に一部嚢胞状成分を持つ腫瘍を認め，胃，膵臓，脾臓への浸潤がみられる(図6C矢印)。病理所見ではMCCの膵浸潤が確認された(図6D矢印)。

(船橋市立医療センター 小林照宗先生より画像提供)

文 献

1) Lloyd RV, et al:WHO Classification of Tumours of Endocrine Organs. 4th ed. WORLD HEALTH ORGANIZATION, 2017.
2) Farrell JJ:Prevalence, Diagnosis and Management of Pancreatic Cystic Neoplasms: Current Status and Future Directions. Gut Liver. 2015;9(5):571-589.
3) 小林 智, 他:非典型的な画像・病理所見を呈した, 膵粘液性囊胞腺腫と考えられた一例. 膵臓. 2011;26(6):725-733.
4) Yamao K, et al:Clinicopathological features and prognosis of mucinous cystic neoplasm with ovarian-type stroma: a multi-institutional study of the Japan pancreas society. Pancreas. 2011;40(1):67-71.
5) Reddy RP, et al:Pancreatic mucinous cystic neoplasm defined by ovarian stroma: demographics, clinical features, and prevalence of cancer. Clin Gastroenterol Hepatol. 2004;2(11):1026-1031.
6) Testini M, et al:Management of mucinous cystic neoplasms of the pancreas. World J Gastroenterol. 2010;16(45):5682-5692.
7) Le Baleur Y, et al:Mucinous cystic neoplasms of the pancreas: definition of preoperative imaging criteria for high-risk lesions. Pancreatology. 2011;11(5):495-499.
8) Jang KT, et al:Clinicopathologic characteristics of 29 invasive carcinomas arising in 178 pancreatic mucinous cystic neoplasms with ovarian-type stroma: implications for management and prognosis. Am J Surg Pathol. 2015;39(2):179-187.
9) Crippa S, et al:Mucinous cystic neoplasm of the pancreas is not an aggressive entity: lessons from 163 resected patients. Ann Surg. 2008;247(4):571-579.

（瀬座勝志）

column 01

MCN
—multilocularとunilocular

粘液性嚢胞腫瘍（MCN）は，WHOの分類ではmultilocular tumorとunilocular tumourに大別されている。MCNの12％がunilocular tumorであったとの報告や[1]，MCNを嚢胞内の隔壁の数で分類すると，0～3個が66％，4～9個が25％，10個以上が9％との報告もある[2]。Multilocular tumorはunilocular tumorに比べて嚢胞内の結節の頻度が高く，悪性化率が高いと考えられている。しかし，unilocular tumorが経過中にmultilocular tumorに変化した症例も報告されており[3, 4]，unilocular tumorと診断しても十分な経過観察を行う必要がある。

一見，unilocular tumorのように見える嚢胞でも，辺縁のごく一部に隔壁や嚢胞内嚢胞を認める場合があるので，MCNのEUS診断では嚢胞をくまなく検査するよう心がける必要がある。嚢胞間の隔壁は薄いためCTで嚢胞や隔壁を検出できない場合もあるが，空間分解能の高いEUSや組織分解能の高いMRIでは，多くの例で嚢胞や隔壁を確認することが可能である。症例は，造影CTではいずれのスライスも腫瘍内部に隔壁を認めなかった（図C）。EUSでは一見，単房性に見え単純性膵嚢胞と思われたが，嚢胞を丹念に走査したところ辺縁に隔壁が確認でき，MCNと診断された（図A，B）。病理組織でも隔壁構造と卵巣様間質が確認された（図D）。

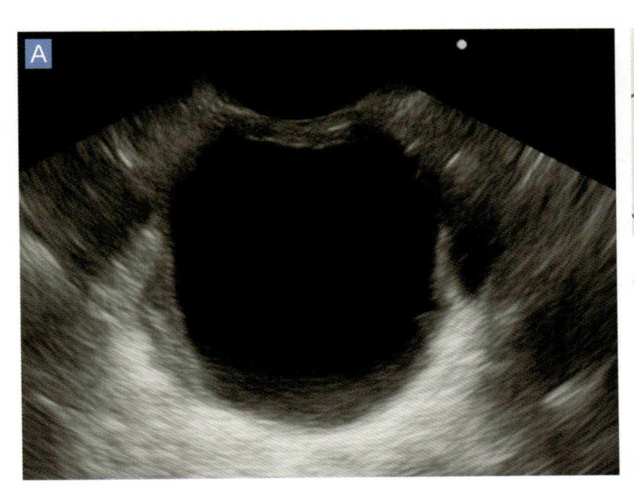

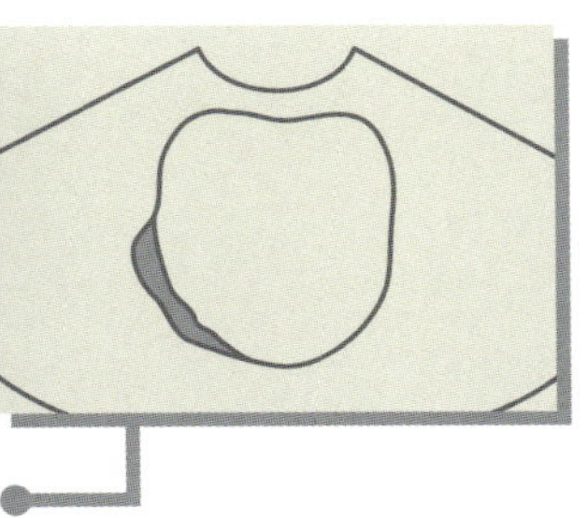

EUS

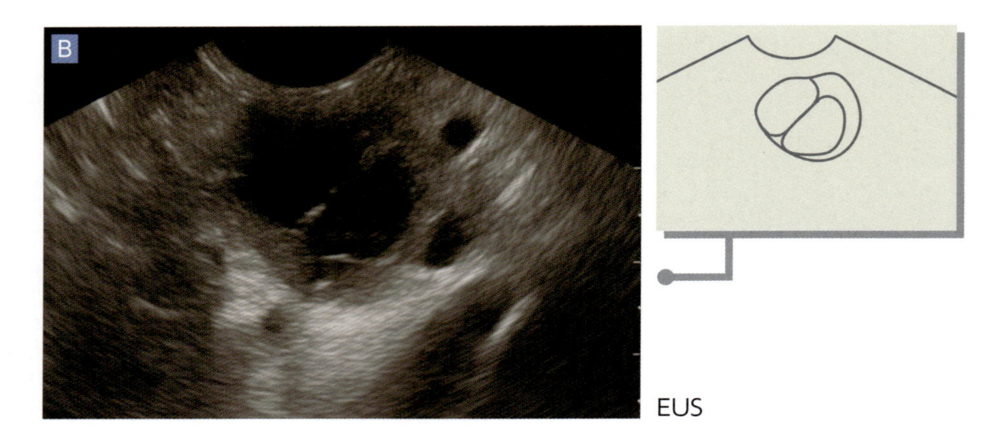

EUS

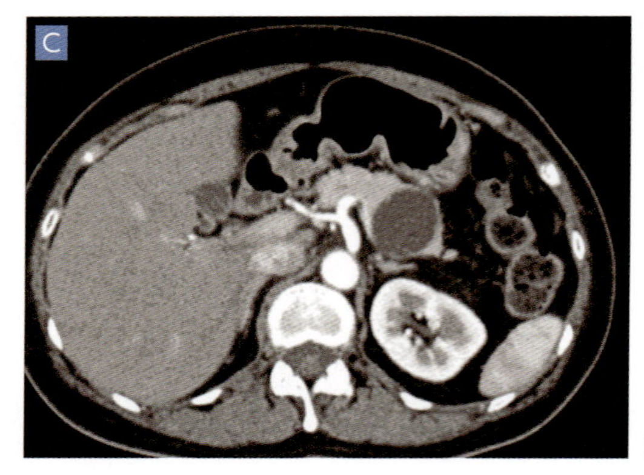

造影CT

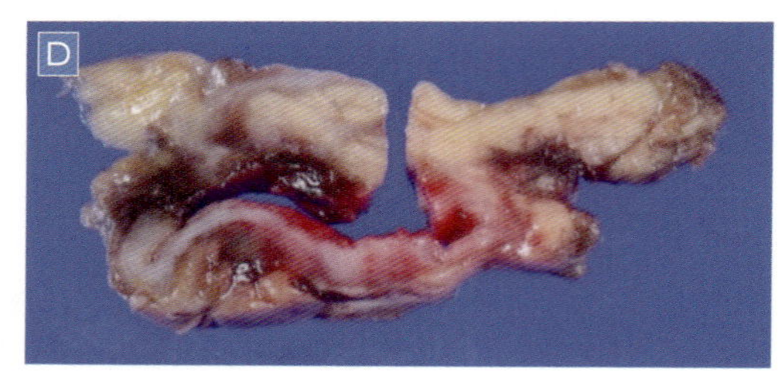

病理

文 献

1) Fan Z, et al:Application of Contrast-Enhanced Ultrasound in Cystic Pancreatic Lesions Using a Simplified Classification Diagnostic Criterion. Biomed Res Int. 2015;2015:974621.
2) Zhang W, et al:New criteria to differentiate between mucinous cystic neoplasm and serous cystic neoplasm in pancreas by endoscopic ultrasound: A preliminarily confirmed outcome of 41 patients. Endosc Ultrasound. 2017;6(2):116-122.
3) Ishikawa T, et al:JA case of mucinous cystic neoplasm of the pancreas misdiagnosed as a pancreatic pseudocyst at the initial exam and resected after a 2-year follow-up. J Med Ultrason (2001). 2015;42(2):257-265.
4) 須山正文:膵嚢胞性病変の診断と治療. 日内会誌. 2008;97(12):3060-3065.
▶ 麻生健一朗, 他:当院で経験した膵粘液性嚢胞性腫瘍(mucinous cystic neoplasm:MCN)の検討. Prog Dig Endosc. 2014;84(1):52-55.

(瀬座勝志)

1 上皮性腫瘍 ― A 外分泌腫瘍

膵管内腫瘍

1 膵管内乳頭粘液性腫瘍(IPMN)

膵管内乳頭粘液性腫瘍(intraductal papillary mucinous neoplasm：IPMN)は膵管内に発生し，膵管上皮の乳頭状増殖と粘液産生を特徴とする腫瘍であり，主膵管の拡張，分枝膵管の嚢状拡張をきたす。自覚症状は少ないが，時に腹痛・背部痛を訴えることがあり，また膵炎を発症する場合もある。

IPMNの肉眼型分類

IPMNは腫瘍の存在部位，進展様式から，主膵管型，分枝型，混合型の3型に分類される。主膵管型は主膵管の5mm以上の拡張，また分枝型は主膵管と交通する径5mm以上の分枝拡張と定義され，さらに両者の性質を持つ場合を混合型としている。ただし，混合型に関しては，分枝型IPMNが主膵管に進展した病態であることから，あえて独立した分類とはしないとする考えもある。

主膵管型は悪性化率が高く，特に主膵管径が10mmを超えた症例では外科的切除が考慮される[1)]。IPMNが悪性化した場合でも，通常型膵癌に比べ進行は緩徐とされており，IPMN由来浸潤癌の外科治療後の5年生存率は60～80％と良好である。EUSでは拡張した主膵管内に粘液や結節を認めることがあり，十二指腸乳頭口は粘液により開大することが多い。

一方，分枝型は良性が多く，IPMN全体の約80％を占める。EUSでは外に凸の多房性嚢胞の形態を示し，嚢胞と主膵管の交通が確認できることが多い。分枝型IPMNでは，時に通常型膵癌(IPMN併存癌)が発生することがあるので，EUS検査では膵全体をくまなく走査し，癌を見逃さないことが重要である。IPMN併存膵癌の累積発生率は，5年で3.0％，10年で8.8％(観察期間中央値62.5カ月)と高率である[2)]。

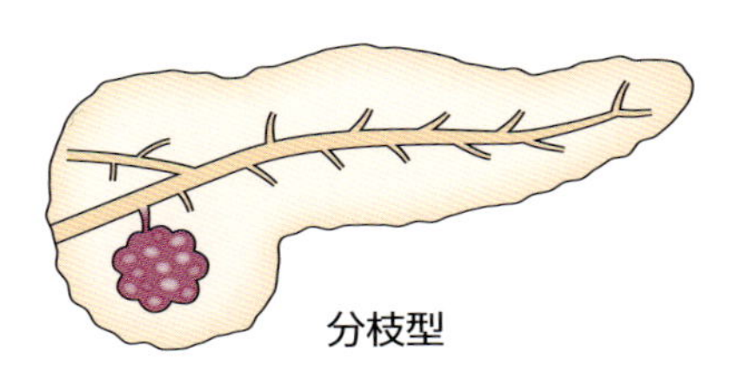
分枝型

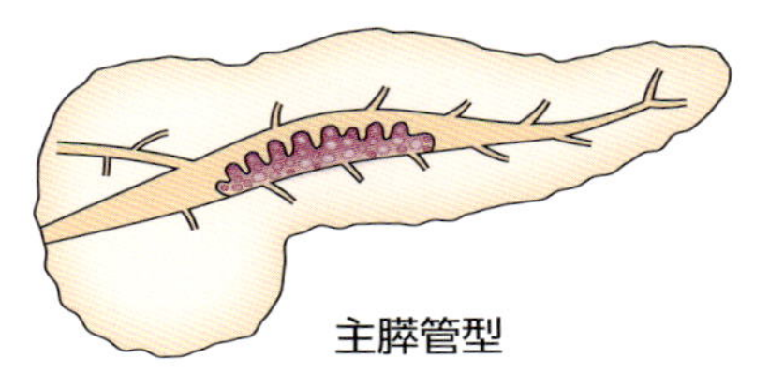
主膵管型

IPMNにおけるEUSの意義

IPMNの悪性化の指標として，IPMN国際診療ガイドラインでは，high-risk stigmata，worrisome featureの2段階の基準が設けられている。High-risk stigmataは悪性の可能性が高く手術を考慮する基準とされ[1]，項目としては，①閉塞性黄疸，②造影される5mm以上の結節，③10mm以上の主膵管径，が挙げられる。

一方，worrisome featureは悪性化が疑われる段階であり，項目としては，膵炎の発症，血清CA19-9高値，リンパ節腫大，などが挙げられ，画像診断所見では，表のようになっている。これらの所見のいずれかを有する場合，EUSでの精査が推奨されており，EUS所見で，①5mm以上の壁在結節，②主膵管内進展を疑う所見，がみられた際は，手術を考慮するとされている。

IPMNの画像診断において，結節や壁肥厚は良/悪性の判断に重要な所見であるが，膵管や分枝内に貯留した粘液が結節や腫瘤様に描出されることがあり，鑑別に苦慮することがある。このような場合に造影EUSを用いると，リアルタイムに腫瘤内や嚢胞壁に流入する血流を描出することができ，腫瘍性病変と粘液との区別に有用である[3]。

表 ▶ worrisome featureの画像診断所見

①3cm以上の嚢胞径
②造影される5mm未満の結節
③造影される壁肥厚
④主膵管径5～9mm
⑤尾側の実質萎縮を伴う膵管径の急激な変化
⑥嚢胞増大（≧5mm/2年）

POINT

- 主膵管型IPMN：主膵管の一部もしくは全体が拡張する（≧5mm）
- 分枝型IPMN：ブドウの房状と呼ばれる多房性嚢胞の形態をとる
- 嚢胞と膵管との交通が確認される
- 壁肥厚や結節を認めることがあり，造影EUSによる評価が有用である
- 結節を認めない悪性例も存在する

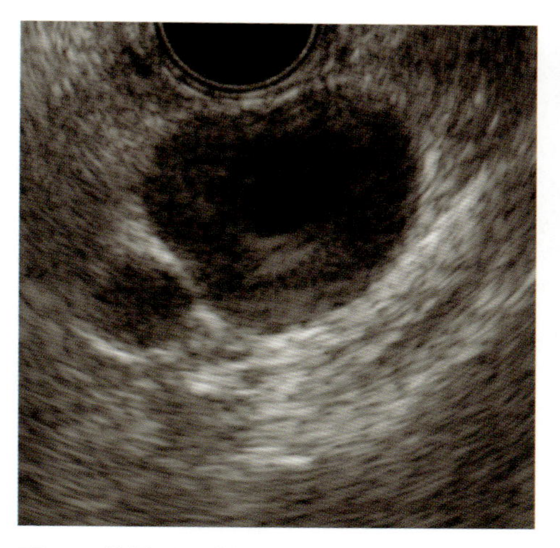

図1 ▶ 分枝型：結節・壁肥厚なし

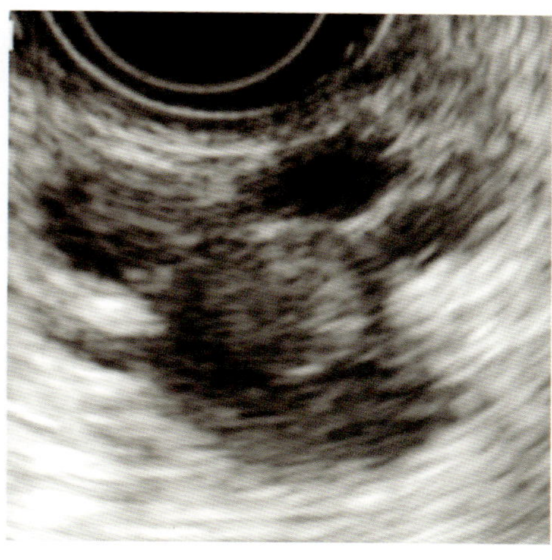

図2 ▶ 分枝型：粘液塊

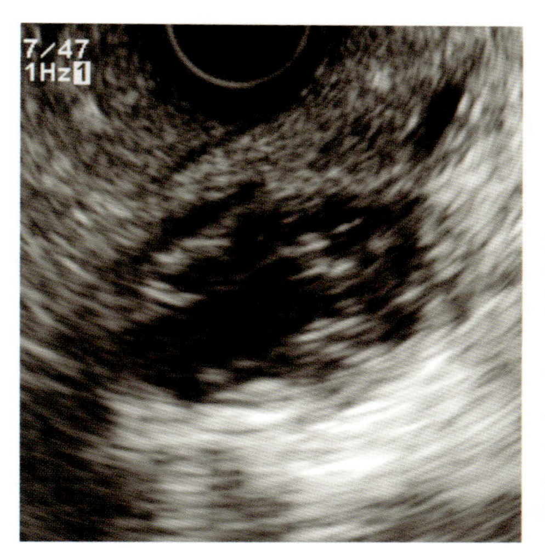

図3 ▶ 分枝型：壁肥厚

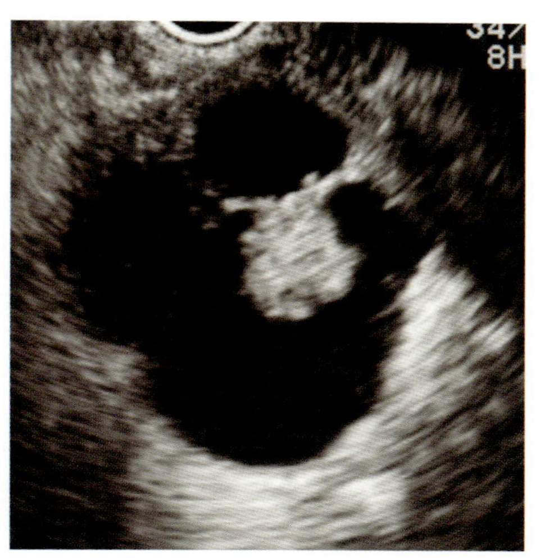

図4 ▶ 分枝型：結節

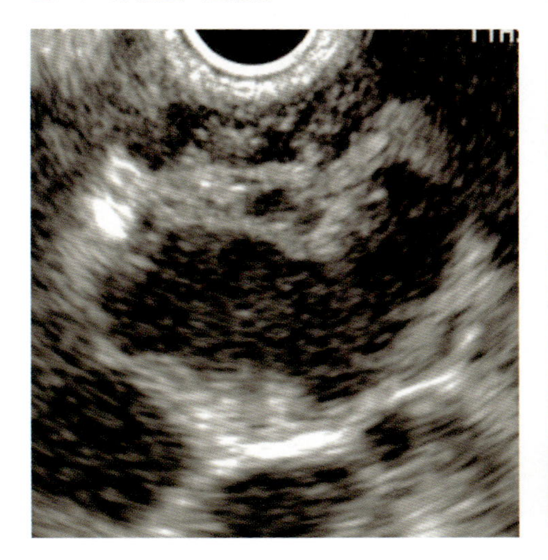

図5 ▶ 混合型：壁肥厚

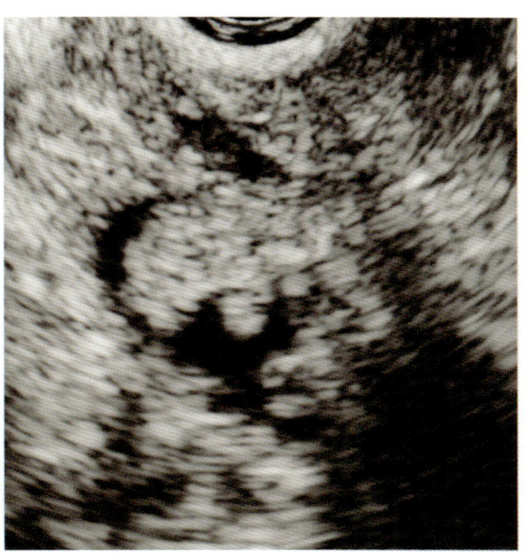

図6 ▶ 混合型：結節（腺腫）

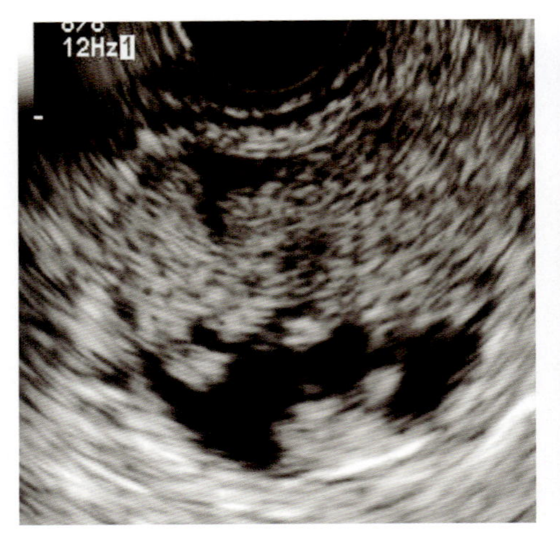

図7 ▶ 混合型：結節（上皮内癌）

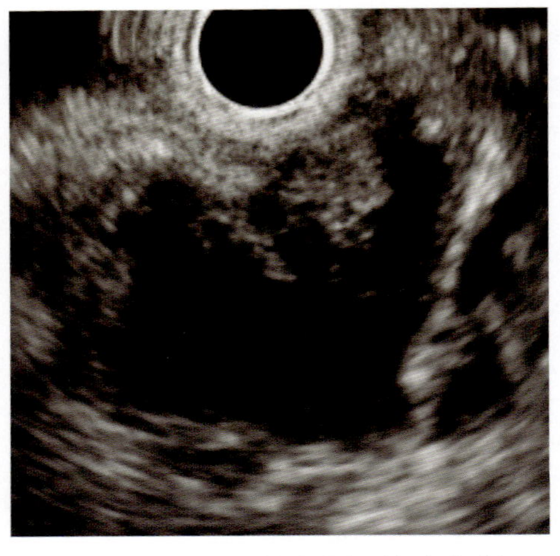

図8 ▶ 主膵管型：膵管内隆起（上皮内癌）

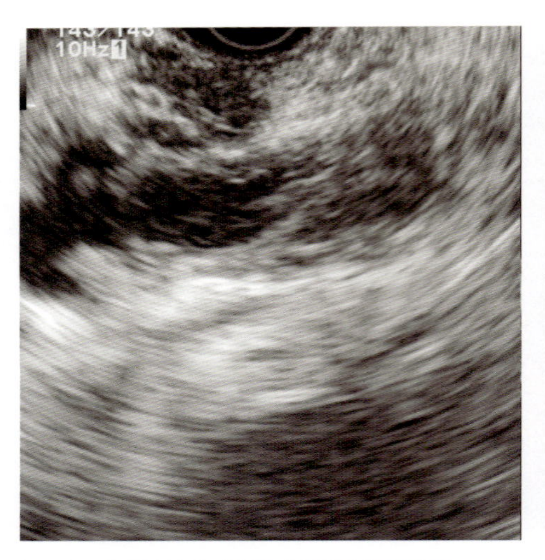

図9 ▶ 主膵管型：膵管内隆起（浸潤癌）

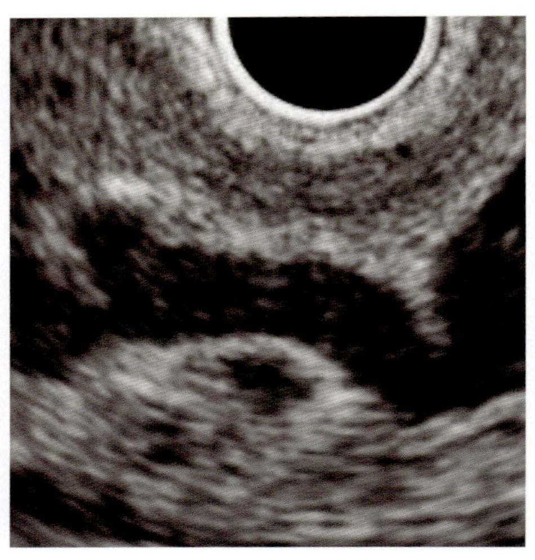

図10 ▶ 主膵管型：平坦隆起

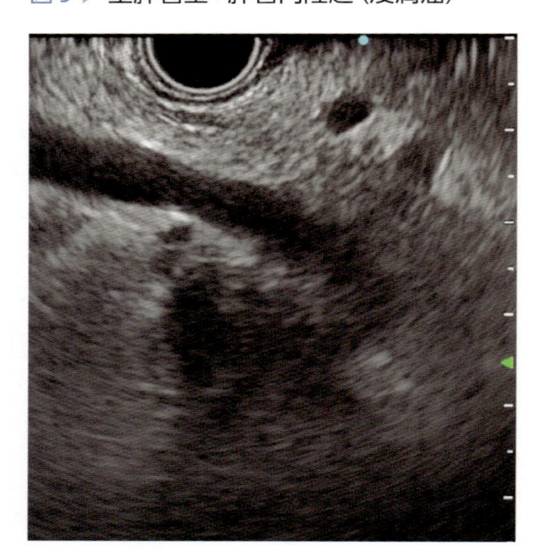

図11 ▶ 併存癌

分枝型：結節・壁肥厚なし（図1）

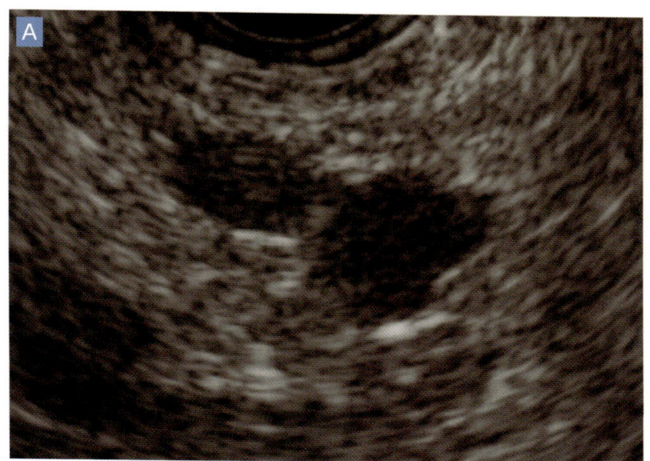

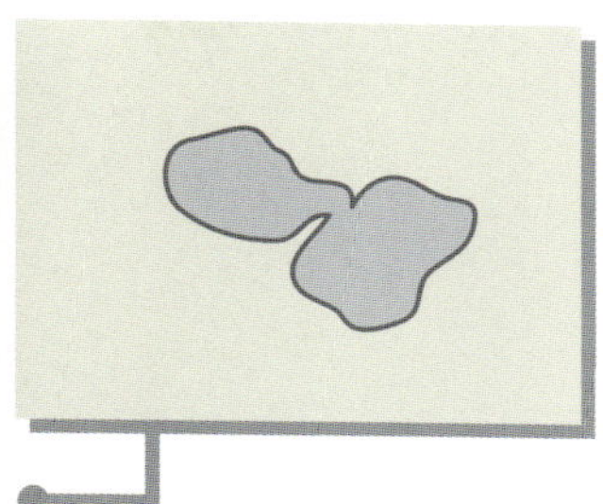

EUS

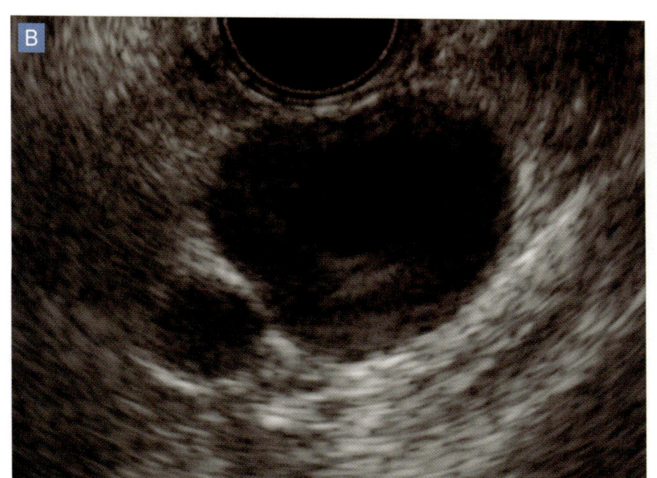

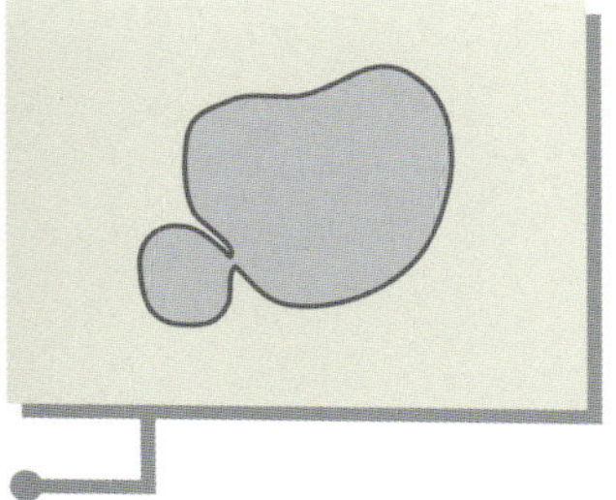

EUS

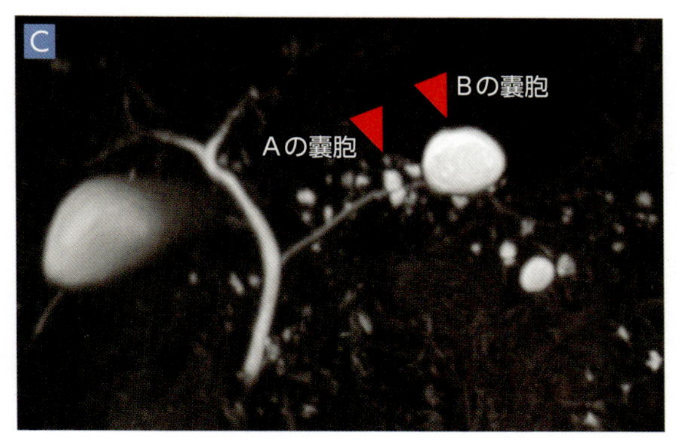

MRCP

EUSでは膵体部に25mm大の，膵管と交通する多房性嚢胞を認め，頭部，尾部にも嚢胞が多発していた（図1A，B）。主膵管の拡張はみられず，分枝型IPMNと診断された。また，嚢胞内に明らかな結節や壁肥厚所見はなく，良性と判断された。MRCPでも膵内に多発する多房性嚢胞が確認される（図1C）。

分枝型：粘液塊（図2）

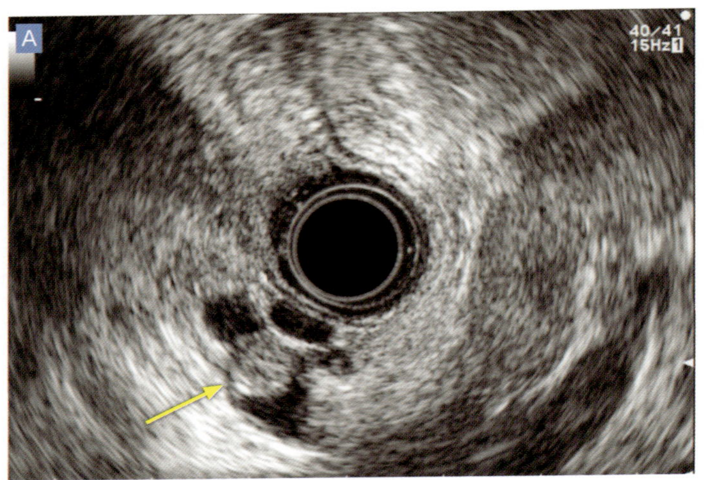

EUS（全体像）

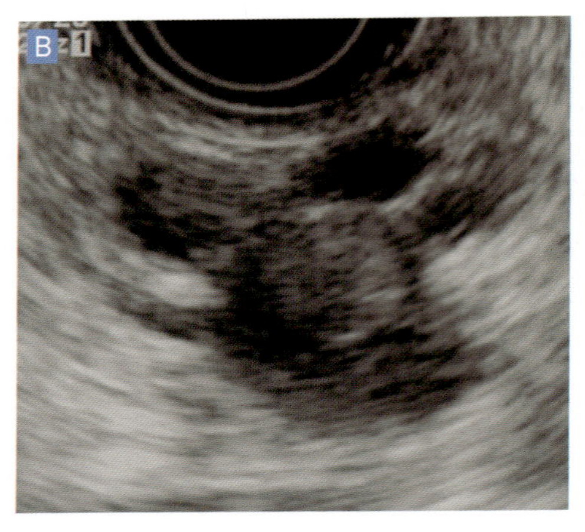

EUS

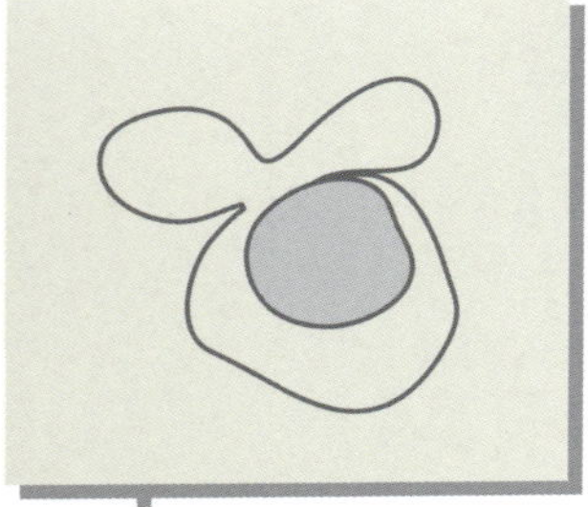

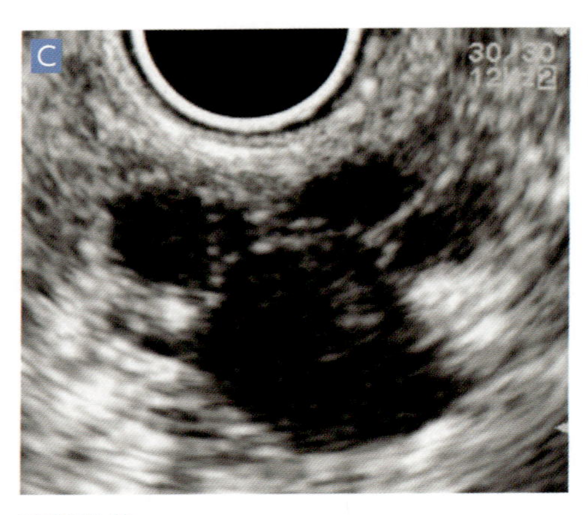

造影EUS

EUSにて膵体部に15mm大の多房性囊胞を認め，囊胞内に境界明瞭な球形の高エコー腫瘤がみられた（図2A矢印）。造影EUSでは腫瘤に造影効果はみられず，腫瘍性の結節ではなく粘液塊と診断した（図2B，C）。

分枝型：壁肥厚（図3）

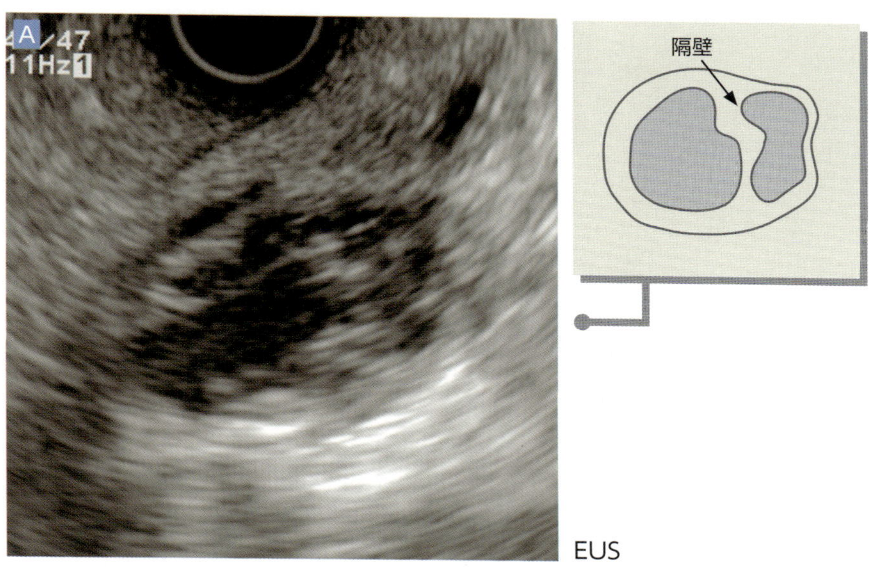

EUS

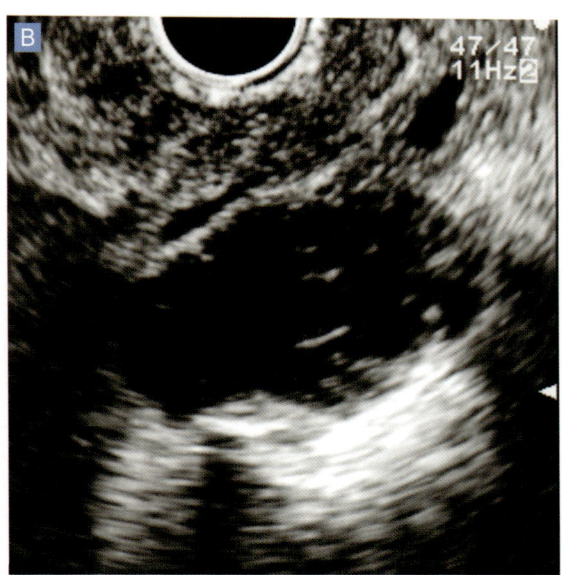

造影EUS

EUSにて膵頭部に主膵管と交通する40mm大の嚢胞を認め，嚢胞内には隔壁が多数確認され，一部は肥厚して描出された。しかし，造影EUSでは隔壁の肥厚はみられず，壁に付着した粘液と考えられた（図3A，B）。造影CT，MRCPでは，明らかな壁肥厚や結節は認めない（図3C，D）。切除標本では嚢胞内に隆起はみられず（図3E），また拡張した分枝内に低乳頭状に増殖する上皮を認め，IPMN with low to intermediate-grade dysplasiaの診断であった（図3F，G；HE染色）。

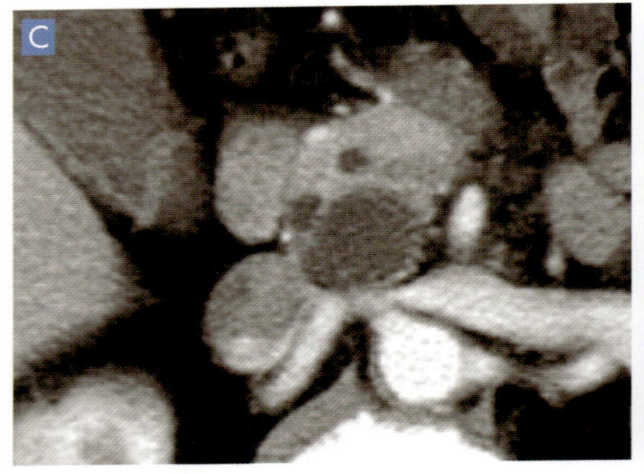

造影CT

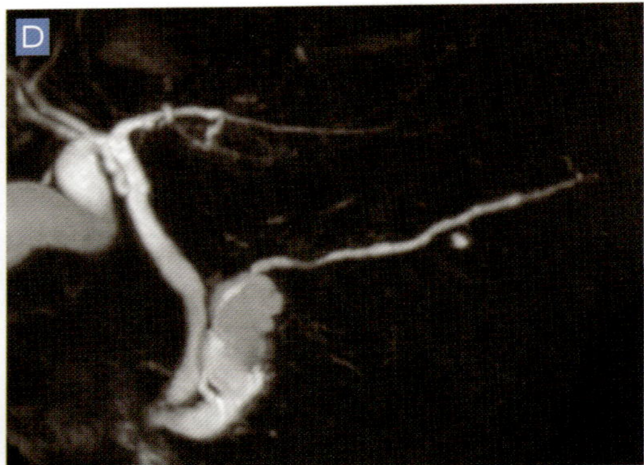

MRCP

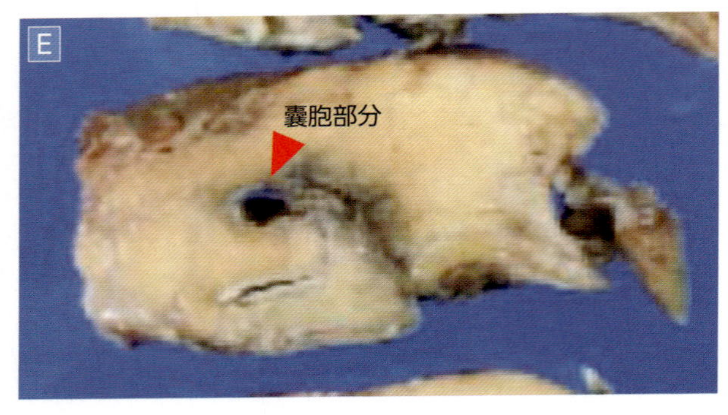

病理

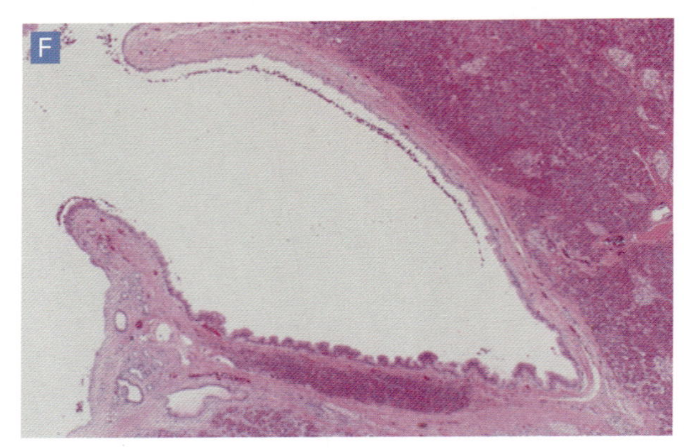

病理（× 4）

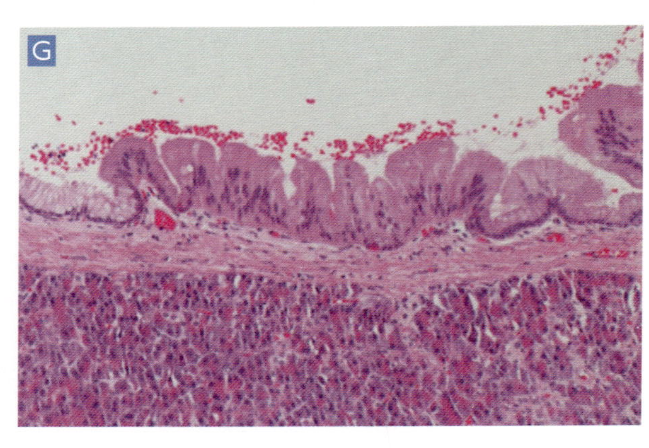

病理（× 200）

分枝型：結節（図4）

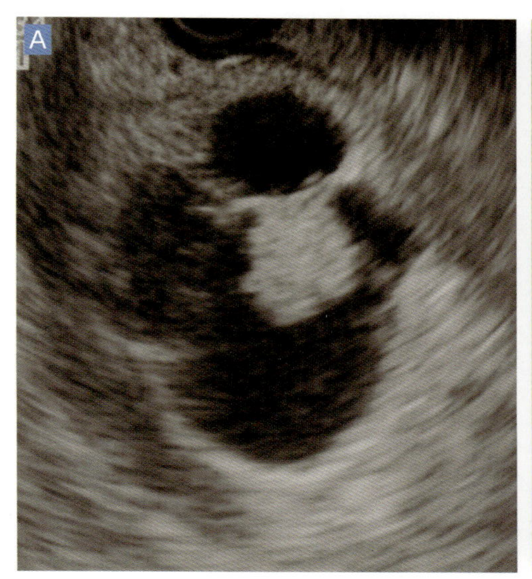

EUS

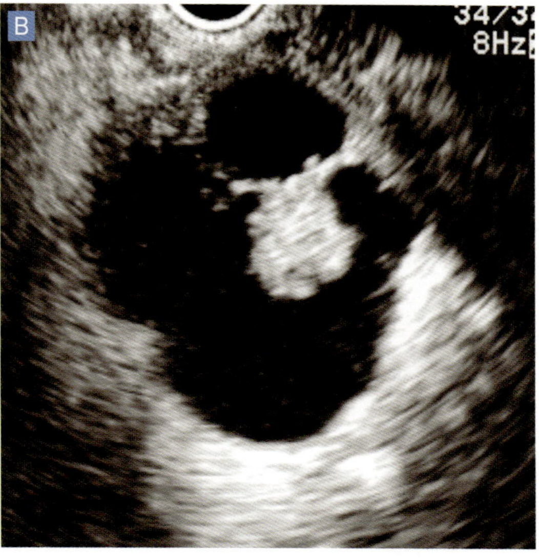

造影EUS

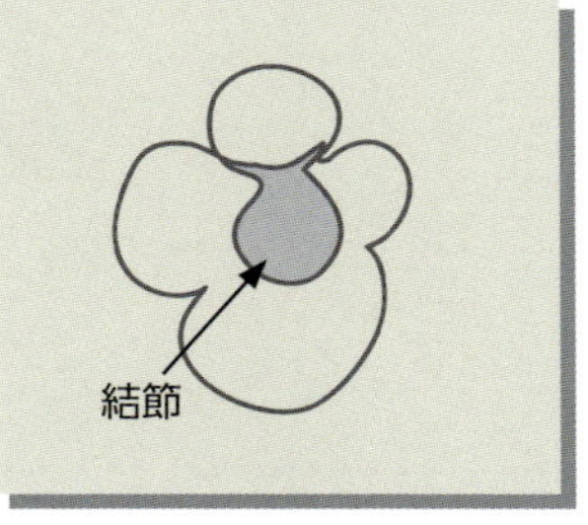

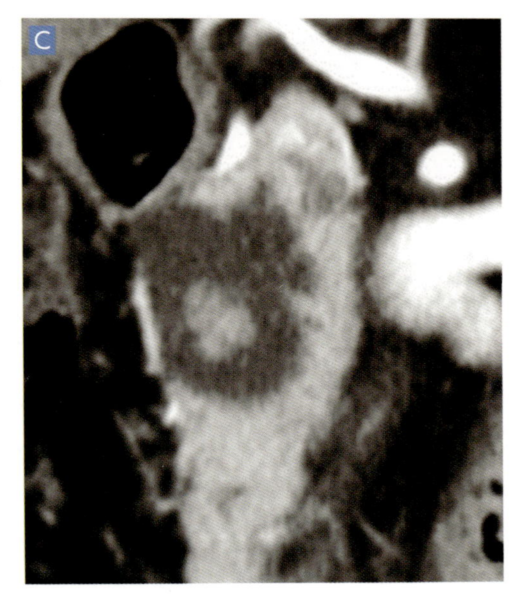

造影CT

EUSにて膵頭部の膵管と交通する35mm大の多房性嚢胞を認めた（図4A）。嚢胞内に約10mmの結節が描出され，造影EUSで造影効果が確認された（図4B）。造影CTおよびMRCPでも造影効果のある結節が確認できる（図4C，D，E）。切除標本の割面で嚢胞内に桑実状の結節隆起を認め（図4F矢頭），病理組織診断はIPMN with high-grade dysplasia（上皮内癌）であった（図4G；HE染色）。☞column02

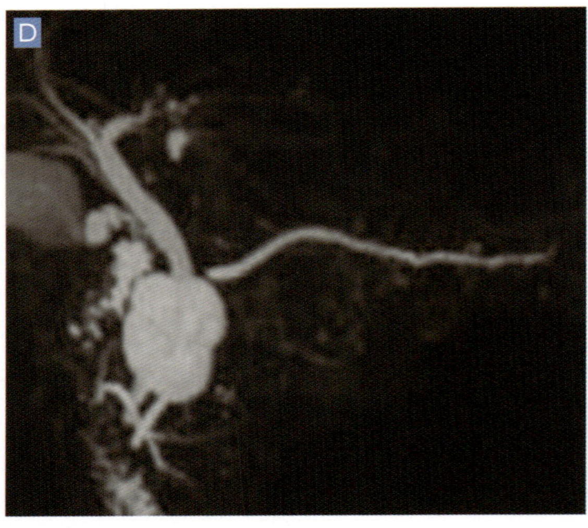

MRCP

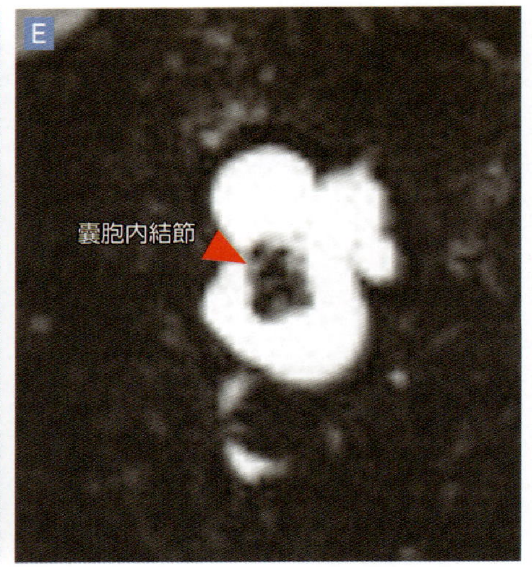

MRCP

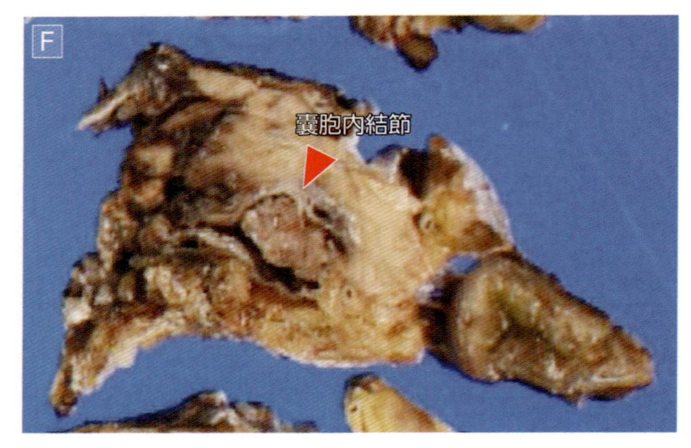

病理

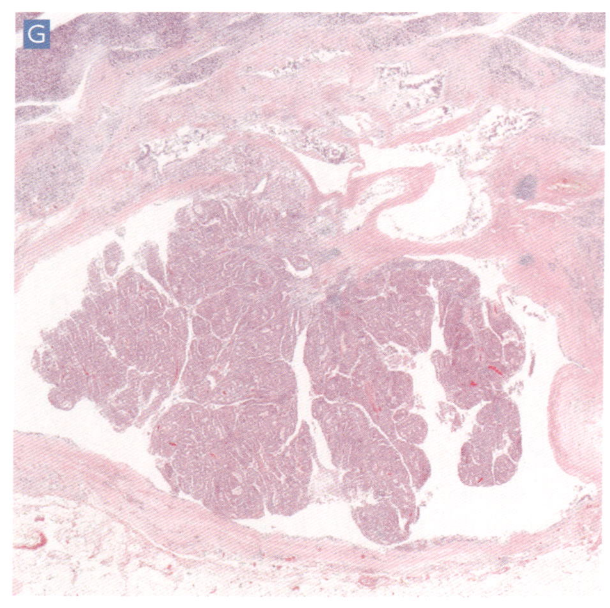

病理

混合型：壁肥厚（図5）

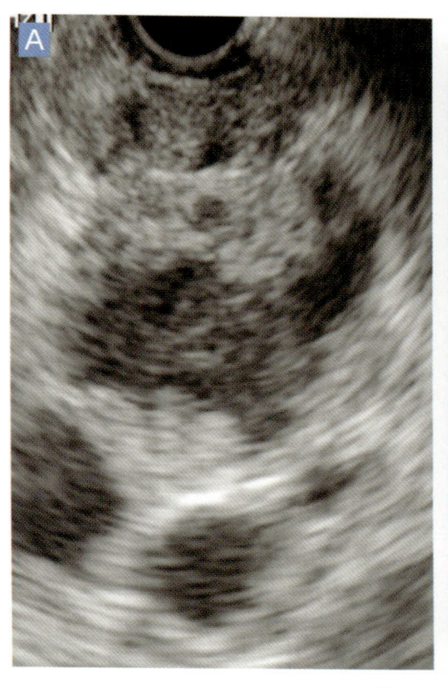

EUS

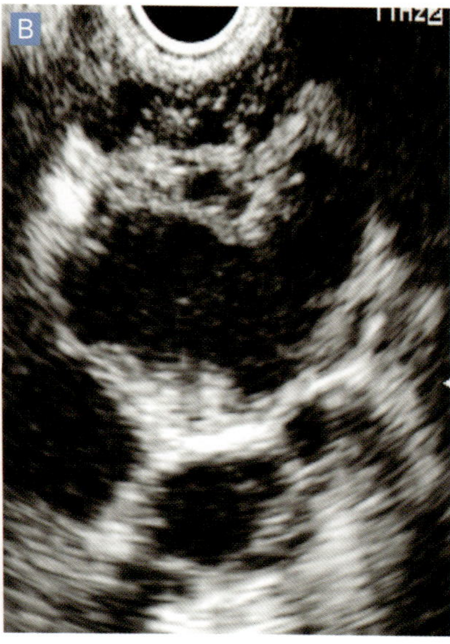

造影EUS

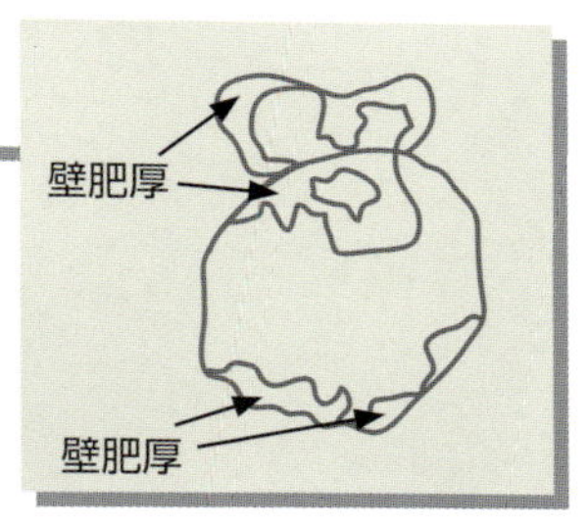

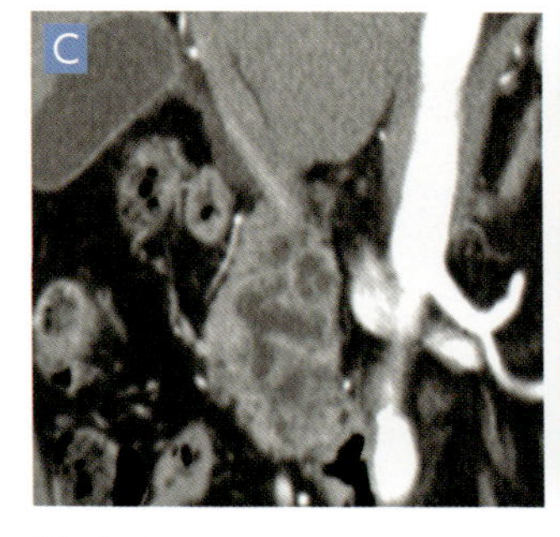

造影CT

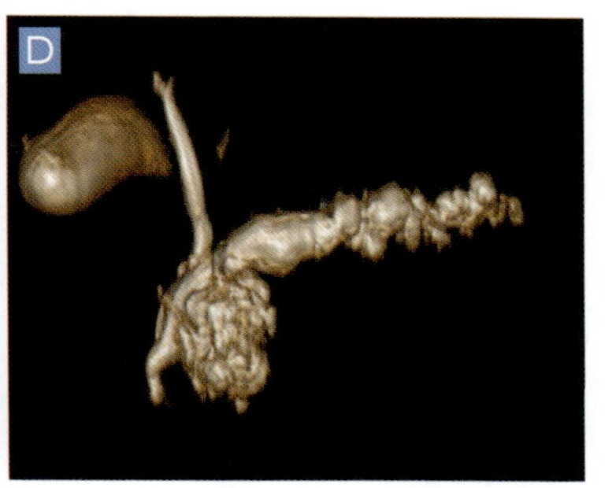

MRCP

MRCPにて膵頭部に40mm大，膵管と交通を有する多房性嚢胞を認めた（図5D）。EUSでは嚢胞の隔壁は肥厚しており（図5A），造影EUSでは肥厚した嚢胞壁に造影効果が確認された（図5B）。嚢胞内部はややエコー輝度が高いが，造影効果はないことから，貯留した粘液と判断された。造影CT上も嚢胞の隔壁肥厚が目立った（図5C）。病理学的には，主膵管および嚢状に拡張した分枝内に丈の高い上皮の充実乳頭状増生を認め，比較的高度な細胞異型，構造異型を呈しており，病理組織診断はIPMN with high-grade dysplasia（上皮内癌）であった（図5E；HE染色）。

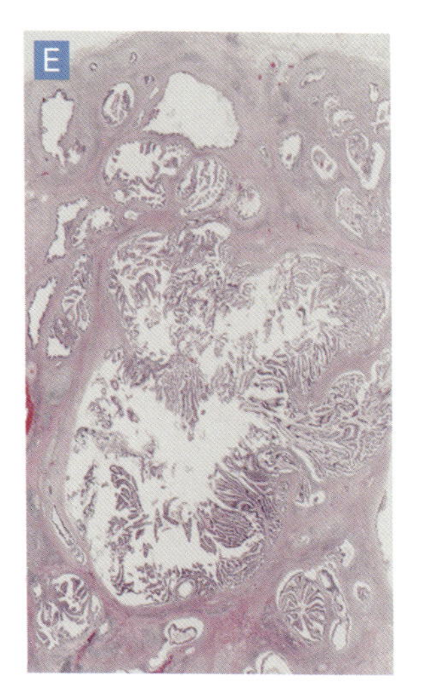

病理

混合型：結節（腺腫）（図6）

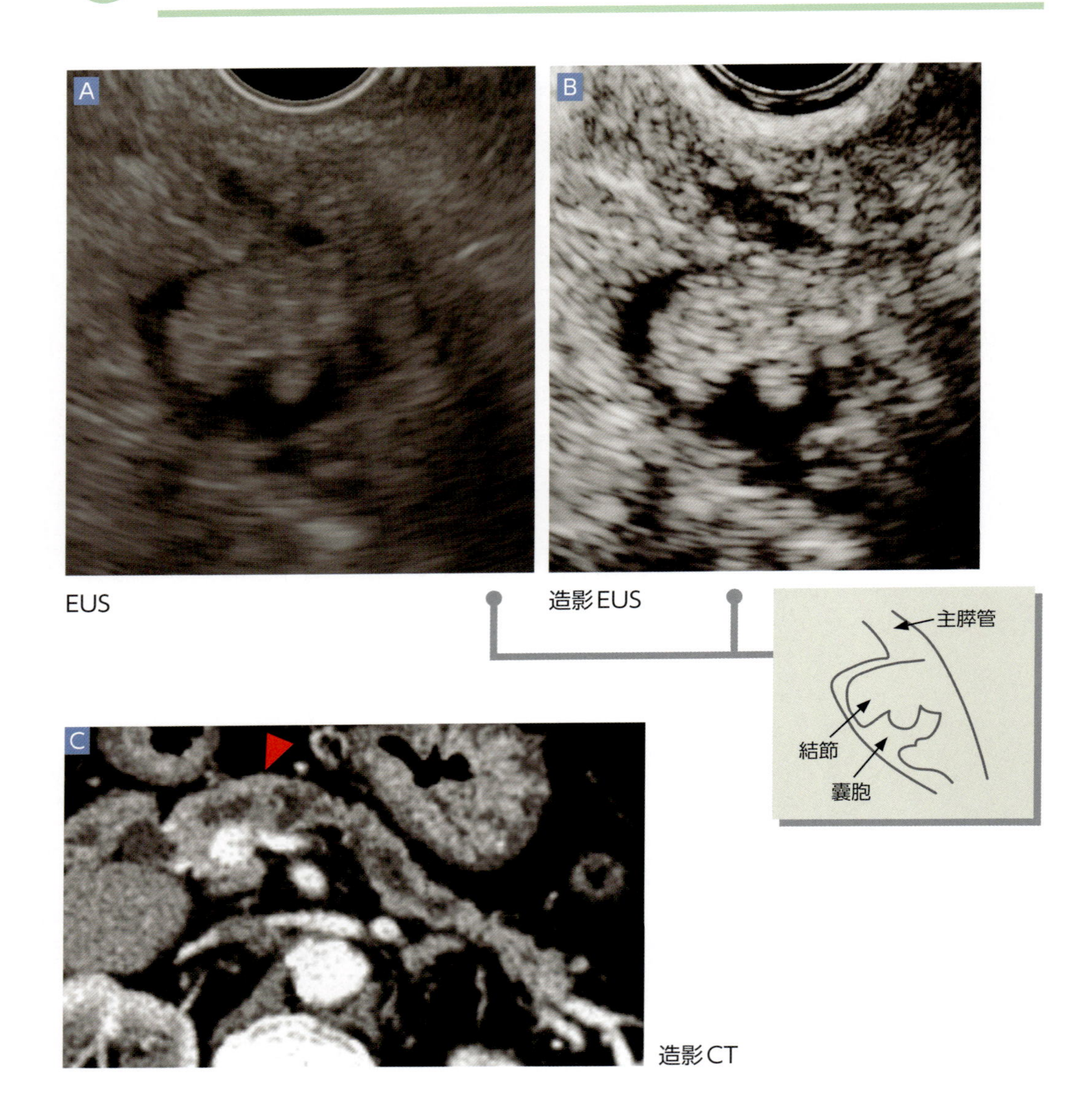

EUSで膵体部の嚢胞内から主膵管側へ進展する7mm高の結節隆起を認め（図6A），造影EUSでは造影効果を有する境界明瞭な結節として描出された（図6B）。造影CTでも造影効果のある結節が確認されるが（図6C矢頭），造影EUSと比べ不明瞭である。MRCPでは，頭体部に散在する多房性嚢胞のうち，結節を有する嚢胞部分では主膵管の狭小化および尾側膵管の拡張がみられたが，結節は認識できない（図6D矢頭）。切除標本でも主膵管と分枝嚢胞の分岐部に結節隆起が認められ（図6E矢頭），病理組織診断はIPMN with low to intermediate-grade dysplasia（図6F；HE染色）であった。

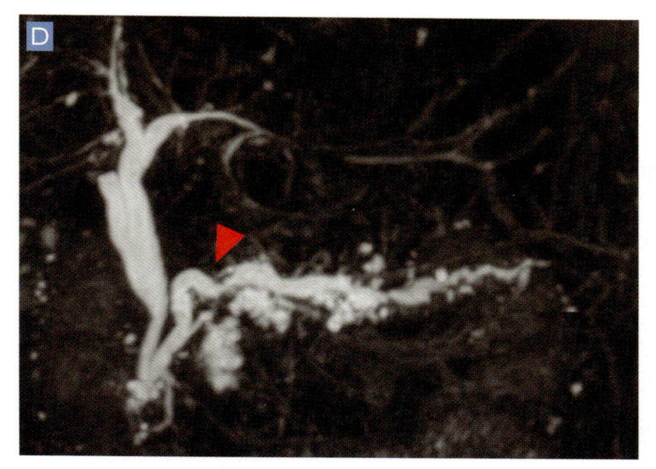

MRCP

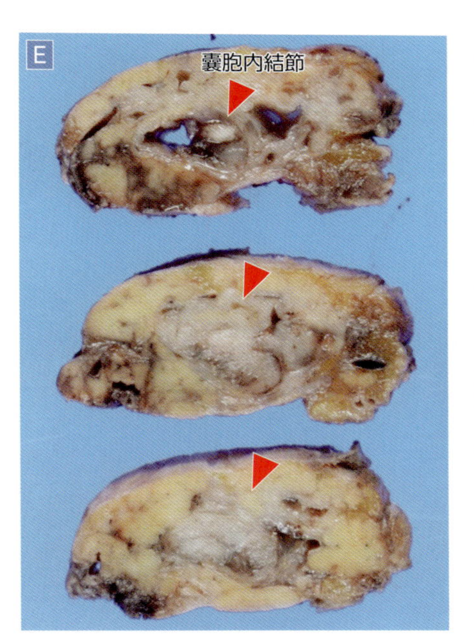

病理

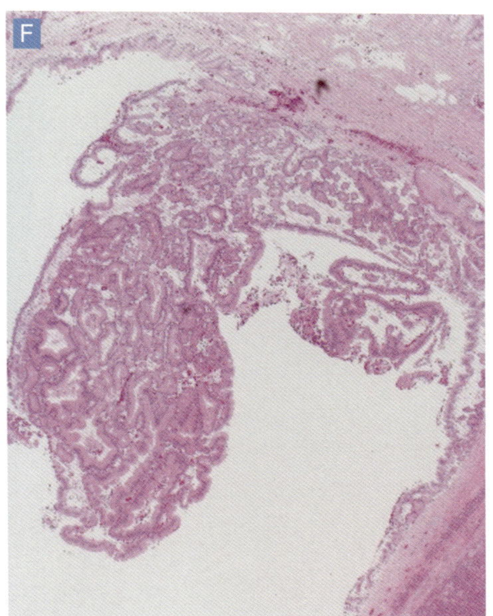

病理

混合型：結節（上皮内癌）（図7）

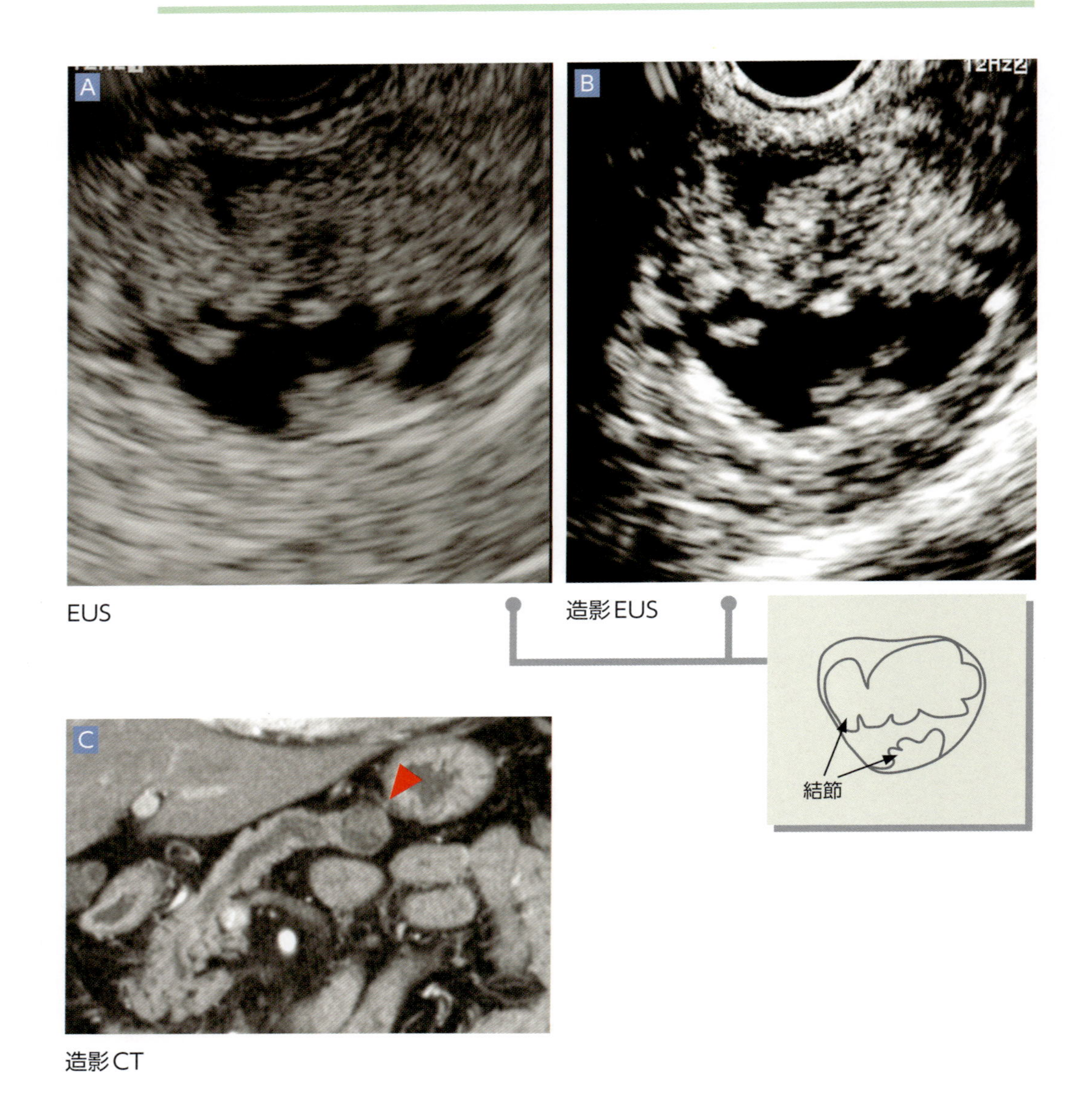

EUS

造影EUS

造影CT

MRCPにて膵体部に主膵管と交通を有する25mm大の多房性嚢胞を認め，EUSでは嚢胞内に複雑な形態を示す結節隆起が描出された（図7A）。結節は造影EUSで早期より全体に強い造影効果を呈した（図7B）。造影CTでは嚢胞内結節と主膵管内進展部分は造影効果のある腫瘤として確認できる（図7C矢頭）。切除標本で嚢胞内に結節隆起が認められ（図7D），病理組織診断はIPMN with high-grade dysplasia（上皮内癌）であった（図7E，F；HE染色）。☞column02

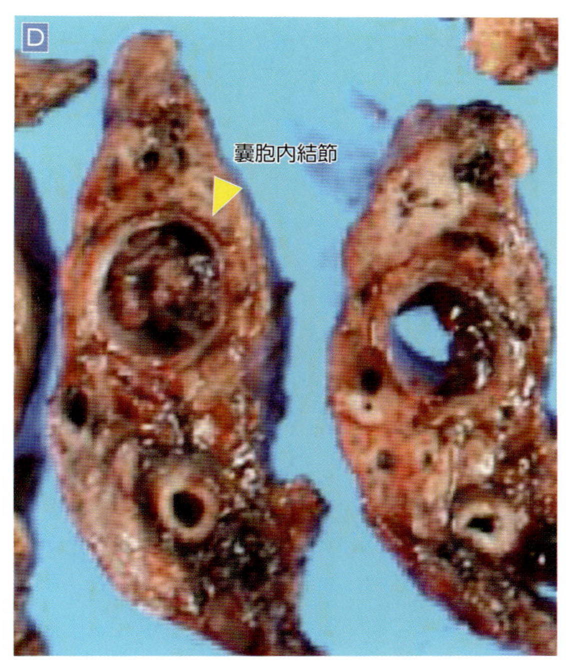

病理

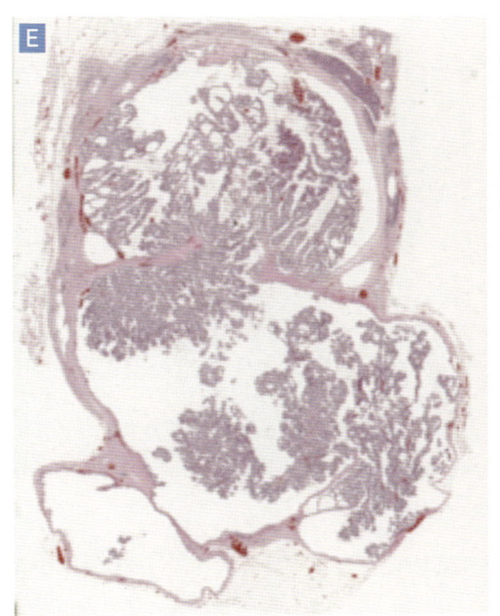

病理（× 4）

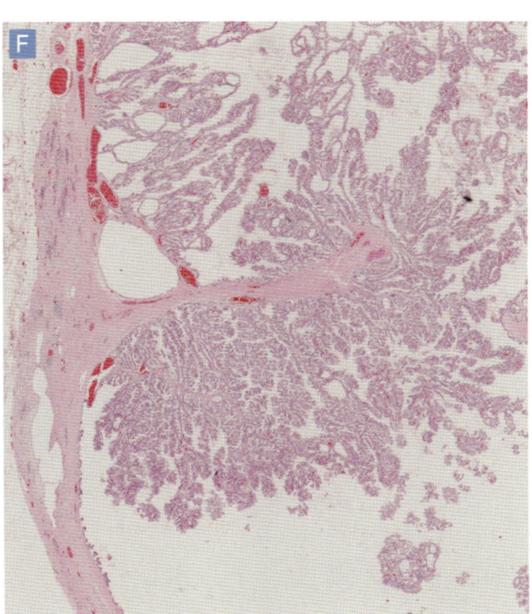

病理（× 100）

主膵管型：膵管内隆起（上皮内癌）（図8）

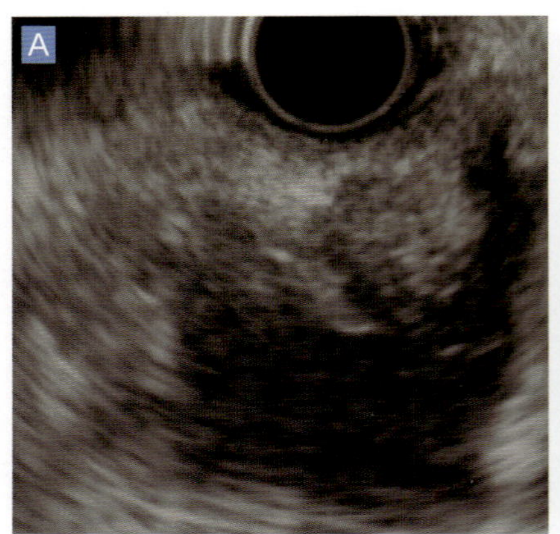

EUS（膵頭部）

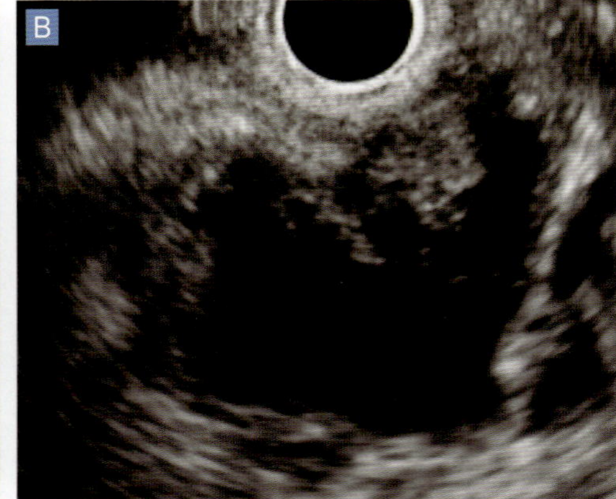

造影EUS（膵頭部）

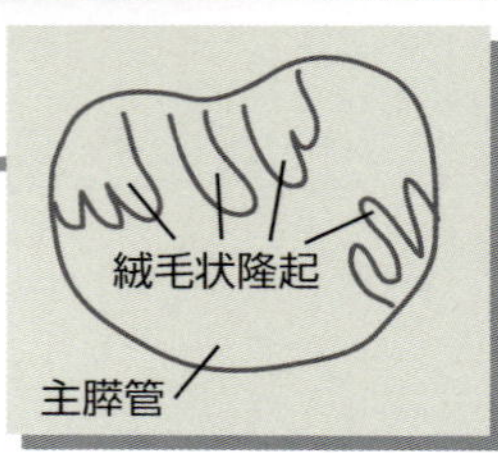

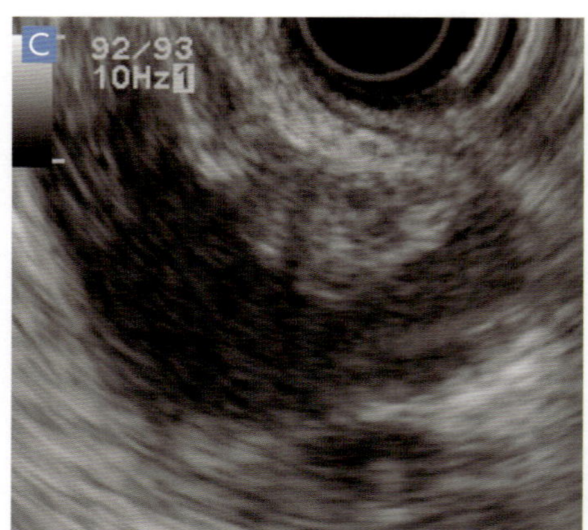

EUS（膵頸部）

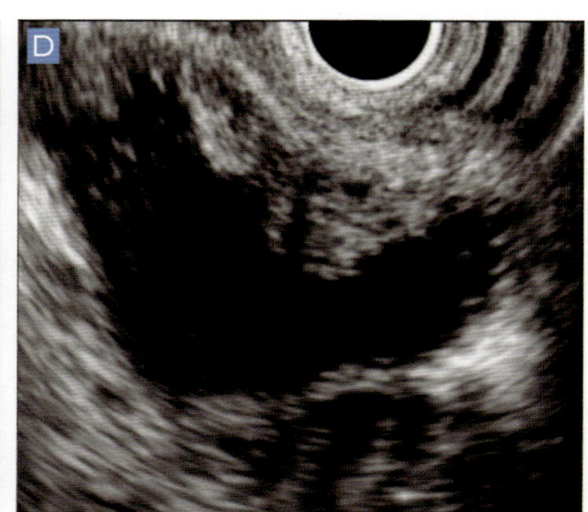

造影EUS（膵頸部）

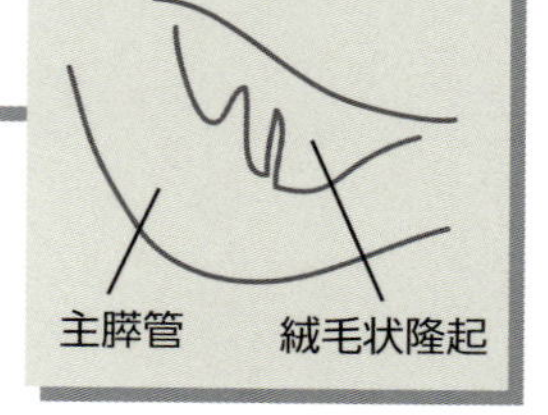

造影CTでは膵全体にわたるびまん性の主膵管拡張を認め，膵管径は体部で最大10mmであった（図8F）。EUSでは頭部主膵管内全周に丈の高い隆起性病変が確認され（図8A），病変は長軸方向へ連続し，主病変とは離れた頸部にも病変を認めた（図8C）。造影EUSで

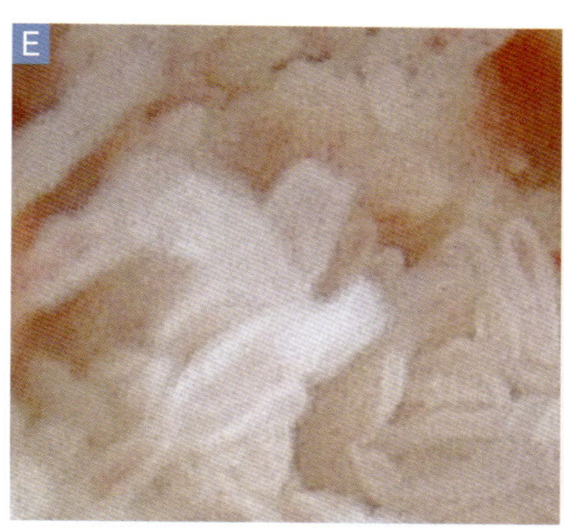

膵管鏡（頭部）

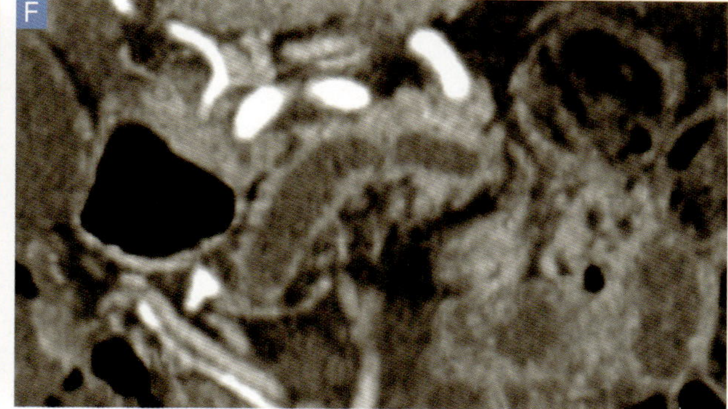

造影CT

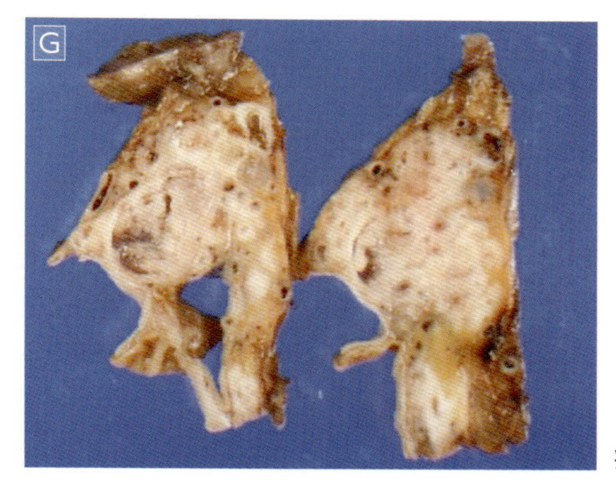

病理

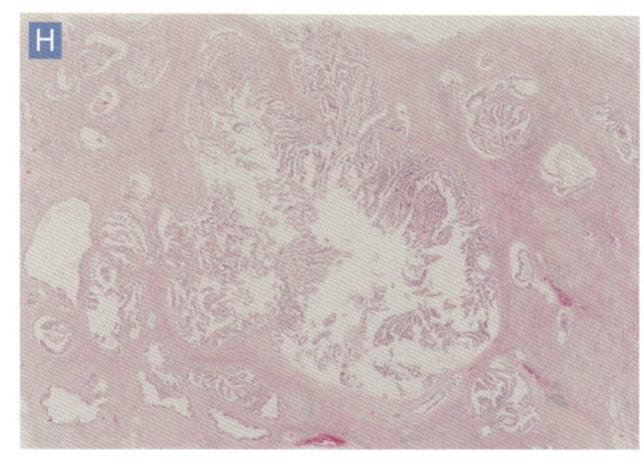

病理（×4）

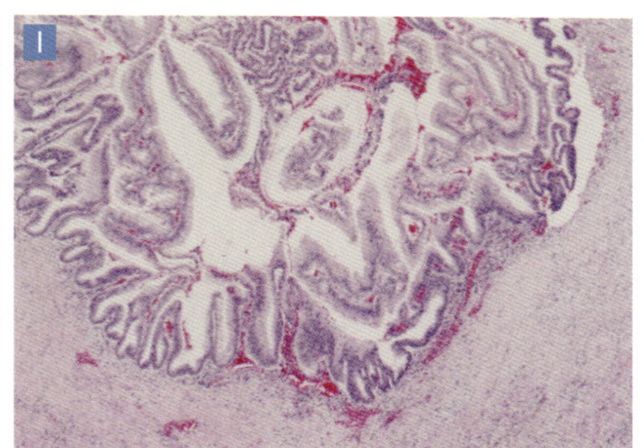

病理（×100）

は隆起部分に造影効果を認めた（図8B，D）。経口膵管鏡検査では，頭体部の主膵管内に絨毛状隆起が増生しており（図8E）。幽門輪温存膵頭十二指腸切除術を施行した。切除標本では大腸絨毛様構造を呈する不整腺管が膵管内に充満しており（図8G），病変は5cmにわたり主膵管内および周囲の分枝内を進展していた。病理組織診断はIPMN with high-grade dysplasia（上皮内癌），粘液形質は腸型であった（図8H，I；HE染色）。腸型では，EUSで丈の高い隆起が認められることがある。☞column02

主膵管型：膵管内隆起（微小浸潤癌）（図9）

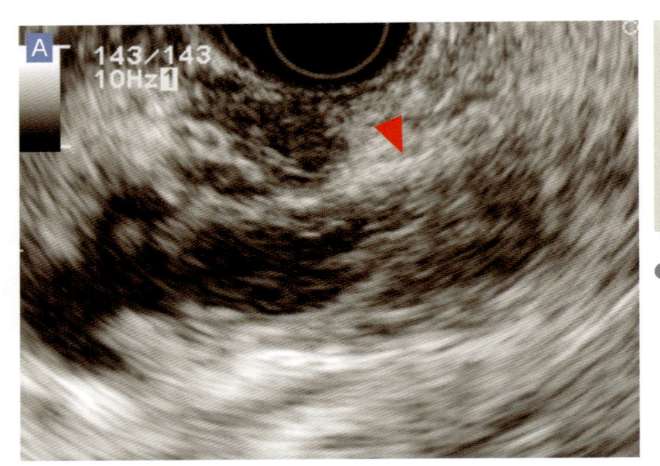

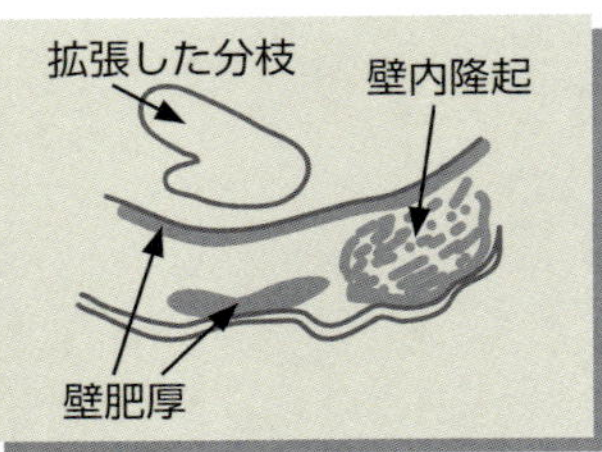

EUS

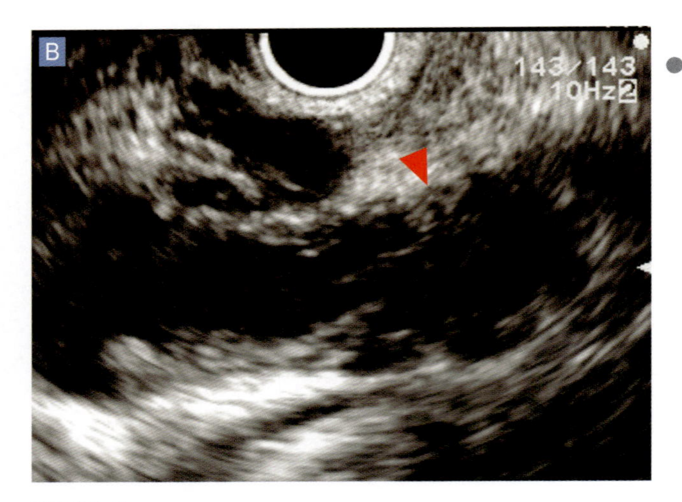

造影EUS

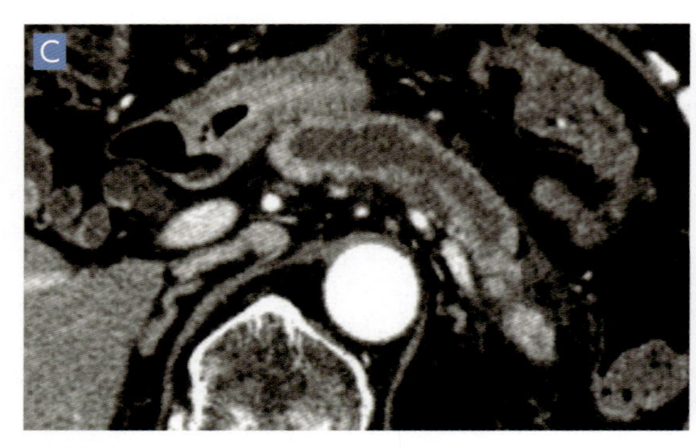

造影CT

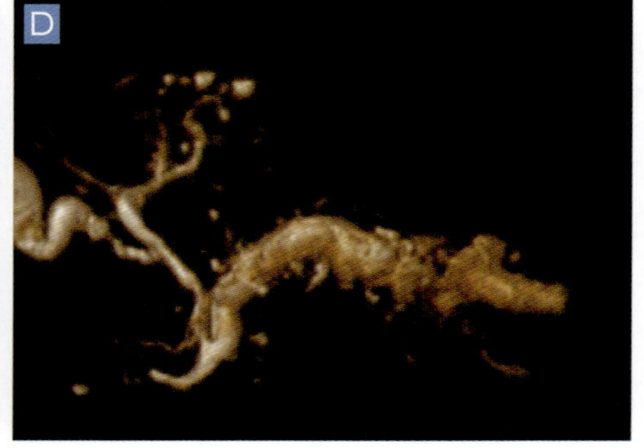

MRCP

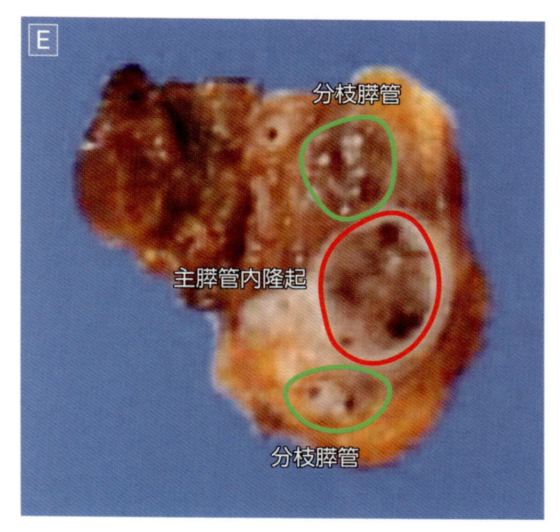

病理

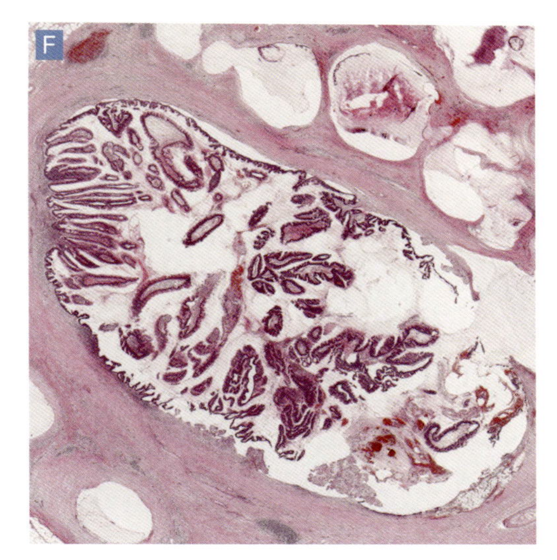

病理

EUSで，拡張した膵体部の膵管内に，壁肥厚と辺縁不明瞭な結節性隆起を認めた(図9A矢頭)。造影EUSでは隆起部分のみに造影効果があり(図9B矢頭)，肥厚した壁を含め，他部位は粘液と考えられた(図9B)。さらに，膵実質は非薄化しており，エコー輝度は不均一であった。造影CT，MRCPでは膵体尾部に主膵管拡張がみられるが，膵管内の隆起性病変は不明瞭である(図9C，D)。切除標本では主膵管内を占拠する結節を認め(図9E)，病理学的には，細胞異型，構造異型が高度で粘液産生性を有する腸型の絨毛状腺管が増殖していた(図9F；HE染色)。主膵管周囲の実質にはわずかに浸潤する異型腺管がみられ，病理組織診断はIPMN with an associated invasive carcinomaの診断であったが，EUSによる実質浸潤の評価は困難であった。☞column02

主膵管型：平坦隆起（図10）

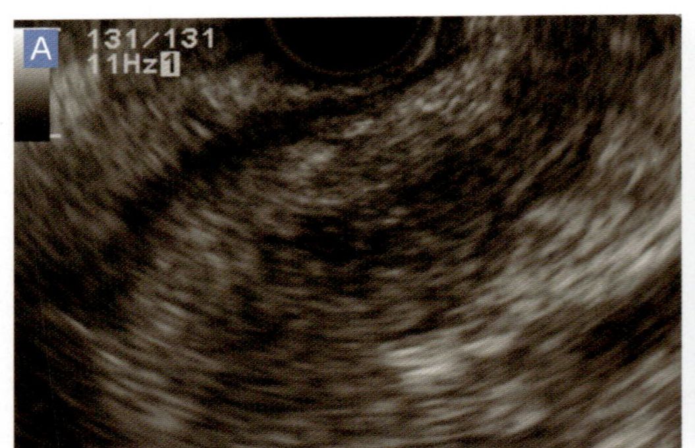

EUS（青矢頭部分）

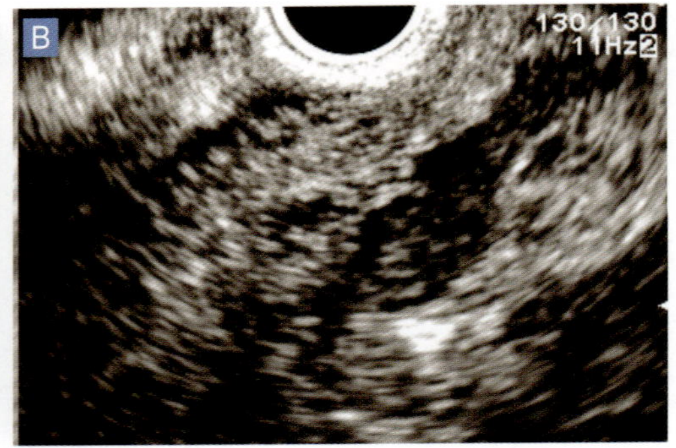

造影EUS
（青矢頭部分）

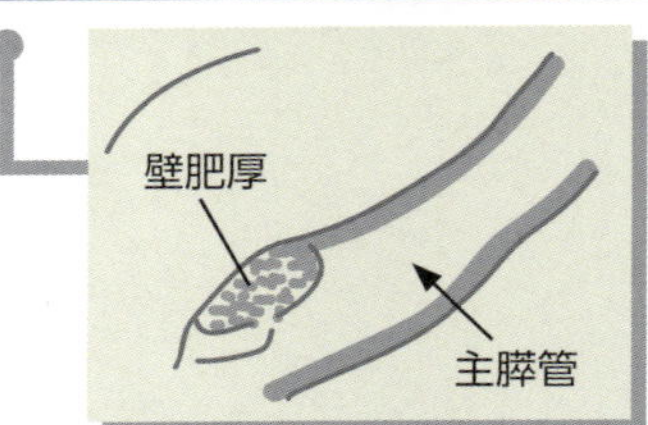

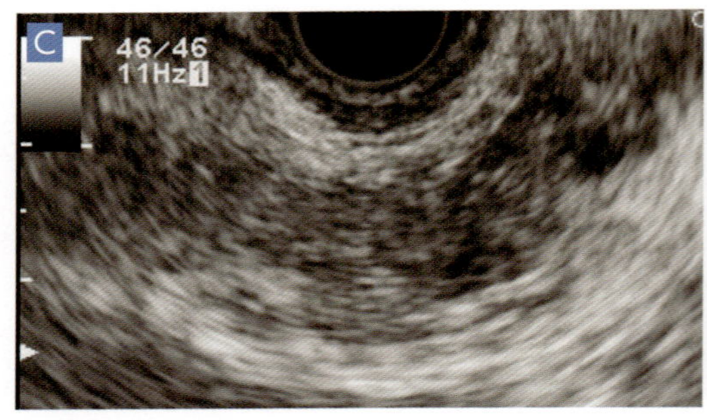

EUS（黄矢頭部分）

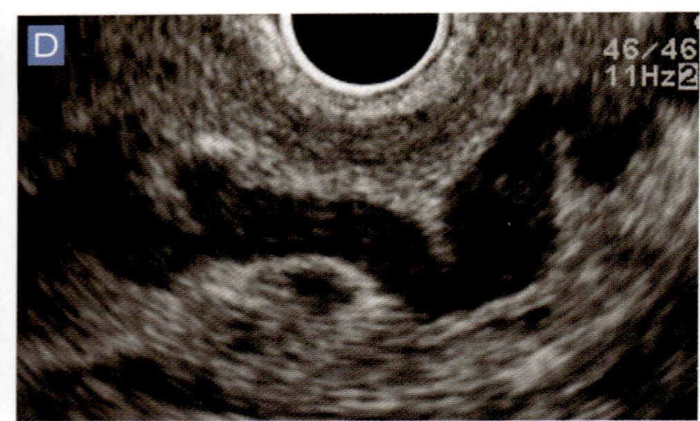

造影EUS
（黄矢頭部分）

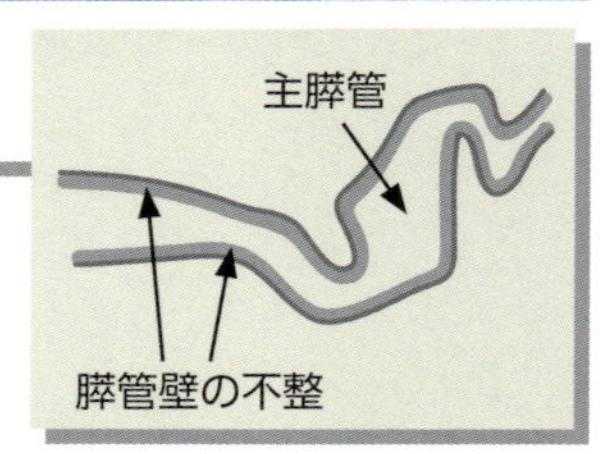

EUS上，膵体部主膵管は4mmに拡張し，内部に淡い低エコーの腫瘤性病変が認められた（図10A，E・F青矢頭）。造影EUSでは腫瘤性病変は造影効果のある壁肥厚として描出され，主膵管内腔は狭小化している（図10B，E・F青矢頭）。一方，尾側主膵管内にも淡い低エコーの腫瘤性病変が内腔を占めるように連続してみられたが（図10C，E・F黄矢頭），造影EUSにて造影効果がなく粘液と判断した（図10D，E・F黄矢頭）。

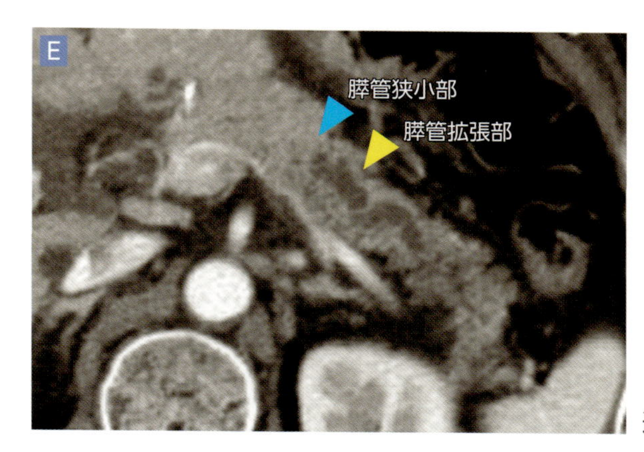

造影CT

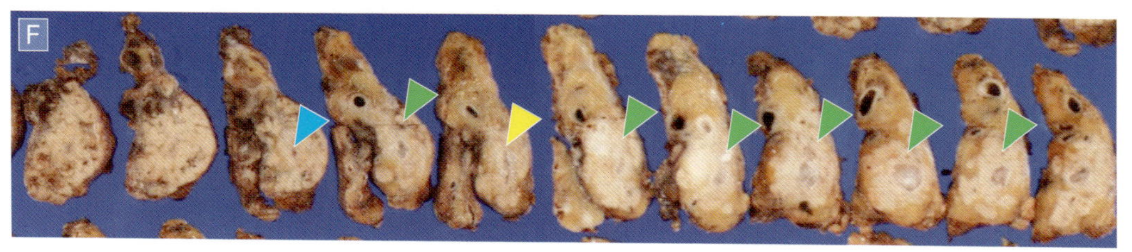

病理

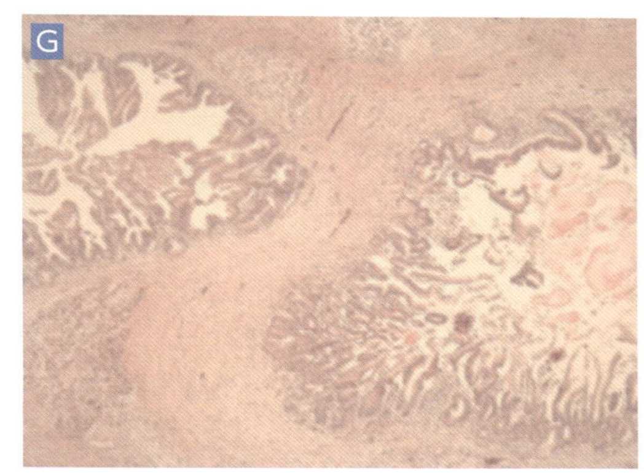

病理（青矢頭部分）

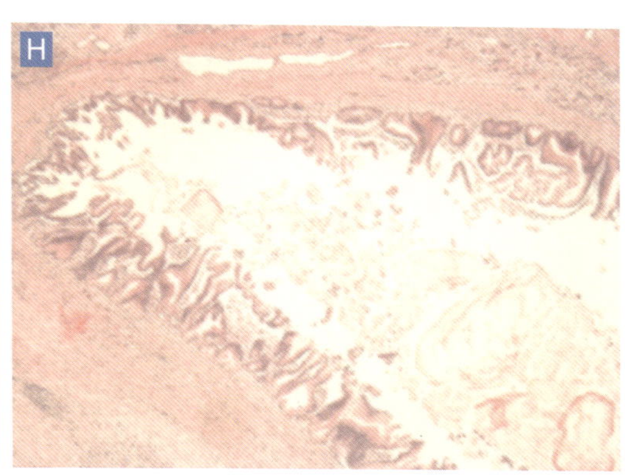

病理（黄矢頭部分）

また，膵管壁は不整が目立っていた。造影CTでは膵管の拡張と膵実質の萎縮はみられるが，明らかな腫瘤は認めなかった（図10E）。病理学的には，膵体部の膵管狭小化がみられた部分は主膵管から一次分枝にかけて乳頭状の腫瘍細胞が増生し，病理組織診断はIPMN with high-grade dysplasia（上皮内癌）であった（図10G；HE染色）。上皮内癌は尾側主膵管に3cmほど膵管内を進展していた（図10F，H；HE染色）。周囲膵実質は膵液のうっ滞に伴う線維化と，腺房細胞の脱落が認められた。EUSで結節を認めないflat typeからの悪性化は，表面の不整を伴う壁肥厚が特徴としており[4, 5]，その頻度は切除例の8.4～9.4％と報告されている[5, 6]。☞column02

併存癌（図11）

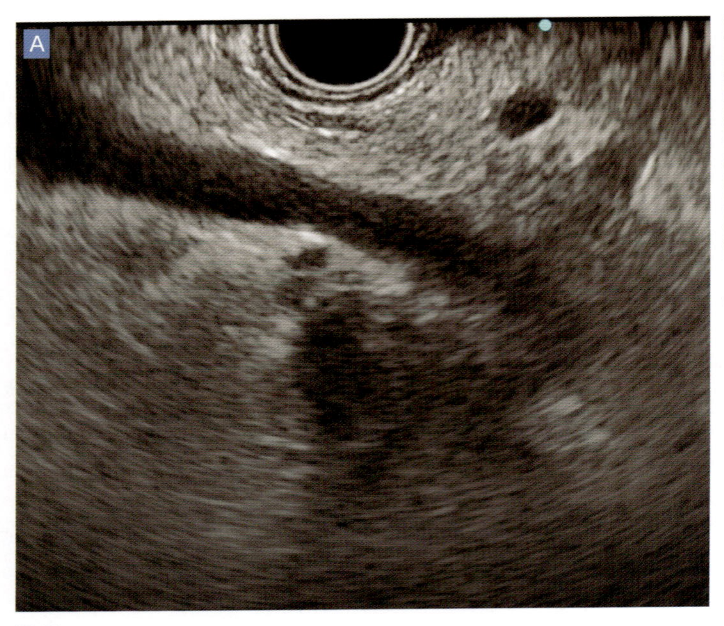

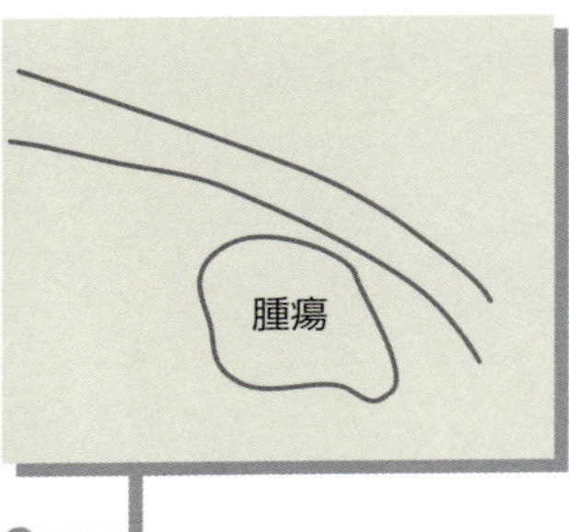

EUS

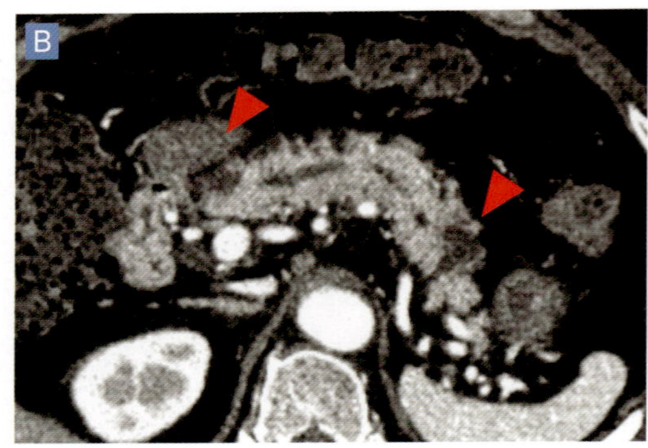

造影CT

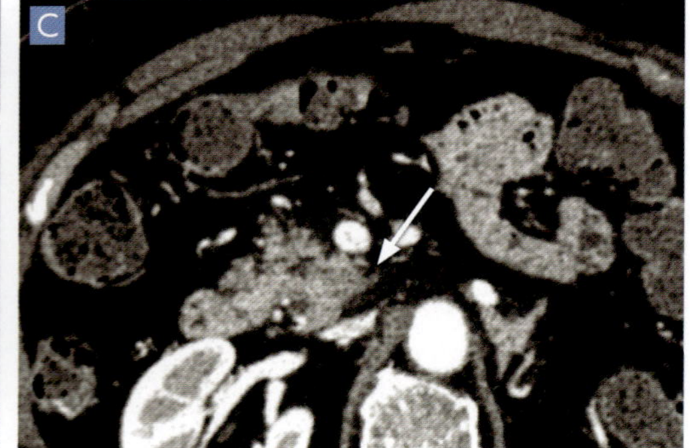

造影CT

EUSでは膵鉤部に辺縁不整，境界不明瞭な20mm大の低エコー腫瘍が認められ，通常型膵癌が疑われた（図11A）。造影CTでは膵に多発する嚢胞と（図11B）膵鉤部に淡い低吸収域がみられたが（図11B矢頭），膵癌の確定診断は困難であった（図11C）。MRCPで膵に嚢胞が多発していたが，主膵管に異常はみられなかった（図11D）。拡散強調像にて，膵鉤部の腫瘤は高信号に描出され，膵癌を強く疑った（図11E）。EUS-FNAを施行し，腺癌の診断が得られ，外科切除が行われた。病理組織診断は膵鉤部の23mm大の膵癌であり，分枝型IPMNに併存した膵癌と診断された（図11F矢印）。

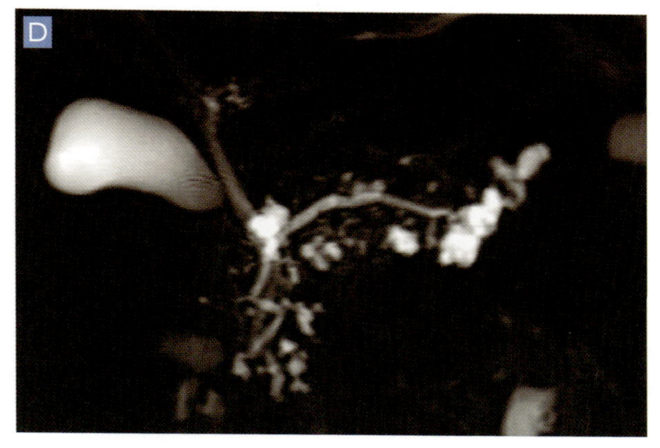

MRCP

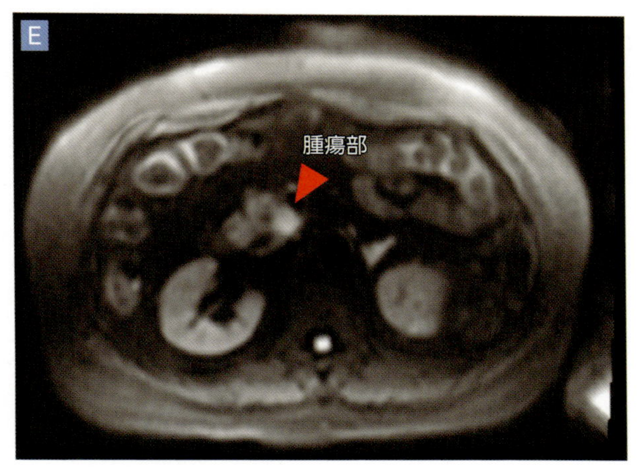

MRI（DWI）

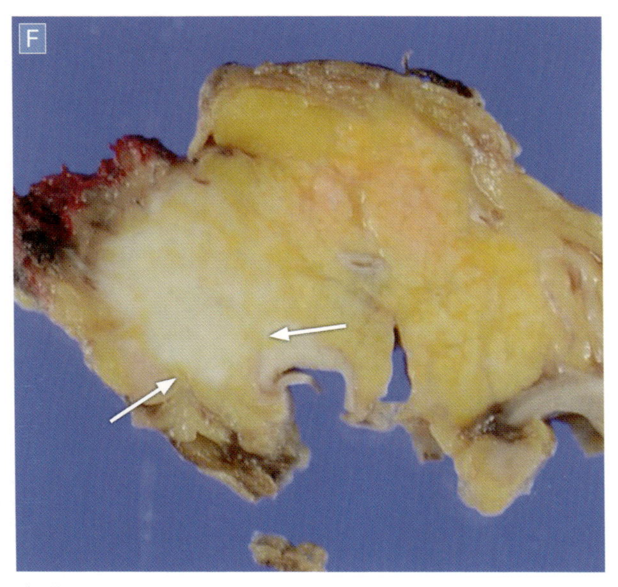

病理

文 献

1) Tanaka M, et al:Revisions of international consensus Fukuoka guidelines for the management of IPMN of the pancreas. Pancreatology. 2017;17(5):738-753.

2) Ideno N, et al:Intraductal papillary mucinous neoplasms of the pancreas with distinct pancreatic ductal adenocarcinomas are frequently of gastric subtype. Ann Surg. 2013;258(1):141-151.

3) Fujita M, et al:Effectiveness of contrast-enhanced endoscopic ultrasound for detecting mural nodules in intraductal papillary mucinous neoplasm of the pancreas and for making therapeutic decisions. Endosc Ultrasound. 2016;5(6):377-383.

4) Koshita S, et al:Invasive carcinoma derived from "flat type" branch duct intraductal papillary mucinous neoplasms of the pancreas: impact of classification according to the height of mural nodule on endoscopic ultrasonography. J Hepatobiliary Pancreat Sci. 2015;22(4):301-309.

5) Shimizu Y, et al:Predictors of malignancy in intraductal papillary mucinous neoplasm of the pancreas: analysis of 310 pancreatic resection patients at multiple high-volume centers. Pancreas. 2013;42(5):883-888.

6) Sadakari Y, et al:Cyst size indicates malignant transformation in branch duct intraductal papillary mucinous neoplasm of the pancreas without mural nodules. Pancreas. 2010;39(2):232-236.

(喜多絵美里)

column 02

EUS所見からみたIPMNの組織亜型分類

IPMN（膵管内乳頭粘液性腫瘍）は，粘液形質により胃型，腸型，膵胆道型，好酸性型（oncocytic型）の4つの組織亜型に分類され，胃型，腸型が80％を占めている。胃型は主に分枝型にみられ，腺腫がほとんどで経過は良好であるが，悪性化した場合の予後は不良である。一方，腸型は主膵管型に多くみられ，悪性の頻度は胃型に比べると高率である。しかし，悪性化した場合でも粘液癌の形態をとり，通常型膵癌に比べ，進行は緩徐である。膵胆道型，oncocytic型は他の型に比べて稀であるが，悪性度はきわめて高い。このように，IPMNの組織亜型分類は臨床病理学的特徴や予後と密接に関連している[1)]。本コラムでは，各亜型のEUS所見について本文で紹介した症例を主に概説する。

胃 型

胃型の多くは異型度が低く，分枝型の形態をとる。EUSで悪性化を示唆する所見として嚢胞内結節の高さと主膵管拡張が挙げられ，特に結節高が増すにつれ悪性化率は高くなる。胃型が悪性化した場合，多くは嚢胞内病変が進展したIPMN由来浸潤癌（管状腺癌）となり，その予後は通常型膵癌と変わらず不良である。また，明らかな結節を認めず画像診断でとらえることが困難な平坦型病変からの悪性化が少なからず存在し，その頻度は切除例の8.4～9.4％とされる[2～4)]。

なお，胃型では嚢胞内病変と離れた部位に発生する通常型膵癌（併存癌）も大きな問題であり，自験例では3.6％（2/55）を占める（IPMN全体では4％程度と報告されているが，胃型に限定した報告はない）。EUSは，胃型にみられる併存癌の早期発見にも有用性が高い。

結節を有する良性例（分枝型）

膵尾部の主膵管に連続する多房性嚢胞であり，EUSでは嚢胞内に造影効果を有する高さ5mm程の結節が認められた（図A）。切除標本でも結節が確認されたが，隆起部分の異型は弱く，腺腫（低異型度）と診断された（図C）。

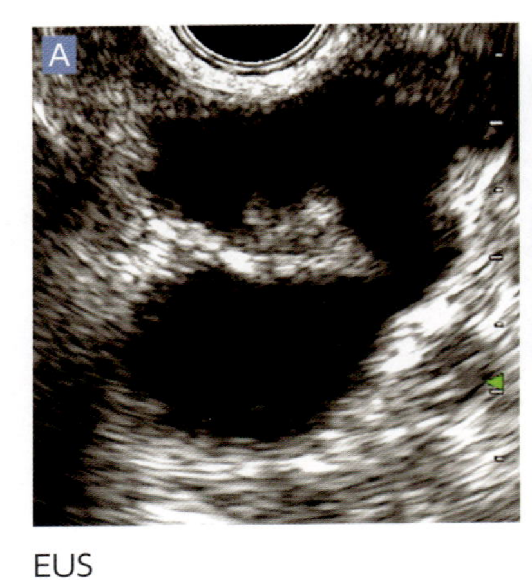

EUS

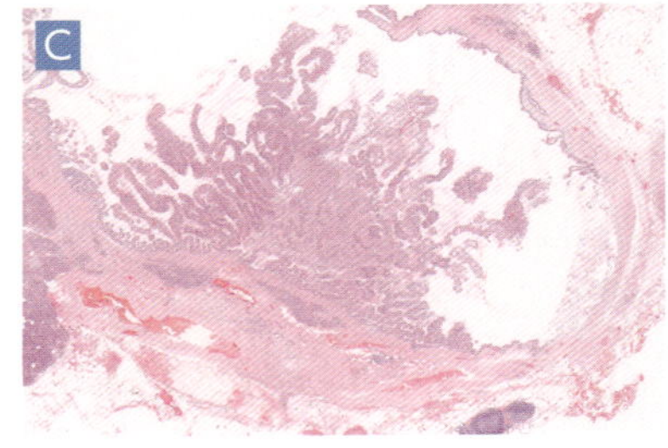

MRCP

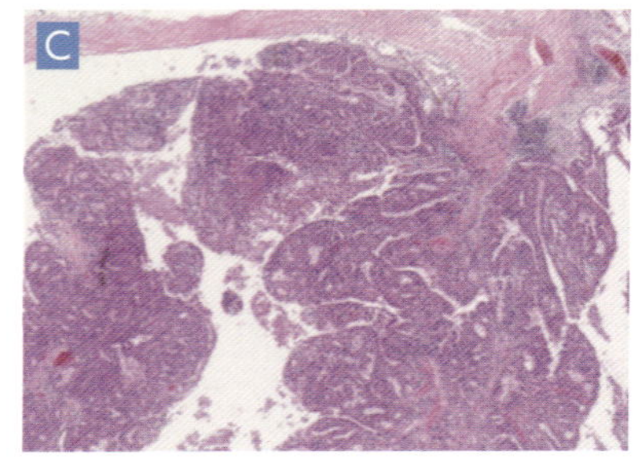

C

病理

結節を有する悪性例（分枝型☞p33症例図4）

膵頭部の囊胞内に高さ約10mmの結節を認め，造影EUSにて結節全体が造影効果を示した（図A）。病理組織では，胃の腺窩上皮に似た乳頭状の増殖がみられた（図C）。隆起の大部分はlow to intermediate-grade dysplasia相当の腺腫病変であったが，一部に上皮内癌が認められた。胃型上皮内癌の特徴として，癌成分は隆起性病変あるいは周辺の膵管の一部に認められることが多いとされる。

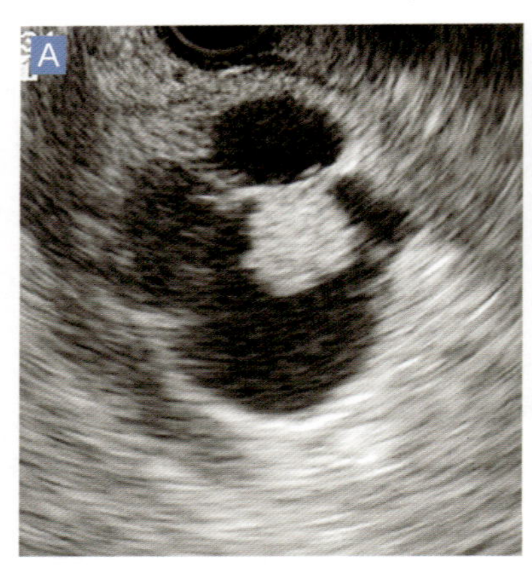

造影EUS

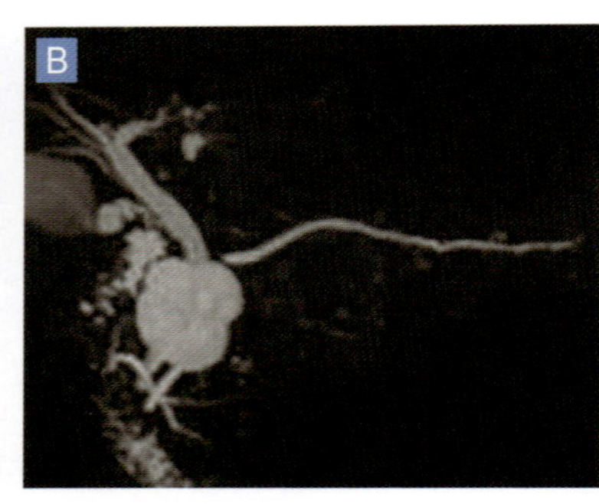

MRCP

C

病理

平坦型（☞p44症例図10）

平坦型における悪性化の特徴は，主に表面の不整を伴う壁肥厚所見である（図A）。EUSの隆起形態と悪性度に関するOhnoらの報告では，平坦型である低乳頭状隆起32例中，8例（25％）が悪性であったとしている[5)]。

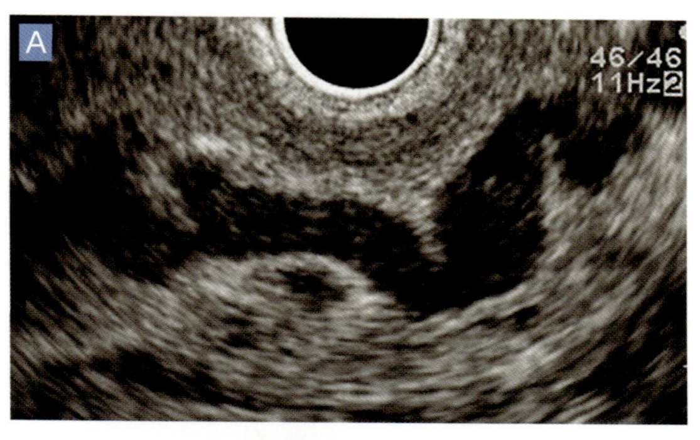

造影EUS

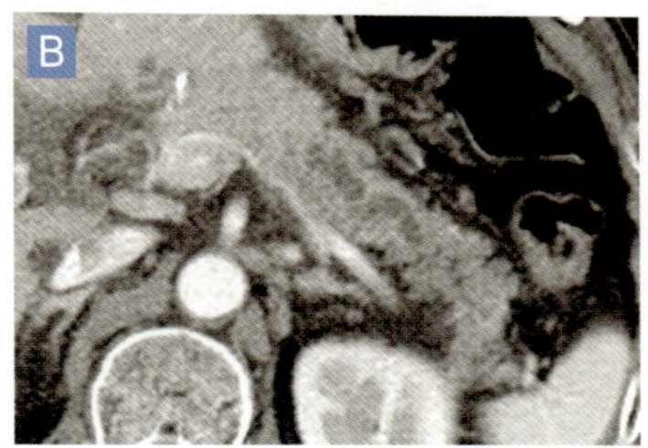

造影CT

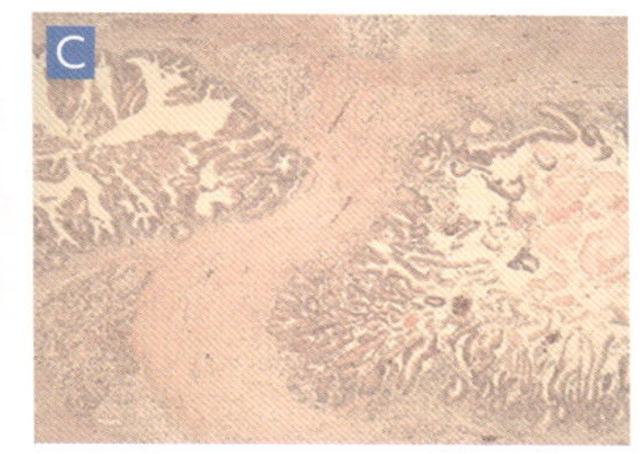

病理

腸型

腸型は主膵管型や混合型の形態をとることが多く，通常粘液産生能が高い。病理組織では大腸の絨毛状腫瘍に似たvillousあるいは乳頭状の増殖を呈し，免疫染色でMUC2陽性となる。EUSでは主膵管内の小結節や絨毛状隆起を認識することができるが，造影CTでは詳細な描出は困難である。腸型では主膵管内の隆起性病変が連続性に認められることが多いが，病変が膵管内に多発することもあり，膵全体にわたって注意深く検査することが重要である。

主膵管型（☞p40症例図8）

体部主膵管内全周の壁肥厚と隆起性病変を認める（図A，図C赤矢印）。病変は長軸方向に連続し，一部スキップし隆起性病変を形成していた（図B，図C青矢印）。病理では上皮内癌であった（図D）。

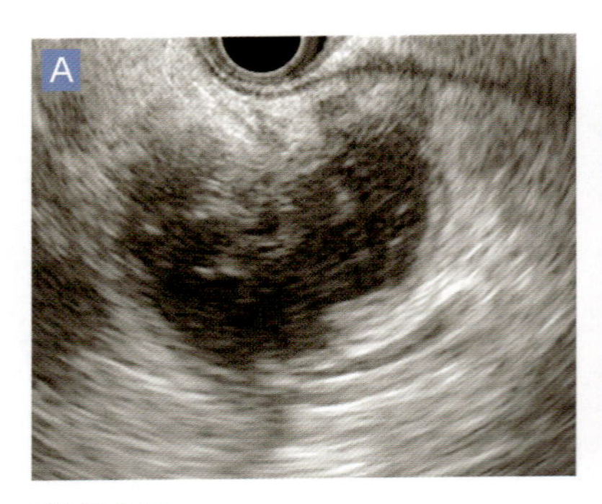

造影EUS

造影EUS

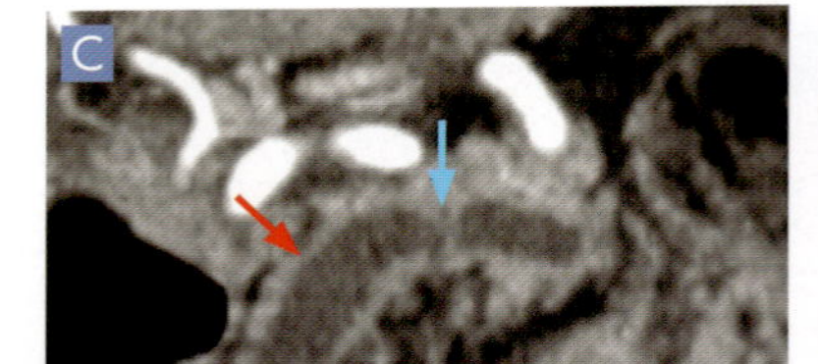

造影CT

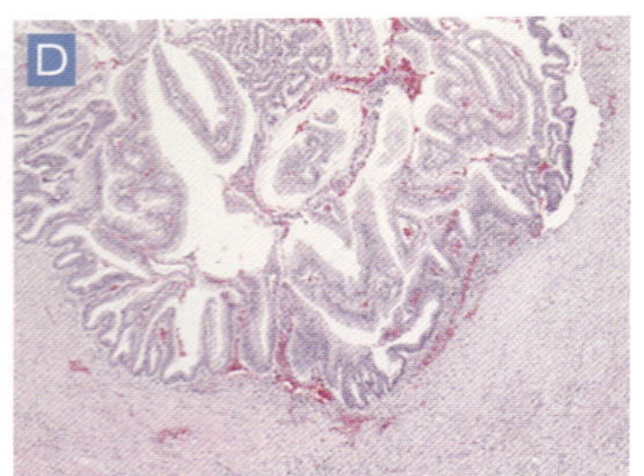

病理

膵胆道型

膵胆道型は，頻度は低いが悪性度のきわめて高い組織亜型であり，切除例での悪性率は100％とも報告されている。膵胆道型は胃型から派生するとされており，時に病変内に胃型と膵胆道型が混在することがある。

主膵管型（☞p38症例図7）

造影EUSで辺縁不整な結節に明瞭な造影効果を認めた（図A）。膵胆道型は通常血流

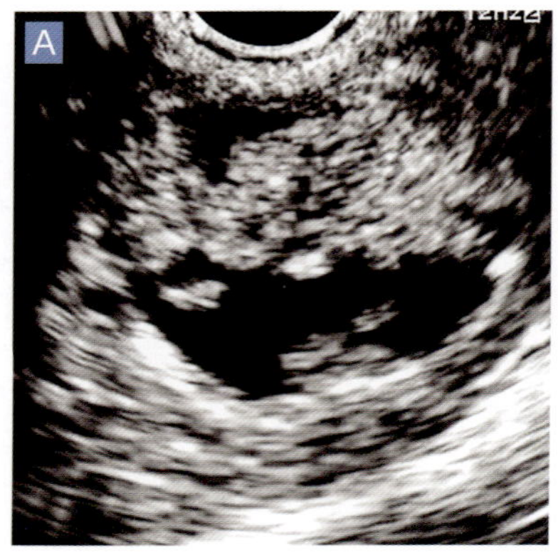

造影EUS

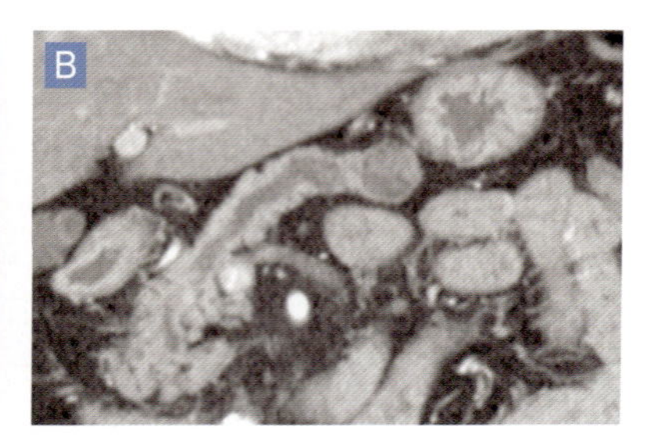

造影CT

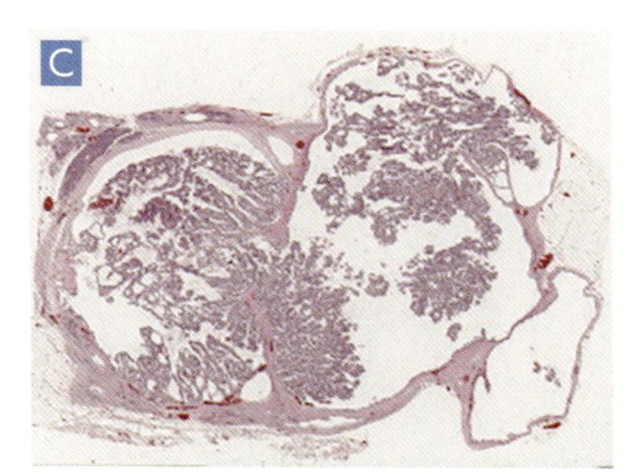
病理

豊富であり，造影CTでも造影効果のある結節が描出されることが多い（図B）。病理組織では複雑に分岐する樹枝状の乳頭状構造を認め，上皮内癌であった（図C）。

Oncocytic型

核小体の目立つ円形核と好酸性の広い顆粒状胞体を有する細胞質を有する腫瘍細胞からなり，樹枝状の乳頭状構造を呈して増殖し，上皮内管腔形成がしばしば認められる。Oncocytic型の異型度は高く，半数以上に浸潤癌を伴うと報告されている。また，免疫染色ではMUC1が陽性となる[6)]。Oncocytic型では，拡張した膵管内に，胃型様の低乳頭状増殖を伴うことが多い。

文　献

1) Furukawa T, et al:Prognostic relevance of morphological types of intraductal papillary mucinous neoplasms of the pancreas. Gut. 2011;60(4):509-516.
2) Koshita S, et al:Invasive carcinoma derived from "flat type" branch duct intraductal papillary mucinous neoplasms of the pancreas: impact of classification according to the height of mural nodule on endoscopic ultrasonography. J Hepatobiliary Pancreat Sci. 2015;22(4):301-309.
3) Shimizu Y, et al: Predictors of malignancy in intraductal papillary mucinous neoplasm of the pancreas: analysis of 310 pancreatic resection patients at multiple high-volume centers. Pancreas. 2013;42(5):883-888.
4) Sadakari Y, et al:Cyst size indicates malignant transformation in branch duct intraductal papillary mucinous neoplasm of the pancreas without mural nodules. Pancreas. 2010;39(2):232-236.
5) Ohno E, et al:Malignant transformation of branch duct-type intraductal papillary mucinous neoplasms of the pancreas based on contrast-enhanced endoscopic ultrasonography morphological changes: focus on malignant transformation of intraductal papillary mucinous neoplasm itself. Pancreas. 2012;41(6):855-862.
6) 山口 浩, 他:IPMNサブタイプと発癌について. 肝胆膵. 2011;62(3):575-582.

（喜多絵美里）

疾患編

1 上皮性腫瘍 ― A 外分泌腫瘍

膵管内腫瘍

2 膵管内管状乳頭状腫瘍(ITPN)

膵管内管状乳頭状腫瘍(intraductal tubulopapillary neoplasm：ITPN)とは，膵腫瘍の1％未満，膵管内腫瘍の3％程度を占める稀な腫瘍で，患者の男女比は1：1，部位は，膵頭部52％，体部18％，尾部30％であった。

胆管内乳頭状腫瘍(intraductal papillary neoplasm of bile duct：IPNB)は膵管内に充実性結節性の腫瘍を形成し，一般に粘液産生はみられず，腫瘍が膵管内に充満することが多い。このため，膵管壁と腫瘍との間隙はほとんどなく，尾側膵管の拡張を伴う[1~4)]。

POINT

- 拡張した主膵管の内腔に充満する低エコー腫瘍

症 例

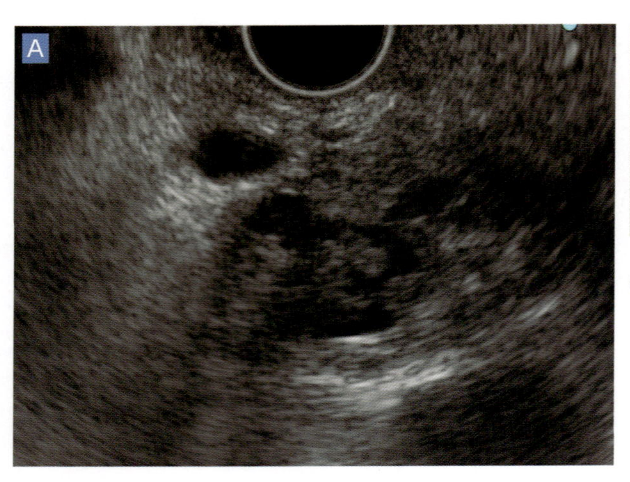

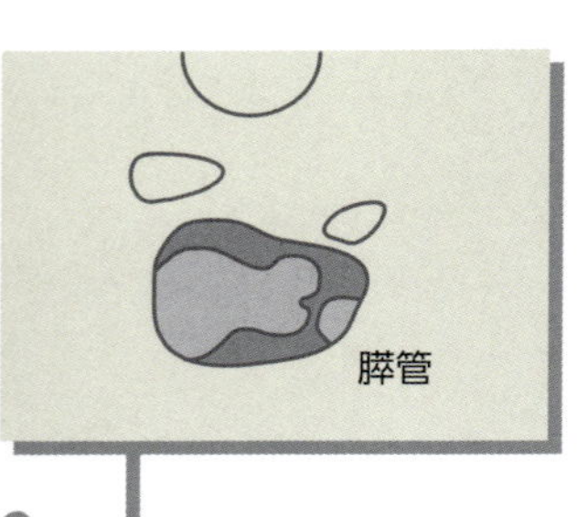

EUS

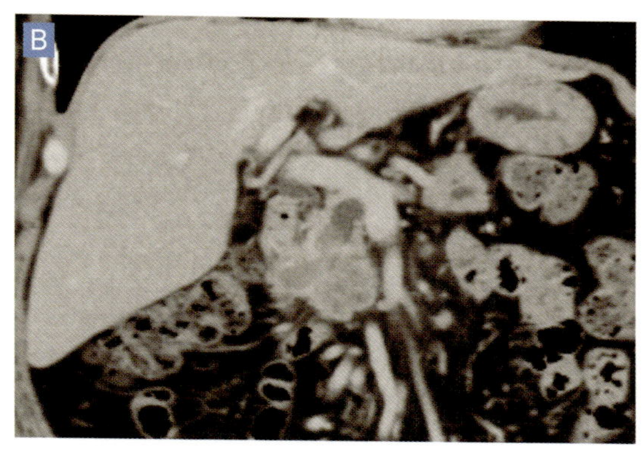

造影CT

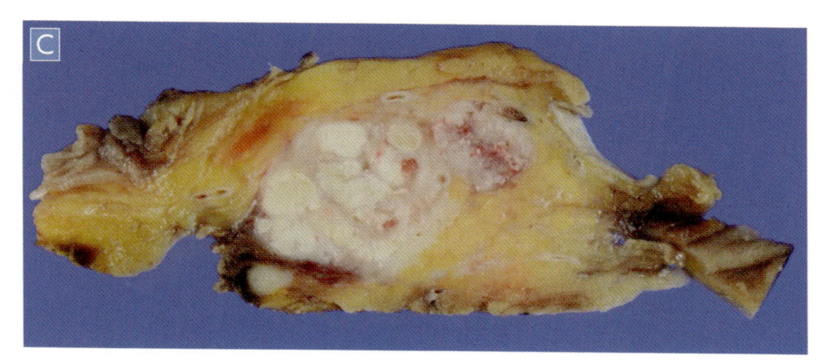

病理

EUSで膵頭部の主膵管や膵鉤部の分枝膵管は拡張し，膵管内腔に低エコー性腫瘍が充満する(図A)。造影CTでは膵頭部の膵管を充満する造影効果不良の腫瘍が鋳型のようにみられる(図B)。手術標本でも膵管内に白色調の腫瘍が充満し，膵管の内腔は確認できない(図C)。

文献

1) Yamaguchi H, et al:Intraductal tubulopapillary neoplasms of the pancreas distinct from pancreatic intraepithelial neoplasia and intraductal papillary mucinous neoplasms. Am J Surg Pathol. 2009;33(8):1164-1172.
2) Kuscher S, et al:Intraductal tubulopapillary neoplasm (ITPN) of the pancreas associated with an invasive component: a case report with review of the literature. World J Surg Oncol. 2017;15(1):203.
3) Kim H, et al:Intraductal Tubulopapillary Neoplasm of the Pancreas: An Overview. Arch Pathol Lab Med. 2018;142(3):420-423.
4) Fritz S, et al:Intraductal tubular papillary neoplasm (ITPN), a novel entity of pancreatic epithelial neoplasms and precursor of cancer: A case report and review of the literature. Int J Surg Case Rep. 2019;55:187-191.

(瀬座勝志)

1 上皮性腫瘍 — A 外分泌腫瘍

浸潤性膵管癌(PDAC)

1 膵 癌

膵癌(通常型膵管癌)は5年生存率9%と生命予後はきわめて不良であり[1]，膵疾患の精査において最も重要な鑑別疾患である。腫瘍径の小さな段階から遠隔転移をきたしやすく，約80～90%が遠隔転移や大血管(上腸間膜動脈や腹腔動脈周囲など)への進展により，診断時に切除不能と判断される。病理学的には，浸潤性増殖，豊富な線維性間質などの特徴を有し，造影CTでは乏血性腫瘍として描出される。鑑別疾患としては炎症性腫瘤(慢性膵炎や限局性の自己免疫性膵炎)，乏血性の神経内分泌腫瘍・神経内分泌癌，腺房細胞癌，転移性膵腫瘍などが挙げられる。

POINT 典型例

- 辺縁不整，境界不明瞭，内部不均一な低エコー腫瘤
- 腫瘍部での主膵管狭窄と尾側膵管拡張
- 腫瘍内部または隣接して嚢胞成分を伴う場合がある
- 血管への浸潤所見：動脈のencasement，脈管周囲に連続する不整低エコー領域

EUSは膵腫瘤の診断において良好な診断能(感度94%)が報告されている[2]。EUSは高い空間分解能を有し，特に小病変の評価において有用性が高い。また，膵癌ではしばしば腫瘍周囲に貯留性嚢胞(retention cyst)や併存する膵管内乳頭粘液性腫瘍(IPMN)などの嚢胞性病変を認めるが，こうした嚢胞性病変の評価にもEUSは有用である。膵癌の診断において，EUS-FNAを応用した病理検査まで含めたEUSの役割はきわめて大きい。

膵癌は浸潤性に増殖することが多く，EUSでは，辺縁不整，境界不明瞭，内部不均一な低エコー腫瘤として描出される。典型例では，腫瘍部で主膵管が狭窄し，尾側膵管の拡張が認められる。一方，groove領域や膵鉤部など，主膵管と離れた部位に腫瘍が存在する場合は膵管拡張がみられないこともある。

膵癌はしばしば上腸間膜動脈や腹腔動脈，肝動脈などへ浸潤するが，これら主要血

管への進展度診断は膵癌の手術適応を決定する上で重要な要素である。EUSによる癌の進展度診断において，門脈浸潤に対する感度は80％以上と良好な成績が報告されている[2)]。しかし，手術適応決定に重要な上腸間膜動脈，腹腔動脈への進展度診断は，EUSよりもCTのほうが正診率が高いとされる[2)]。さらに，手術適応決定に重要なもう1つの血管である肝動脈に関しても，肝動脈の走行にバリエーションが多いことから（約45％の頻度），EUS単独での評価には限界があるとされている[3)]。実際に，最新のNCCNガイドラインにおいても，膵癌の病期診断における標準的検査法はMDCT（膵プロトコールによる）であり，EUSの役割は補助的と位置づけられている[4)]。

POINT 非典型例

- 膵実質との判別が難しい腫瘍や，反対に境界明瞭な腫瘤として描出される場合がある
- 門脈腫瘍栓や膵管内進展を伴う例もある

膵実質に慢性的な炎症を伴う場合など，しばしば膵実質との境界が不明瞭な腫瘍も存在する。反対に，境界明瞭な腫瘤や門脈腫瘍栓，膵管内進展を伴う場合は，腺房細胞癌や神経内分泌腫瘍との鑑別が必要となる[5)]。

OVERVIEW

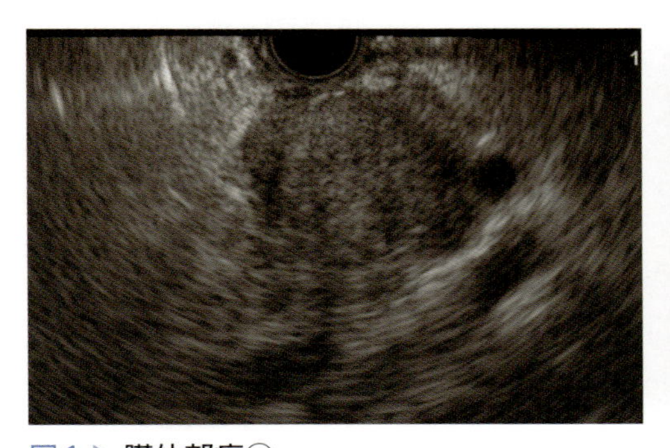

図1 ▶ 膵体部癌①

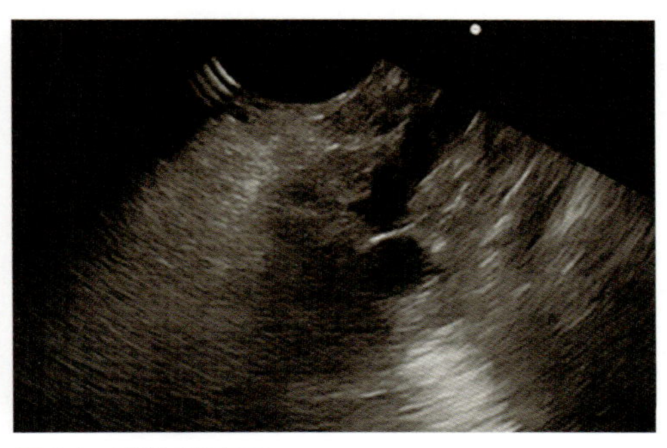

図2 ▶ 膵体部癌②

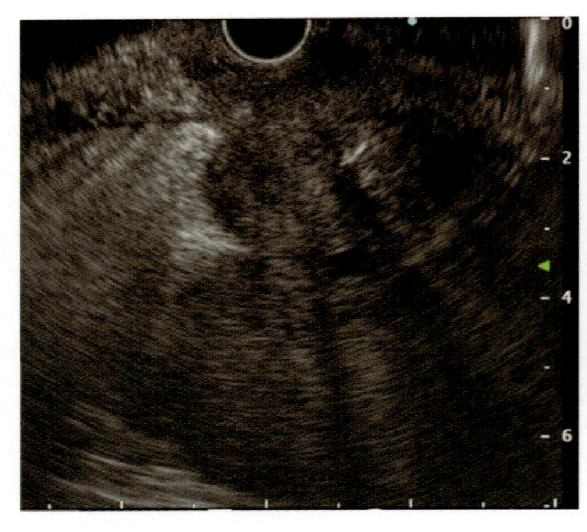

図3 ▶ 脾門部浸潤を伴う膵尾部癌

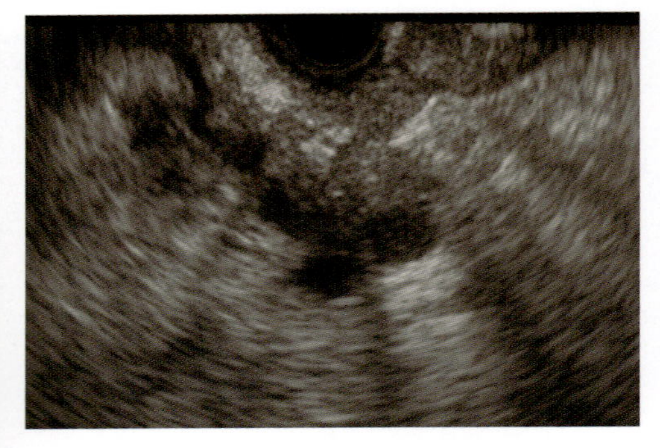

図4 ▶ 肝動脈浸潤を伴う膵頸部癌

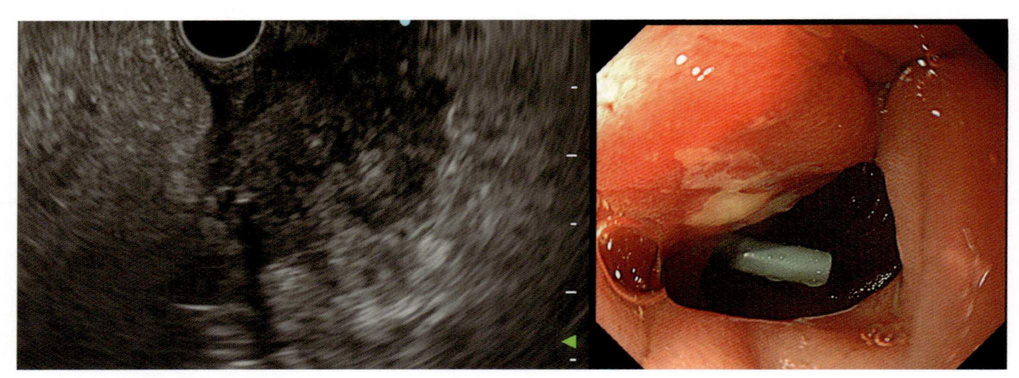

図5 ▶ 十二指腸粘膜下浸潤を伴うgroove膵癌

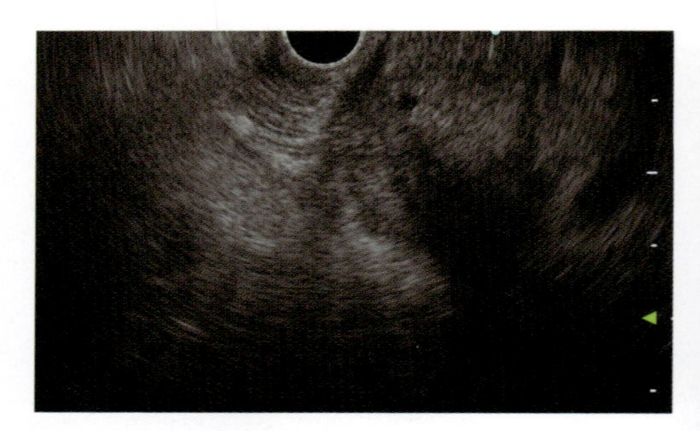

図6 ▶ 膵鉤部癌

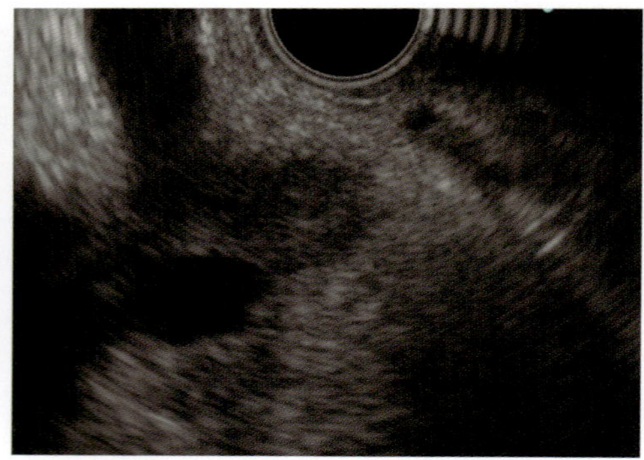

図7 ▶ 小膵癌（TS1）

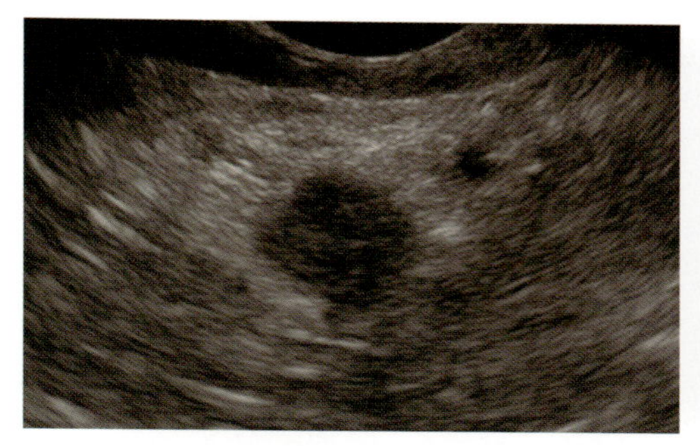

図8▶ 境界明瞭な腫瘤として描出された小膵癌

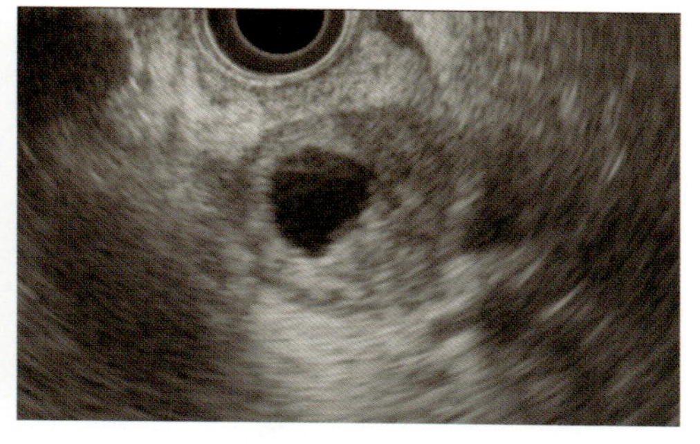

図9▶ 膨張性増殖を示す腫瘍との鑑別を要した膵癌

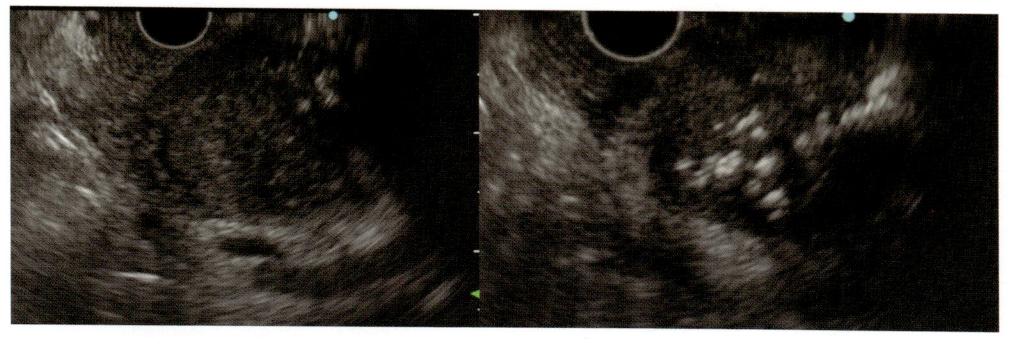

図10▶ 慢性膵炎に合併した膵頭部癌

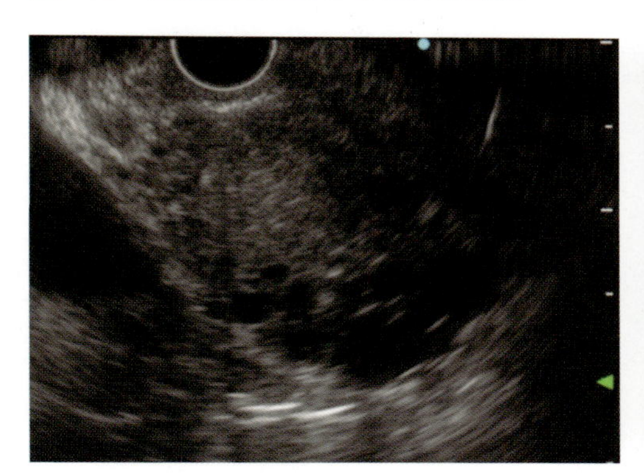

図11▶ IPMN併存膵癌

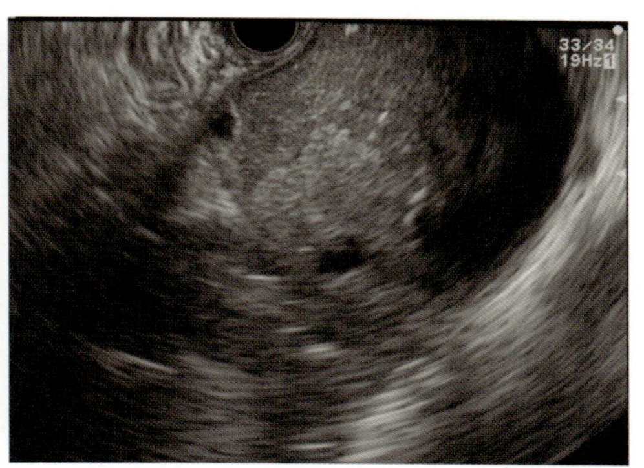

図12▶ MCN由来と考えられた膵癌

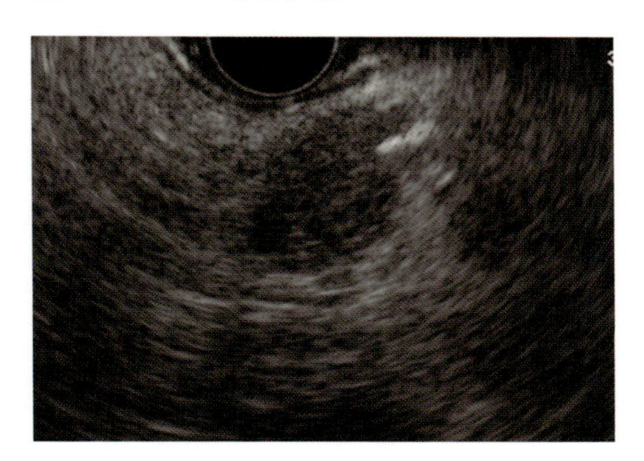

図13▶ MDCTで診断が困難であった膵癌

膵体部癌（図1）

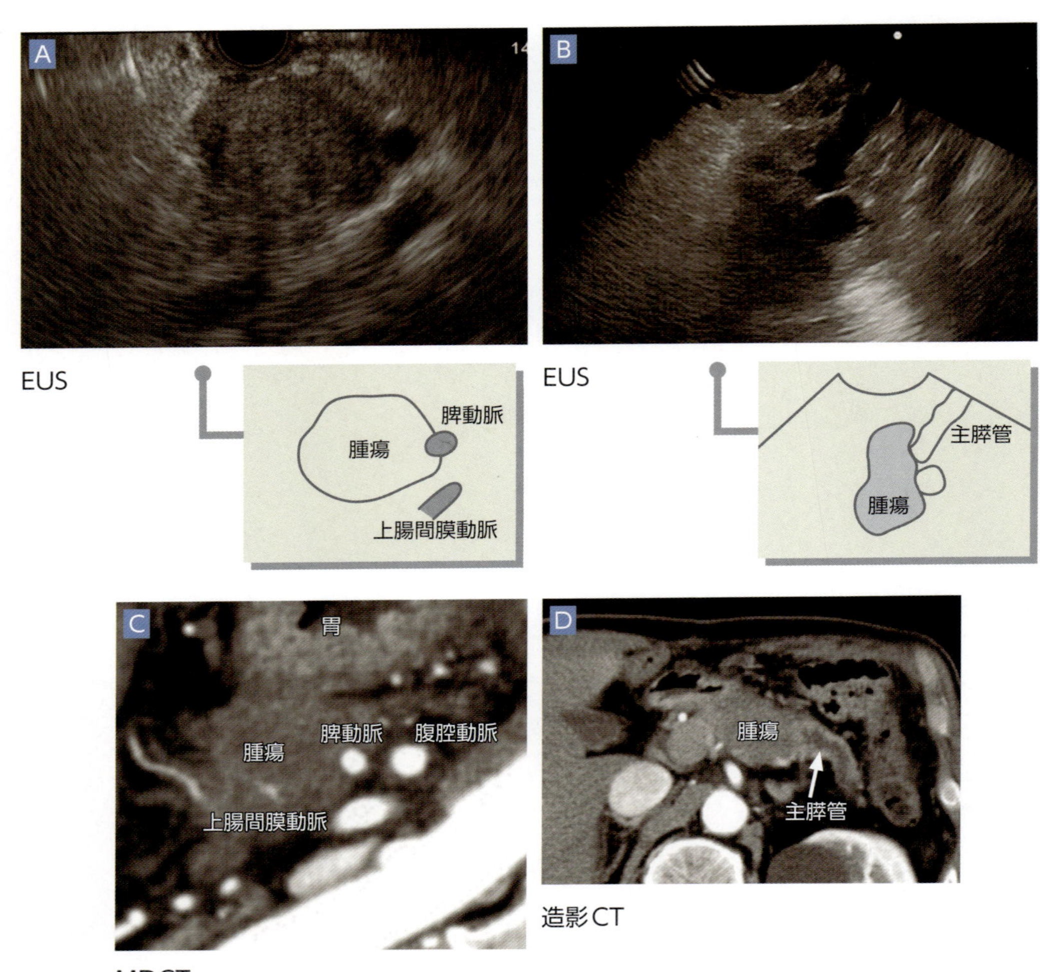

膵体部癌は，解剖学的な位置関係から脾動脈や肝動脈，腹腔動脈に浸潤しやすい。特に，総肝動脈や腹腔動脈への浸潤は切除適応の決定に際し，重要な因子となる。また，近年報告されるDP-CAR (distal pancreatectomy with celiac axis resection；腹腔動脈合併尾側膵切除術) の適応決定には，胃十二指腸動脈への浸潤について評価を行う必要がある。

膵体部の病変は胃内より観察を行うが，コンベックスプローブで矢状断に近い画像として描出される。図1Aでは膵体部に辺縁不整，内部不均一な低エコー腫瘤を認め，背側の脾動脈に約1/3周ほど接しており，浸潤と考えられた。主膵管は腫瘍部で狭窄し，尾側は著明に拡張している（図1B）。MDCT再構成画像（図1C）はEUS（図1A）に近い断面であり，腫瘍と胃，主要血管との位置関係が確認できる。造影CTでは膵体部に乏血性腫瘍，尾側主膵管の拡張を認め，膵体部癌の診断であった（図1D）。

膵尾部癌（図2）

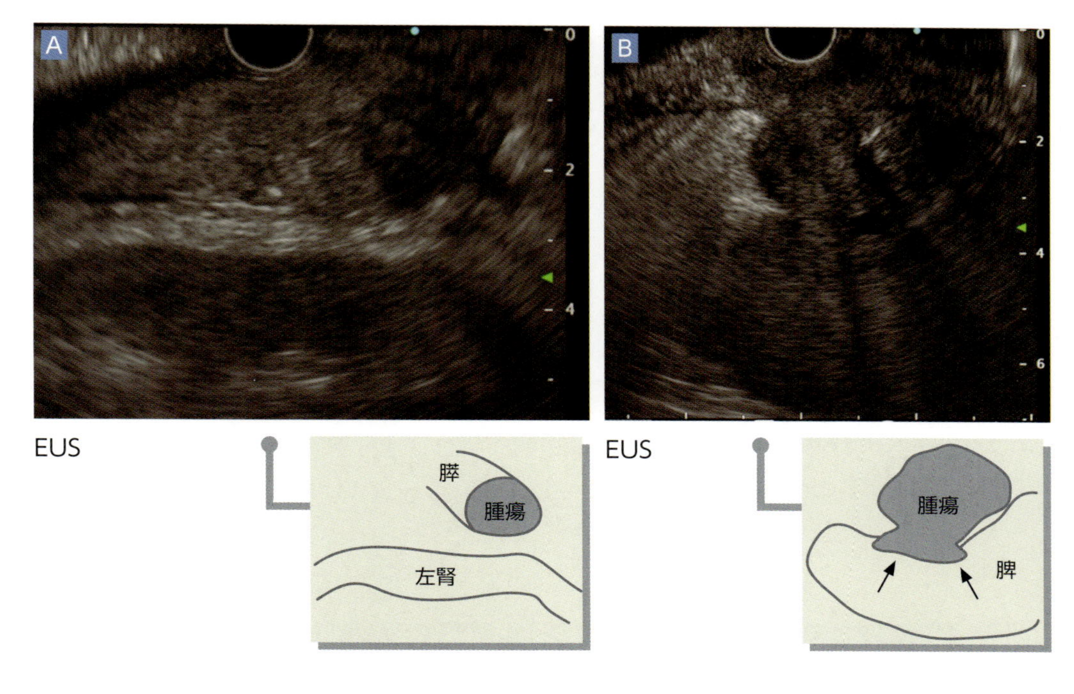

EUS　EUS

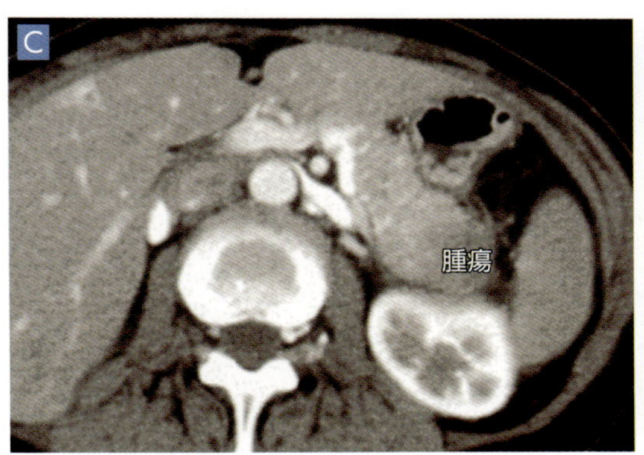

造影CT

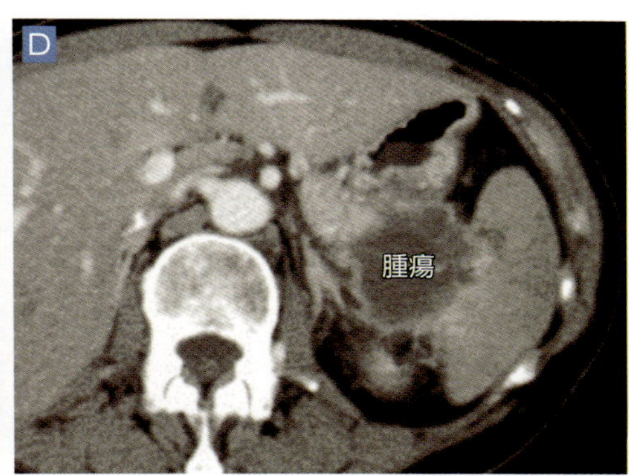

造影CT

膵尾部癌は，増大するとしばしば脾臓への浸潤をきたす。また，胃，結腸脾弯部に浸潤し，消化管出血や感染，腸閉塞をきたす場合がある。

図2A，Bはコンベックスプローブによる胃内からの描出である。膵尾部に辺縁不整，内分不均一な低エコー腫瘤を認め，脾門部への進展を認める（図2B矢印）。造影CTでは膵尾部に乏血性の腫瘍を認め，脾門部への進展を認める（図2C，D）。外科切除標本では脾臓への浸潤を伴う膵尾部癌の診断であった。

膵頭部癌（膵頸部）（図3）

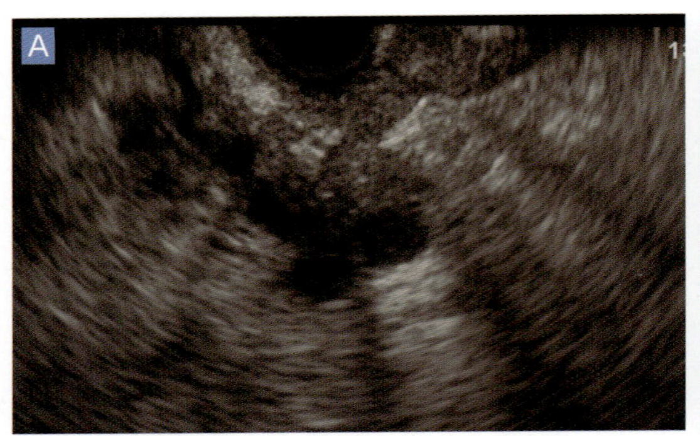

EUS

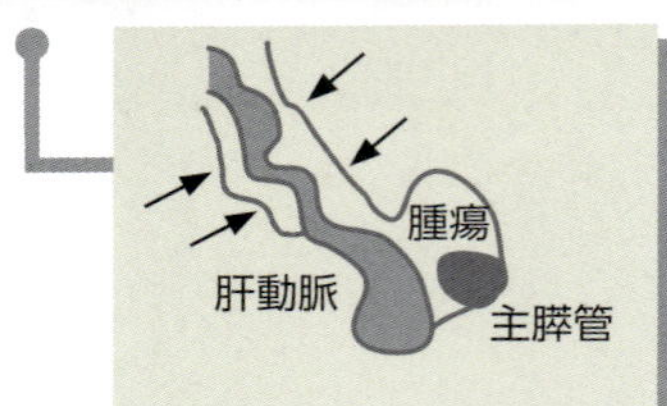

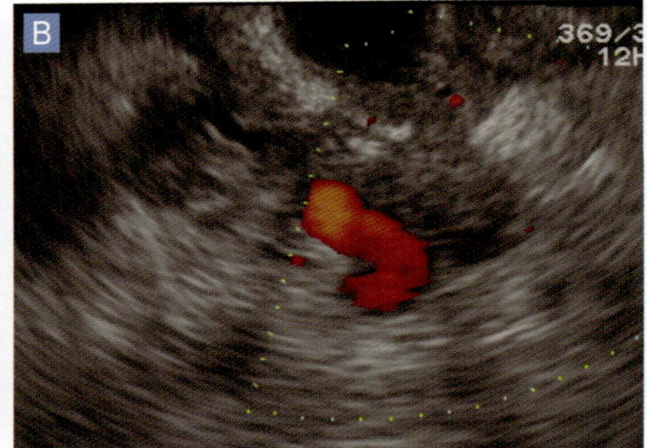

EUS
（カラードプラ）

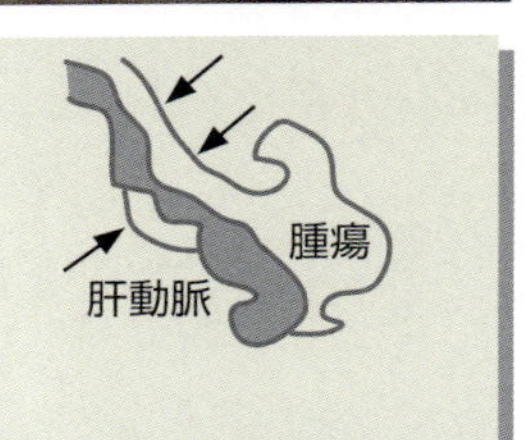

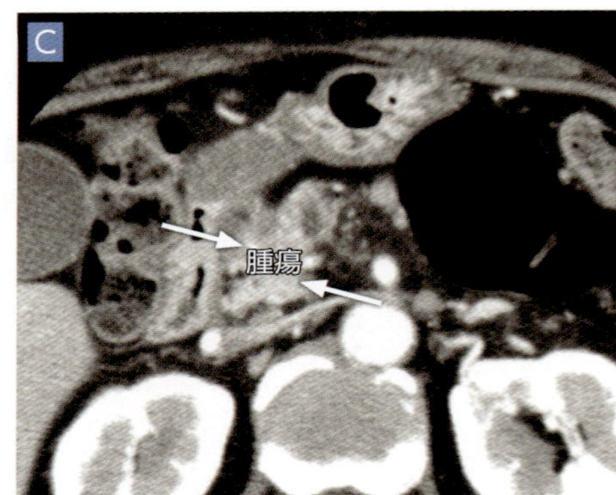

造影CT

造影CT

膵頸部は上腸間膜静脈・門脈の前側の領域を指し，膵頭部に分類される。解剖的な位置関係から，膵頸部癌はしばしば粗大な腫瘤を形成せず，肝動脈に沿って進展する。『膵癌取扱い規約第７版』では総肝動脈に浸潤を有する膵癌は切除可能境界（borderline resectable：BR）または切除不能（unresectable：UR）に分類されるが，BRとURの鑑別には固有肝動脈や腹腔動脈への進展も併せて評価する必要がある。

図3A，Bはコンベックスプローブによる十二指腸球部からの観察であるが，肝動脈周囲に膵から連続する不整な低エコーを認め（図3A，B矢印），動脈のencasementを伴っている。造影CTでは膵頸部に低吸収域を認め，尾側膵管拡張を伴う。左右肝動脈，固有肝動脈，総肝動脈浸潤を伴う膵癌の診断であった（図3C，D）。

膵頭部癌（groove領域）（図4）

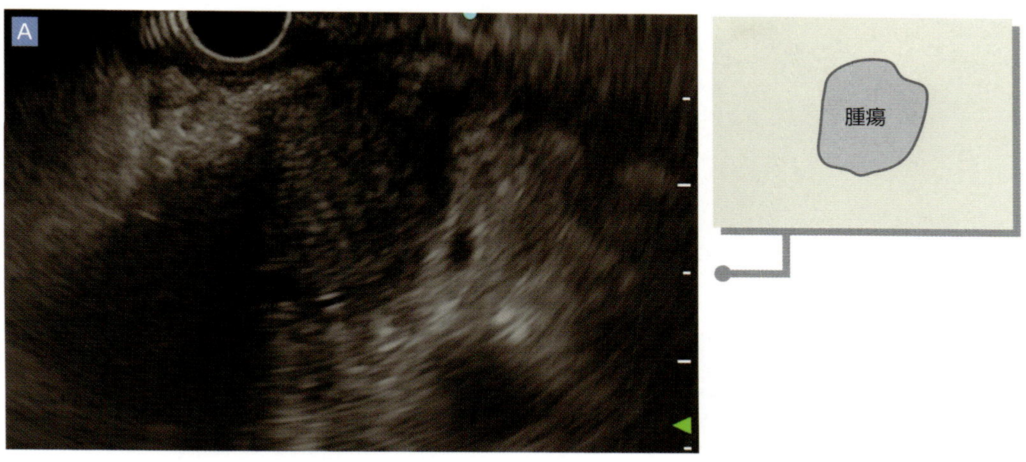

EUS

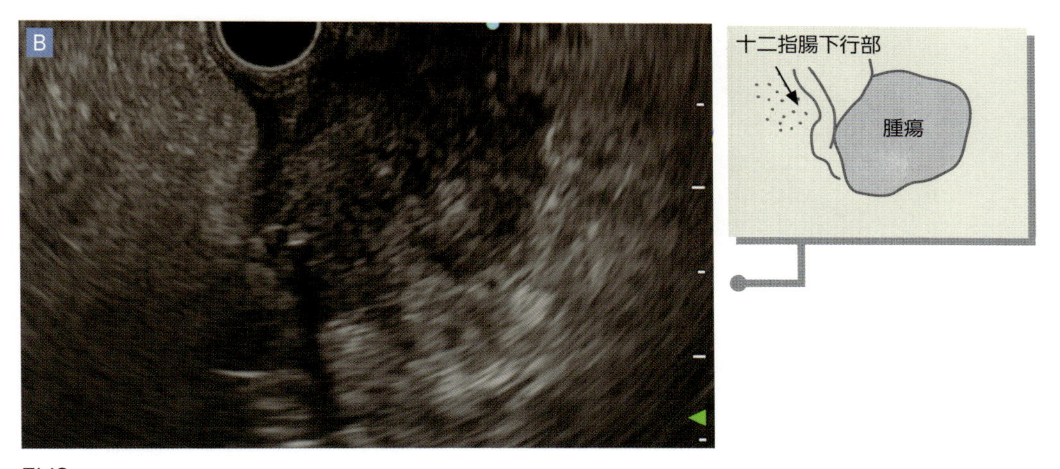

EUS

“groove”とは英語で“細長いくぼみ”を意味し，膵頭部と十二指腸下行部に囲まれたくぼみがgroove領域である。Groove膵癌は解剖学的に主膵管閉塞をきたしにくく，胆管閉塞や十二指腸粘膜下進展による浮腫状変化，潰瘍，狭窄による通過障害などを併発する。Groove領域には特殊な慢性膵炎（groove pancreatitis）が発症することが知られており，しばしば膵癌との鑑別が問題となる。

十二指腸球部からの観察（コンベックスプローブ）にて，膵頭部に辺縁不整な低エコー腫瘤を認める（図4A）。下行部からの観察では十二指腸粘膜下に進展する腫瘍を認める（図4B）。内視鏡観察では十二指腸下行部の粘膜浮腫，発赤，不整びらんを認め，腫瘍浸潤が疑われた（図4C）。造影CTではgroove領域に乏血性腫瘍を認めるが（図4D，

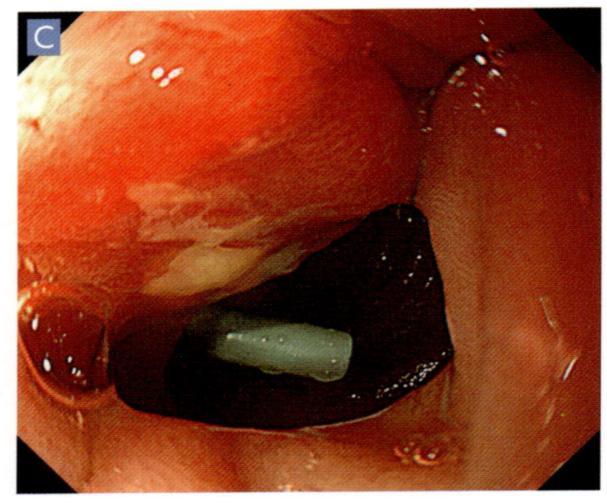
内視鏡

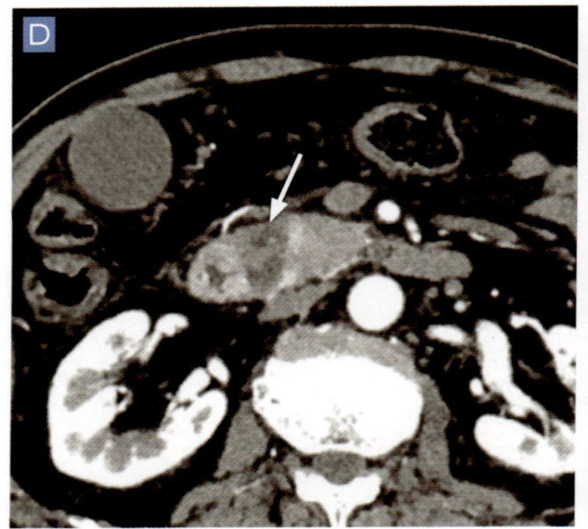
造影CT

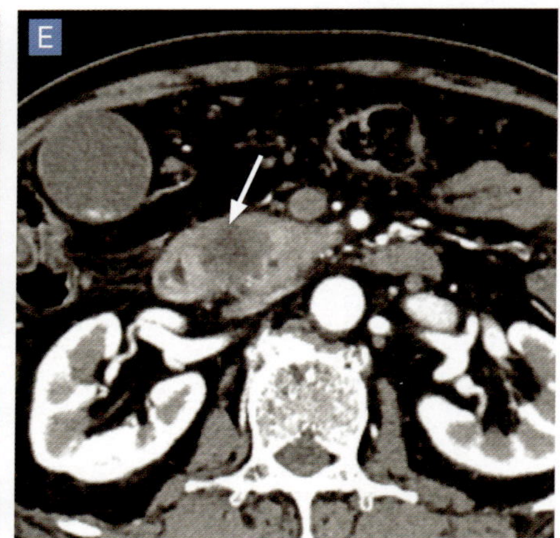
造影CT

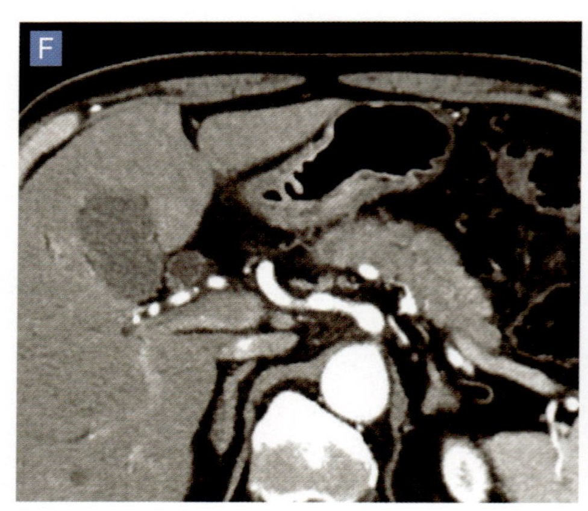
造影CT

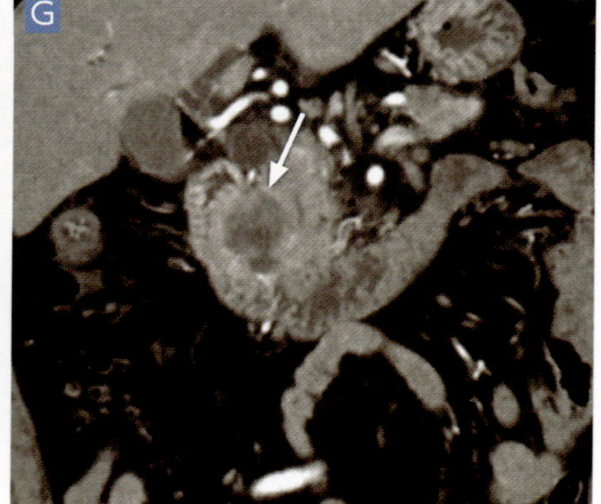
造影CT

E)，主膵管の閉塞はなく，膵管拡張はみられない(図4F)。造影CT冠状断画像ではgroove領域の膵癌が十二指腸粘膜下に進展している様子が確認できる(図4G)。

膵頭部癌（膵鉤部）（図5）

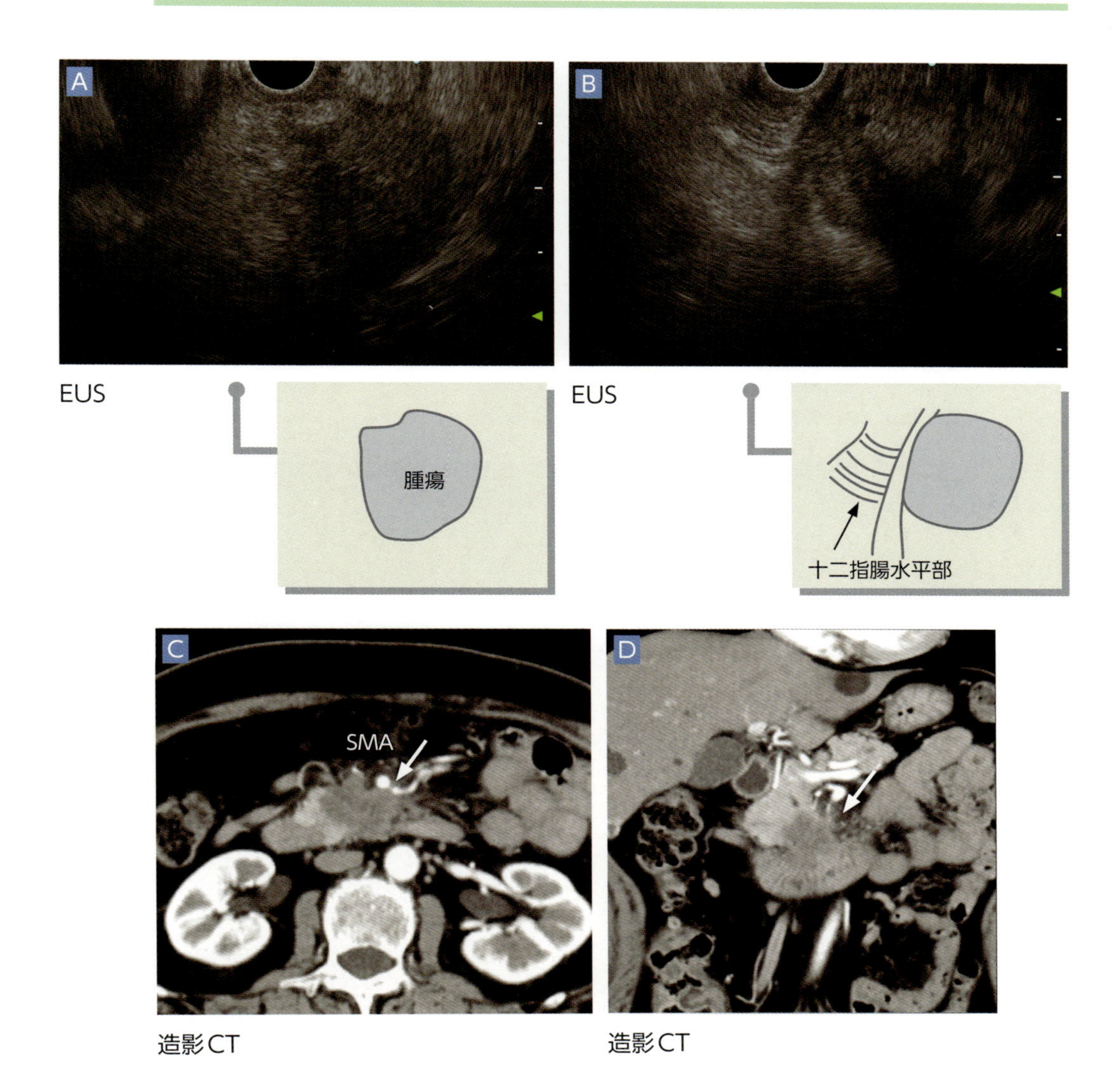

膵鉤部癌は上腸間膜静脈や上腸間膜動脈への進展をきたしやすい。特に，上腸間膜動脈への浸潤の有無は切除適応の決定において重要な因子である。また，膵鉤部癌はしばしば十二指腸水平部に進展し，十二指腸閉塞を併発する。解剖学的に主膵管閉塞はきたしにくい。

図5Aは十二指腸球部からの観察で，膵頭部に不整な低エコー腫瘤を認める。また，図5Bは十二指腸下行部からの観察で，十二指腸水平部と隣接した腫瘍を認める。造影CTでは膵鉤部に乏血性腫瘍を認め（図5C，D矢印），上腸間膜動脈への進展を認める（図5C）。冠状断では膵鉤部の腫瘍が十二指腸壁周囲に進展している状況が確認できる（図5D）。

小膵癌（図6）

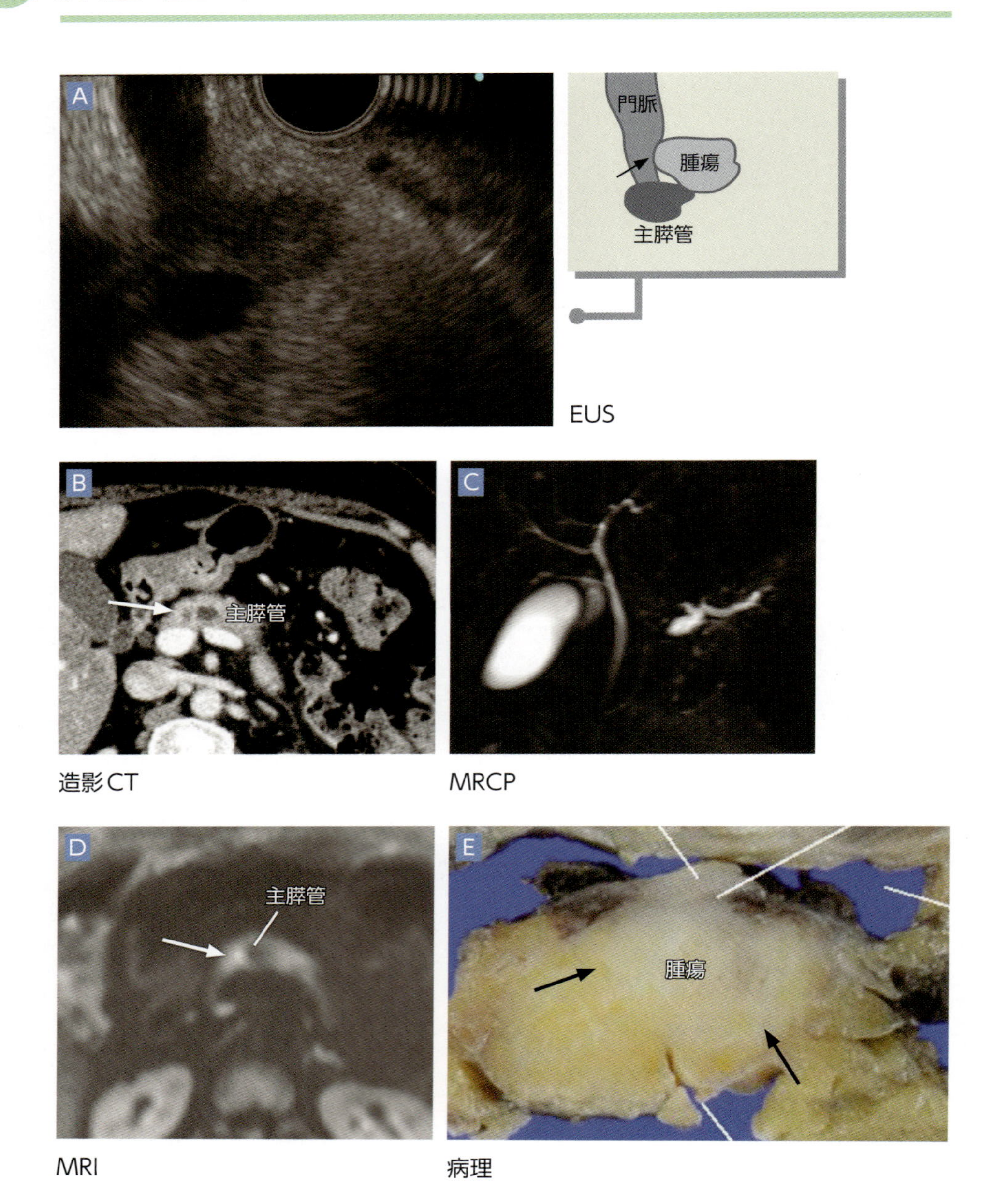

コンベックスプローブによる十二指腸球部からの観察。膵頸部に15mmの辺縁不整な低エコー腫瘤を認め，尾側膵管の拡張を伴っている（図6A）。腫瘍は門脈と隣接しており，浸潤が疑われた（図6A矢印）。造影CTでは膵頸部に10mm大の乏血性腫瘤を認め（図6B矢印），尾側主膵管の拡張を認めた。MRCPでは膵頸部で主膵管の閉塞を認め，尾側の拡張を認める（図6C）。MRI拡散強調画像では主膵管狭窄部に淡い高信号を認めた（図6D矢印）。外科切除標本では，門脈外膜浸潤を伴うTS1膵癌（15mm）の病理診断であった（図6E）。

境界明瞭な腫瘤として描出された小膵癌（図7）

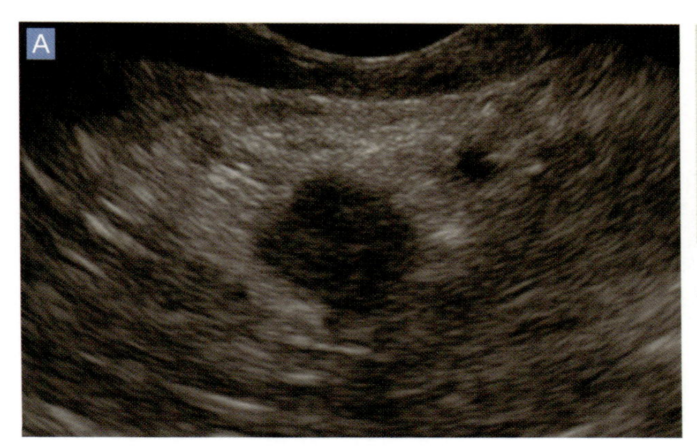

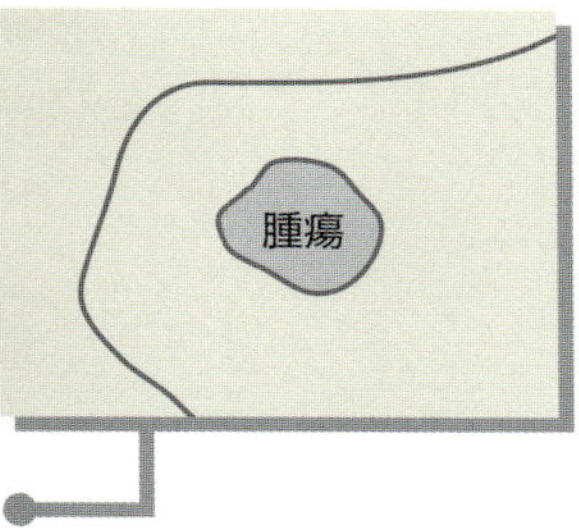

EUS

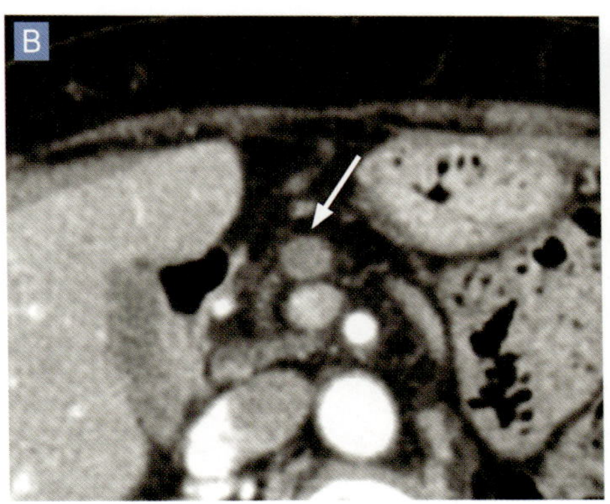

造影CT（早期相）

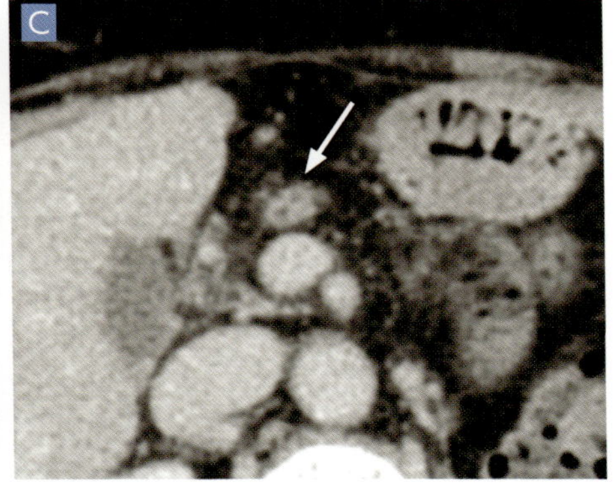

造影CT（後期相）

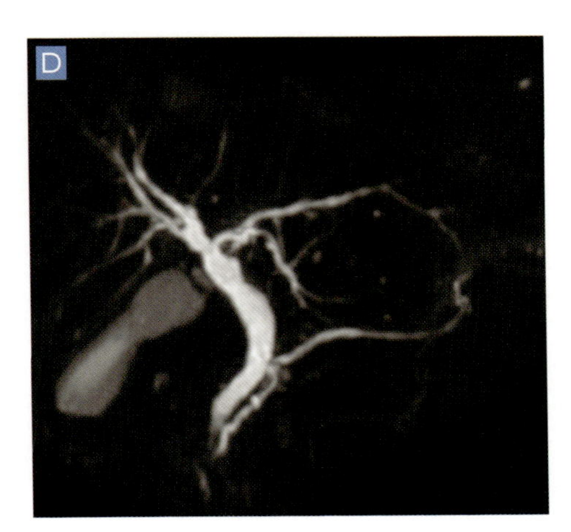

MRCP

膵頸部に境界明瞭な低エコー腫瘤を認める（図7A）。造影CT動脈相では乏血性腫瘤として描出され，後期相では遅延性に濃染する。尾側主膵管の拡張は認めない。また，膵実質は全体に低吸収であり，脂肪沈着の影響と考えられる（図7B，C）。MRCPでは主膵管に異常は認めない（図7D）。神経内分泌腫瘍を疑い，EUS-FNAを施行したところ，腺癌の病理診断であった。外科切除標本では9mmの浸潤性膵管癌の診断であった。

膨張性増殖を示す腫瘍との鑑別を要した膵癌（図8）

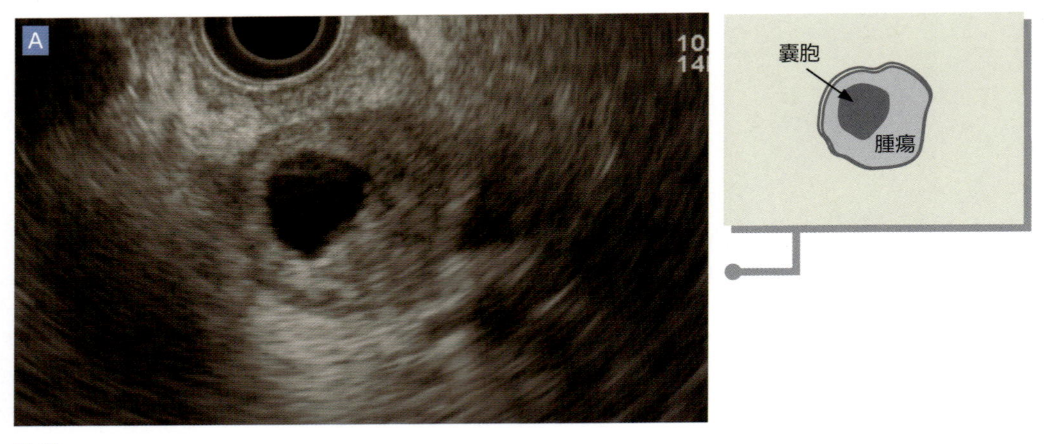

EUS

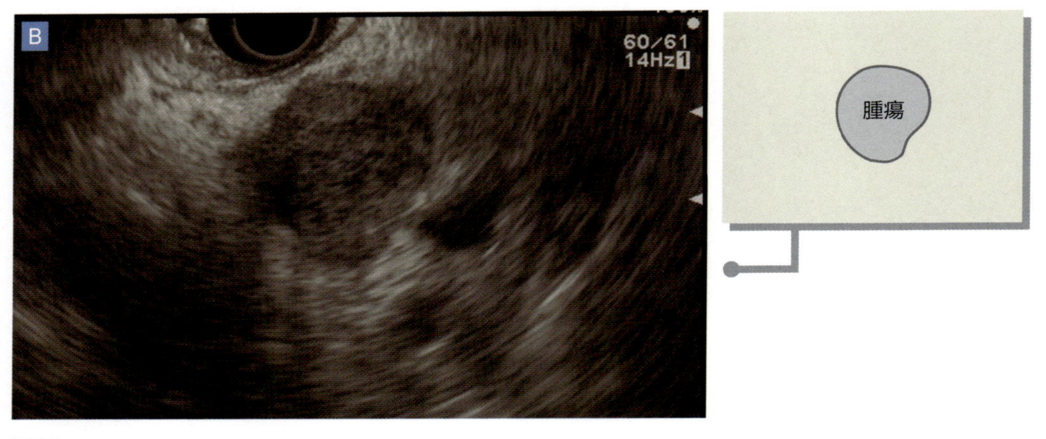

EUS

膵頭部に境界明瞭な腫瘍性病変を認め，内部に囊胞構造を伴っている（図8A，B）。造影CTでは境界明瞭な乏血性腫瘍であり（図8C），主膵管拡張はみられない（図8D）。MRCPでは胆管・膵管の拡張はなく，腫瘍内部に囊胞成分を認めた（図8E矢印）。腺房細胞癌，神経内分泌腫瘍などの膨張性増殖を示す腫瘍との鑑別を要したが，外科切除の結果，浸潤性膵管癌の診断であり，腫瘍内部に出血壊死が認められた（図8F矢印）。

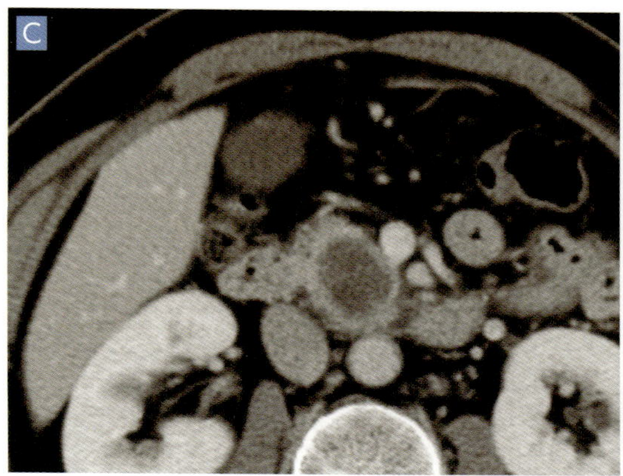

造影CT

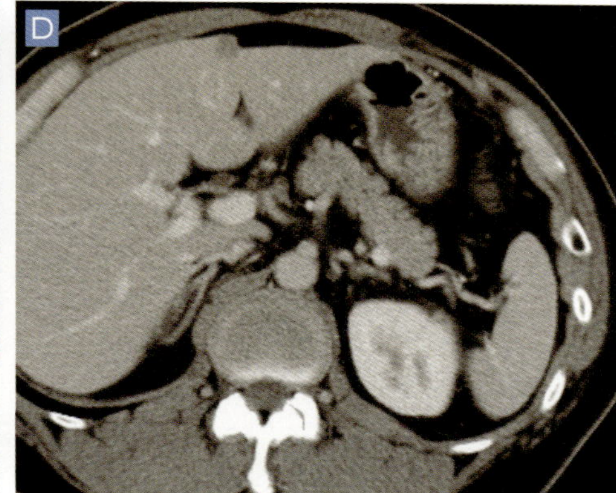

造影CT

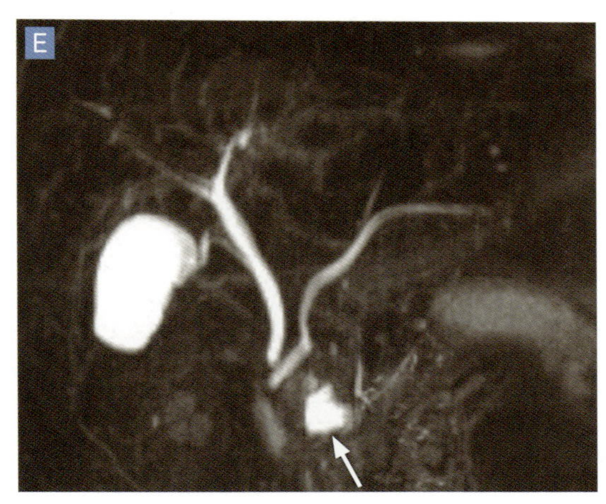

MRCP

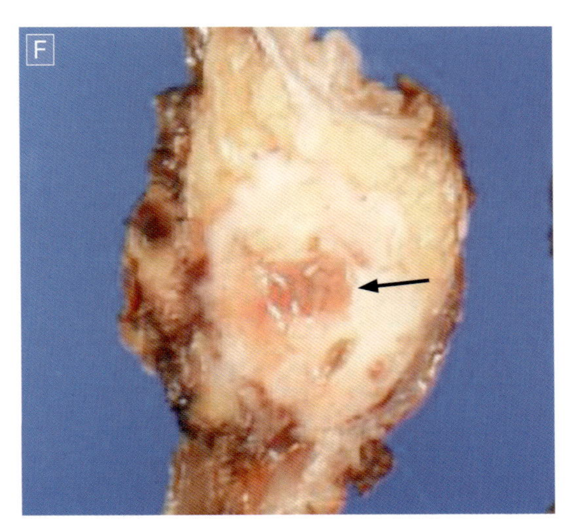

病理

慢性膵炎に合併した膵頭部癌（図9）

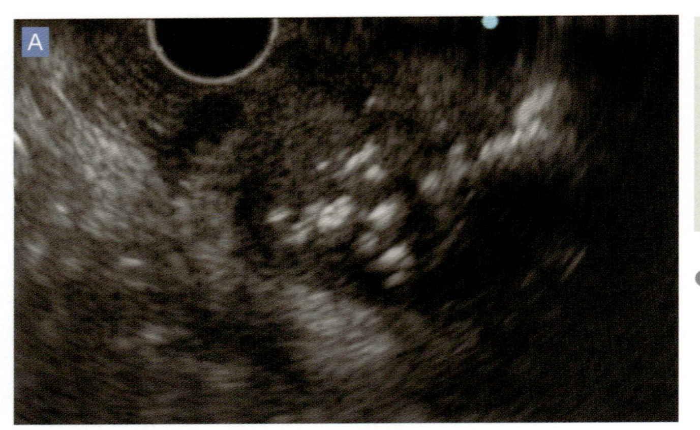

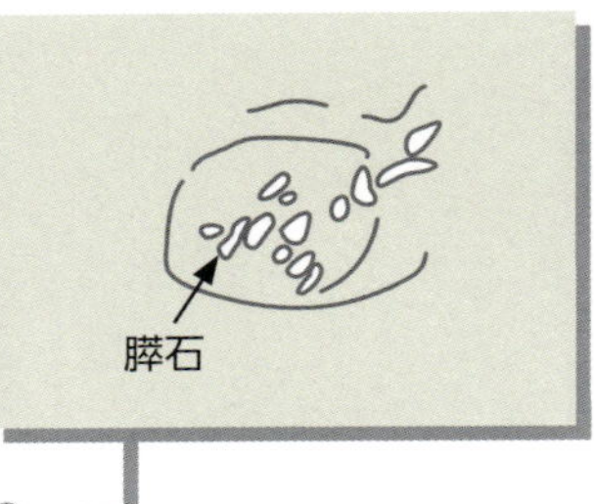

EUS

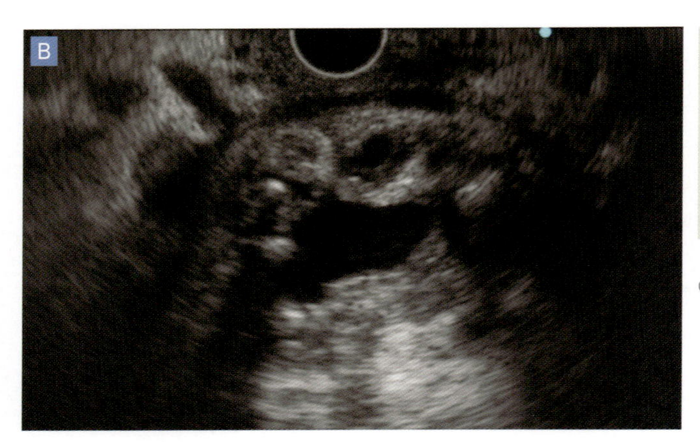

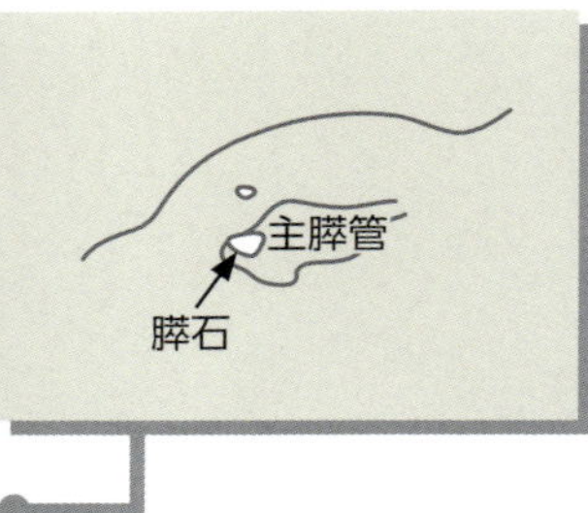

EUS

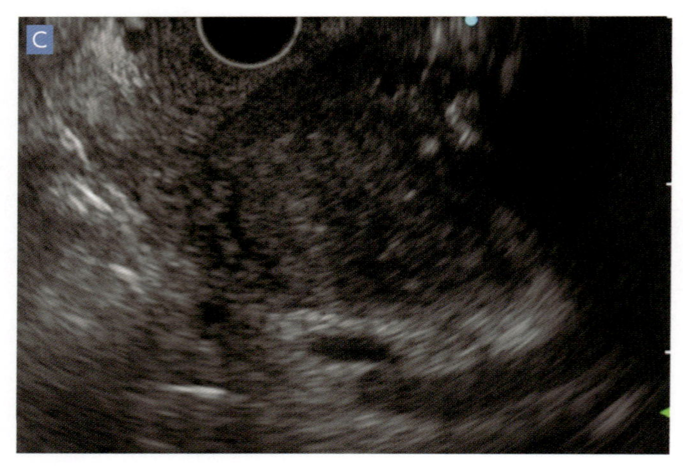

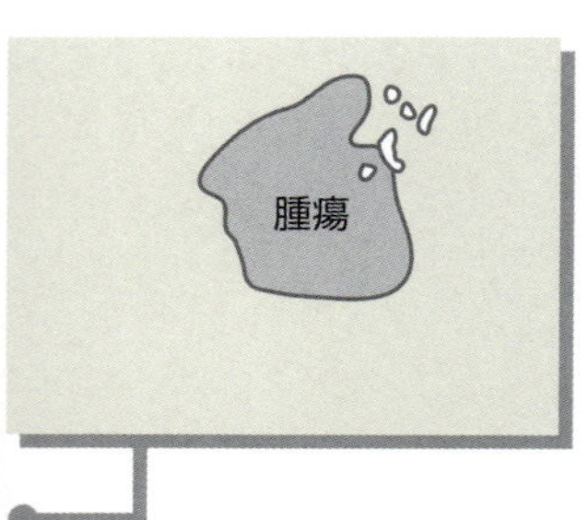

EUS

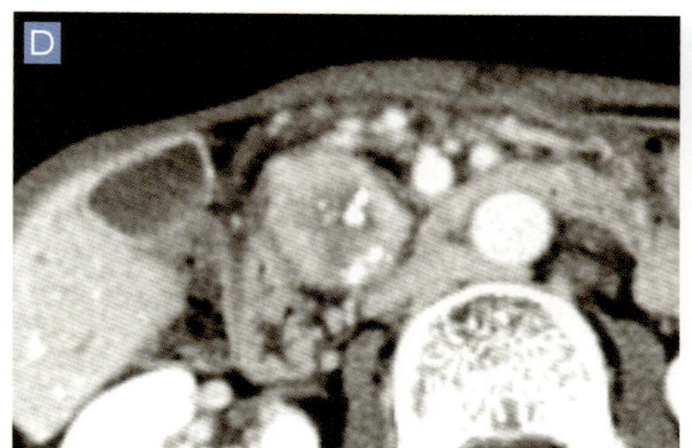

造影CT

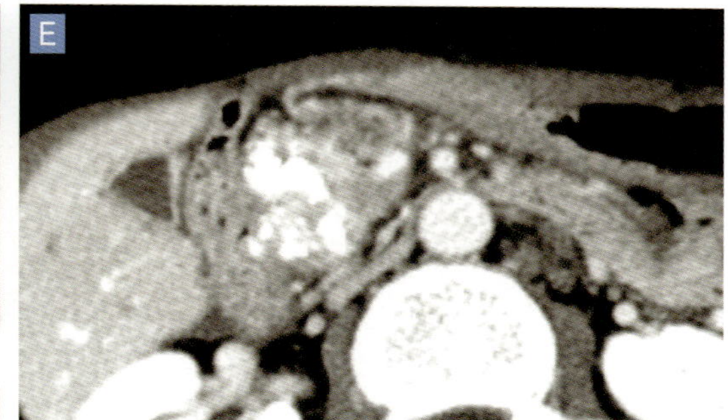

造影CT

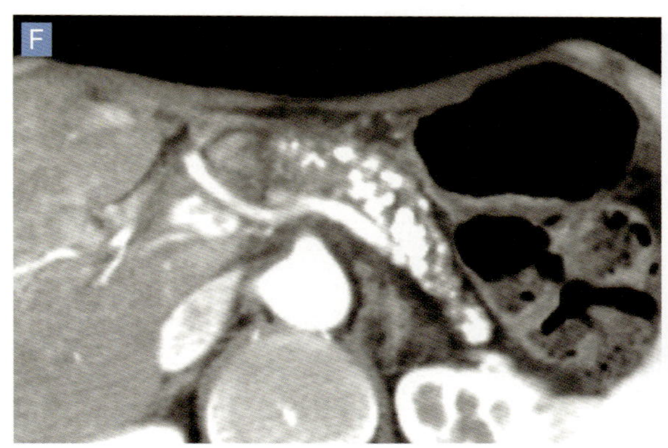

造影CT

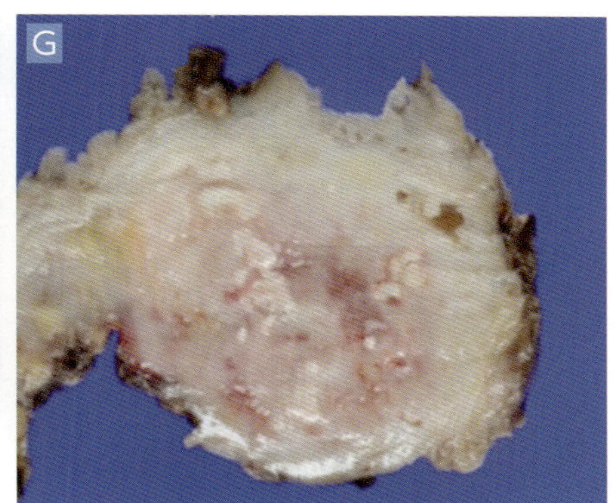

病理

慢性膵炎は膵癌のリスク因子であり，膵癌の発生率は対照群と比較し，6.9倍とされる[6]。また，慢性膵炎ではしばしば炎症により実質が腫瘤状を呈し，膵癌との鑑別が問題となる。画像診断では確定が困難であることが多く，EUS-FNAによる病理検査が診断に有用である。本症例では膵頭部の実質には膵石が多発し（図9A），主膵管は膵石のため膵頭部で途絶していた（図9B）。膵頭下部に境界不明瞭，内部不均一な低エコー腫瘤を認めたが（図9C），造影CTでは膵癌および炎症性腫瘤の鑑別を要した（図9D，E，F）。EUS-FNAにて腺癌の診断であり，外科切除が行われたが，慢性膵炎に合併した浸潤性膵管癌の病理診断であった（図9G）。

膵癌（IPMN併存癌）（図10）

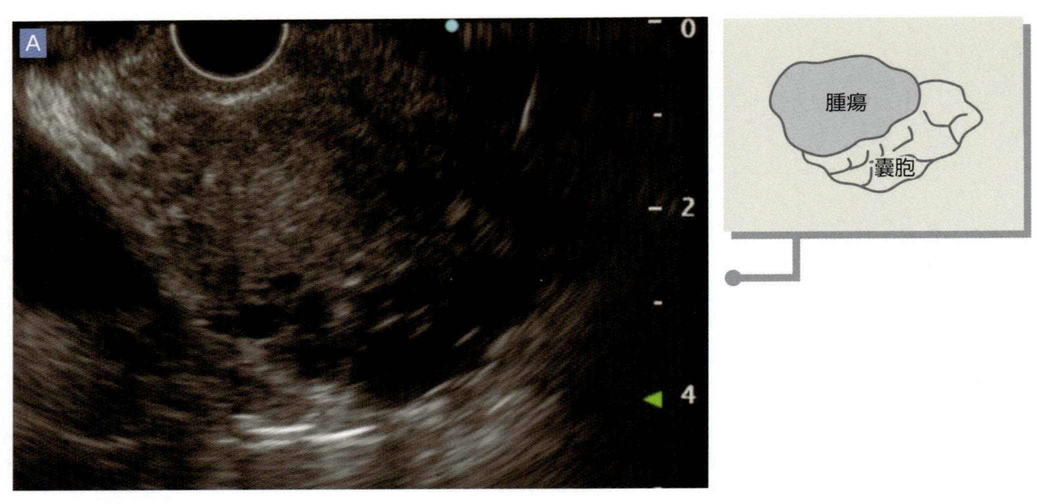

EUS

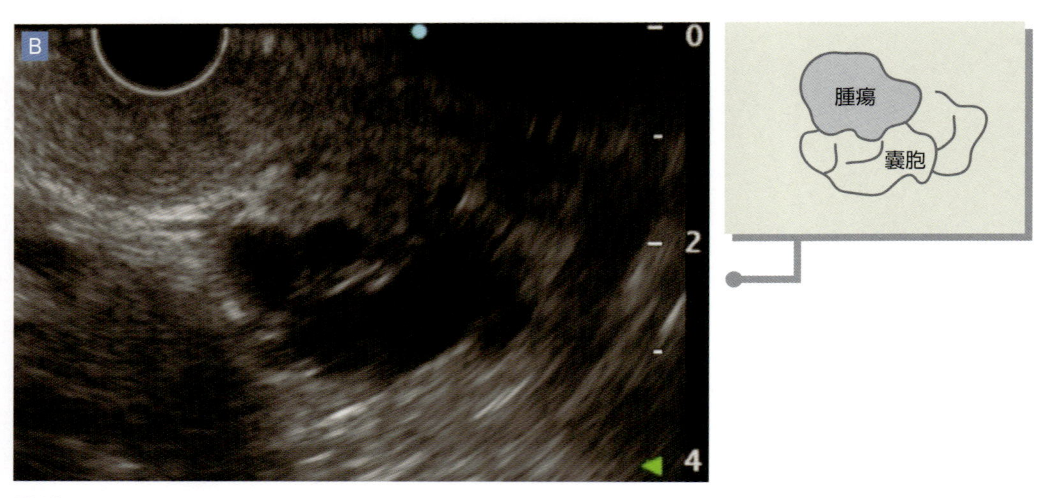

EUS

膵頭部に内部エコー不整な腫瘤を認め，多房性嚢胞が隣接している（図10A，B）。嚢胞内に結節は認めない。造影CTでは多房性嚢胞（図10C矢印）に隣接した乏血性腫瘍を認め，IPMN由来浸潤癌，IPMN併存癌の鑑別を要した（図10C，D）。MRCPでは膵鉤部の多房性嚢胞が描出される（図10E矢印）。主膵管は膵頭部で狭小化しているが，尾側主膵管の拡張は軽度であった（図10E）。外科切除標本では膵頭部に境界不明瞭な白色の腫瘍（32mm）を認め，浸潤性膵管癌の診断であった。膵鉤部には長径23mmの多房性嚢胞を認め，IPMN with low-grade dysplasia，gastric typeの診断であった。膵癌とIPMNの移行像は明らかでなく，IPMN併存膵癌の病理診断であった（図10F，G）。

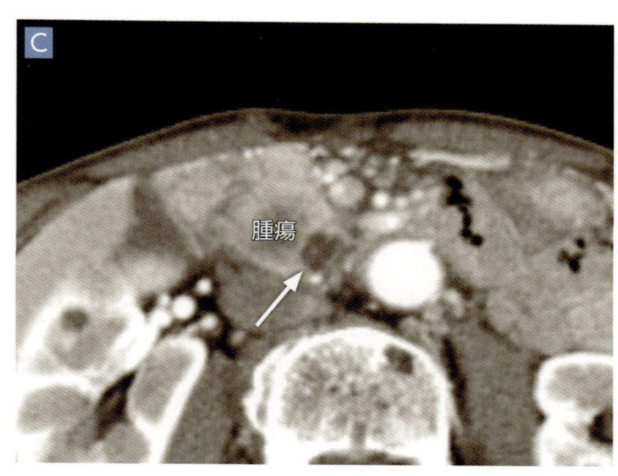

造影CT

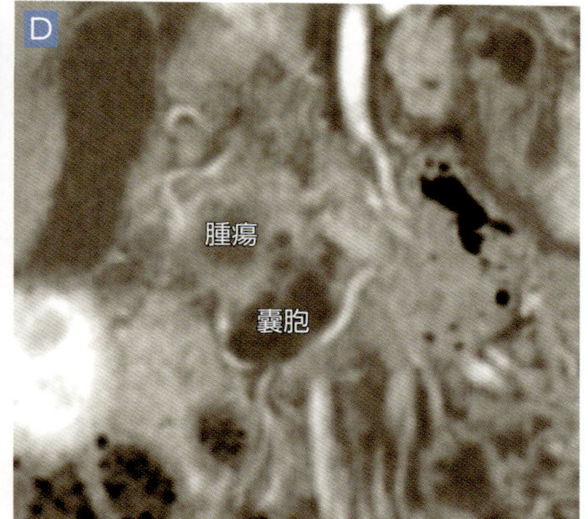

造影CT

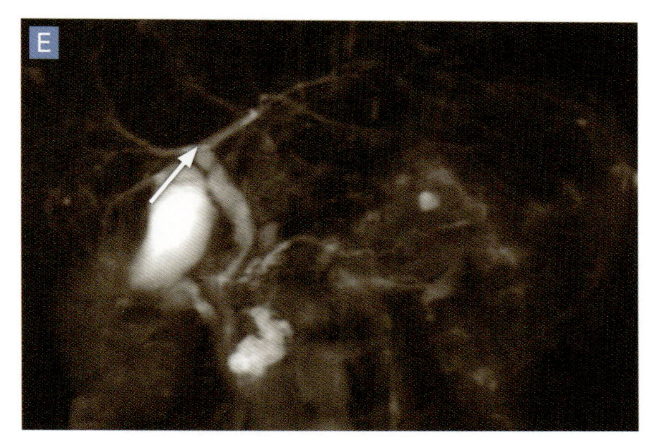

MRCP

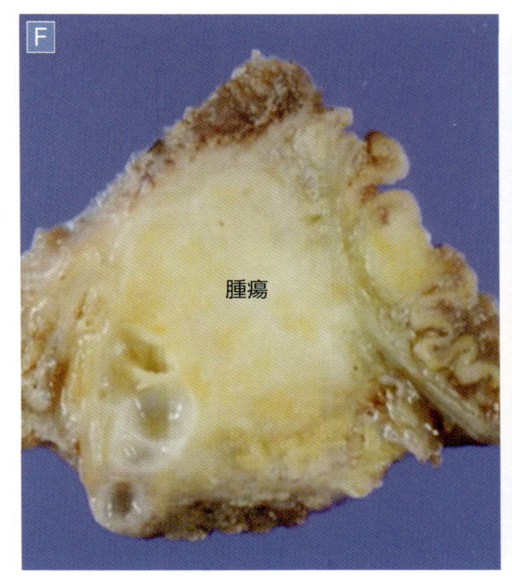

病理

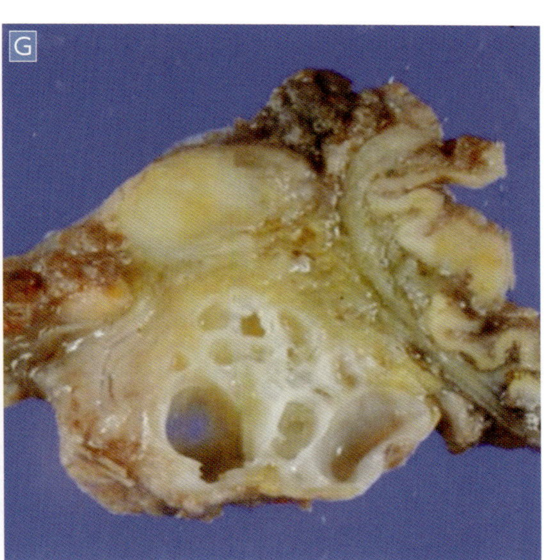

病理

MCN由来と考えられた膵癌（図11）

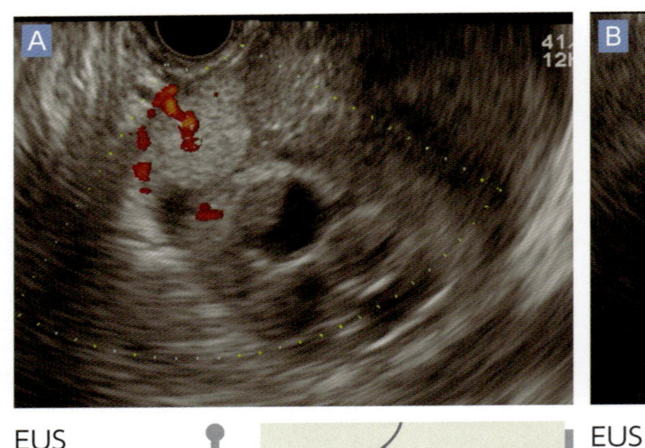

EUS
（カラードプラ）

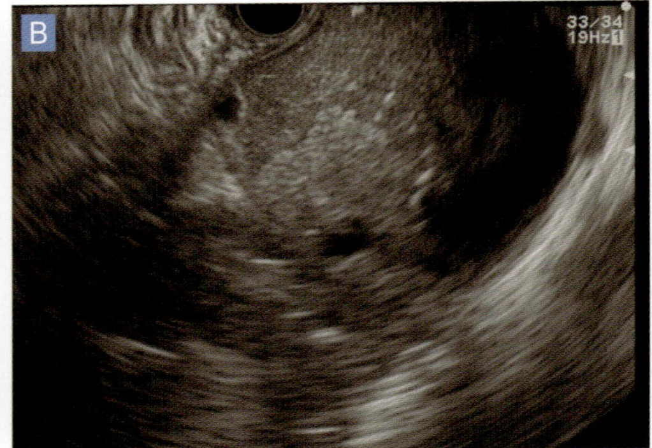

EUS

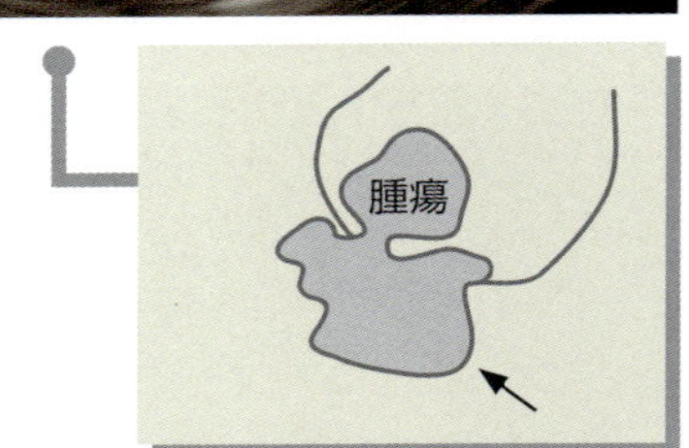

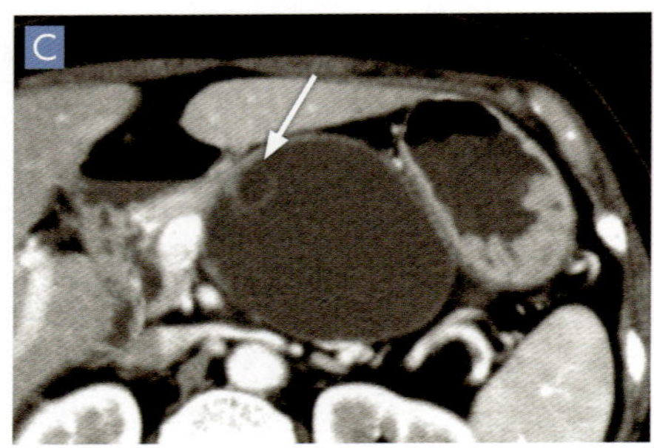

造影CT

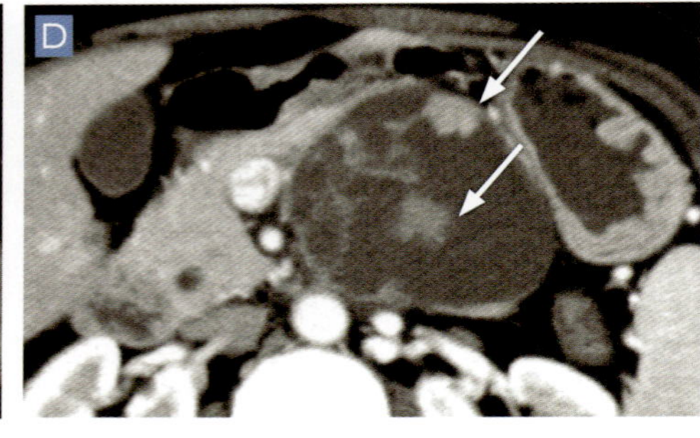

造影CT

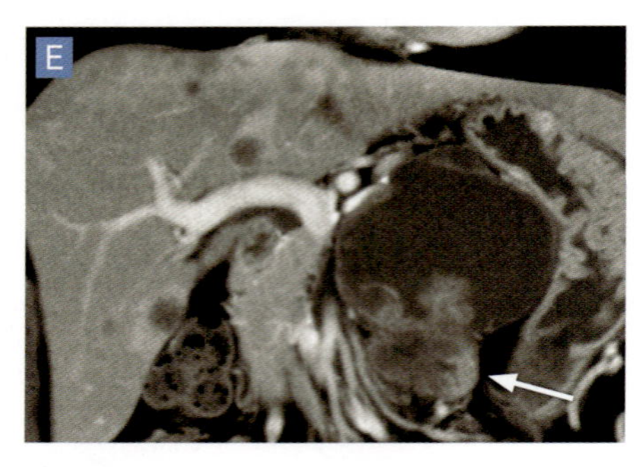

造影CT

膵体尾部に嚢胞性腫瘤を認め，内部にはいわゆるcyst in cystの所見があり，MCNが疑われた（図11A）。嚢胞内にはスラッジのほか，血流を有する結節を認める（図11A，B）。また，結節と連続して不整低エコー領域が嚢胞性腫瘤の外側へ進展しており，腫瘍浸潤と考えられた（図11B矢印）。造影CTでもcyst in cyst（図11C矢印），濃染する結節（図11D矢印）を認めた。また，冠状断では結節と連続して腫瘍が十二指腸水平部に浸潤している様子が確認できる（図11E矢印）。上部内視鏡検査では十二指腸水平部粘膜の発赤，浮腫，狭小化を認め，生検にて癌細胞が検出された。肝内には多発肝転移を認めた（図11E）。

MDCTで診断困難であった膵癌（図12）

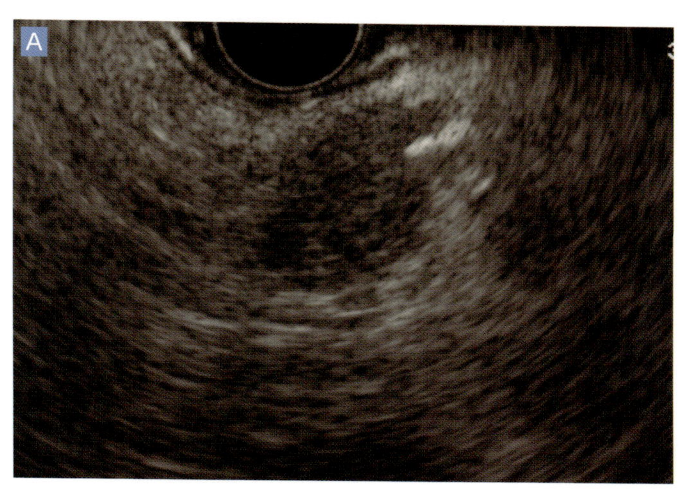

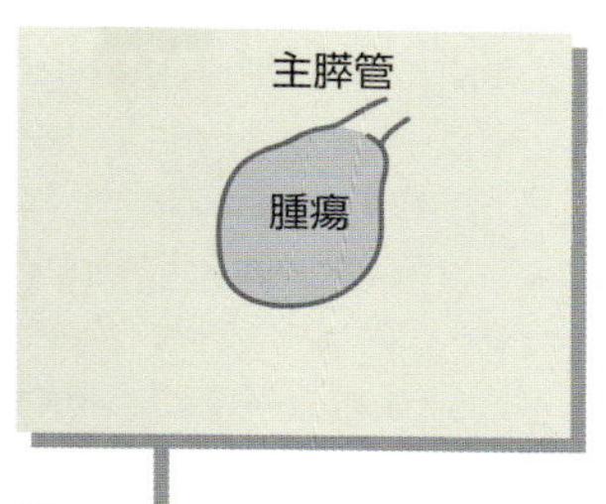

EUS

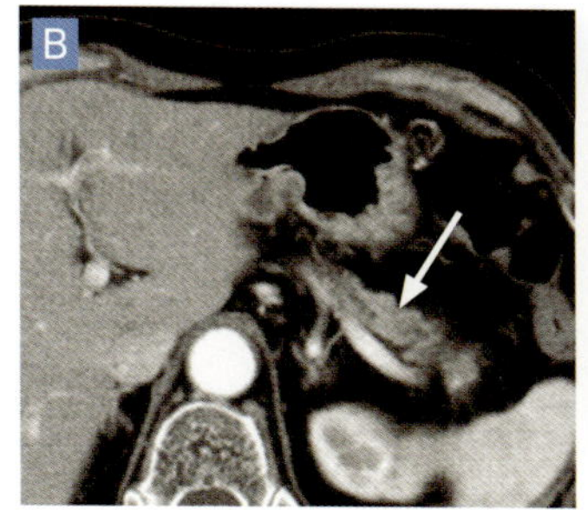

MDCT

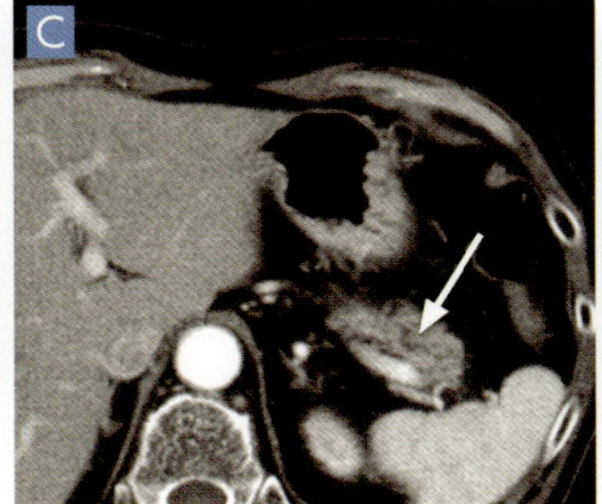

MDCT

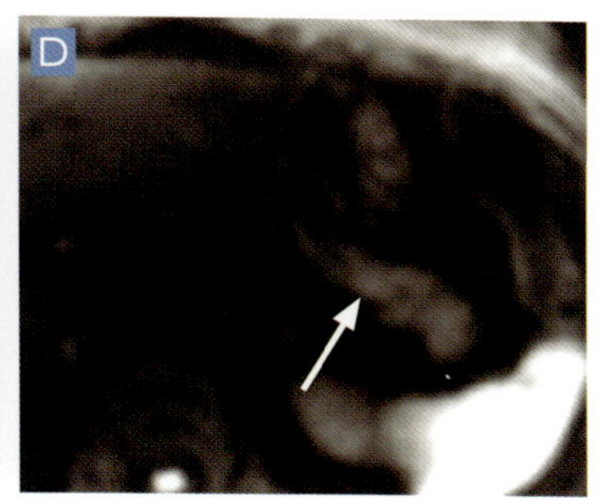

MRI

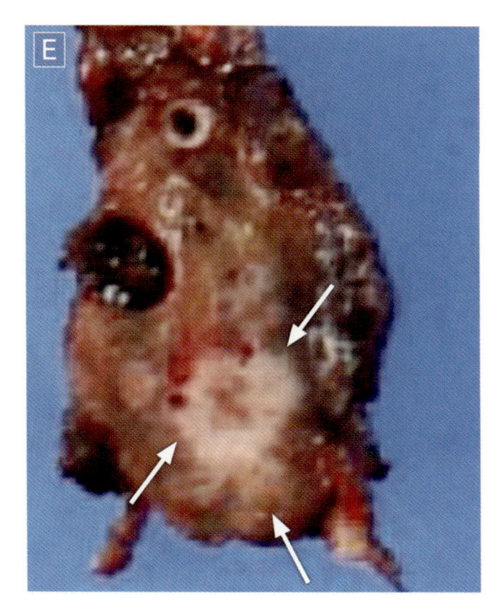

病理

分枝型IPMNの診断でフォロー中，CA19-9上昇（正常値58U/mL）を認めた。EUSでは膵体部に周囲実質との境界不明瞭な低エコー腫瘤を認め，尾側主膵管の拡張を認めた（図12A）。MDCTでは膵体部に主膵管の狭窄（図12B矢印）および尾側膵管の軽度拡張（図12C矢印）を認めたが，明らかな腫瘤は指摘できなかった。MRIでは膵体部の主膵管狭窄部に一致して，拡散強調像（DWI）で淡い高信号を呈する腫瘤を認めた（図12D）。腫瘤部からEUS-FNAを施行，腺癌の病理診断であり，膵体尾部切除が行われた。外科切除標本では浸潤性膵管癌（15mm）の診断であった（図12E矢印）。

文 献

1) 全国がんセンター協議会 生存率共同調査：全がん協部位別臨床病期別5年生存率．2008-2010年初発治療症例，2019年4月9日改定．
[http://www.zengankyo.ncc.go.jp/etc/seizonritsu/seizonritsu2010.html]
2) Kitano M, et al:Impact of endoscopic ultrasonography on diagnosis of pancreatic cancer. J Gastroenterol. 2019;54(1):19-32.
3) Tempero, M. A. et al:Pancreatic Adenocarcinoma, Version 2.2017, NCCN Clinical Practice Guidelines in Oncology. J Natl Compr Canc Netw. 2017;15(8):1028-1061.
4) National Comprehensive Cancer Network:NCCN Clinical Practice Guidelines in Oncology. Head and Neck Cancers Version 2.2019, 2019.
[https://www.nccn.org/professionals/physician_gls/default.aspx]
5) Yamato H, et al:Pancreatic carcinoma associated with portal vein tumor thrombus: three case reports. Intern Med. 2009;48(3):143-150.
6) Bang UC, et al:Mortality, cancer, and comorbidities associated with chronic pancreatitis: a Danish nationwide matched-cohort study. Gastroenterology. 2014;146(4):989-994.

（須藤研太郎）

column 03

Stage0, 1の膵癌をいかに診断するか

膵癌のステージに関し，『膵癌取扱い規約第7版』では膵内に限局する腫瘍径≦20mmの腫瘍をT1とし，さらにT1a：≦5mm，T1b：5mm＜　≦10mm，T1c：10mm＜　≦20mm，と細分されている。

また，癌が膵管上皮にとどまっている上皮内癌（Tis：非浸潤癌）はStage0と分類される。膵癌の予後として5年生存率は，Stage0：85.8％，Stage1a（旧分類3～10mm）：68.7％，Stage1b（10～20mm）：59.7％であり，膵癌も早期に発見し治療すれば比較的良好な予後が期待できる。早期膵癌という定義はないものの，このような結果からいわゆる「早期膵癌」と考えられる膵癌は，少なくともStage1，さらに良い予後を期待するなら腫瘍径10mm以下のT1bまでと考えられる。しかし，2012年の報告では，膵癌2万2942例中Stage0～1b（Tisおよび≦10mm）は189例（0.8％）と，きわめて少数であり，いかに「早期膵癌」の診断が困難かを物語っている。

膵癌の早期診断において，住民健診，人間ドックなどの役割が期待されるが，このような通常のスクリーニングにおける膵癌の発見率は，2012年の全国集計で受診者295万9418人中膵癌125人（0.0042％），また三原らの報告では腹部エコー検診16万8000人中151人（0.09％），同様に竹内らの報告でも2万2593人中2人（0.009％）と，通常の検診レベルでの膵癌発見はきわめて低率で効率が悪く，膵癌の早期診断にはほぼ役立たないことが指摘されている。一方，一般検診レベルで膵癌の早期発見を組み込む試みが報告されており[1)]，それによると膵癌発見（72万例中91例の膵癌，発見率0.013％）の契機となった検診所見は，表1のように，腹部エコー検査での異常所見の頻度・役割が高いことがわかる。また，検診を契機に見つかった63例と有症状で膵癌と診断された142例を比較したところ，TS1の割合は検診例で有意に多く予後も良好であった（表2，図1）。以上のように，画像診断，特に腹部エコー検査で主膵管拡張や膵囊胞の症例に注目して，膵癌を念頭に置いた精査を行うことが「早期膵癌」の診断につながるものと思われる。尾道の花田らは，膵癌の早期診断手順を作成し，その中でEUSあるいはEUF-FNAの位置づけを行っている（図2）。

後述する症例（Stage0）のような上皮内癌では，EUSをもってしても腫瘤像の描出は困難であるが，上皮内癌に一致した主膵管周囲に帯状の低エコー像を認めることがしば

表1 ▶ 腹部エコー検査での異常所見の頻度

検査	*n*	所見	*n*
腹部超音波	81 (89%)	膵腫瘤	60 (65.9%)
		膵管拡張	22 (35.1%)
		膵嚢胞	11 (12.1%)
		膵管拡張+胆嚢腫大	13 (14.3%)
		肝腫瘤	13 (14.3%)
血液検査	11 (12%)	CA19-9	5 (5.5%)
		エラスターゼⅠ	6 (6.6%)

(文献1より引用)

表2 ▶ 検診群と有症状群との比較

	検診群63例	有症状群142例	*p*
年齢	69±9.2	66.8±9.9	NS
性別(男性/女性)	34/29	83/59	NS
部位(頭部/体尾部)	29/34	79/63	NS
平均腫瘍径	29±12mm	35±14mm	<0.001
TS1	13 (20.6%)	6 (4.2%)	<0.001
遠隔転移	17 (27.0%)	61 (43.0%)	0.029
切除率	32 (50.8%)	43 (30.3%)	0.048

(文献1より引用)

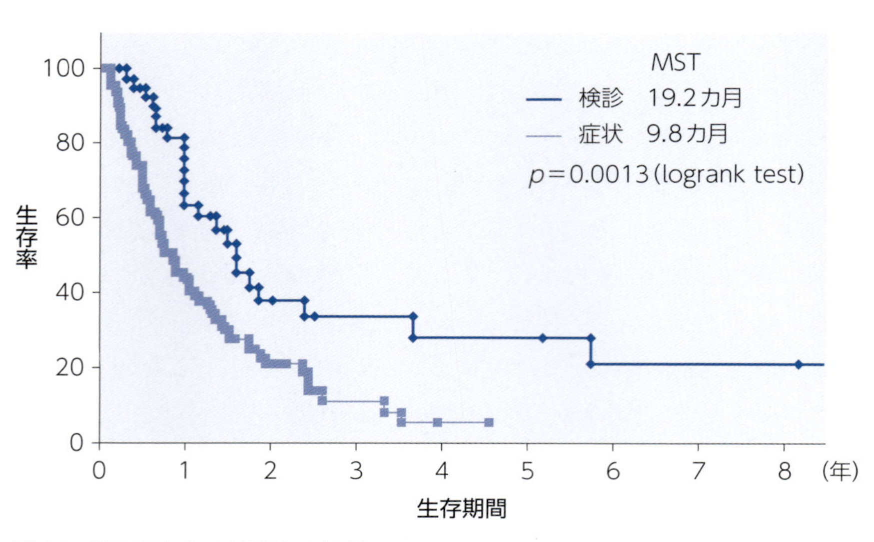

図1 ▶ 検診群と有症状群との比較 (文献1より引用)

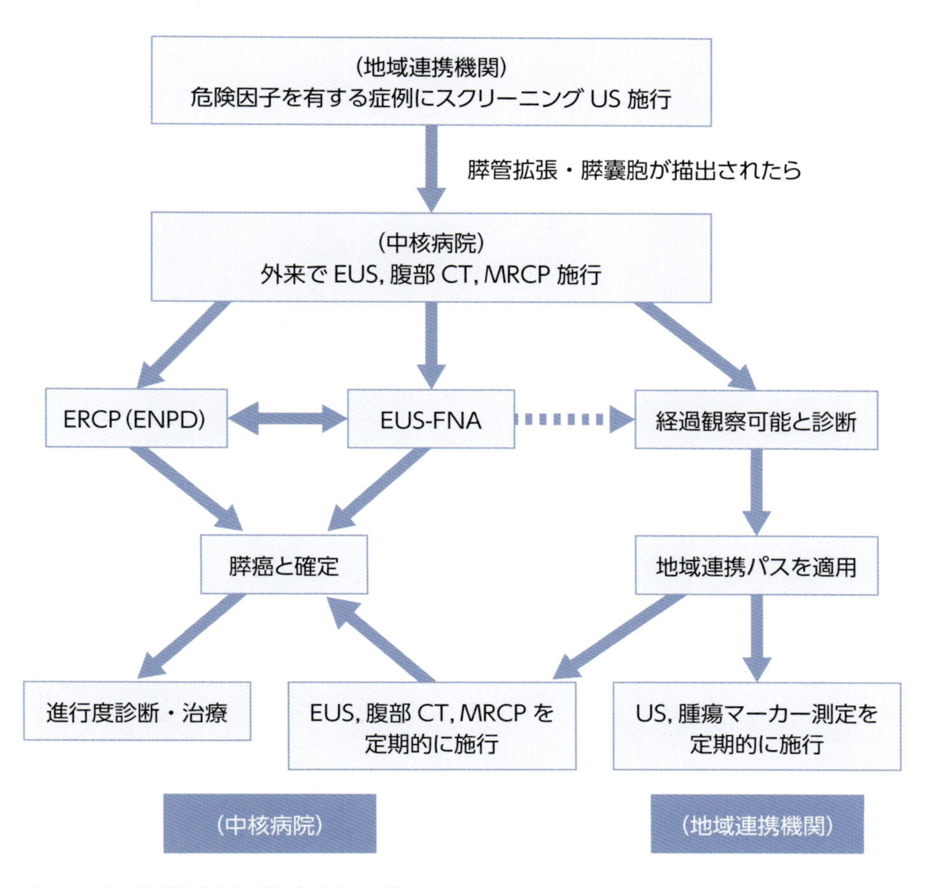

図2 ▶ 膵癌早期診断手順(尾道方式)

しばある。この所見は腫瘍そのものを描出しているのではなく，上皮内癌周囲の膵組織の線維化が反映されている可能性が指摘されている。また，CTでは上皮内癌の部分の膵実質が局所的に萎縮していることがあり，上皮内癌を疑う所見として注目されている。

Stage0の膵癌の診断は腫瘤像が得られないことからきわめて困難とされるが，近年，SPACE(serial pancreatic-juice aspiration cytologic examination；複数回膵液細胞診)の有用性が報告されている。特に，腫瘤のない膵管狭窄症例(膵上皮内癌)に対するSPACEの成績としては，感度82.4%，特異度100%，正診率94.9%と高い有用性が示されている[2)]。

一方，EUSで腫瘤像がみられた場合はFNAが診断に有用である。EUS-FNAの診断能は感度89～92%，特異度96～96.5%と，高い診断能が得られている[1～3)]。TS1の小膵癌においてもEUS-FNAの診断能はTS2以上と比べ遜色がないとされており，EUSで膵癌を疑わせる腫瘤像が認められた場合は，径20mm以下の小病変であってもFNAにより癌の診断は十分可能である。

Stage 0

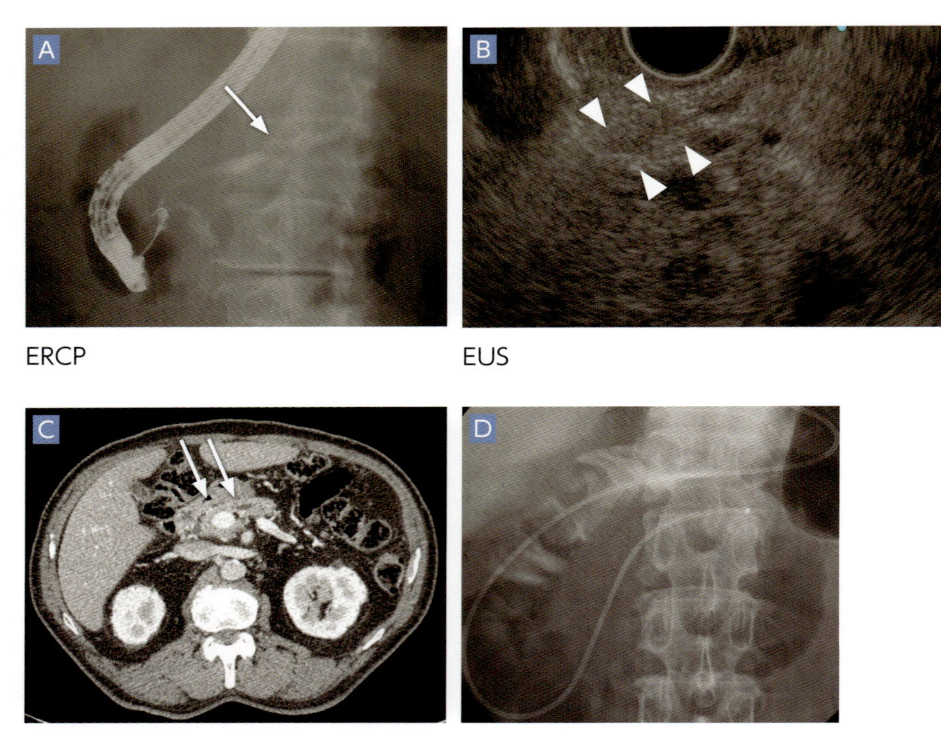

ERCP　EUS

造影CT

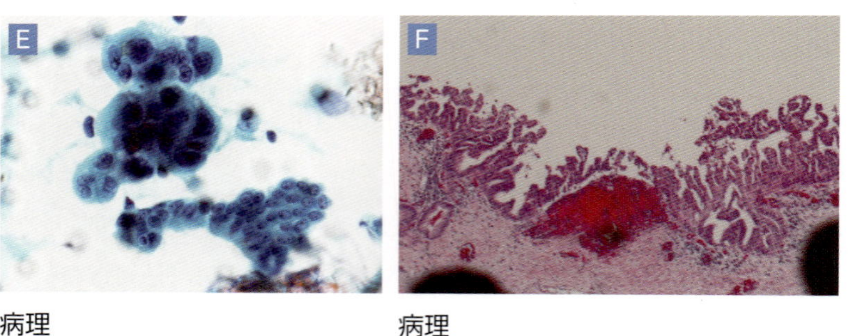

病理　病理

ERCPで主膵管の不整狭窄（図A矢印）と尾側膵管の軽度拡張を認める（図A）。EUSでは明らかな腫瘤は認められないが，狭窄部主膵管周囲の膵実質は低エコーとなっている（図B矢頭）。造影CTでは主膵管拡張はみられたが，明らかな腫瘤は認められなかった。しかし，狭窄部の膵実質には萎縮がみられた（図C矢印）。膵管にドレナージを留置し，ENPD留置下SPACEを施行，図Eに示すような高度の異形細胞が認められ，切除を行った（図D）。狭窄部の主膵管上皮は丈の高い，高度な異型を呈し，PanIN3（上皮内癌）と診断された（図F）。

Stage 1a

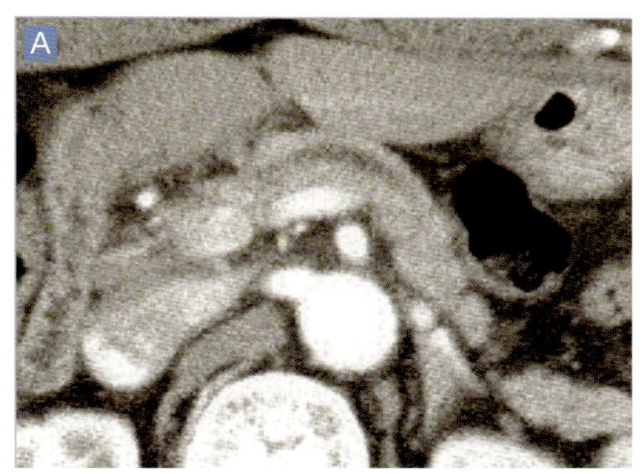

造影CT

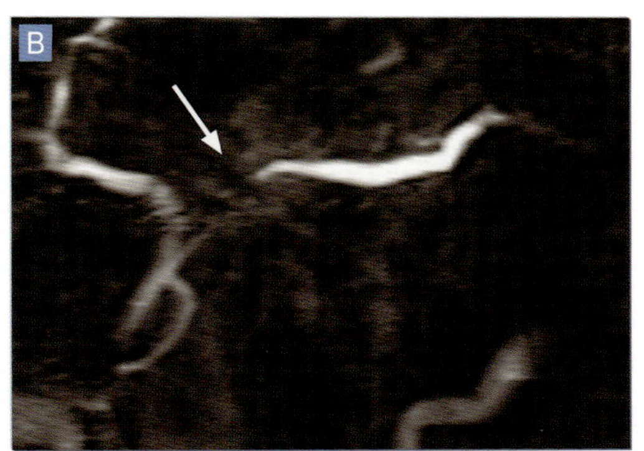

MRCP

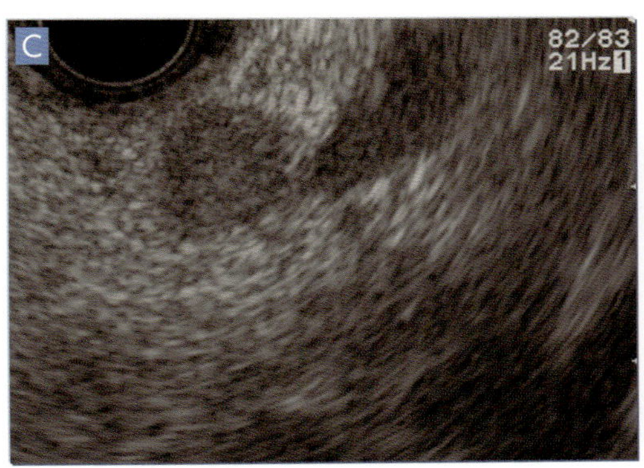

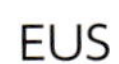

EUS

D

病理

検診の腹部エコーで主膵管拡張を指摘され紹介となった。造影CTでは主膵管拡張はみられたが，明らかな腫瘤は認めなかった（図A）。MRCPでは膵管拡張の乳頭側主膵管に狭窄を認めた（図B矢印）。EUSにて3～4mmの明瞭な低エコー腫瘤と尾側主膵管の拡張が確認され，膵癌の診断で切除となった（図C）。切除標本では径5mm未満の浸潤性膵管癌と診断された（図D）。

Stage 1b (EUS-FNA施行)

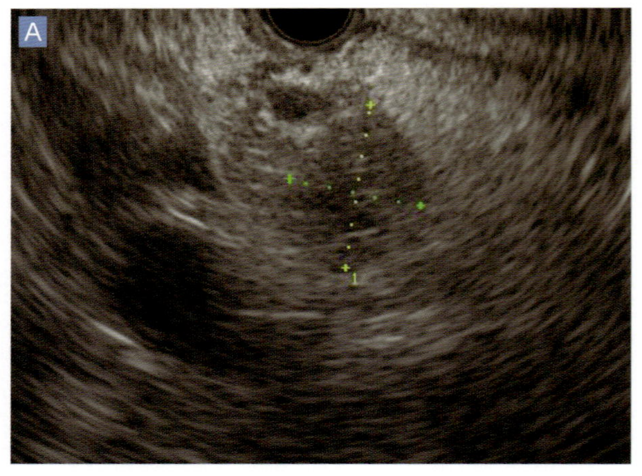

EUS

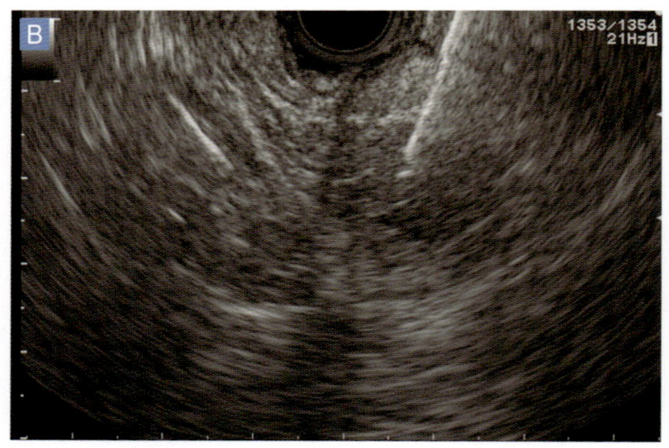

EUS

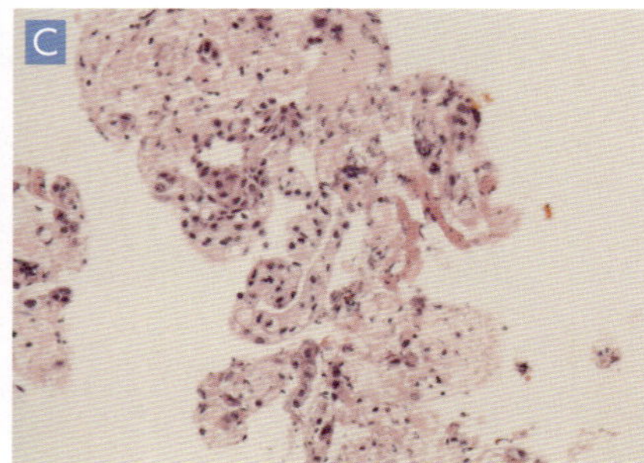

病理

腹痛にて，精査でEUS施行，径数mmの低エコー腫瘤を認めた(図A)。EUS-FNAを施行し(図B)，図Cにみられるような悪性を強く疑わせる病理組織が得られ，切除となった。結果は腫瘍径9mmの膵癌であった。

文献

1) 竹内庸浩，他：多発肝転移をきたしたAFP, PIVKA-II産生胃癌の1症例．肝胆膵．2013；66(2)：373-378.
2) 南 智之，他：膵上皮内癌の診断．膵臓．2017；32(1)：50-55.
3) Banafea O, et al：Endoscopic ultrasonography with fine-needle aspiration for histological diagnosis of solid pancreatic masses：a meta-analysis of diagnostic accuracy studies. BMC Gastroenterol. 2016；16：108.

(山口武人)

1 上皮性腫瘍 — A 外分泌腫瘍

浸潤性膵管癌 (PDAC)
2 膵腺扁平上皮癌

膵腺扁平上皮癌は，腺癌成分と扁平上皮癌成分が隣接，あるいは混在してみられる腫瘍であり，扁平上皮成分が腫瘍全体の30％以上あるものと定義されている[1]。頻度は1.0％と稀である[2]。

POINT

- 境界明瞭で，膨張性発育を呈する
- 内部エコーは通常型膵癌と比較するとやや高エコーである
- 腫瘍内部に嚢胞変性を認めることがある

EUSでは境界明瞭で，腫瘍が膨張性発育する性質を反映し，腫瘤辺縁に平滑な部分を認めることが特徴的である。内部エコーは通常型膵癌と比較するとやや高エコーを呈し，腫瘍内部に壊死による嚢胞変性を認めることもある。CTでは比較的境界明瞭な腫瘤像であり，膵実質相で辺縁がリング状に造影されることが多い。主膵管は圧排性変化が主体であり，MRCPやERCPでは腫瘍の大きさのわりに主膵管の狭窄所見が乏しいことが多い[3~6]。

膨張性発育（図1）

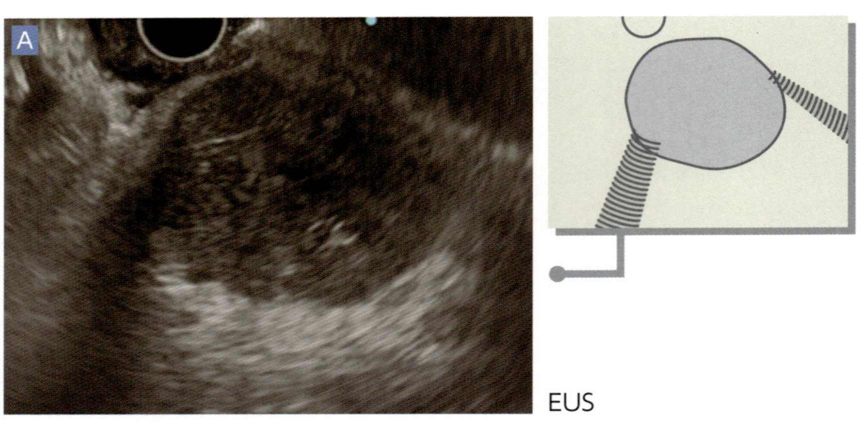

EUS

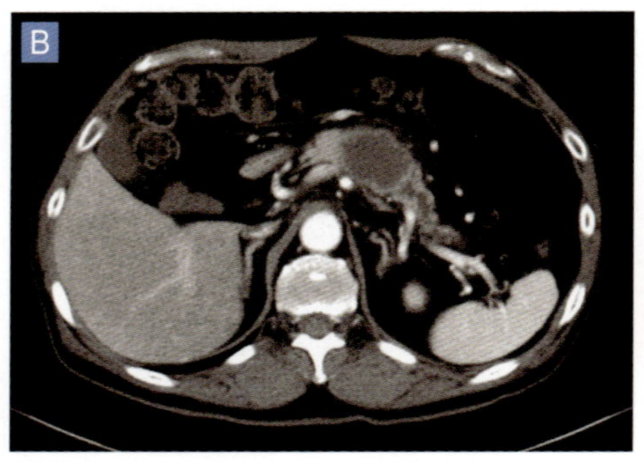

造影CT

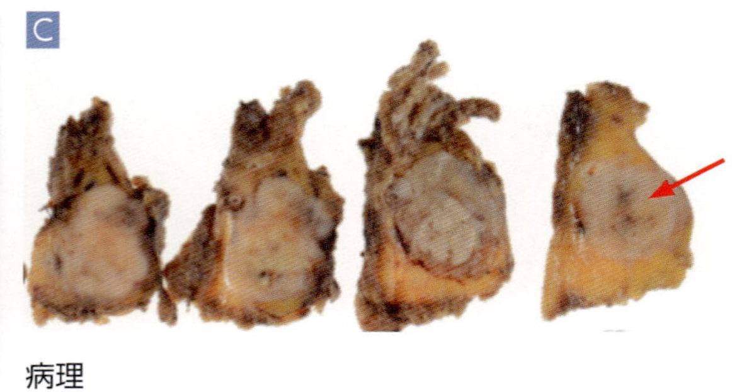

病理

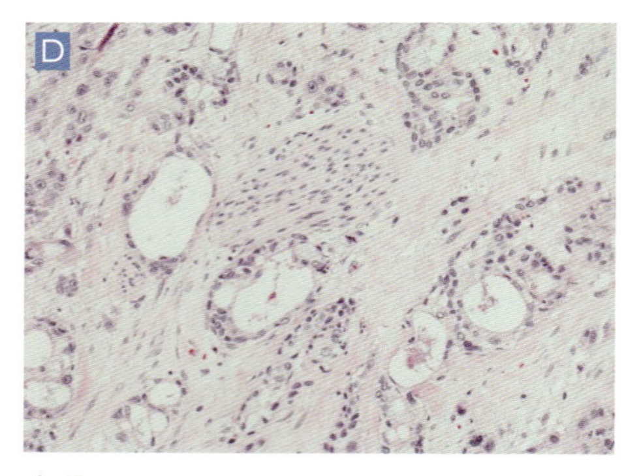

病理

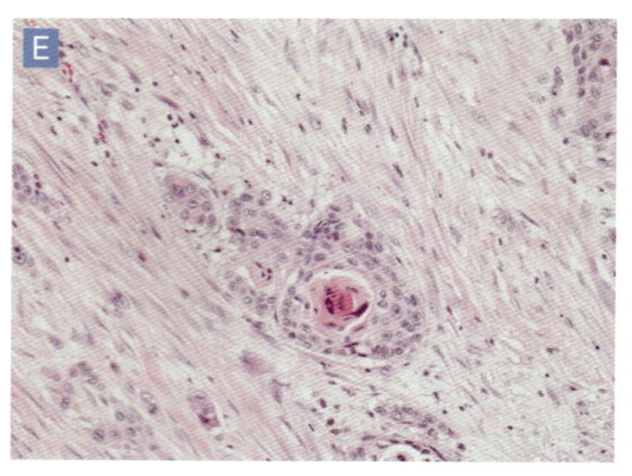

病理

EUSでは境界明瞭で，内部は淡い高エコーが混在する低エコー腫瘤を認める（図1A）。造影CTでは膵体部に境界明瞭な膨張性発育を呈する腫瘤を認め，腫瘍辺縁にリング状の造影効果がみられる（図1B）。切除標本では，腫瘍は白色充実性の結節性の腫瘤像（図1C矢印）を呈した。組織学的には一部に腺管形成を示す腺癌（図1D）が混在しているが，明瞭な角化傾向を示す扁平上皮癌成分（図1E；癌真珠）が主体の所見であった。

嚢胞変性（図2）

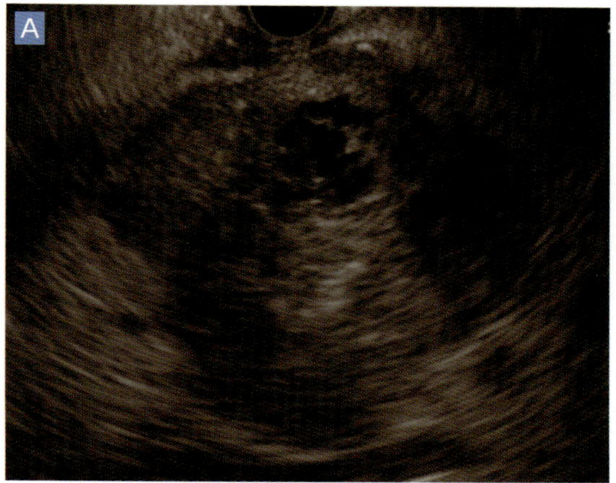

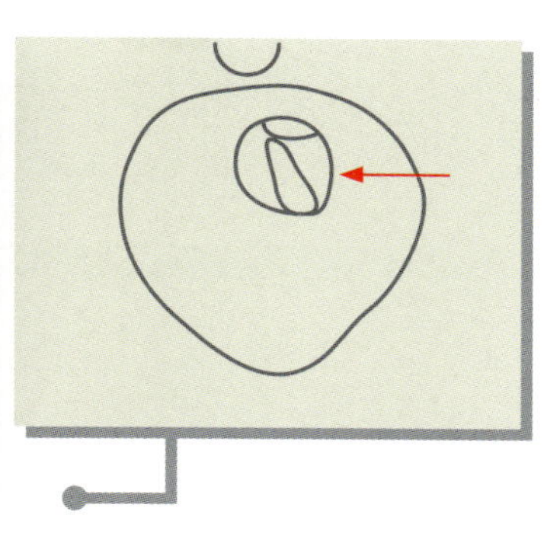

EUS

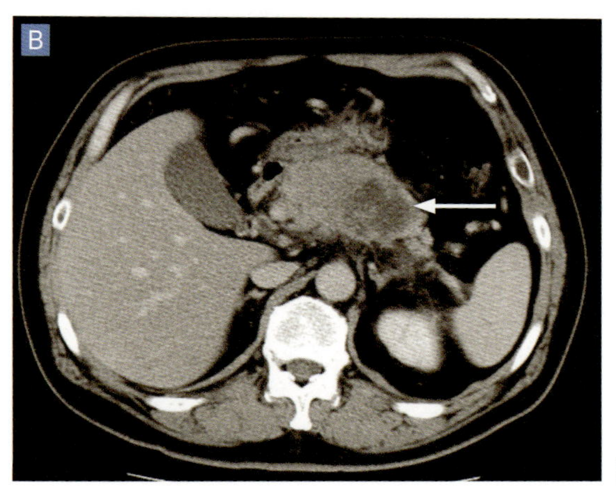

造影CT

EUSでは境界明瞭な低エコー腫瘤を認め，腫瘍内部に嚢胞変性成分を伴う（図2A矢印）。造影CTでも同様の所見を認め，腫瘍辺縁の一部に造影効果を伴う（図2B）。

文 献

1) 日本膵臓学会：膵癌取扱い規約．第7版．金原出版，2016.
2) 田中雅夫：膵癌登録報告2007．膵臓．2007；22：e1-e427.
3) 真口宏介：膵癌診断の進歩と課題．肝胆膵治研誌．2018；15(1)：5-13.
4) 小松直広，他：鑑別疾患と類縁疾患⑥まれな膵腫瘍の画像所見の特徴．臨消内科．2018；33(7)：924-931.
5) 伊藤昌広，他：膵腺扁平上皮癌．日臨．2015；73(3)：758-762.
6) Imaoka H, et al：Ring-enhancement pattern on contrast-enhanced CT predicts adenosquamous carcinoma of the pancreas：a matched case-control study. Pancreatology. 2014；14(3)：221-226.

（辻本彰子）

浸潤性膵管癌 (PDAC)

3 退形成性膵癌

膵退形成癌は細胞分化の方向が不明な癌腫であり，頻度は0.4％と稀な膵腫瘍である[1]。『膵癌取扱い規約第6版』までは未分化癌（undifferentiated carcinoma）と退形成癌が分けられていたが，第7版から両者は同義とされた。一部に膵管癌成分が多く認められることから膵管癌の一亜型と考えられており[2]，多形細胞型，紡錘細胞型，および破骨型多核巨細胞を伴う退形成癌に分けられるが，これらが混在することもある。急激な発育・進展により，診断時には周囲への浸潤や転移をきたしていることが多く，予後は通常型膵癌と比較し不良である。

POINT

- 膨張性発育を呈し，内部は不均一な低エコーである
- 内部に囊胞変性を認めることがある
- 膵管内進展を認めることがある

EUSでは凹凸を伴う膨張性発育を呈し，内部は不均一低エコーである。腫瘍内の出血や壊死による内部囊胞変性を認めることがある。CTでは造影効果を有する領域と乏しい領域が混在し，辺縁がリング状に造影されることが多い。腫瘍内部に石灰化がみられることもある。主膵管の変化は腫瘍による圧排狭窄が主体であるが，膵管内への腫瘍の進展による膵管内腫瘤も特徴的所見である。画像所見は腺扁平上皮癌と類似しているが，扁平上皮癌に比べ腫瘍辺縁の凹凸が目立つこと，腫瘍内部の造影効果がやや高いこと，および膵管内進展を示すことが鑑別点である。しかし，鑑別に苦慮することが少なくない[3~9]。

膨張性発育（図1）

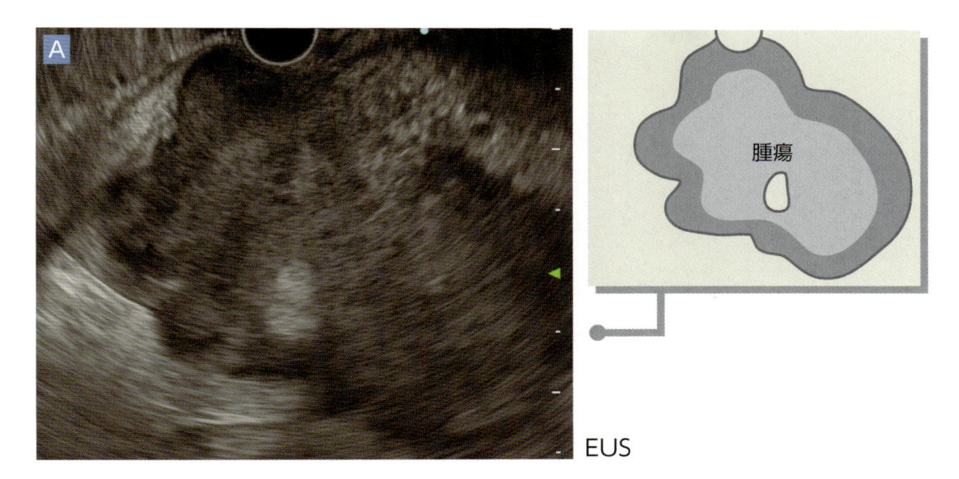

EUS

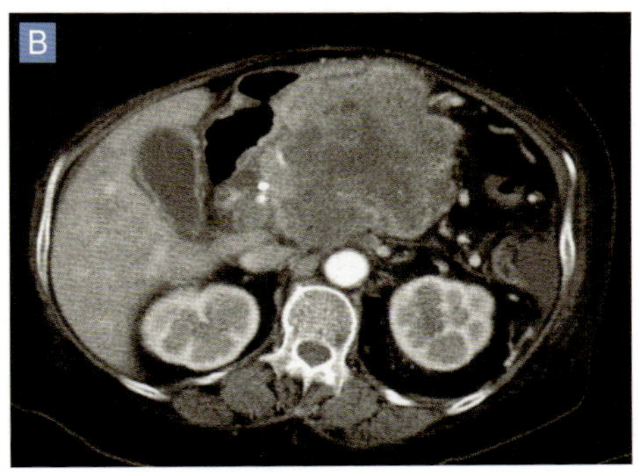
造影CT

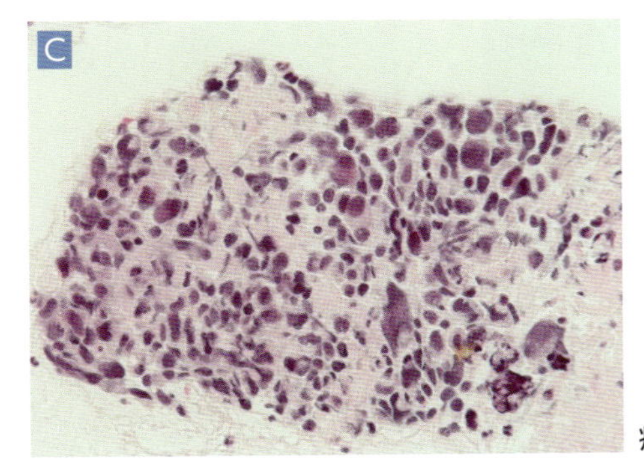
病理

辺縁凹凸を伴う巨大な低エコー腫瘤であり，内部は不均一で一部高エコーもみられる（図1A）。膵体部の12cm大，巨大腫瘍である。造影CTで腫瘍の辺縁はリング状に造影され，内部は造影効果を有する領域と乏しい領域が混在する。また，膨張性発育を呈し前後方組織への浸潤を認める（図1B）。EUS-FNAを施行したところ，核の多形があり，大小不同が目立つ異型細胞が集塊状に認められ，退形成性膵癌と診断された（図1C）。

脾浸潤例（図2）

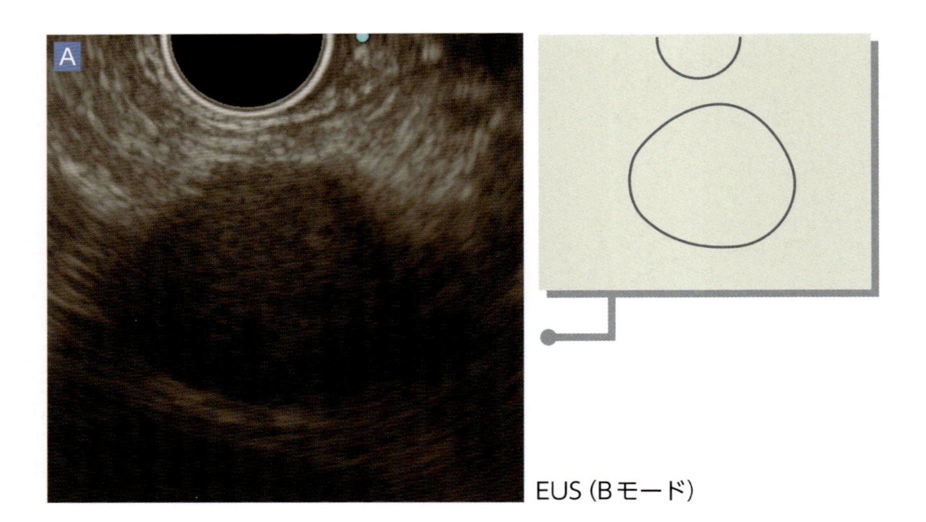

EUS（Bモード）

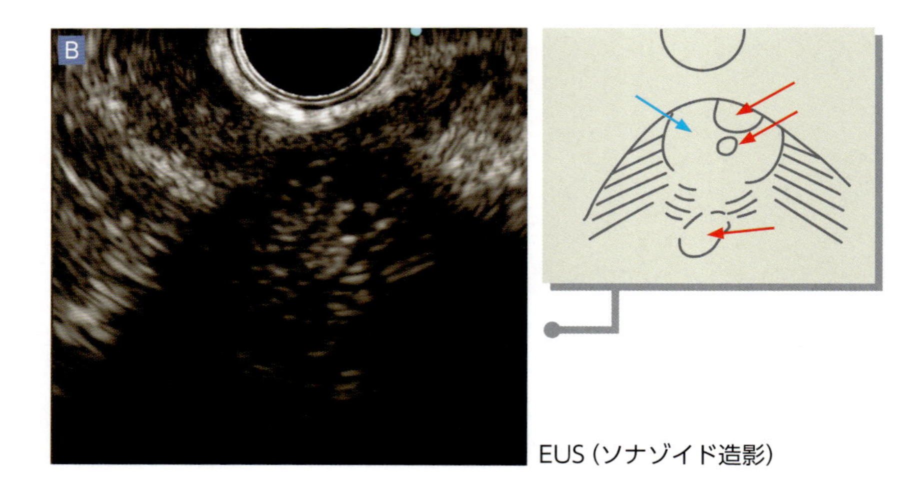

EUS（ソナゾイド造影）

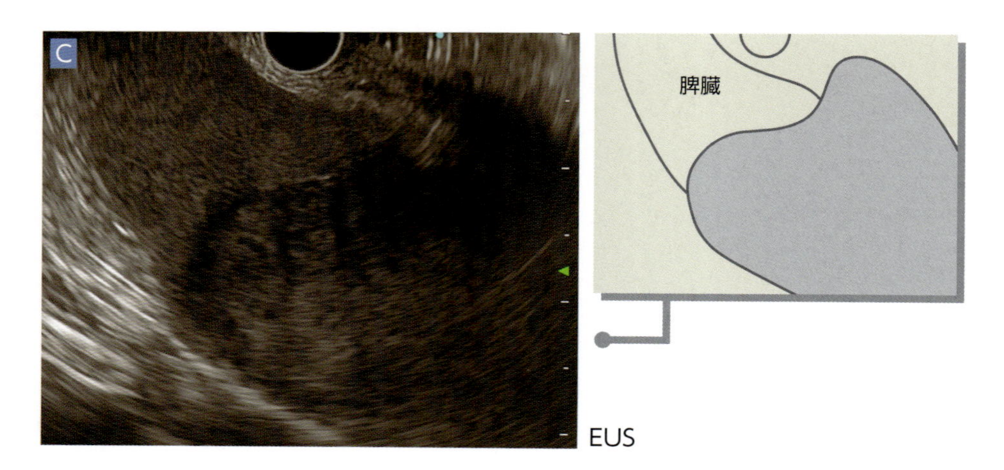

EUS

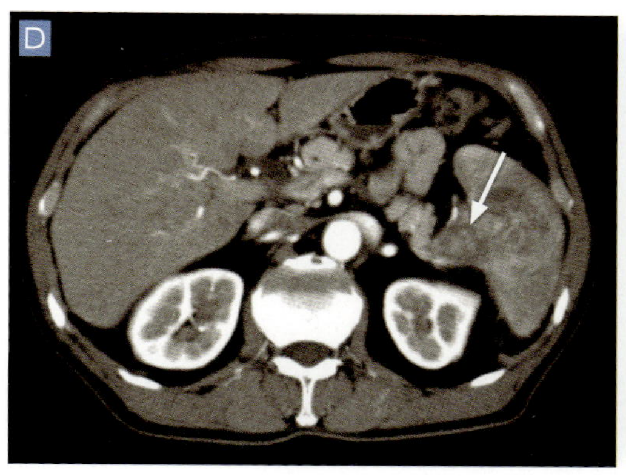

造影CT

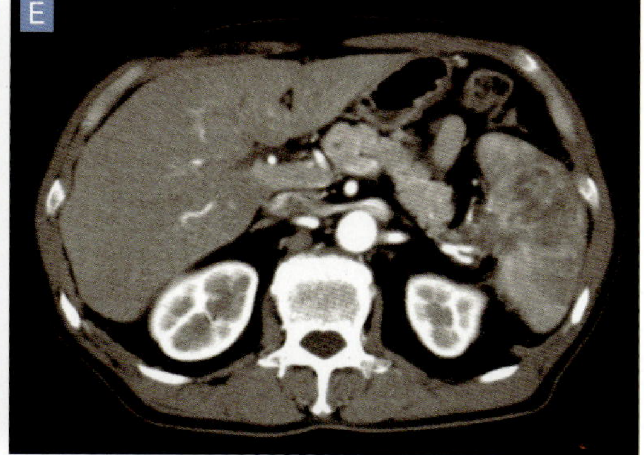

造影CT

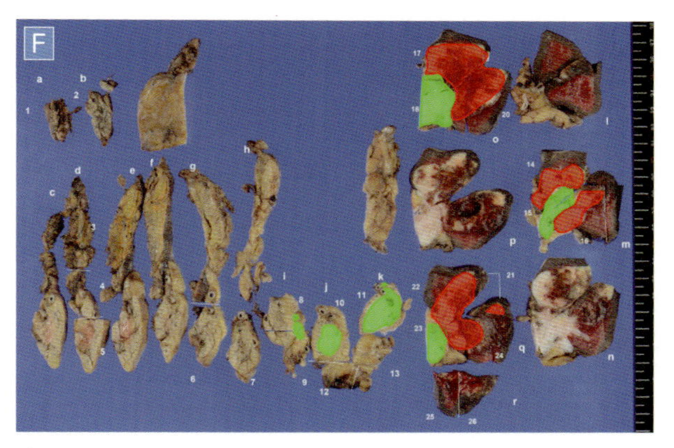

病理

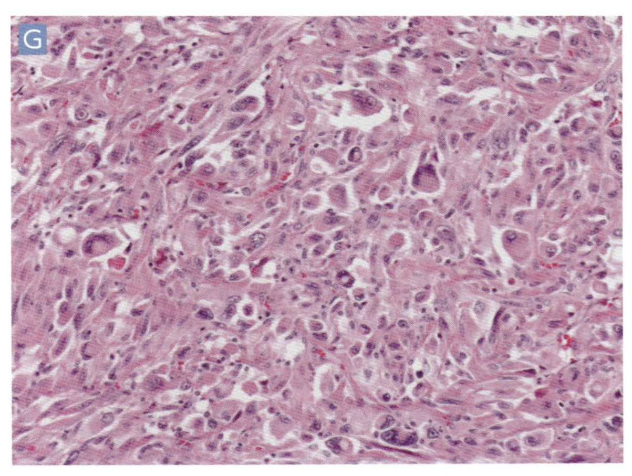

病理

膵尾部の境界明瞭な低エコー腫瘤であり(図2A，B)，ソナゾイド造影にて造影効果を有する領域(青矢印)と乏しい領域(赤矢印)が混在する(図2B)。脾臓浸潤が確認される(図2C)。造影CTでは，膵尾部に辺縁低吸収，内部淡く造影される腫瘍を認め，腫瘤は脾臓に接している(図2D)。腫瘍は脾門部に浸潤し，脾動脈浸潤による脾梗塞をきたしている(図2E矢印)。切除検体では，膵体部に脾臓へ直接浸潤する白色充実性の腫瘍を認める。脾臓への浸潤部では広範囲の壊死を伴う。膵尾部の腫瘍部(緑；invasive ductal carcinoma)では高分化型から中分化型の管状腺癌からなる浸潤性膵管癌であるが，膵尾部から脾臓に浸潤した部分(赤；anaplastic carcinoma)では多形性が目立つ腫瘍細胞が密に増殖しており，anaplastic carcinomaと診断された(図2F)。後者では多核の腫瘍細胞が多く，部分的にosteoclast様の巨細胞を伴っていることから破骨型多核巨細胞を伴う退形成癌と診断された(図2G)。

石灰化（図3）

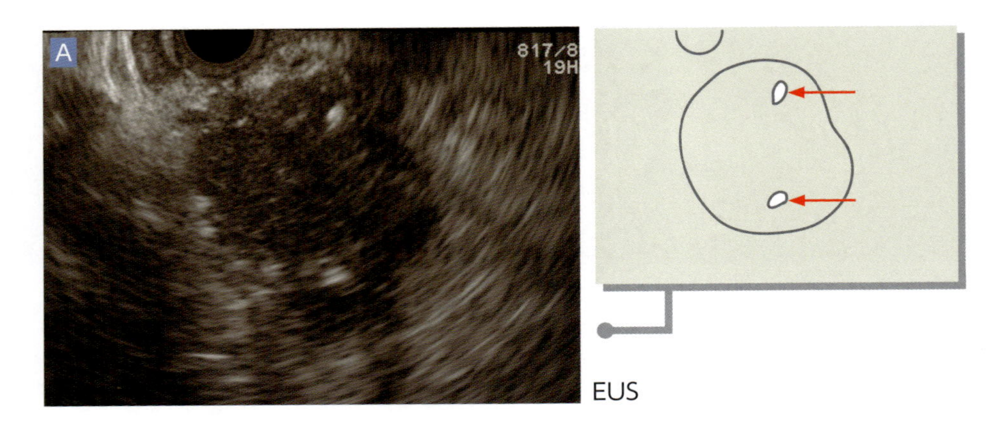

EUS

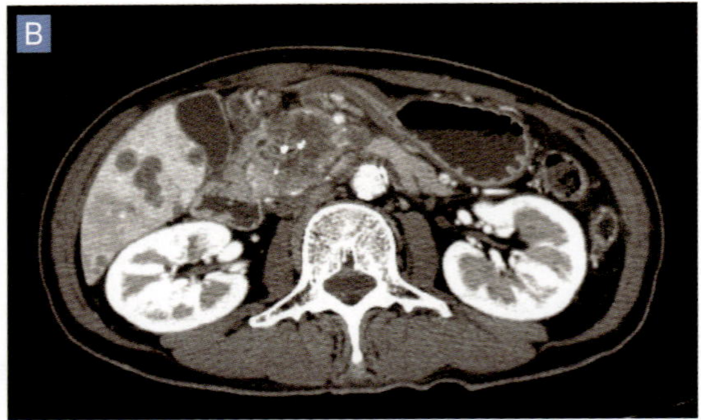

造影CT

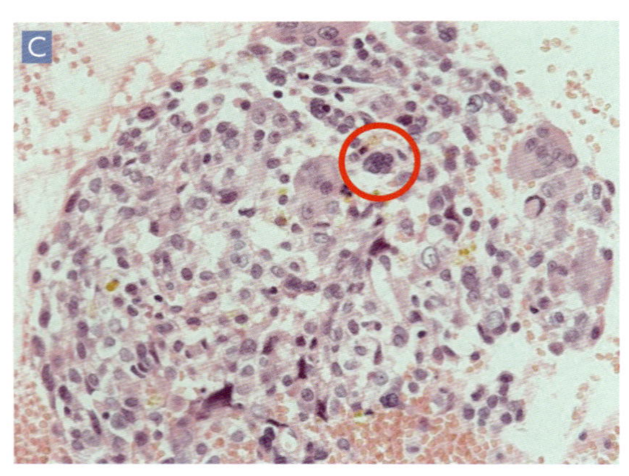

病理

EUSでは辺縁やや凹凸で，境界明瞭な膨張性発育を呈する低エコー腫瘤を認め，内部に石灰化を伴っていた（図3A矢印）。造影CTでは膵頭部の腫瘍辺縁はリング状に造影され，内部は造影効果を有する領域と乏しい領域が混在する。内部に石灰化を伴う（図3B）。EUS-FNAを施行したところ，類円形核や不整形核を有する異型細胞と破骨細胞型巨細胞がみられた（図3C○部）。

文　献

1) 田中雅夫：膵癌登録報告2007. 膵臓. 2007; 22: e1-e427.
2) 日本膵臓学会：膵癌取扱い規約. 第7版. 金原出版, 2016.
3) 小松直広, 他：まれな膵腫瘍の画像所見の特徴. 臨消内科. 2018; 33(7): 924-931.
4) 野田佳史, 他：画像診断と病理 膵退形成癌. 画像診断. 2017; 37(10): 1000-1001.
5) 石田奈々, 他：EUS-FNAで診断に至った退形成性膵管癌の1例. Prog Dig Endosc. 2014; 84(1): 202-203.
6) 佐野周生, 他：術前化学療法後の画像変化を追えた破骨細胞様巨細胞型退形成膵管癌の1例. 膵臓. 2016; 31(5): 738-745.
7) 勝野 暁, 他：破骨細胞様巨細胞型退形成性膵管癌術後肝転移に対して化学療法が奏功し長期生存中の1例. 膵臓. 2013; 28(5): 622-626.
8) 山野寿久, 他：主膵管内に進展を示した退形成性膵管癌の1例. 日臨外会誌. 2013; 74(4): 1053-1059.
9) 中西喜嗣, 他：術後早期再発を来した1.5cm径の退形成性膵管癌（紡錘細胞型）の1例. 日消外会誌. 2006; 39(6): 686-695.

（辻本彰子）

1 上皮性腫瘍 — A 外分泌腫瘍

浸潤性膵管癌（PDAC）

4 膵腺房細胞癌（ACN）

膵腺房細胞癌（acinar cell carcinoma）は，膵腫瘍全体の1％以下と非常に稀な腫瘍である[1)]。日本膵臓学会に登録された切除例87例の検討では，5年生存率43.9％，生存期間中央値41カ月と，膵管癌に比べ予後良好と報告されている[1)]。膵管癌と比較し，造影CTにて淡い造影効果を示すが，膵実質よりは低吸収域として描出されることが多い[2)]。腫瘍は膨張性に増殖し神経内分泌腫瘍（PanNEN）との鑑別が問題となるが，近年，病理診断においてBCL10による免疫組織化学染色が有用とされる[3)]。また，腺房細胞癌の約13％で血清AFP上昇が認められたと報告される[2)]。

POINT 典型例

- 境界明瞭な充実性腫瘍
- 尾側主膵管の拡張は軽度であることが多い
- 腫瘍内部に石灰化，壊死，嚢胞を認める場合がある
- 主膵管内進展，門脈腫瘍栓をきたす場合がある

腺房細胞癌は膨張性の発育を示し，典型例では境界明瞭な腫瘤として描出される。主膵管拡張や胆管閉塞を伴う頻度は低く，約30％程度とされる[2)]。境界明瞭な腫瘤で，腫瘍の大きさのわりに主膵管拡張や胆管拡張が乏しい場合には，腺房細胞癌も鑑別に挙げる必要がある。

また，腫瘍内部には石灰化，中心部壊死，嚢胞などの変化がみられる場合がある[2)]。さらに，門脈腫瘍栓や主膵管内進展を伴う症例もあり，このような所見を有する場合，膵神経内分泌腫瘍との鑑別が問題となる[2, 4, 5)]。

POINT 非典型例

- 浸潤性の増大や血管のencasementを伴う例の報告もある

浸潤性の増大や血管のencasementを認めたとされる報告もあるが[2)]，このような病変では膵管癌との鑑別が必要となる。

OVERVIEW

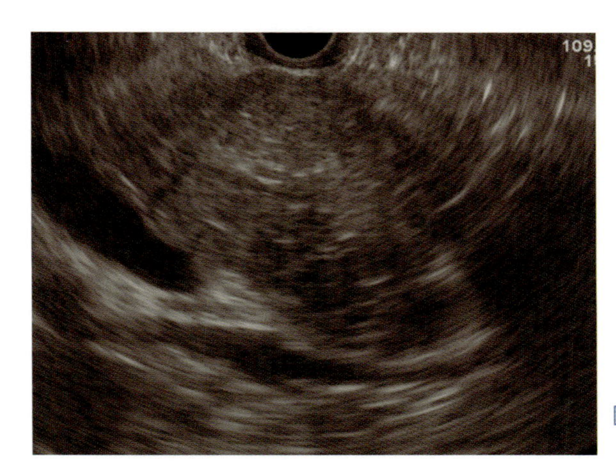

図1 ▶ 腺房細胞癌（内部に壊死を伴う）

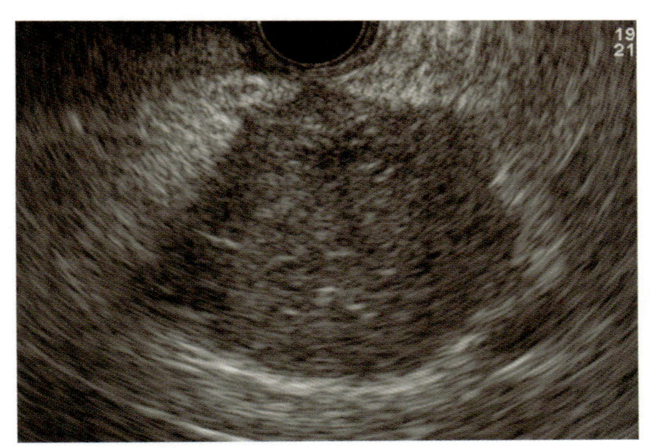

図2 ▶ 乏血性であり，膵管癌と鑑別を要した腺房細胞癌。EUS像は境界明瞭な腫瘤であり，膵管癌としては非典型的。

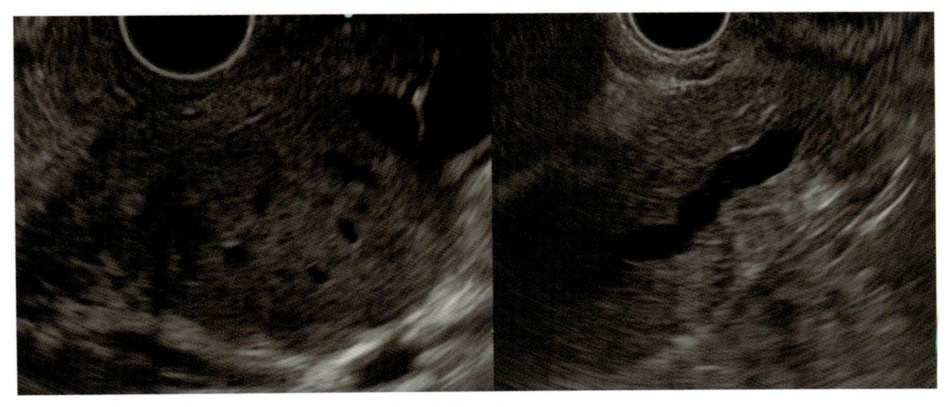

図3 ▶ 主膵管・総胆管閉塞を伴った腺房細胞癌

腺房細胞癌（図 1）

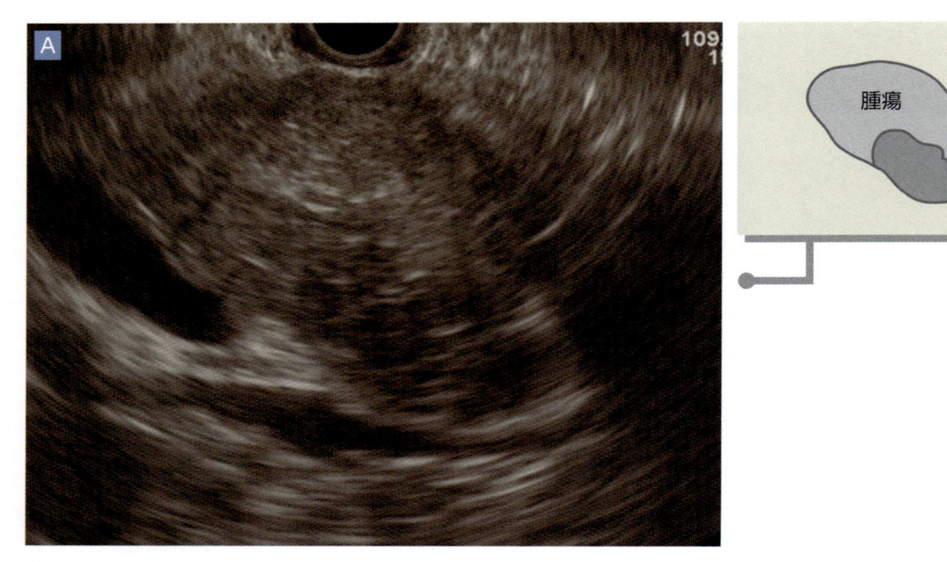

EUS

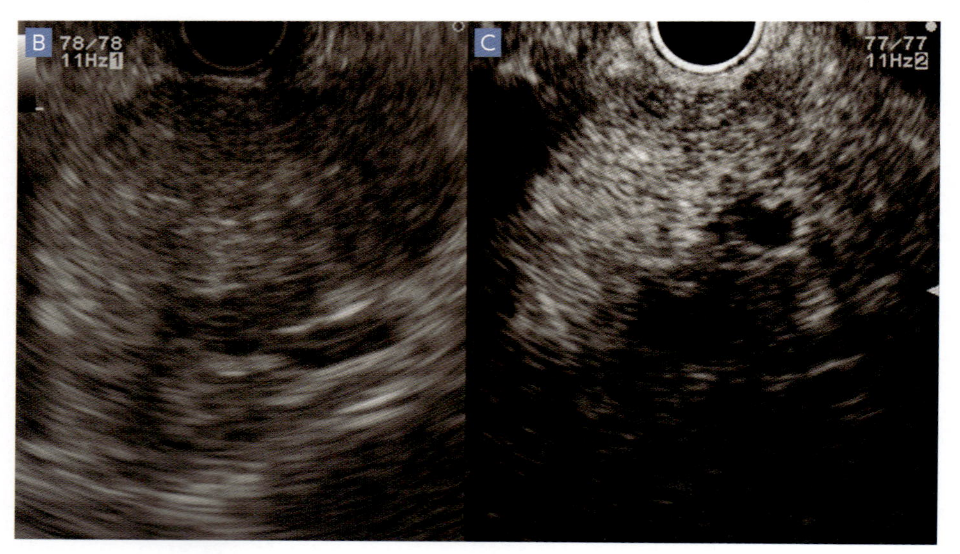

EUS

造影EUS

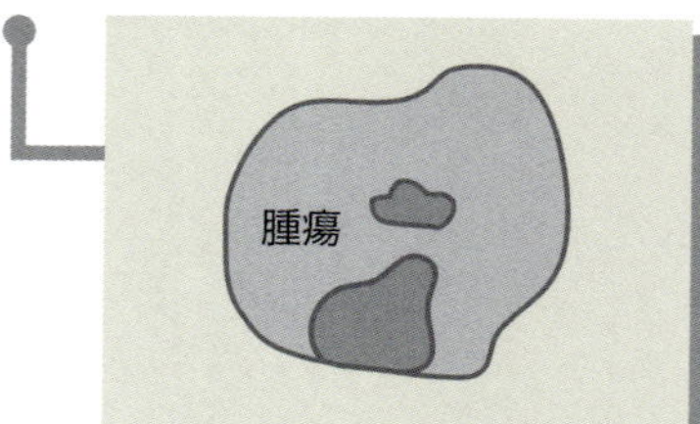

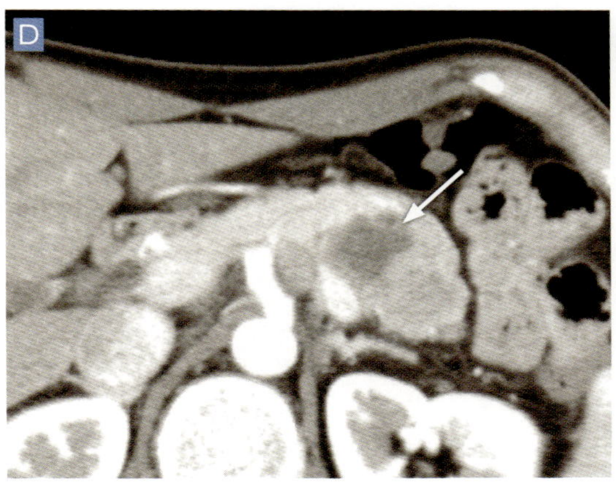

造影CT

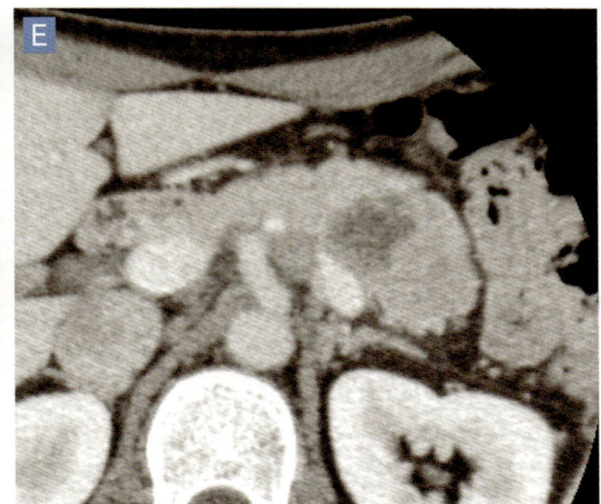

造影CT

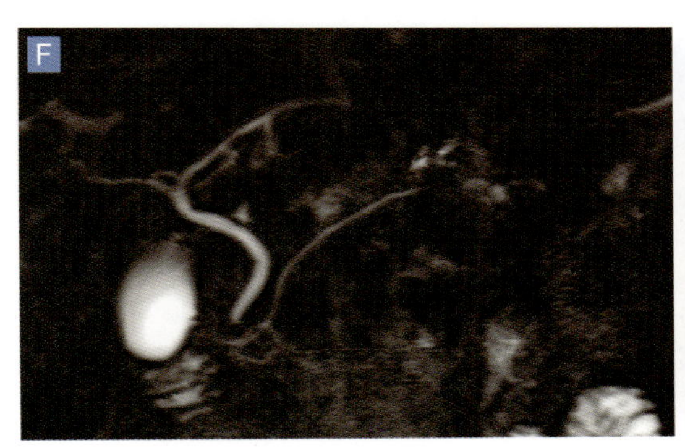

MRCP

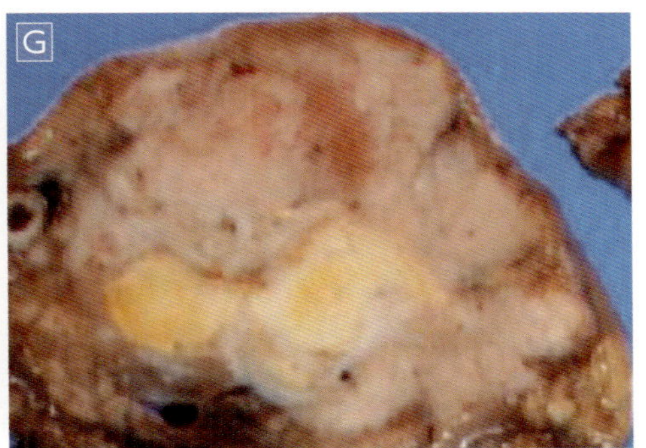

病理

膵体部に境界明瞭な腫瘤を認め，内部に低エコー領域を認める(図1A矢印)。造影EUSでは腫瘍は造影効果を有し，内部に血流の低下した領域を認め壊死が疑われた(図1B，C)。造影CTでは膵体部に境界明瞭な腫瘍を認め，動脈相では淡い造影効果を有するが，膵実質と比べ淡い低吸収域を呈した(図1D)。また，内部に壊死の存在が疑われた(図1D矢印)。門脈相でも腫瘍は実質と比較し，淡い低吸収域を呈した(図1E)。MRCPでは腫瘍部で主膵管は不明瞭となるが，尾側主膵管の拡張はみられない(図1F)。外科切除標本では腺房細胞癌の診断であり，内部に黄色の壊死組織を認めた(図1G)。

膵管癌との鑑別を要した腺房細胞癌（図2）

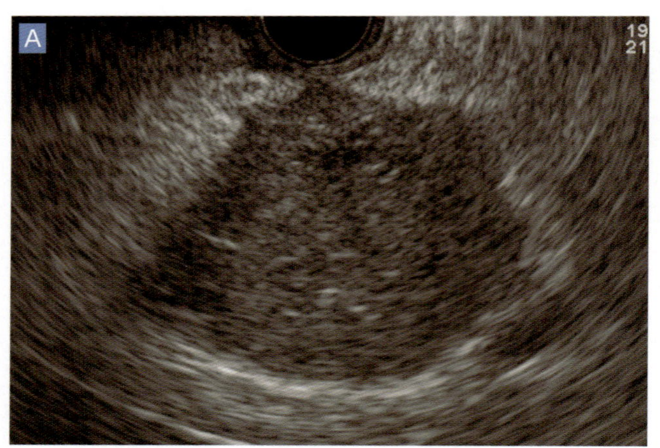

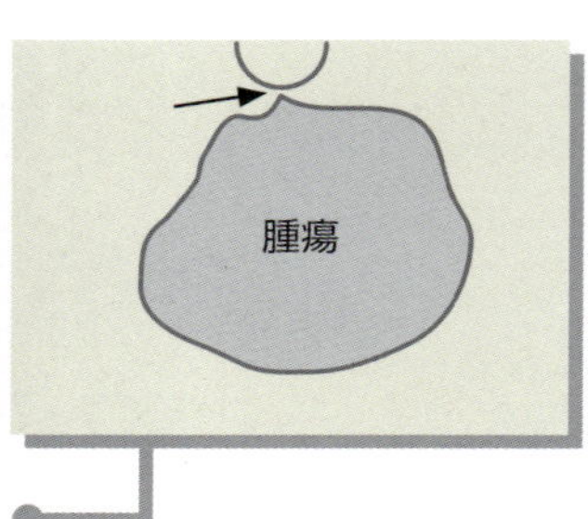

EUS

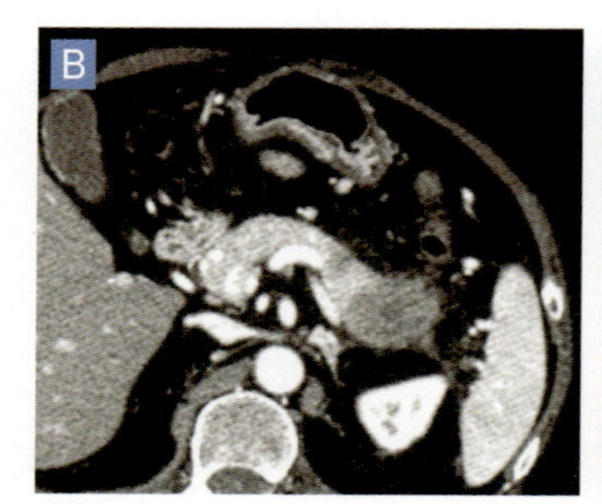

造影CT

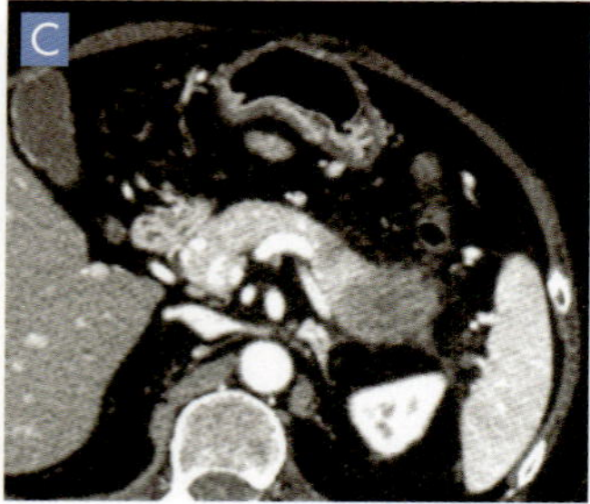

造影CT

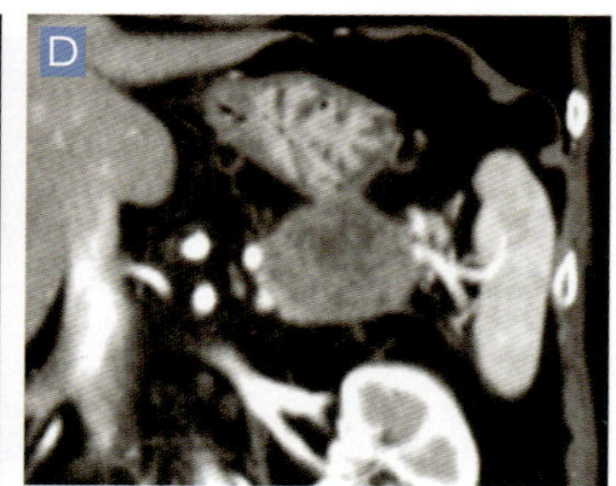

造影CT

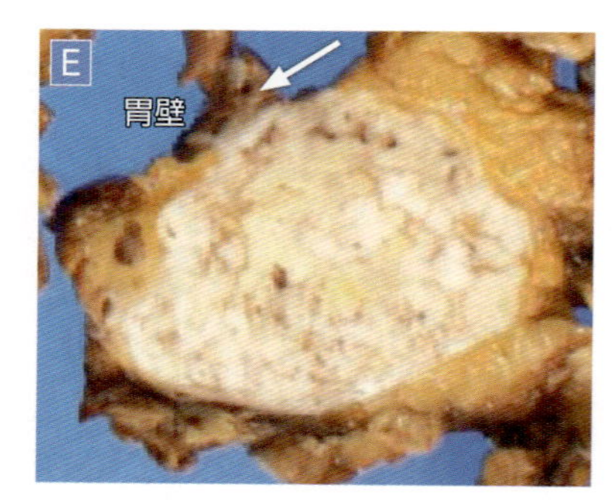

病理

膵尾部に境界明瞭な低エコー腫瘤を認め，腫瘍の一部が胃壁に近接していた（図2A矢印）。造影CTでは膵尾部に境界明瞭な乏血性腫瘍を認め，内部に壊死を疑う低吸収域を認めた（図2B，C）。また，造影CT冠状断ではEUSの所見と同様に，一部腫瘍の胃壁への浸潤が疑われた（図2D）。乏血性腫瘍であり膵管癌が疑われたが，腫瘍の境界は明瞭であり，膵管癌としては非典型的と考えられた。膵体尾部切除術が行われ，病理診断は腺房細胞癌の診断であった。外科切除標本では膵尾部に境界明瞭な腫瘍を認め，内部には黄色の壊死を認めた。腫瘍は胃壁に近接しており，胃筋層への浸潤を認めた（図2E矢印）。

主膵管・総胆管閉塞を伴った腺房細胞癌（図3）

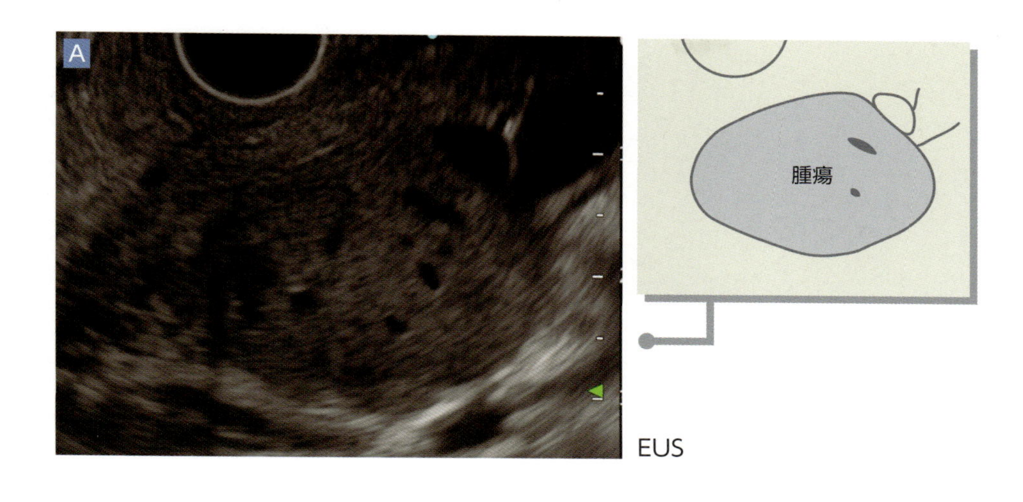

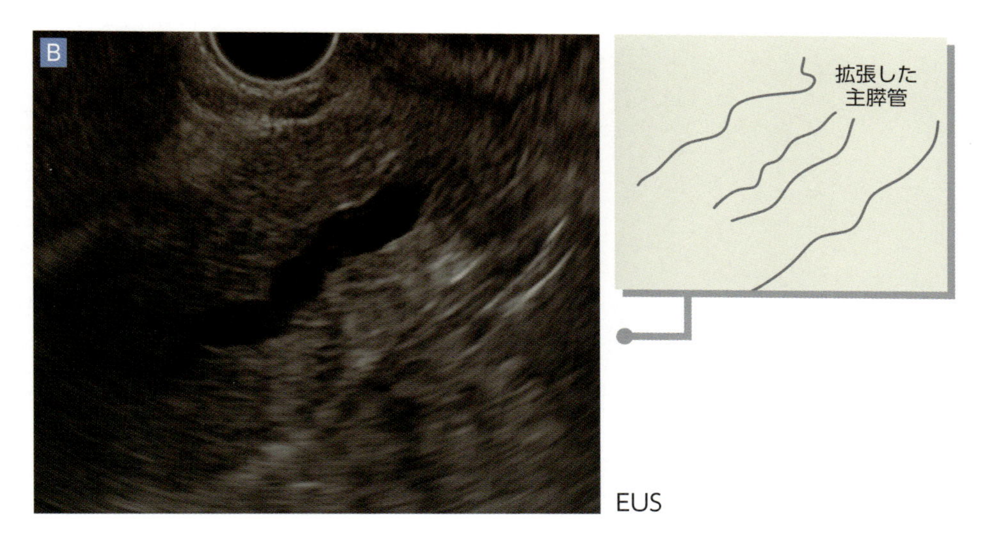

膵頭部に境界明瞭な低エコー腫瘤を認め（図3A），尾側主膵管の拡張を伴っている（図3B）。造影EUSで腫瘍は膵実質と等染し，淡い血流を有する（図3C，D）。造影CTでも膵頭部に境界明瞭な腫瘤を認め，動脈相で膵実質と同程度から一部やや高い造影効果を有し，後期相では低吸収域として描出されている（図3E，F矢印）。膵神経内分泌腫瘍，腺房細胞癌が疑われたが，MRCPでは総胆管の狭窄，主膵管途絶，尾側の拡張を伴っており，膵管癌の鑑別も必要と考えられた（図3G矢印）。外科切除標本では境界明瞭な充実性腫瘍を認め，腺房細胞癌の診断であった（図3H）。

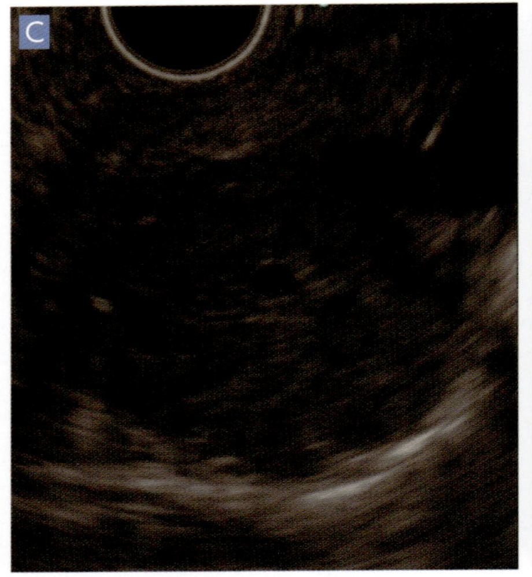

造影EUS

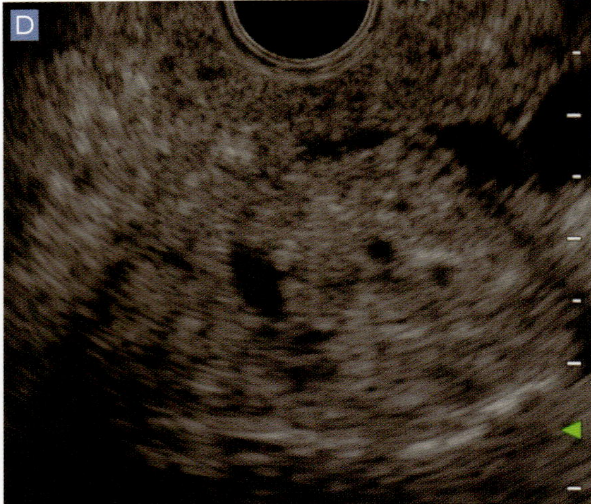

造影EUS

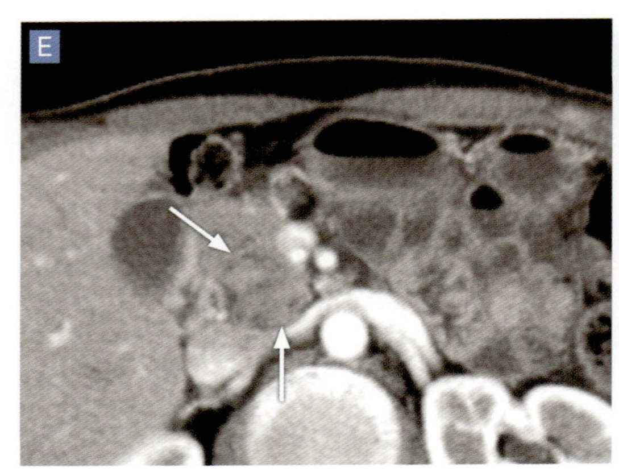

造影CT

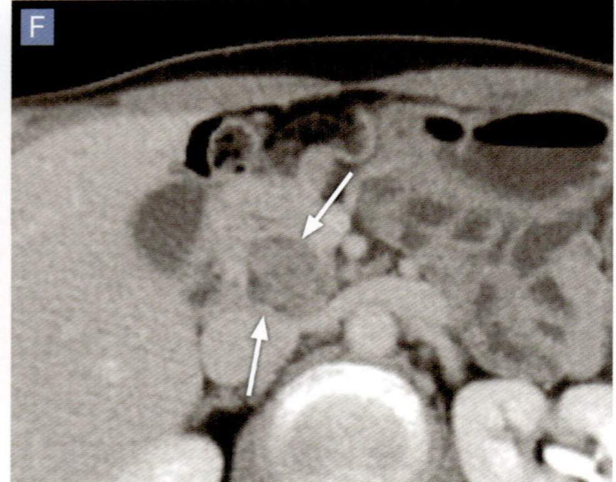

造影CT

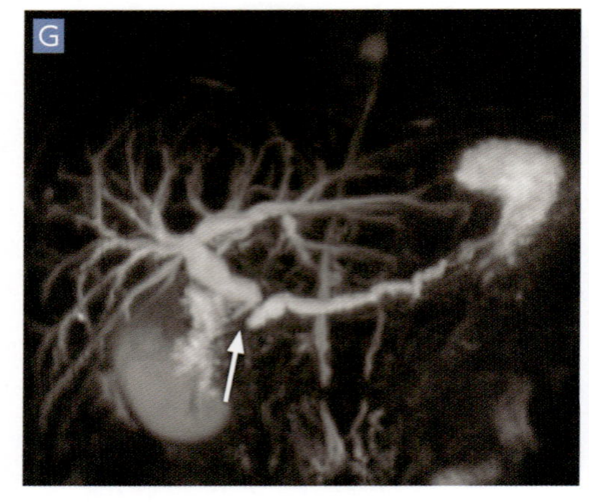

MRCP

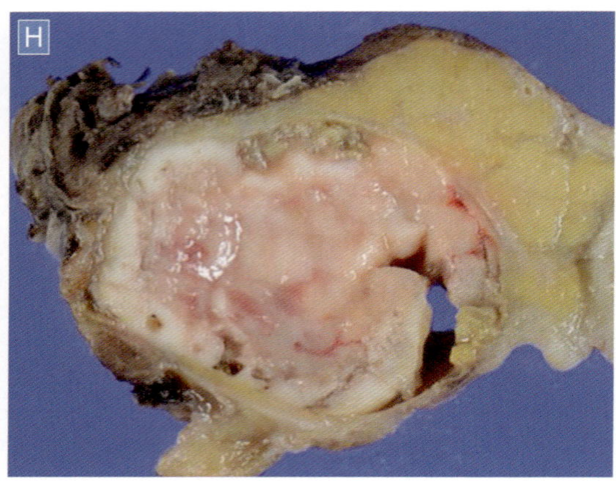

病理

文 献

1) 北上英彦，他：膵腺房細胞癌―日本膵臓学会登録115例の臨床的検討―．膵臓．2007；22(6)：718-720.
2) Bhosale P, et al:CT imaging features of acinar cell carcinoma and its hepatic metastases. Abdom Imaging. 2013;38(6):1383-1390.
3) Hosoda W, et al:BCL10 as a useful marker for pancreatic acinar cell carcinoma, especially using endoscopic ultrasound cytology specimens. Pathol Int. 2013;63(3):176-182.
4) Yamato H, et al:Pancreatic carcinoma associated with portal vein tumor thrombus: three case reports. Intern Med. 2009;48(3):143-150.
5) Basturk O, et al:Intraductal and papillary variants of acinar cell carcinomas: a new addition to the challenging differential diagnosis of intraductal neoplasms. Am J Surg Pathol. 2007;31(3):363-370.

（須藤研太郎）

1 上皮性腫瘍
―B 神経内分泌腫瘍(NET)
膵神経内分泌腫瘍(PanNEN)
1 膵神経内分泌腫瘍(PanNEN)

膵神経内分泌腫瘍(pancreatic neuroendocrine neoplasm：PanNEN) は神経細胞や内分泌細胞から発生する腫瘍で，人口10万人あたりの有病者数2.7人とされる。2017年のWHO分類では，核分裂像とKi-67指数により，高分化なPanNET G1，PanNET G2，PanNET G3，低分化なPanNEC，MiNEN(mixed neuroendocrine-non-neuroendocrine neoplasm)に分類された[1)]。また，ホルモン産生能により機能性および非機能性に分類される。一般にPanNET G1～G3では機能性がしばしばみられるが，PanNECではホルモン産生は稀である。

POINT PanNET G1，G2

- 境界明瞭，類球形，辺縁整，多血性で外側陰影を伴う低エコー腫瘤
- 嚢胞変成，石灰化を伴うことが少なくないが，主膵管拡張は通常認めない

PanNENの典型例は膨張性に発育する充実性腫瘍であり，線維性被膜を有することが多い。EUSでは境界明瞭，辺縁整な類円形の低エコー腫瘤として描出され，偽被膜による外側陰影を伴う(☞症例図1，図2)。腫瘍径が大きくなると，腫瘍内部の嚢胞変性(5～32％，☞症例図3～5)，石灰化(20％，☞症例図8)などの所見が増加する[2～4)]。

病理学的に，腫瘍細胞周囲の間質には豊富な血管を有することが多い。このため，PanNENは一般に多血性腫瘍とされているが，造影CTの早期相で高吸収となる腫瘍は60～70％で，30～40％の腫瘍は低吸収または等吸収となる[5, 6)]。PanNET G1，G2では，典型像である，境界明瞭，類球形，辺縁整，多血性で，外側陰影を伴う低エコー腫瘤となる症例が多い[7)]。

POINT PanNET G3，PanNEC

- 通常型膵癌に類似する辺縁不整，境界不明瞭な乏血性低エコー腫瘤
- しばしば膵管拡張，膵管内進展を伴う

PanNENは，悪性度が高いほど腫瘍辺縁は分葉状，不整となり[8]（☞症例図7），さらに尾側膵管拡張（☞症例図9，図10）や腫瘍内部の壊死，膵管内進展（8％，☞症例図12）などの頻度が高くなる。また，浸潤性発育するため被膜はほとんど形成せず，腫瘍内は線維性間質が多くを占めるようになるため乏血性の傾向が強くなる。実際に，造影CTで腫瘍が乏血となるほど腫瘍の増殖能・悪性度は高い傾向にあるとされ[9]，通常型膵癌に類似する所見となる。 なお，PanNENの4.3％はMEN-1（multiple endocrine neoplasia type1）が原疾患であり，また75％は多発性とされる（☞症例図11）。

PanNENでは腫瘍内部にしばしば嚢胞変性がみられ（10～32％），腫瘍径が大きいほどその割合が高いと報告されている[10]。また，時に腫瘍内の広範な嚢胞変性により単房性膵嚢胞性腫瘍の形態を示すことがある[11]。このような形態のPanNENと他の膵嚢胞性腫瘍との鑑別にはhypervascular rim（壁の強い濃染）が有用とされている[12]。嚢胞変性の多くは腫瘍内出血が原因であり壊死による嚢胞化は少ないが，嚢胞変性と腫瘍悪性度とは関連がないとされている[10]。

OVERVIEW

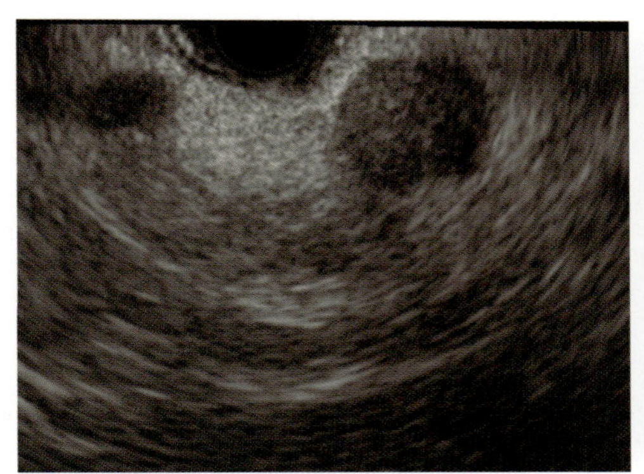

図1 ▶ 典型例：辺縁整，境界明瞭（G1）

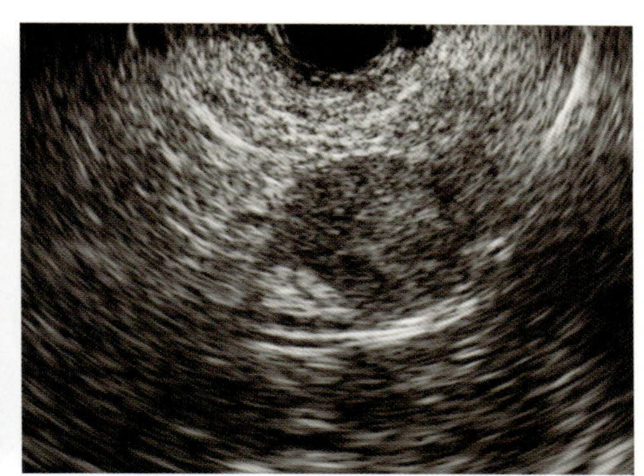

図2 ▶ 辺縁整，境界明瞭，内部不均一（G1）

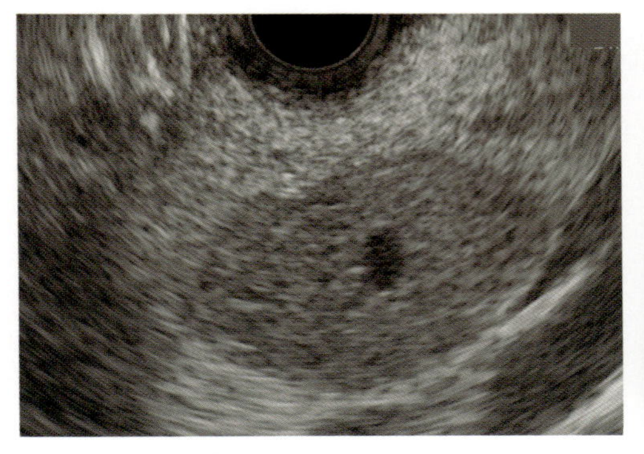

図3 ▶ 小嚢胞（G1）

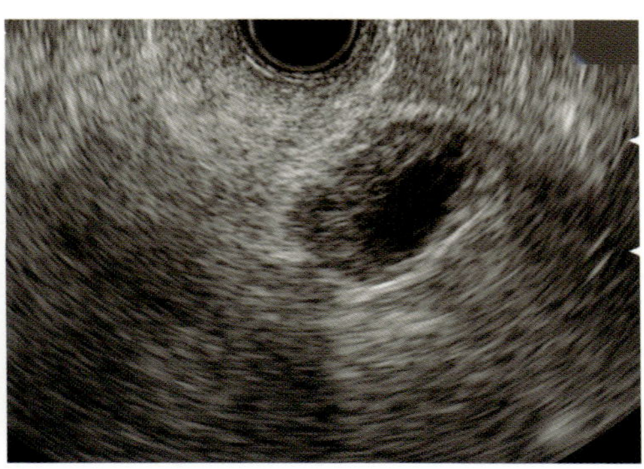

図4 ▶ 単房性嚢胞（G1）

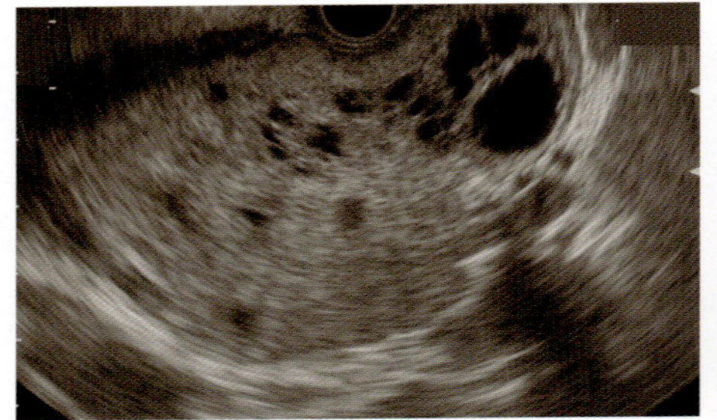

図5 ▶ 多房性嚢胞型（G1）

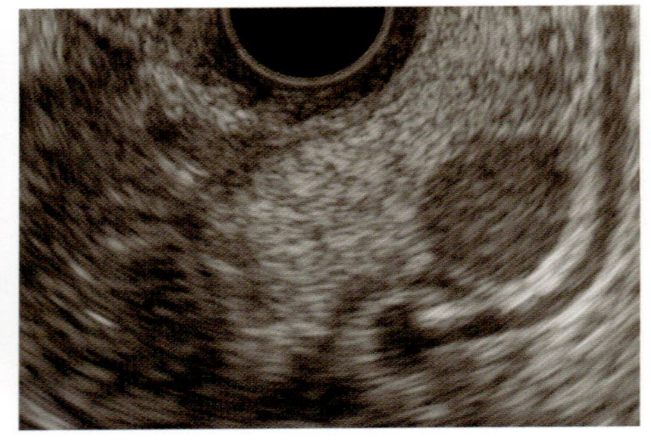

図6 ▶ 乏血性腫瘍（G1）

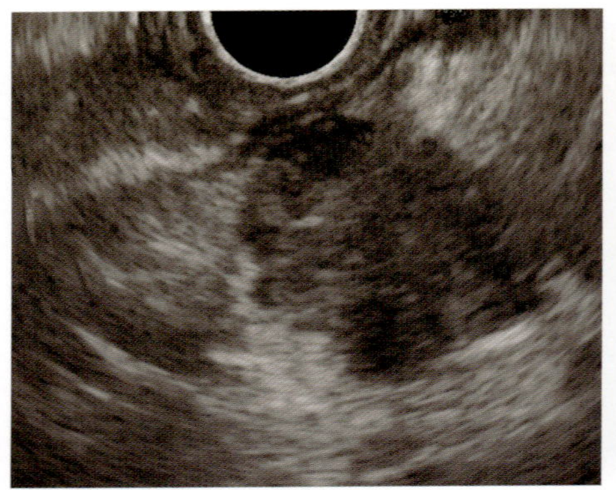

図7 ▶ 多血性，不整形腫瘍（G3）

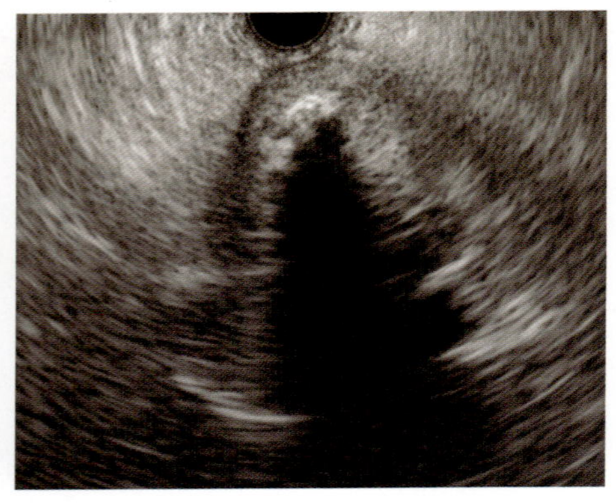

図8 ▶ 石灰化，静脈侵襲（NEC）

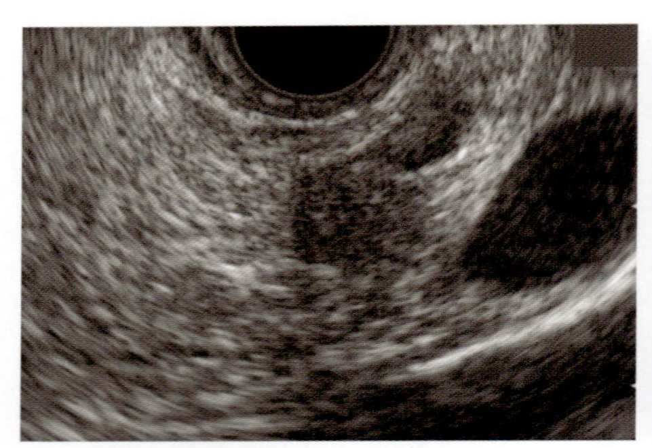

図9 ▶ 主膵管拡張，多血性腫瘍（G1）

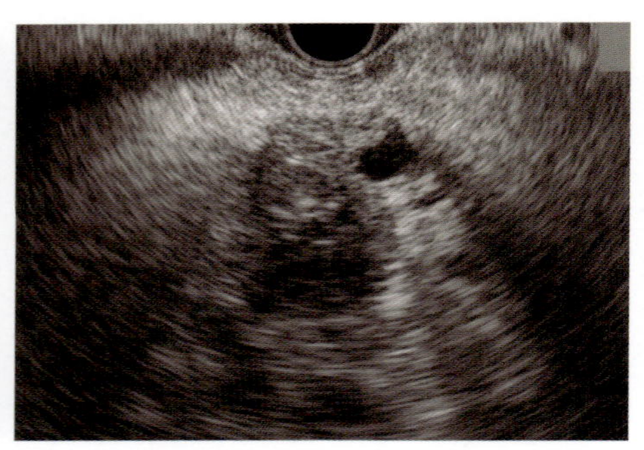

図10 ▶ 主膵管拡張，乏血性腫瘍（NEC）

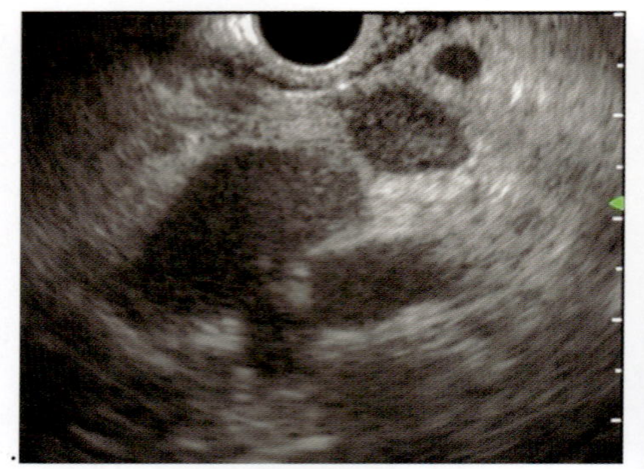

図11 ▶ 膵内多発腫瘍（NEC）

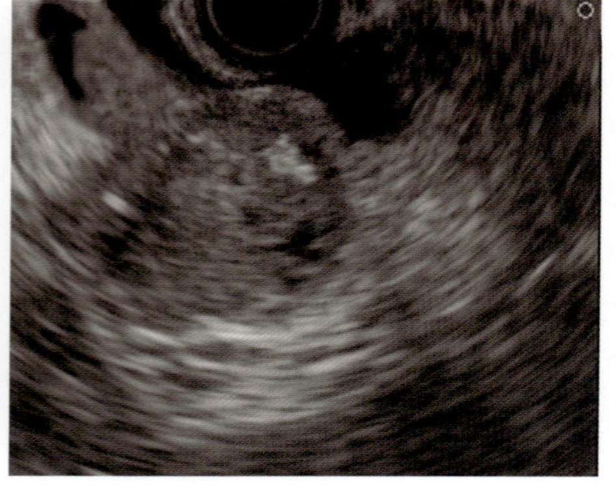

図12 ▶ 膵管内進展（G2）

症例

PanNEN典型例（辺縁整，境界明瞭）（図1）

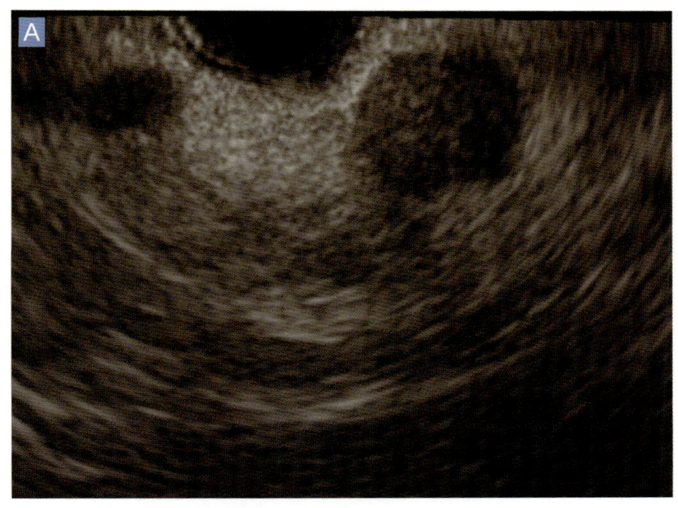

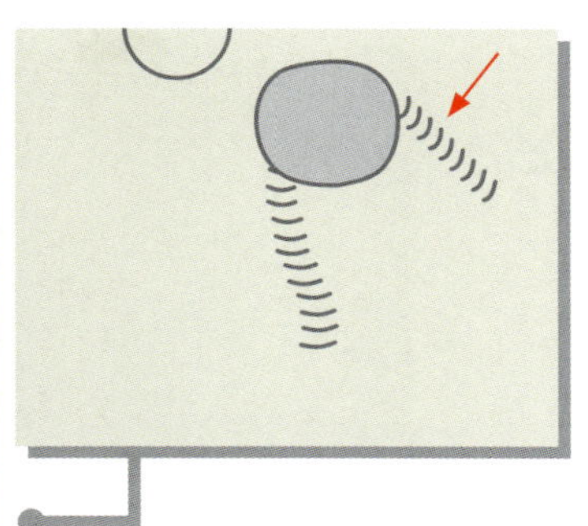

EUS

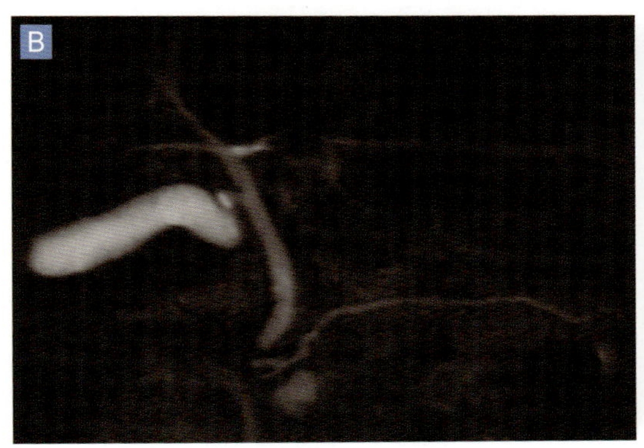

MRCP

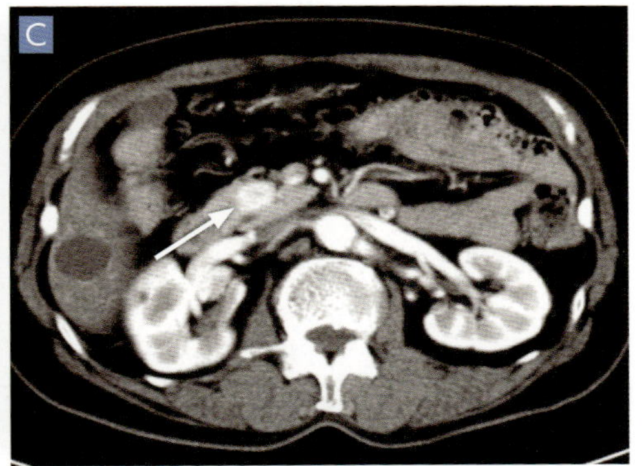

造影CT

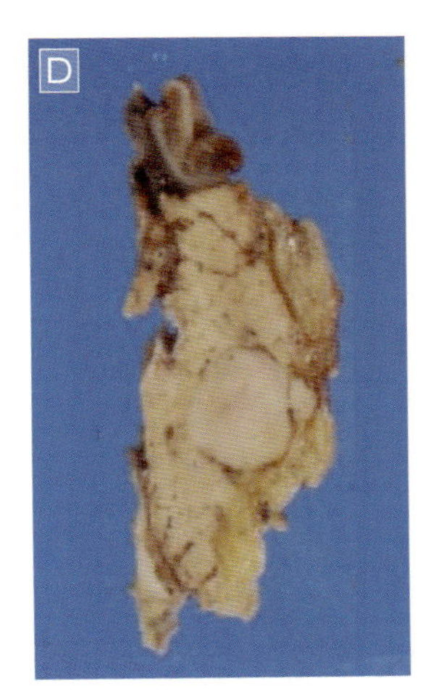

病理

EUSでは内部均一，辺縁整，境界明瞭な円形の腫瘍であり，外側陰影を伴っている（図1A矢印）。主膵管は腫瘍と離れており，MRCPでも主膵管に異常を認めなかった（図1B）。腫瘍は造影CTで早期相より濃染を示した（図1C矢印）。病理組織では，Ki-67は2％未満で核分裂像に乏しく，PanNET G1と診断された（図1D）。

PanNEN (辺縁整，境界明瞭，内部不均一)（図2）

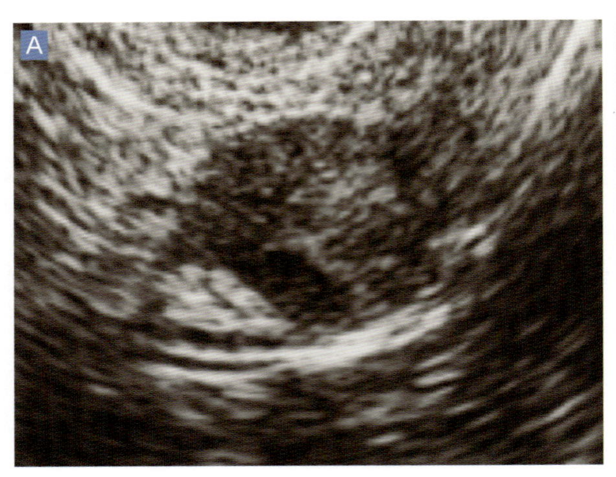

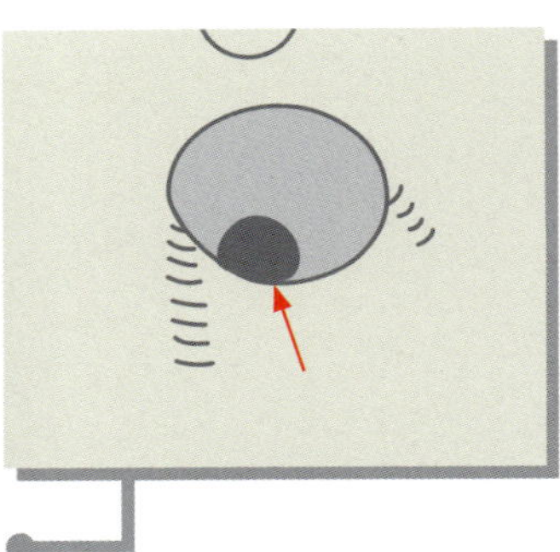

EUS

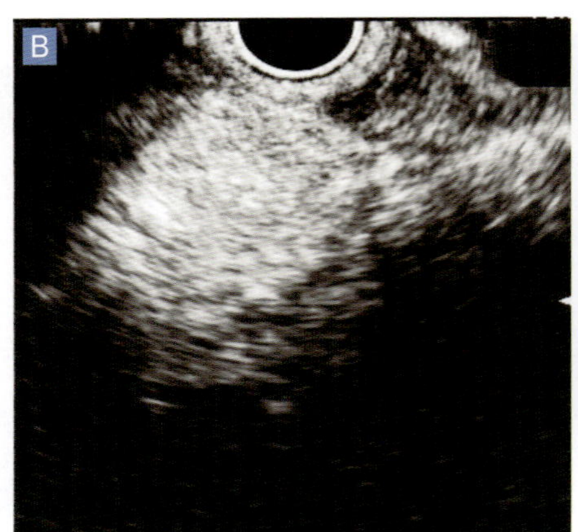

EUS

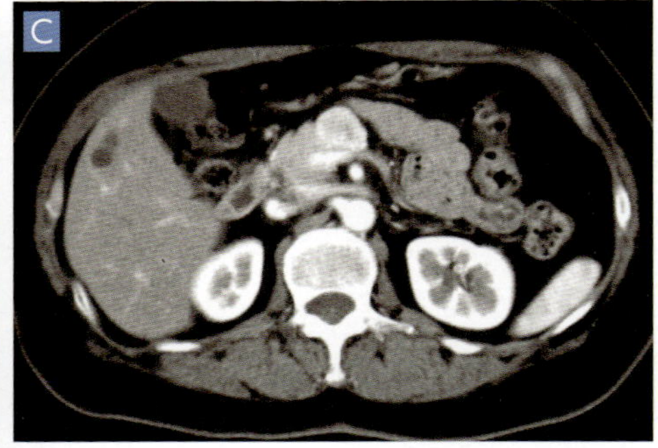

造影CT

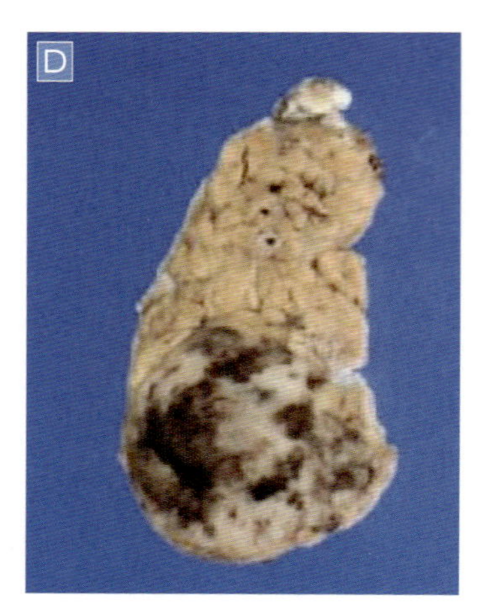

病理

EUSで膵体部に12mmの辺縁整，境界明瞭な腫瘍を認める（図2A）。造影EUSにより早期に濃染され（図2B），造影CTでも同様の所見であった（図2C）。腫瘍の一部に他の腫瘍実質より低エコーな部分を認め（図2A矢印），病理組織で同部位は腫瘍内の出血であった（図2D）。腫瘍細胞の核分裂像は乏しく，Ki-67は2％未満で，PanNET G1の診断であった。

PanNEN囊胞性病変（図3）

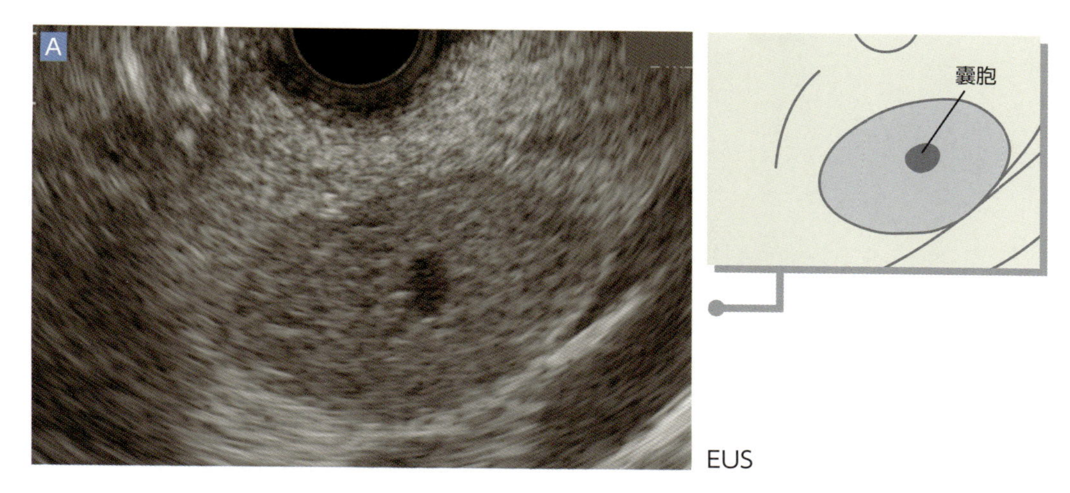

EUS

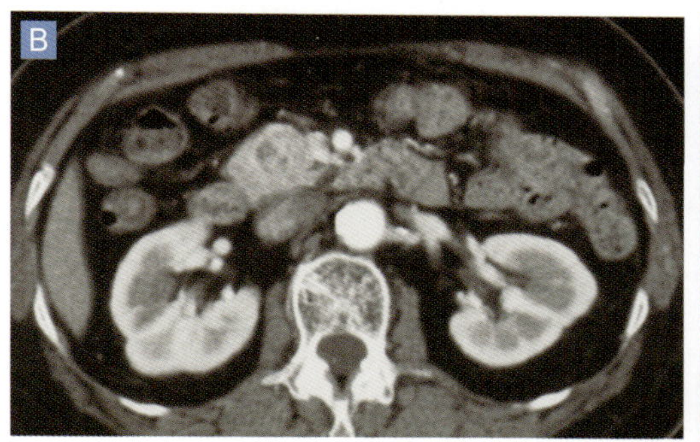

造影CT

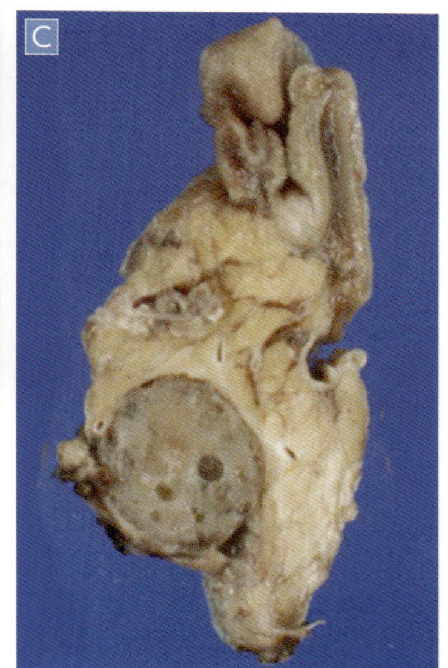

病理

EUSでは充実性腫瘍の中央付近に径5mm程の小囊胞を数個認めた（図3A）。腫瘍は造影CT早期相で不均一に造影された（図3B）。病理組織では腫瘍内部に2～5mm大の囊胞を認め，核分裂像に乏しく，Ki-67は2％未満でPanNET G1であった（図3C）。

PanNEN単房性（図4）

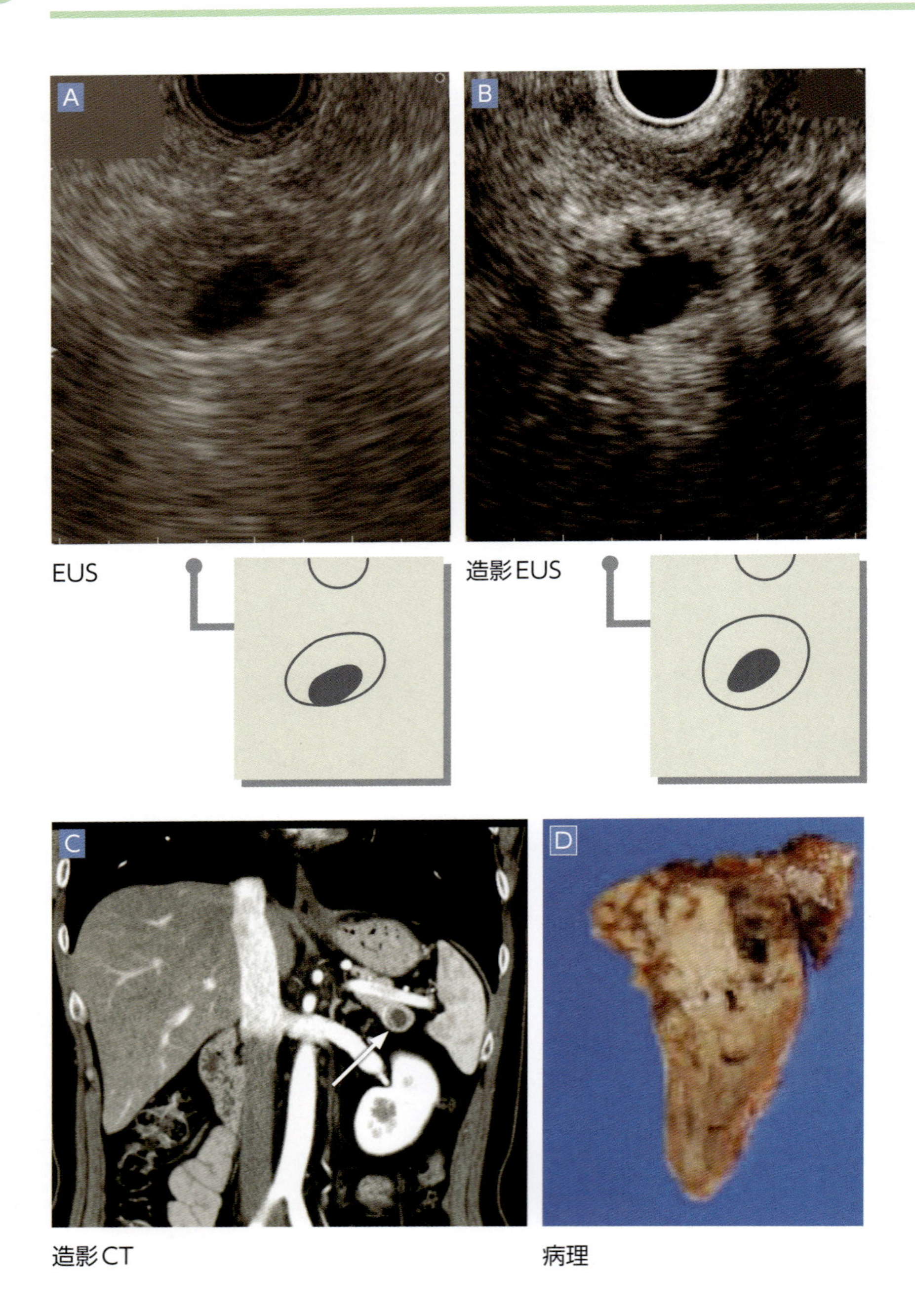

EUSでは中央に嚢胞を伴う辺縁整，境界明瞭な腫瘍を認め（図4A），造影EUSでは腫瘍辺縁の実質は早期から造影効果がみられた（図4B）。造影CTでhypervascular rimが観察され，嚢胞性腫瘍よりもPanNENの可能性が高いと診断した（図4C矢印）。病理組織上は核分裂像に乏しく，Ki-67は2％未満でPanNET G1と診断された（図4D）。

PanNEN多房性囊胞(図5)

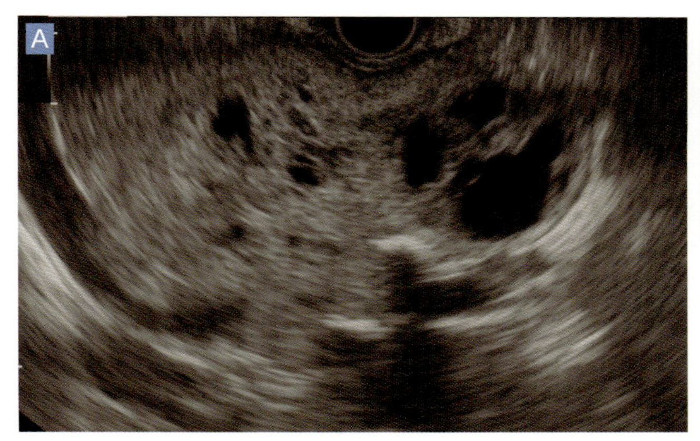

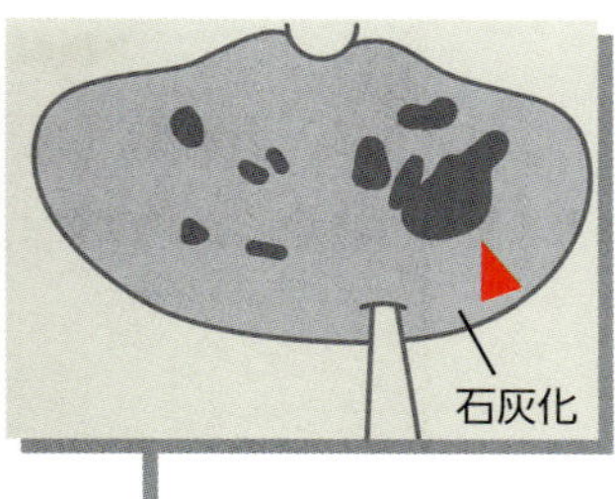

EUS

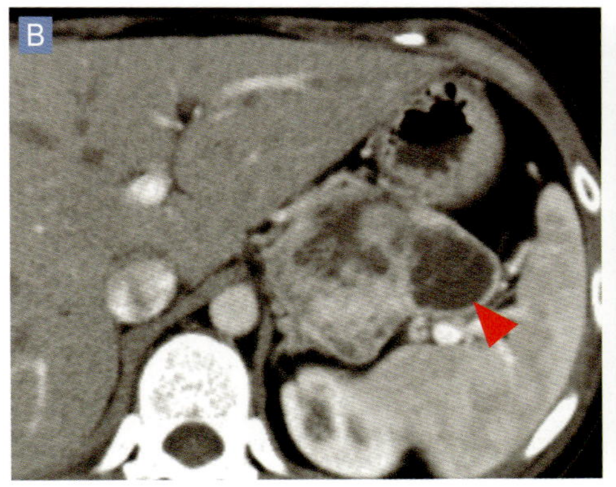

CT

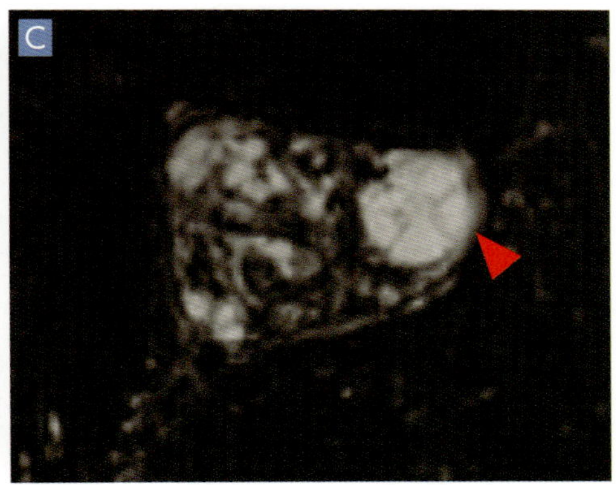

MRI

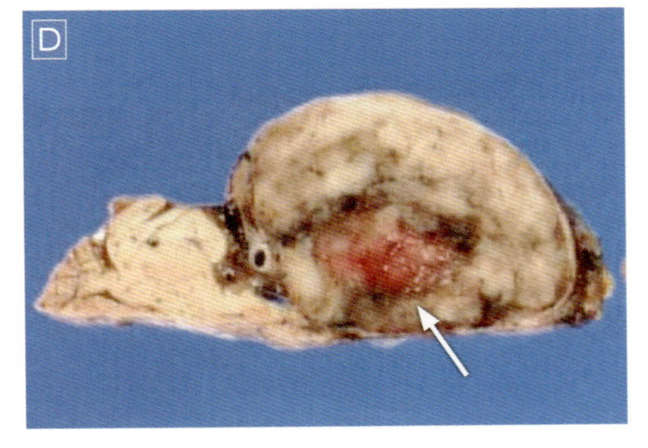

病理

EUSで淡い高エコー腫瘤の内部に小～中の囊胞が集簇し，一部に石灰化もみられる(図5A)。囊胞が集簇し類円形状になっている部分(図5A矢頭)はCTで低濃度域(図5B矢頭)，MRI T2強調画像で高信号域(図5C矢頭)として認められた。病理組織では核分裂像に乏しく，Ki-67は2％未満でPanNET G1であった。なお，画像で類円形に見える部分は，病理組織で出血が認められる部分に相当していた(図5D矢印)。PanNENは時に多房性囊胞状の形態をとり，SCNと類似する場合があるので注意が必要である。

PanNEN乏血性腫瘍G1（図6）

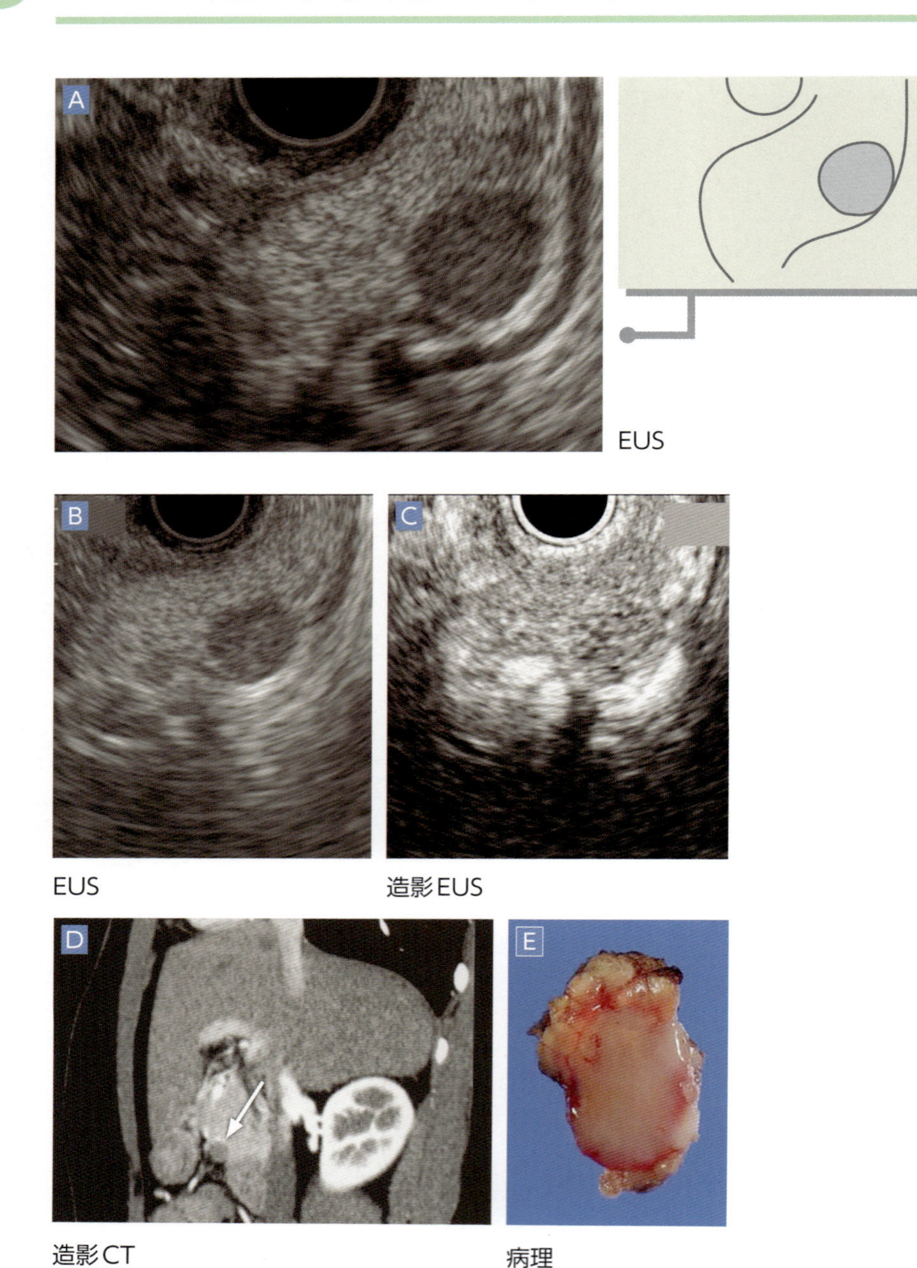

EUS

EUS　造影EUS

造影CT　病理

EUSでは境界明瞭・辺縁整な低エコー性腫瘍を認める（図6A，B）。造影CTでは腫瘍の造影効果はみられず，他の乏血性膵腫瘍との鑑別が問題となった（図6D矢印）。しかし，造影EUSでは造影効果を認め，通常型膵癌とは異なるパターンを示した（図6C）。病理組織では腫瘍の線維化が強く，核分裂像に乏しく，Ki-67は2％未満でPanNET G1であった（図6E）。

PanNEN（辺縁不整，境界不明瞭）G3（図7）

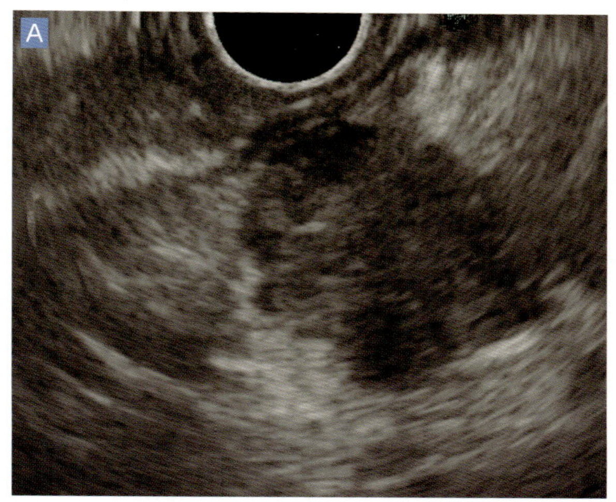

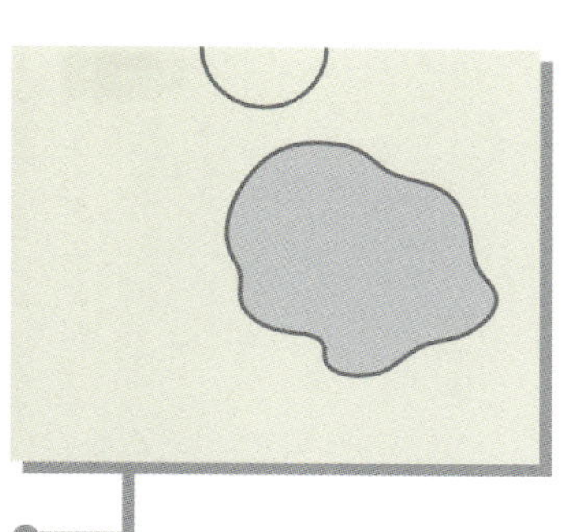

EUS

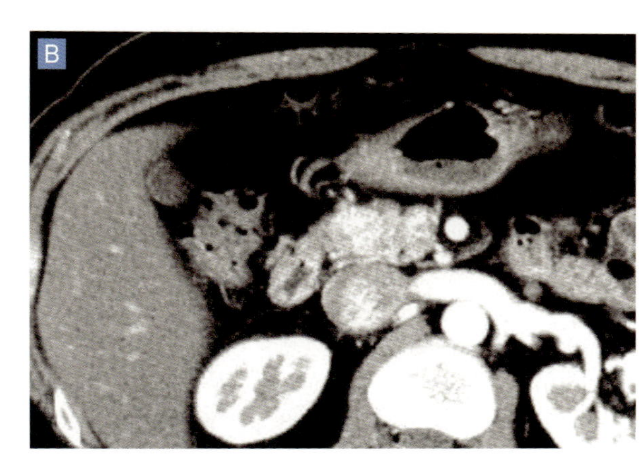

造影CT

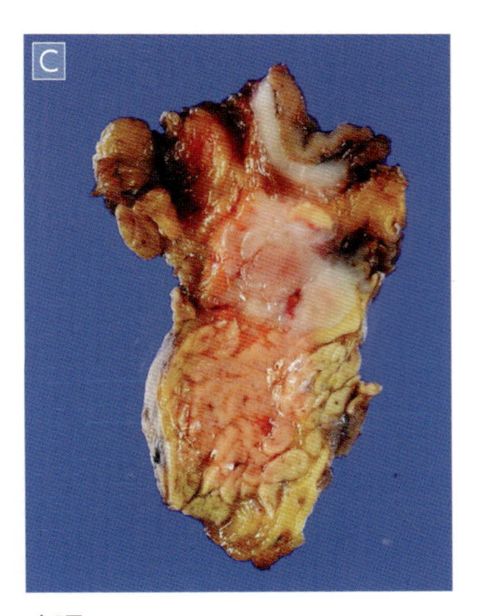

病理

EUSでは辺縁不整，境界不明瞭，内部不均一な低エコー性腫瘍を膵頭部に認める（図7A）。造影CTで膵腫瘍は早期相で濃染された（図7B）。病理組織では核分裂像は32/10HPF，Ki-67＞20％で，PanNET G3の腫瘍であった（図7C）。

PanNEN石灰化＋静脈侵襲（図8）

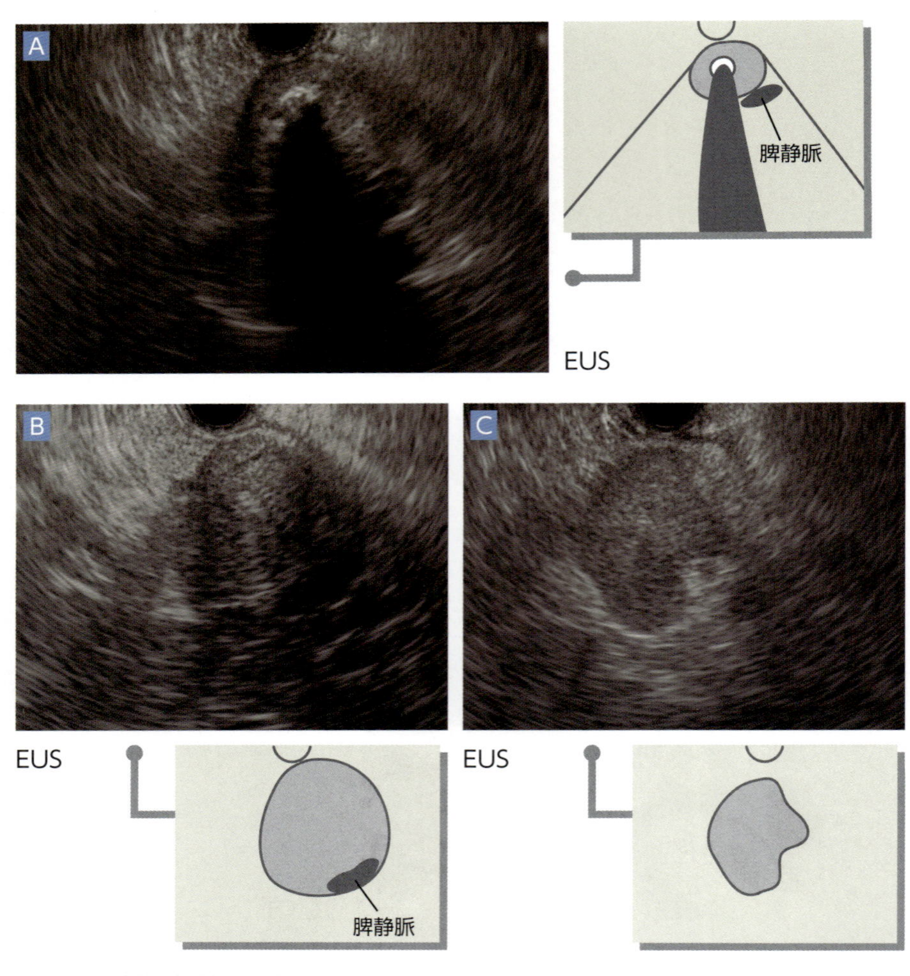

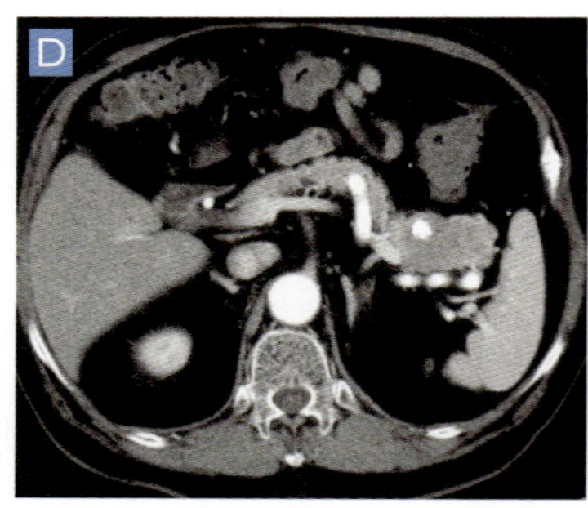

造影CT

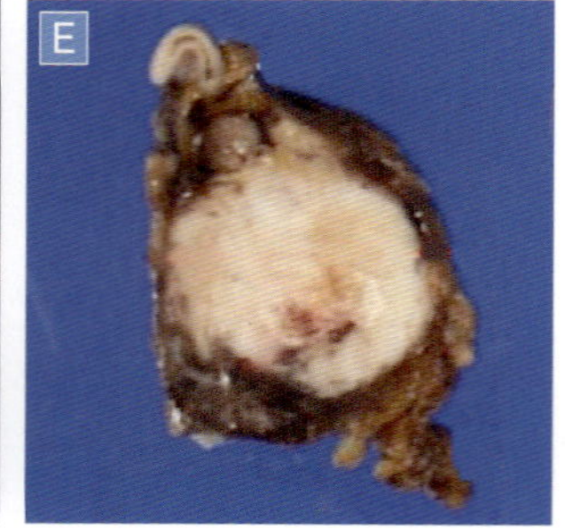

病理

EUSでは音響陰影を伴う高エコー域のある腫瘍で，外側陰影もみられる（図8A）。腫瘍中央には石灰化は認めなかった。腫瘍背側で脾静脈が巻き込まれており，静脈浸潤ありと診断した（図8B）。腫瘍は膵尾部側で辺縁凹凸・不整像を呈し（図8C），また造影CTにて石灰化を伴う乏血性の膵尾部腫瘍として描出された（図8D）。病理組織で腫瘍内部の石灰化，出血，脾静脈侵襲を認め，大細胞型の腫瘍細胞が蜂巣状・小塊状を呈し，浸潤性に増殖しており，PanNECの診断となった（図8E）。

PanNEN主膵管拡張(図9)

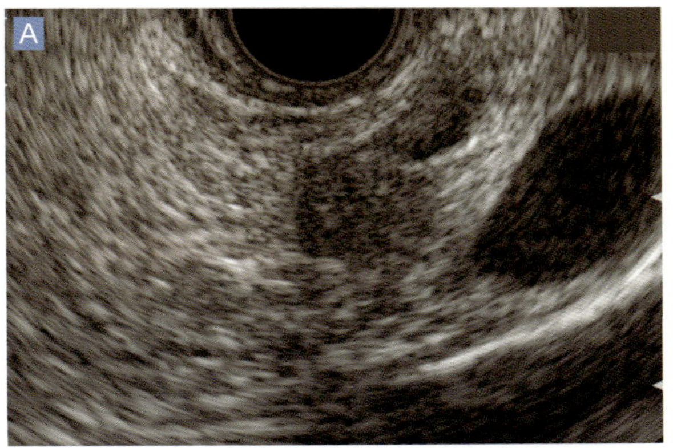

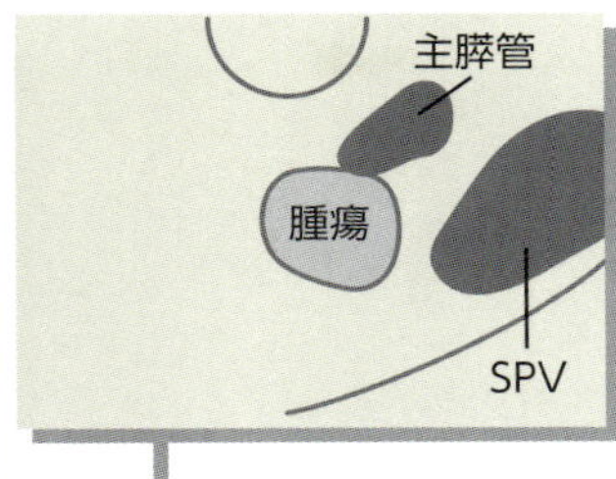

EUS

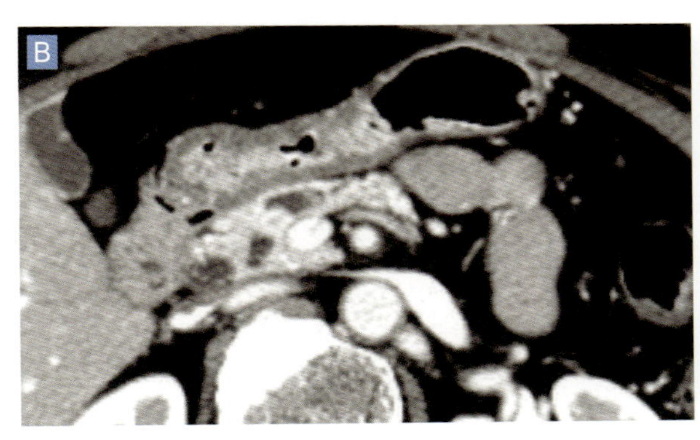

造影CT

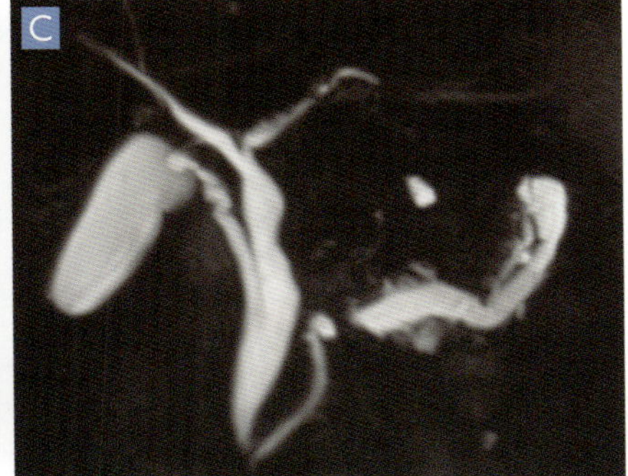

MRCP

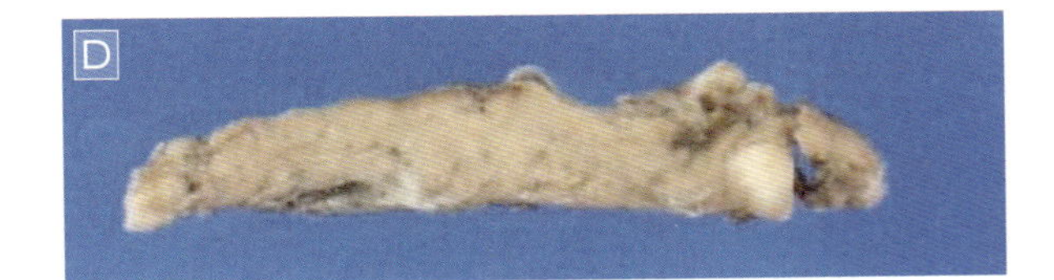

病理

EUSでは境界明瞭・辺縁整な内部均一な低エコー腫瘍であり，尾側主膵管の拡張も認められた(図9A)。造影CTでは早期濃染がみられ，PanNENの診断となった(図9B)。MRCPでも，主膵管の狭窄と尾側膵管の拡張が明瞭である(図9C)。病理組織では，核分裂像は<2，Ki-67<2%で，PanNET G1であった(図9D)。また，腫瘍近傍の主膵管の周囲に線維化が広がり，同部位より尾側で主膵管の拡張を認めた。尾側膵管拡張をきたすPanNENは大きな腫瘍が多いが，時に小さなPanNENでも主膵管の閉塞をきたすことがある。これは腫瘍による膵管への圧迫ではなく，腫瘍内に発現したセロトニンによる線維芽細胞への刺激により，線維化が亢進したことによる膵管狭窄が原因と考えられている。

PanNEN主膵管拡張（図10）

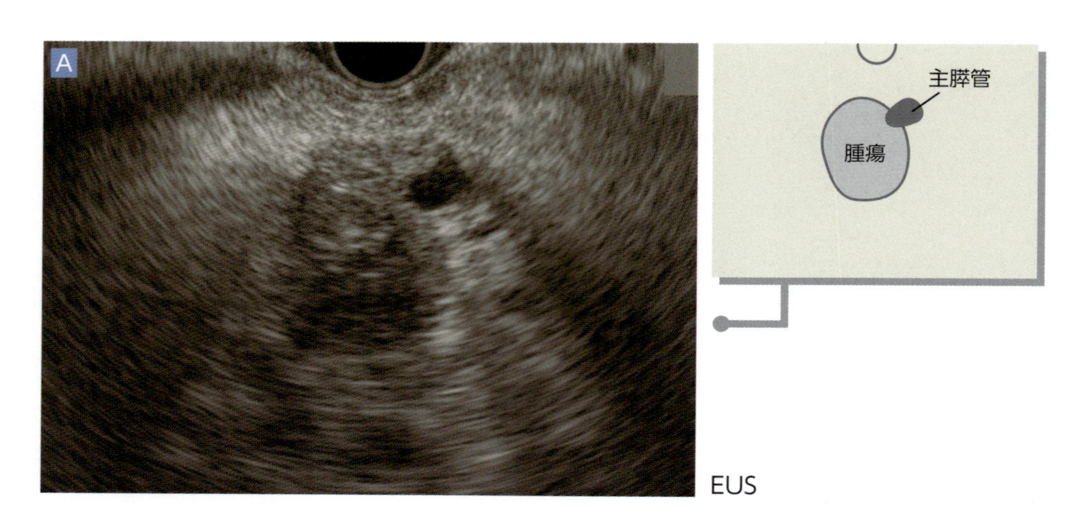

EUS

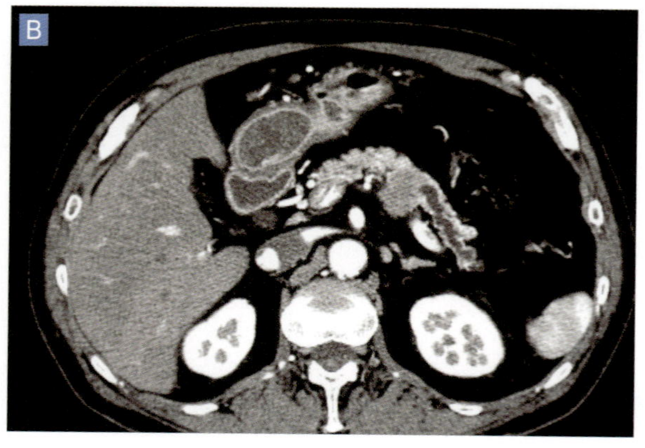

造影CT

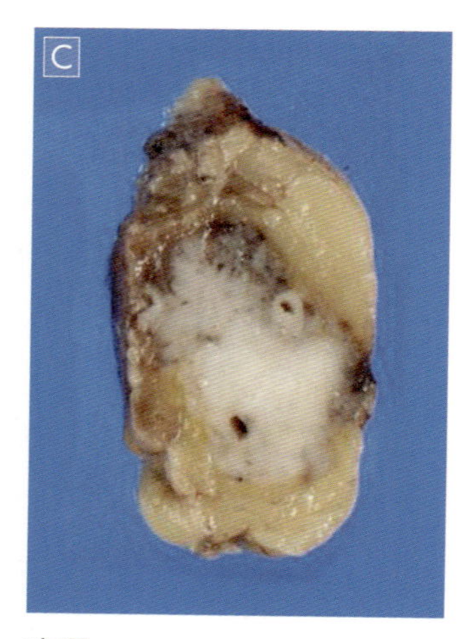

病理

EUSで膵体部に辺縁不整，境界不明瞭，内部不均一な腫瘍がみられ，尾側主膵管の拡張も認める（図10A）。造影CTでは体部の造影不良な腫瘍であり，尾側膵管の拡張もみられる（図10B）。画像上，膵癌との鑑別は困難であったが，病理検査で核分裂数は＞20，Ki-67＞20％で，小細胞型のNECの診断となった（図10C）。

PanNEN多発型(図11)

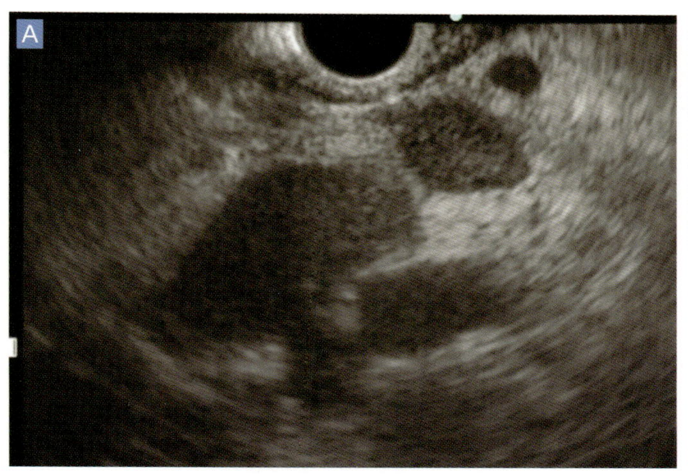

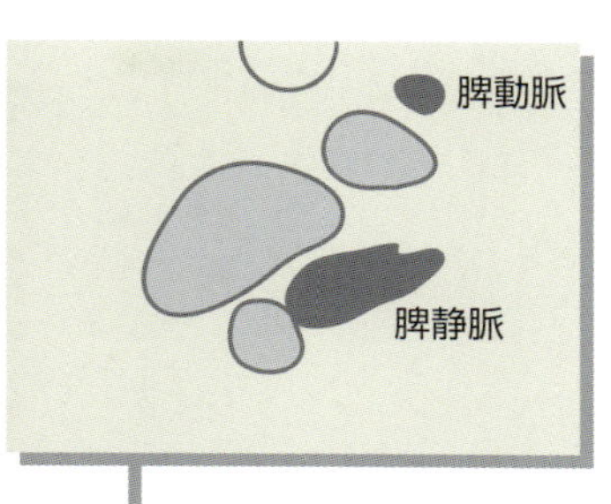

EUS

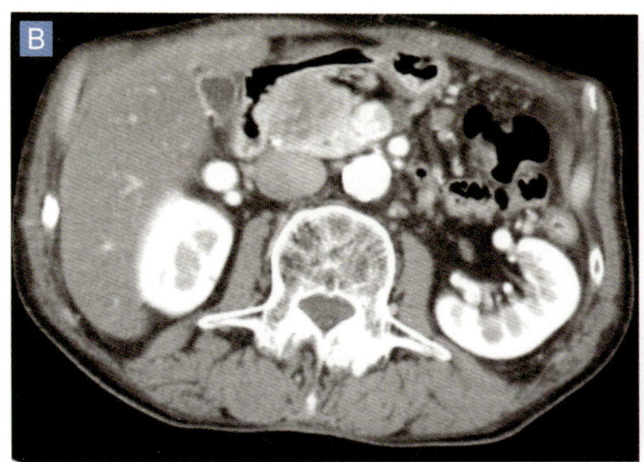

造影CT

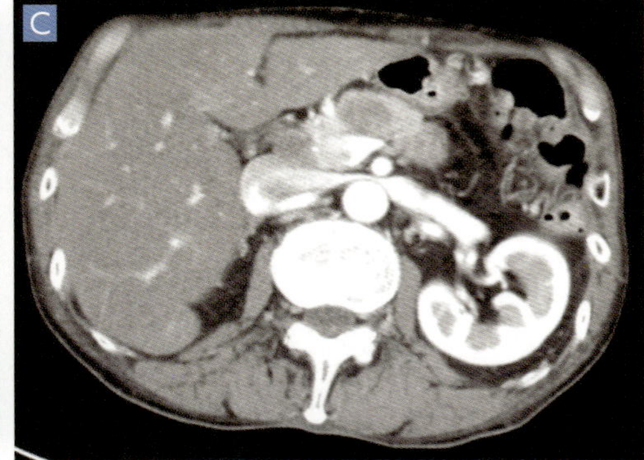

造影CT

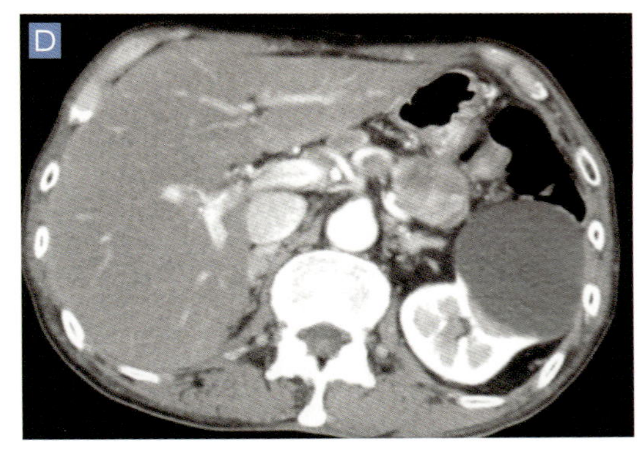

造影CT

EUSでは膵内に辺縁整, 境界明瞭な, 5～50mm大の低エコーの多発腫瘤を認める(図11A)。造影CTで腫瘤は不均一に造影されるが, 膵実質よりも乏血性腫瘤として描出された(図11B～D)。EUS-FNAで小細胞型のNECの診断となった。

PanNEN膵管内進展（図12）

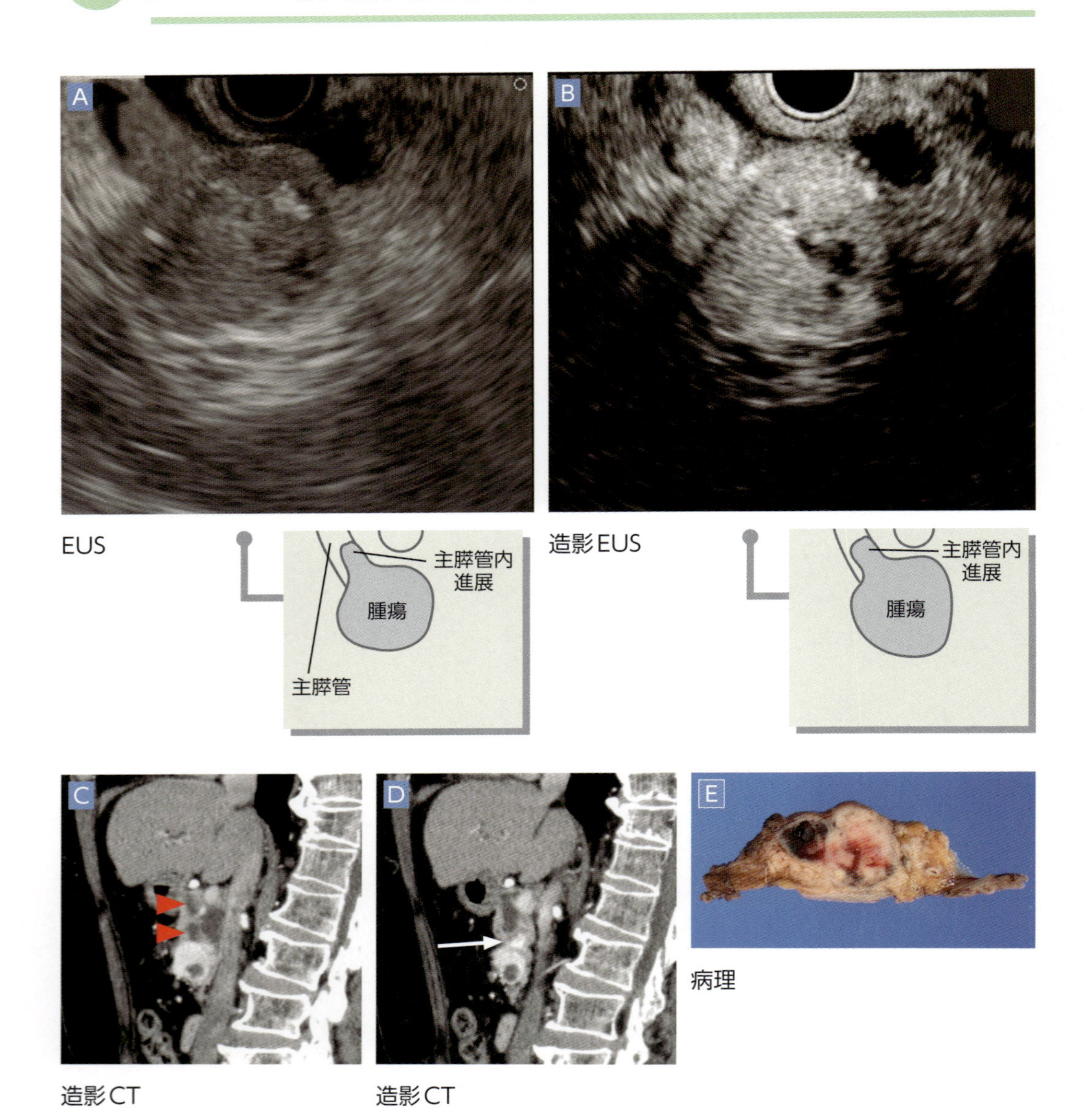

EUS

造影EUS

造影CT

造影CT

病理

EUSでは辺縁整で，境界明瞭，内部低エコーの膵頭部腫瘍である。腫瘍内部には無エコーな部分がみられ，また腫瘍は尾側方向の拡張主膵管内へ連続していた（図12A）。造影EUSで膵管内病変は腫瘍と同様に造影され，PanNENの膵管内進展と診断した（図12B）。造影CTでは膵頭部に濃染する腫瘍を認めたが，膵管内（図12C矢頭）への進展（図12D矢印）は確認できなかった。病理診断にて腫瘍の膵管内進展像が確認され，また核分裂像は5/10HPF，Ki-67：26％より，PanNET G2と診断された（図12E）。

文献

1) Lloyd RV, et al:WHO Classification of Tumours of Endocrine Organs. 4th ed. WORLD HEALTH ORGANIZATION, 2017.
2) Fiebrich HB, et al:Tailored imaging of islet cell tumors of the pancreas amidst increasing options. Crit Rev Oncol Hematol. 2012;82(2):213-226.
3) Puli SR, et al:Diagnostic accuracy of endoscopic ultrasound in pancreatic neuroendocrine tumors: a systematic review and meta analysis. World J Gastroenterol. 2013;19(23):3678-3684.
4) James PD, et al:Incremental benefit of preoperative EUS for the detection of pancreatic neuroendocrine tumors: a meta-analysis. Gastrointest Endosc. 2015;81(4):848-856.
5) Hyodo R, et al:Pancreatic neuroendocrine tumors containing areas of iso- or hypoattenuation in dynamic contrast-enhanced computed tomography: Spectrum of imaging findings and pathological grading. Eur J Radiol. 2015;84(11):2103-2109.
6) Karmazanovsky G, et al:Nonhypervascular pancreatic neuroendocrine tumors: Spectrum of MDCT imaging findings and differentiation from pancreatic ductal adenocarcinoma. Eur J Radiol. 2019;110:66-73.
7) Toshima F, et al:Is the combination of MR and CT findings useful in determining the tumor grade of pancreatic neuroendocrine tumors?. Jpn J Radiol. 2017;35(5):242-253.
8) Luo Y, et al:Pancreatic neuroendocrine tumours: correlation between MSCT features and pathological classification. Eur Radiol. 2014;24(11):2945-2952.
9) Rodallec M, et al:Endocrine pancreatic tumours and helical CT: contrast enhancement is correlated with microvascular density, histoprognostic factors and survival. Pancreatology. 2006;6(1-2):77-85.
10) Gaujoux S, et al:The outcome of resected cystic pancreatic endocrine neoplasms: a case-matched analysis. Surgery. 2012;151(4):518-525.
11) Volkan Adsay N:Cystic lesions of the pancreas. Mod Pathol. 2007;20 Suppl 1:S71-93.
12) Ligneau B, et al:Cystic endocrine tumors of the pancreas: clinical, radiologic, and histopathologic features in 13 cases. Am J Surg Pathol. 2001;25(6):752-760.

(瀬座勝志)

column 04

造影ハーモニックEUS

低音圧で気泡共振を利用した超音波造影剤（ソナゾイド®）が開発され，また造影ハーモニックイメージング（以下，造影EUS）に対応したEUSシステムであるExPHDモードも実用化されたことにより，EUSの造影ハーモニック検査が可能となった[1]。実際には，MI値を0.3～0.35，focus pointを病変最下点に設定し，ソナゾイド®を0.5～0.7mL静脈内投与する。投与約10秒後より造影効果がみられ，約20秒後から数分間，膵実質全体の染影所見が得られる。

膵腫瘍の鑑別診断において，腫瘍の血流動態を加味して評価する造影CTのような有用性が期待されている。実際，膵癌では周囲の非腫瘍部と比較して，染影像に乏しい乏血性腫瘤として認識できる。造影EUSによる膵癌診断能は，感度93％，特異度88％，ROC曲線下面積0.97と，良好な成績が報告されている[2]。また，腫瘍径2cm以下のT1の診断においてCTと造影EUSを比較すると，造影CT（感度70.6％，特異度91.9

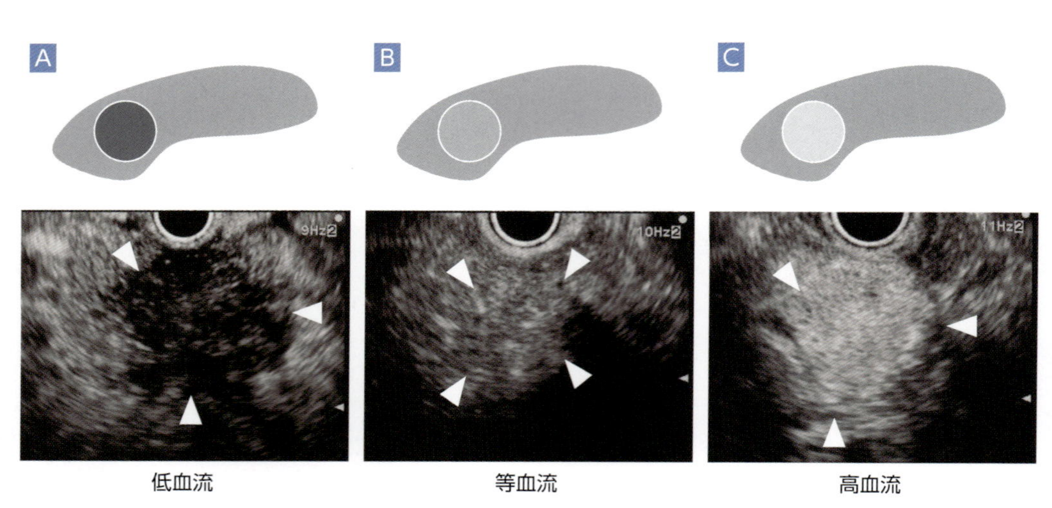

図1 ▶ 膵造影EUSによる膵腫瘍の造影パターン

造影EUSによる膵腫瘍の造影パターンは，非腫瘍部膵実質と比較して，低血流パターン（A），等血流パターン（B），高血流パターン（C），に分類される。代表的な疾患としては，A：膵癌，B：炎症性膵腫瘤，C：膵神経内分泌腫瘍（PanNEN）が挙げられる。

%）よりも造影EUS（感度91.2％，特異度94.4％）が有意に正診率が良好であった[3)]。さらに，膵管内乳頭粘液性腫瘍（IPMN）では嚢胞内あるいは主膵管内の結節所見が悪性度の評価に重要であるが，通常のBモードではしばしば粘稠な粘液と結節病変との区別が困難なことがある。この場合，造影EUSが真の結節性病変の描出に有用である。

このように，造影EUSは造影剤アレルギーや腎機能障害で造影CTや造影MRIが施行できない場合に有効な診断法である。しかし，超音波造影剤は膵腫瘍に対しては保険収載されておらず，臨床研究として行われているのが現状である。

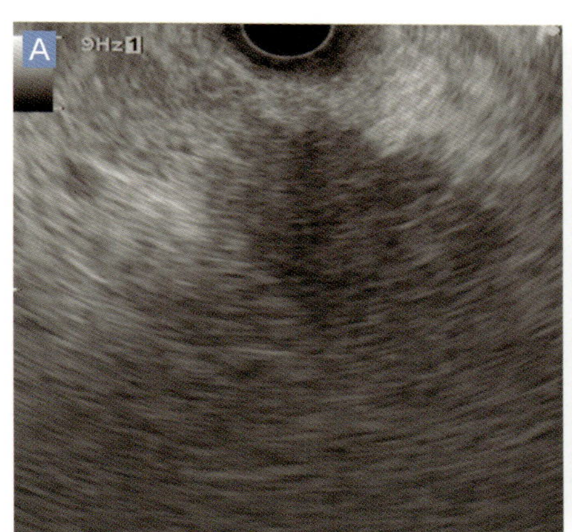

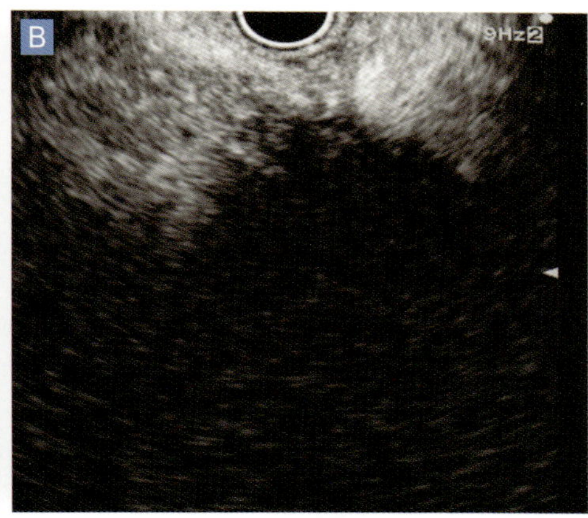

図2▶ 造影EUSによる膵癌診断

Aの通常モードでは，辺縁不整，境界不明瞭な低エコー腫瘤で膵癌が疑われ，Bの造影EUSで低血流パターンとなり乏血性の膵腫瘤，すなわち膵癌に矛盾しない所見が得られた。

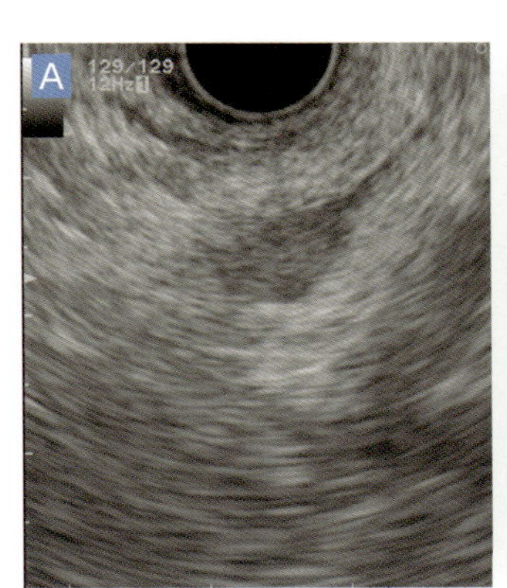

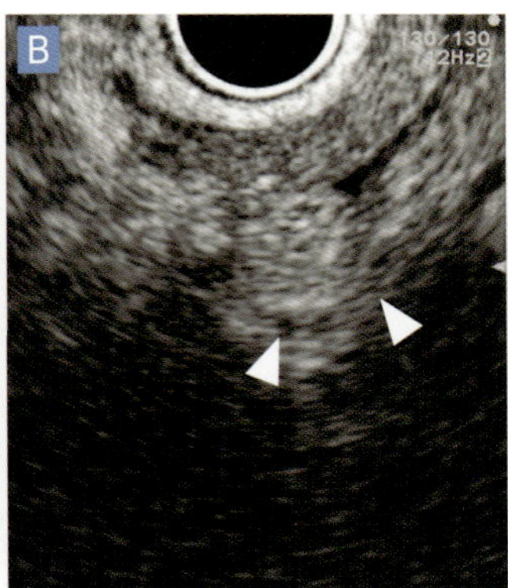

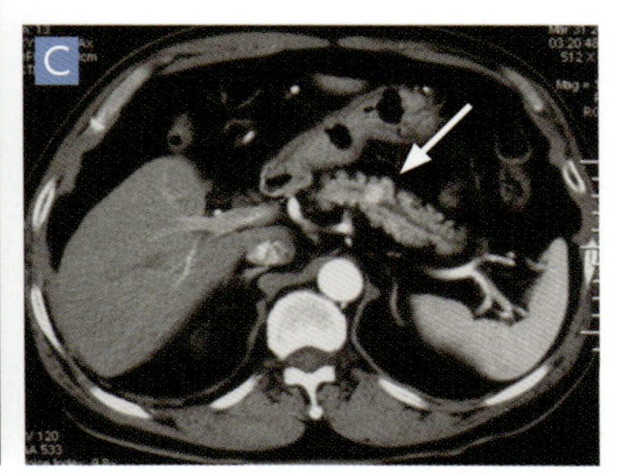

図3▶ 造影EUSによるPanNENの診断

Aの通常モードでは，低エコー腫瘤として認識されるが，Bの造影EUSで高血流パターンとなり，PanNENと診断した（矢頭）。Cの造影CTでも造影EUSと同様の所見であった（矢印）。

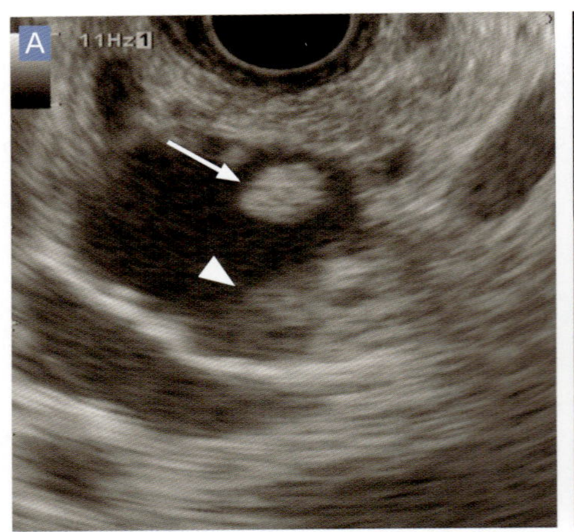

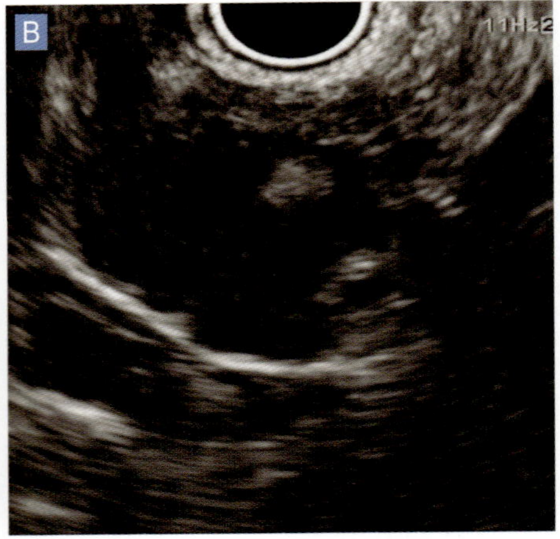

図4 ▶ 造影EUSによるIPMNの診断

Aの通常モードでは，IPMNの拡張分枝内に矢印と矢頭の結節性病変が認められた。Bの造影EUSでは矢印は血流のある真の結節性病変と診断されたが，矢頭は血流が認められず粘液と判断した。

文　献

1) Kitano M, et al:A novel perfusion imaging technique of the pancreas: contrast-enhanced harmonic EUS (with video). Gastrointest Endosc. 2008;67(1):141-150.
2) He XK, et al:Contrast-enhanced endoscopic ultrasound for differential diagnosis of pancreatic cancer: an updated meta-analysis. Oncotarget. 2017;8(39):66392-66401.
3) Kitano M, et al:Characterization of small solid tumors in the pancreas: the value of contrast-enhanced harmonic endoscopic ultrasonography. Am J Gastroenterol. 2012;107(2):303-310.

（山口武人）

1 上皮性腫瘍
─C 分化方向不明な上皮性腫瘍
solid-pseudopapillary neoplasm(SPN)
1 solid-pseudopapillary neoplasm (SPN)

Solid-pseudopapillary neoplasm (SPN) は，上皮性腫瘍細胞が均一かつ充実性に偽乳頭状構造を形成する低悪性腫瘍であり，若年女性 (平均年齢28～35歳，女性70～90%) に好発する。膵外分泌腫瘍の1～3%，嚢胞性疾患の5%を占める[1, 2)]。自覚症状は，腹痛が40%，背部痛が6%，無症状が50%程度であり，発見された時は比較的大きな腫瘍となっていることが多い。

POINT 典型例

- 薄い被膜に囲まれる，境界明瞭，辺縁整な充実性腫瘍
- 被膜や壁内の石灰化がしばしば認められる
- 充実性部分と嚢胞部分が混在していることがある

SPNは，薄い線維性被膜に囲まれた充実性腫瘍で，EUSでは境界明瞭，辺縁整な腫瘍として描出される。被膜や壁内の石灰化 (卵殻様石灰化) を48%に認め，また腫瘍全体が充実性となるものが40%，腫瘍内部の充実性部分と変性・壊死や出血を伴った嚢胞部分の混在が30～60%にみられる[3~5)]。SPNは，造影CTで早期濃染が8%，遅延性濃染が80%，造影効果を認めない例が12%と報告されている[1)]。

POINT 非典型例

- 充実性部分がほとんど認められない嚢胞のみの症例がある
- 嚢胞成分がほとんどない充実型もある

腫瘍壊死や出血による嚢胞部分が多いと，嚢胞主体の腫瘍となり (☞症例図1)，逆に嚢胞部分がほとんどない場合は充実性腫瘍型となる (☞症例図2，4)。嚢胞主体のSPNはMCNやSCNなどとの鑑別が問題となり[6, 7)]，また充実型はPanNENや膵腺房細胞癌と類似し，鑑別がしばしば困難である。

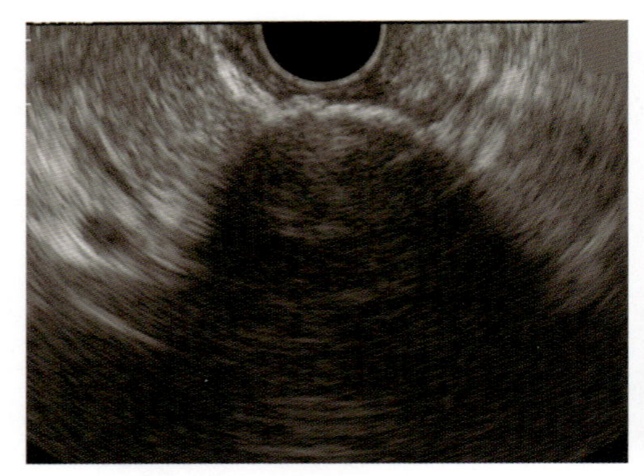

図1 ▶ 卵殻様石灰化＋嚢胞性腫瘍

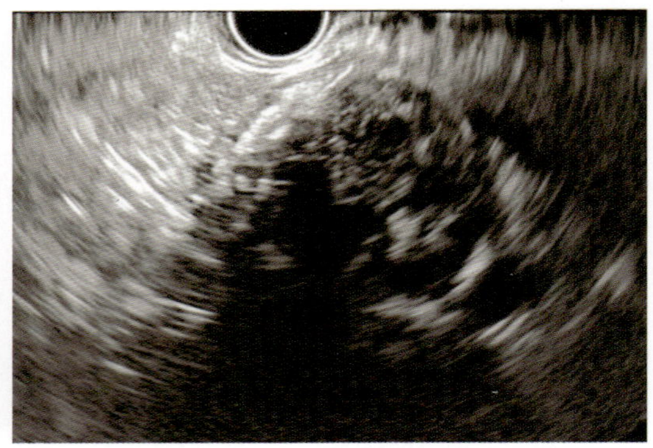

図2 ▶ 卵殻様石灰化＋充実性腫瘍

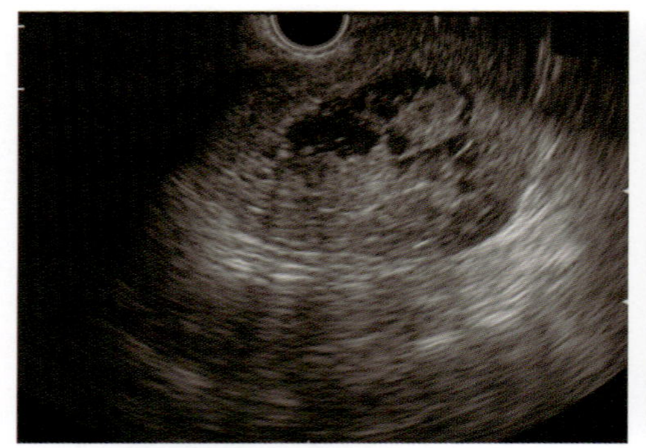

図3 ▶ 嚢胞混在型

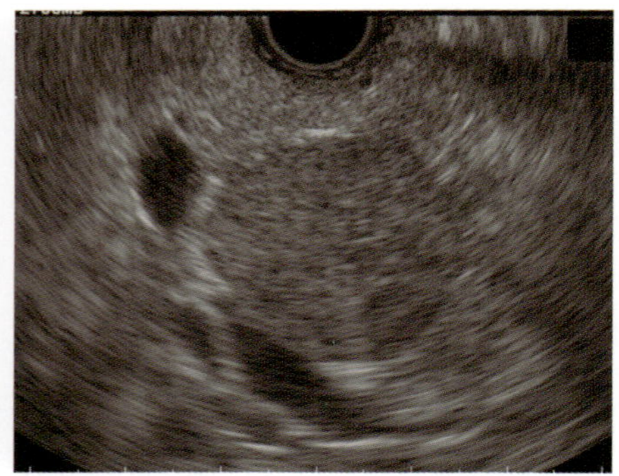

図4 ▶ 充実性腫瘍

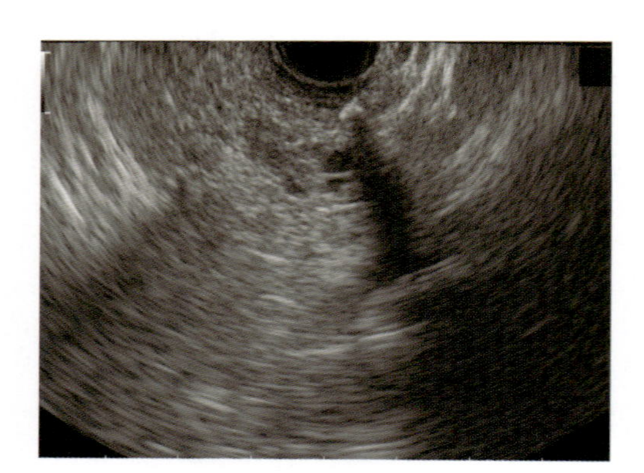

図5 ▶ 小石灰化

卵殻様石灰化＋囊胞性腫瘍（図1）

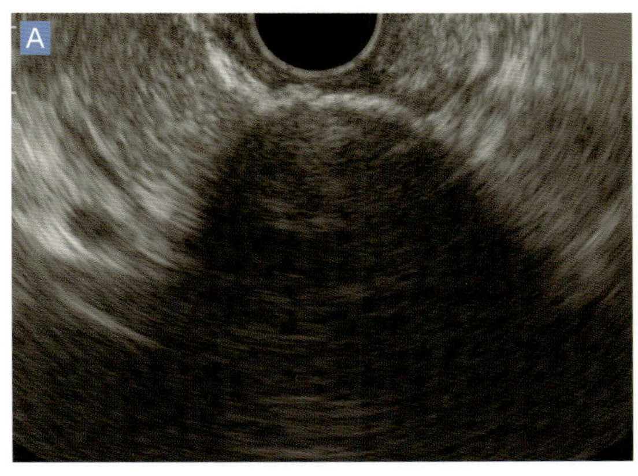

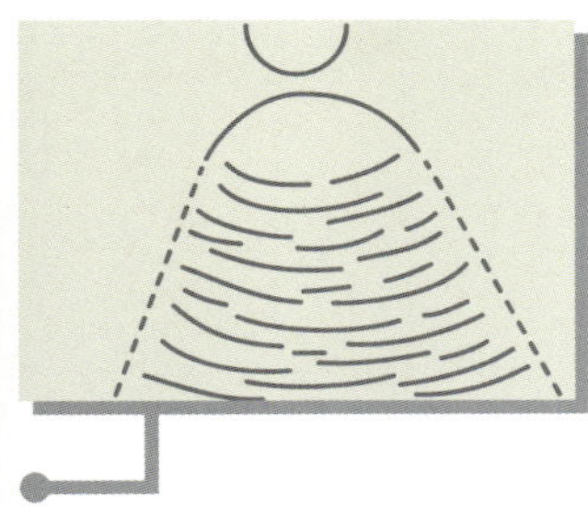

EUS

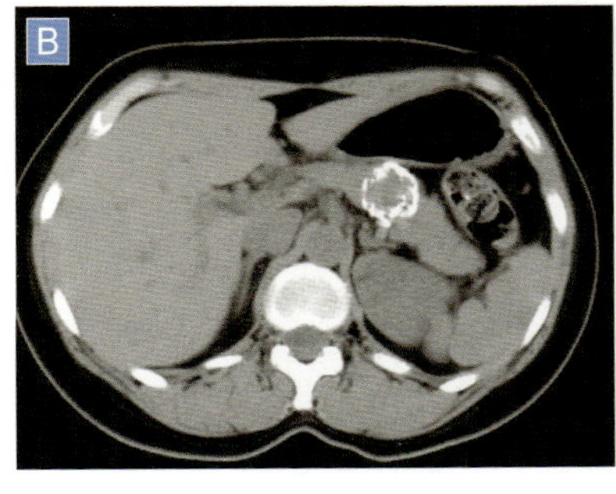

造影CT

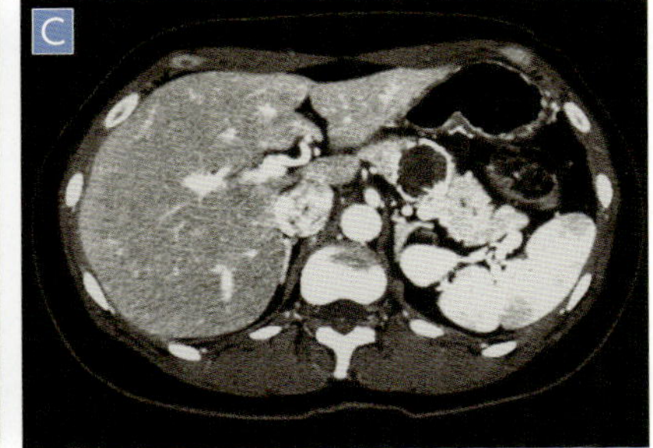

造影CT

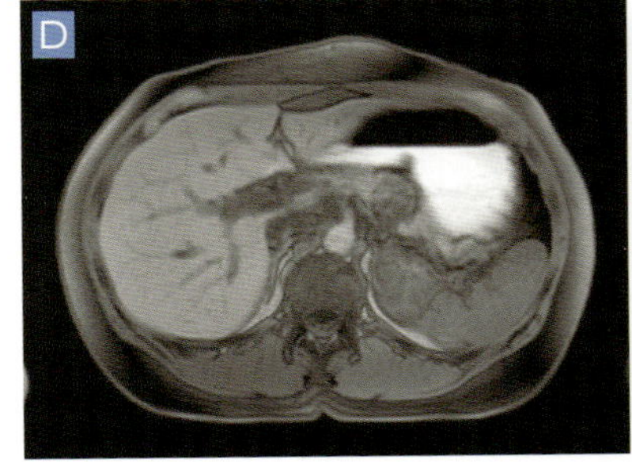

MRI

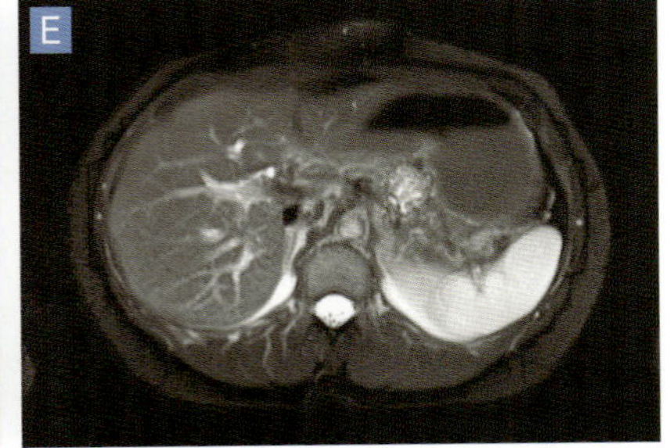

MRI

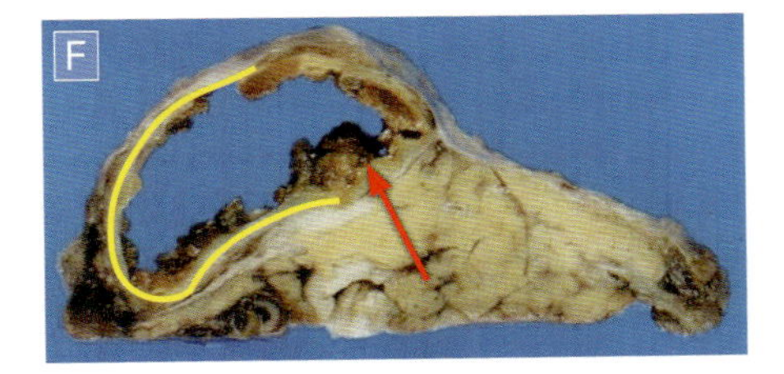

病理

EUSでは腫瘍辺縁全体に石灰化がみられ，腫瘍内部はほとんど観察できなかった（図1A）。造影CTでは，卵殻様に石灰化した腫瘍内部は低吸収域を示し（図1B，C），またMRIではT2強調像で高信号となっており，腫瘍内部の囊胞と判断された（図1D，E）。病理組織では被膜全周の石灰化と内部の囊胞化がみられ，辺縁にはわずかな充実性成分も認められた（図1F黄色部分；石灰化，矢印；充実部）。

卵殻様石灰化＋充実性腫瘍（図2）

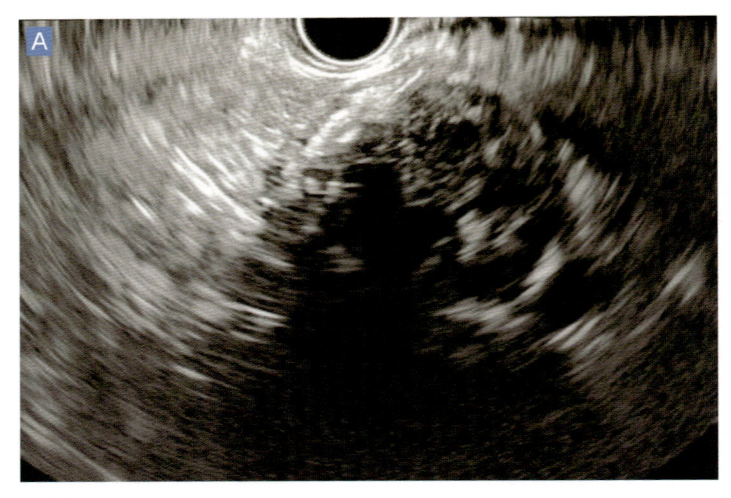

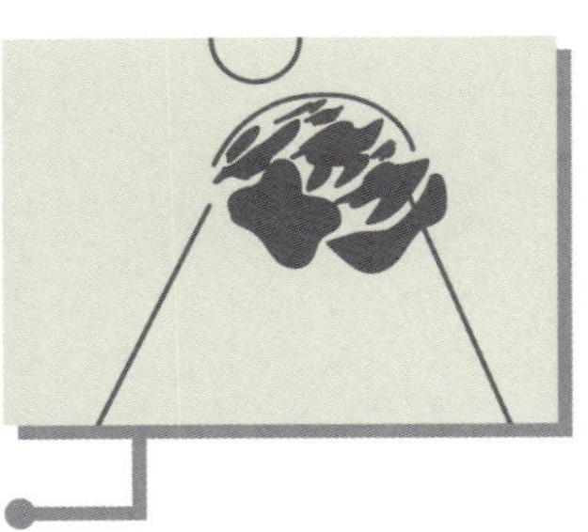

EUS

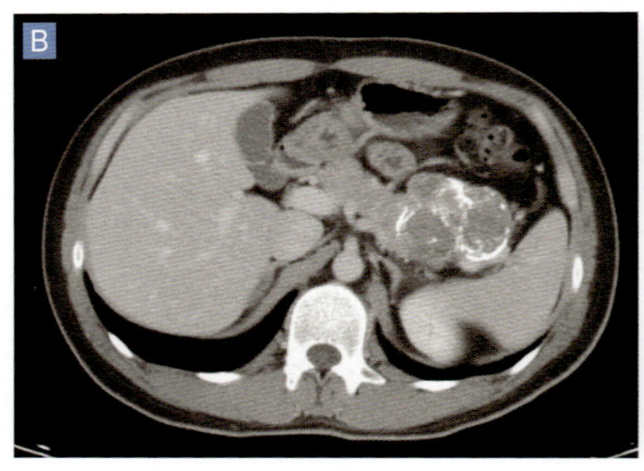

CT

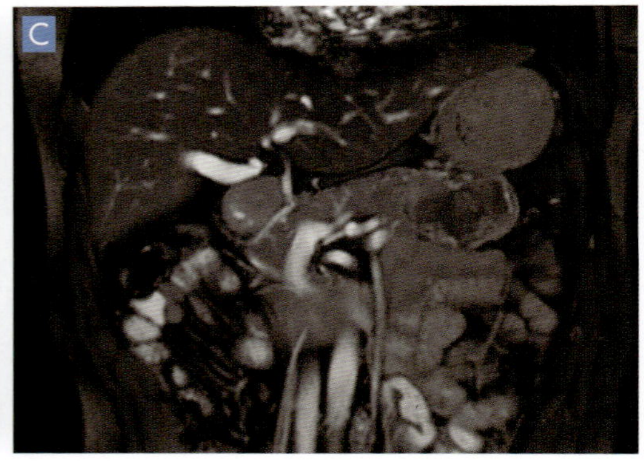

MRI

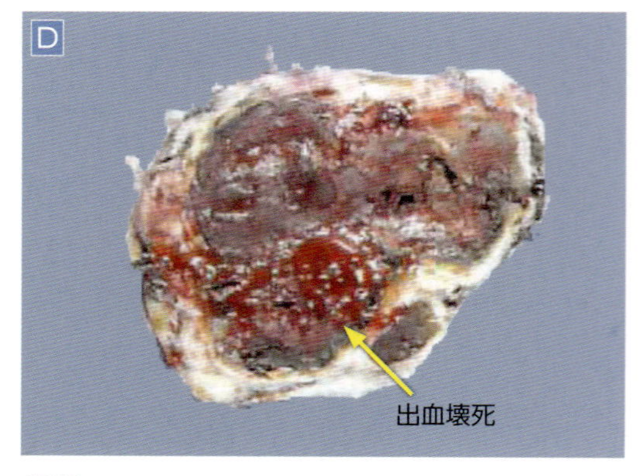

病理

EUSでは，辺縁に石灰化を伴う境界明瞭な腫瘍を認める（図2A）。辺縁の音響陰影のため観察はやや不良だが，腫瘍内部は嚢胞を伴う充実性腫瘍と診断された。CTでは卵殻様石灰化を認め，腫瘍は乏血性であった（図2B）。MRIのT2強調像では低信号であった（図2C）。病理組織では，被膜の石灰化と腫瘍内部の出血壊死が確認された（図2D）。

（千葉西総合病院 佐藤晋一郎先生より画像提供）

嚢胞混在型（図3）

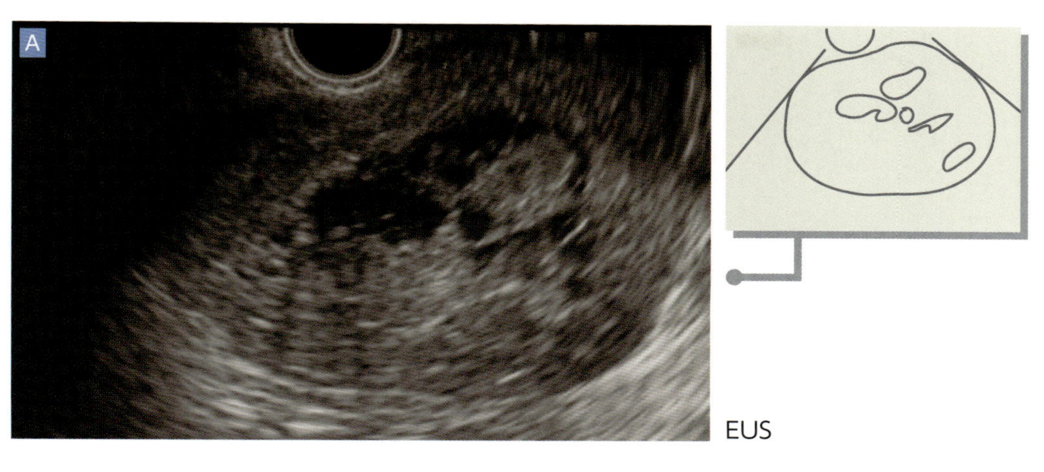

EUS

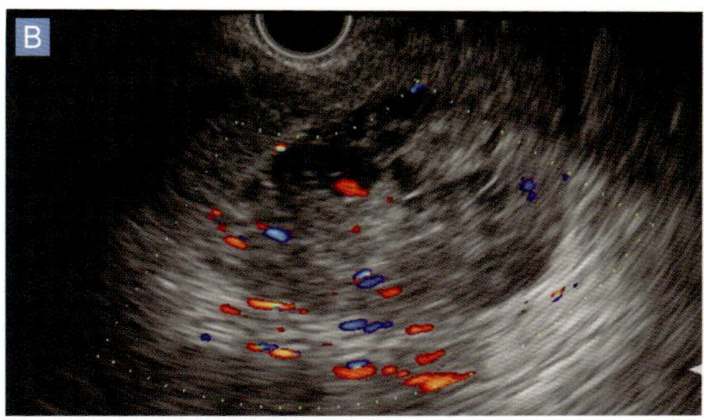

EUS（カラードプラ）

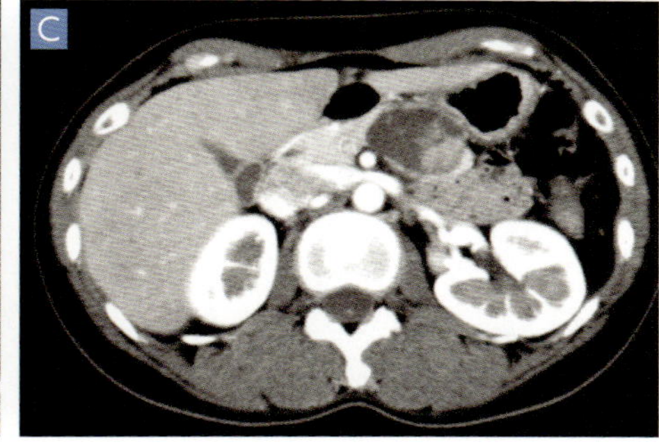

造影CT

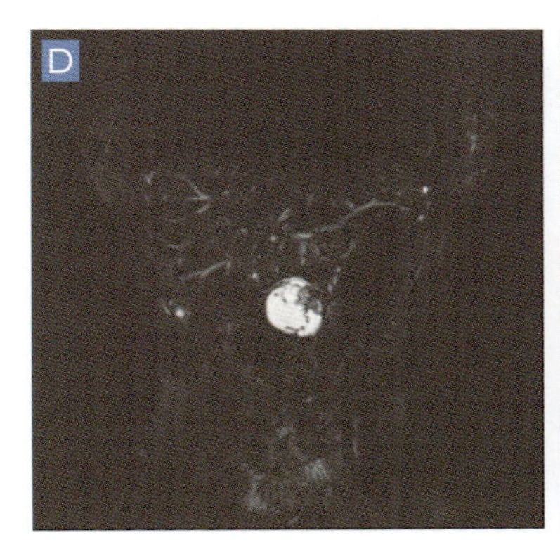

MRCP

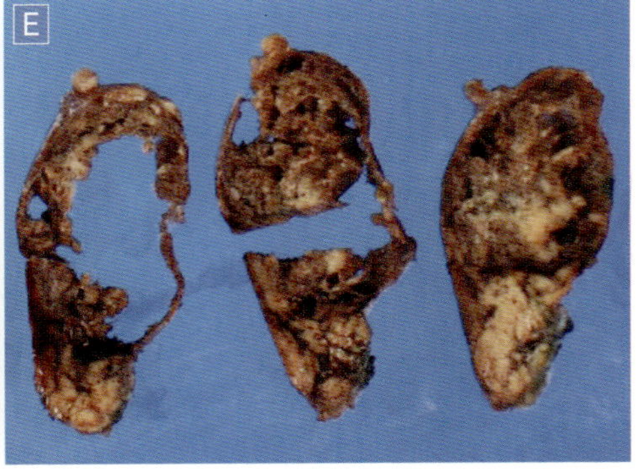

病理

EUSでは，腫瘍内に嚢胞成分を認め（図3A），充実性部分はドプラエコーで血流信号が確認された（図3B）。造影CTでは充実性成分は早期相で淡く造影されている（図3C）。MRCPでは嚢胞成分が高信号，充実性部分が低信号として認められた（図3D）。病理組織では，腫瘍内に充実性成分と出血壊死による嚢胞の混在が認められた（図3E）。

充実型（図4）

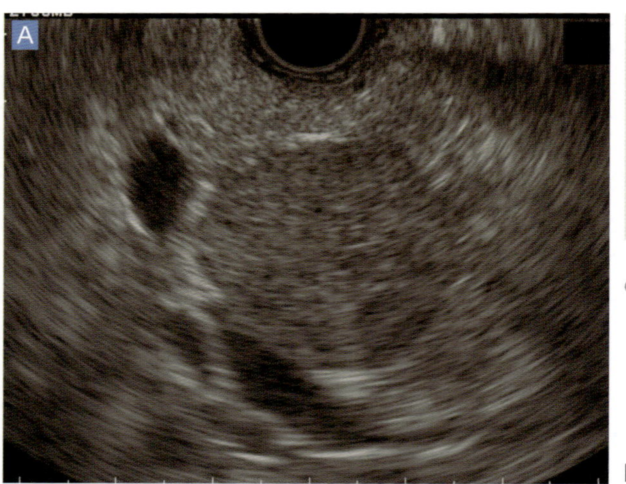

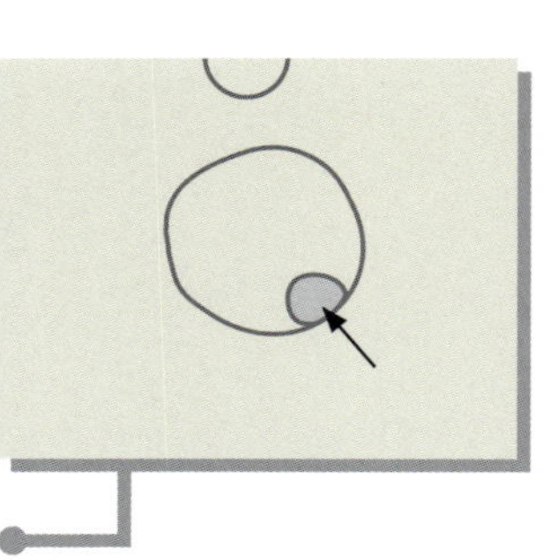

EUS

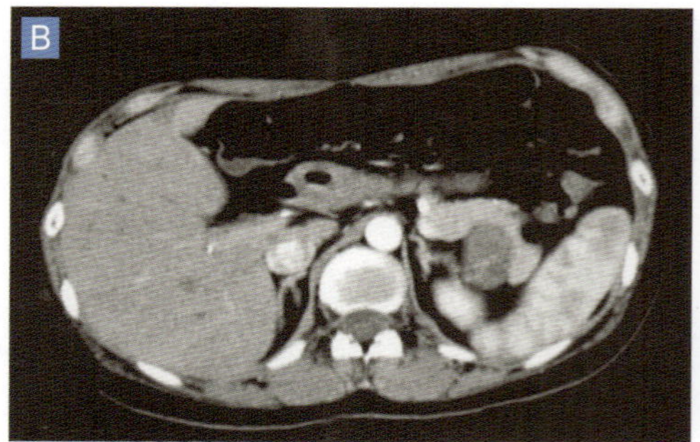

造影CT

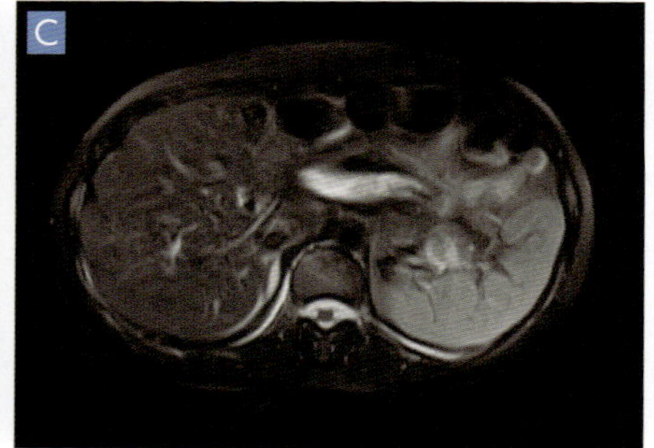

MRI

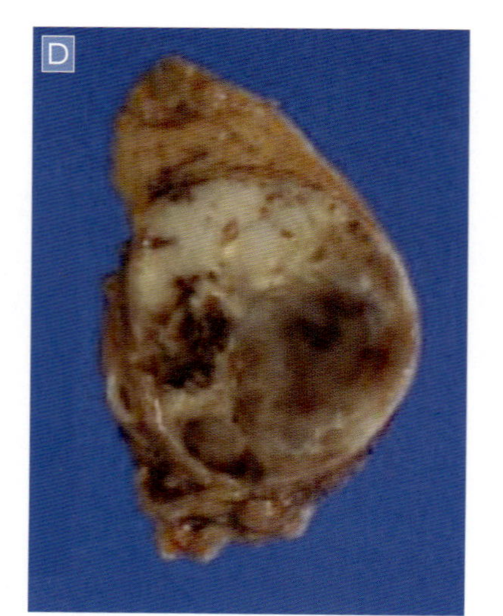

病理

膵尾部に認められた腫瘤性病変は，EUSでは境界明瞭な充実性腫瘍として描出された（図4A）。内部はほぼ均一で周囲よりもやや低エコーを呈したが，一部に，さらに低エコー域を認めた（図4A矢印）。造影CTでは内部が不均一に淡く造影され（図4B），またMRI T2強調像では腫瘍内の一部が高信号となっていた（図4C）。病理組織で腫瘍は被膜で覆われ境界明瞭であり，また，腫瘍内に出血壊死も認められた（図4D）。EUSやMRIでみられた低エコー部分，あるいは高信号は出血壊死部分を反映していたと思われる。

小石灰化（図5）

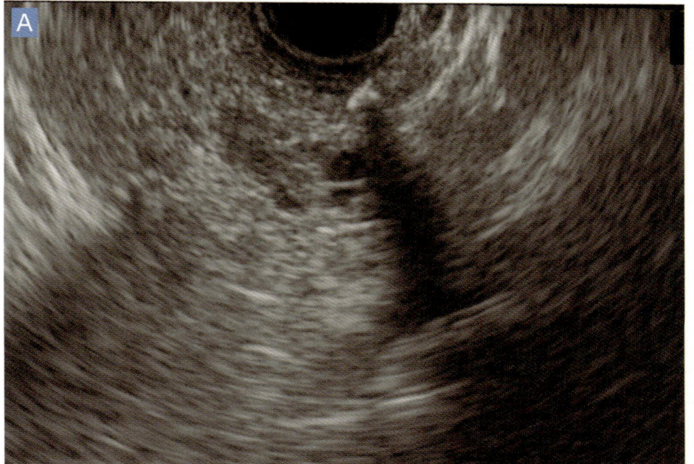

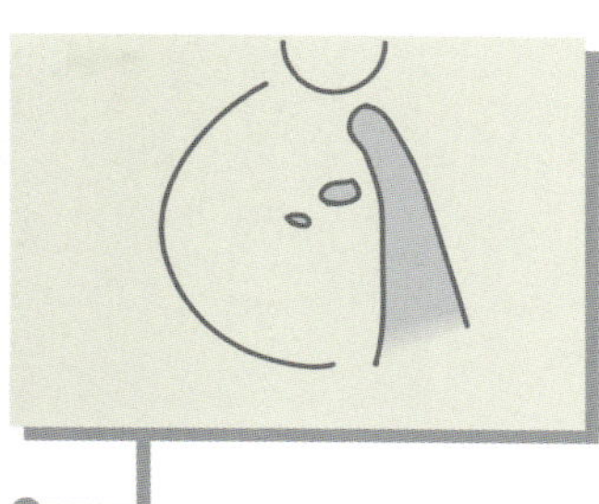

EUS

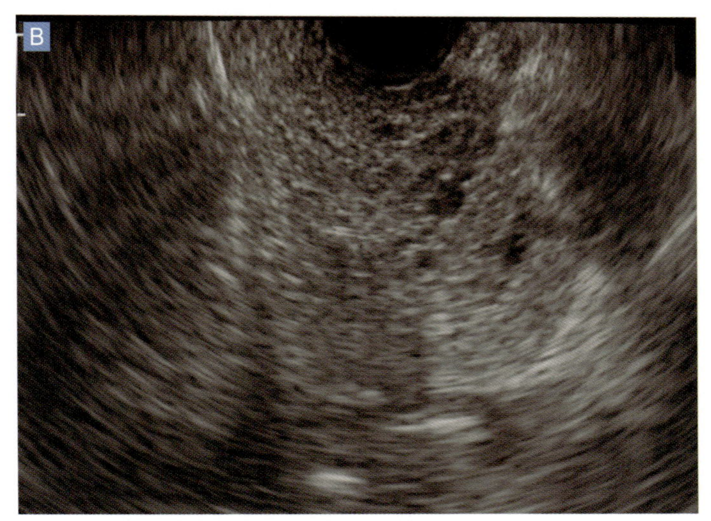

EUS

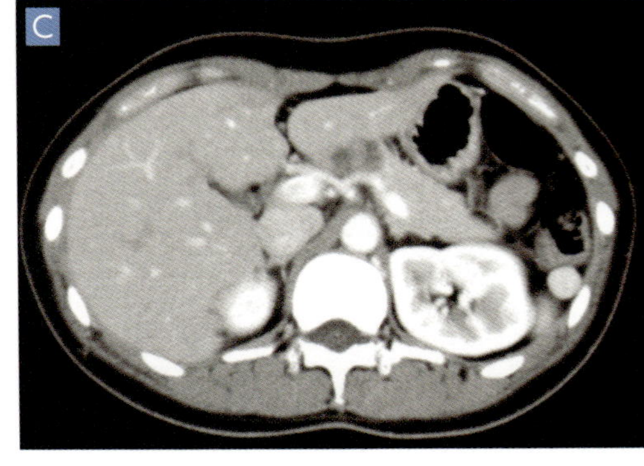

造影CT

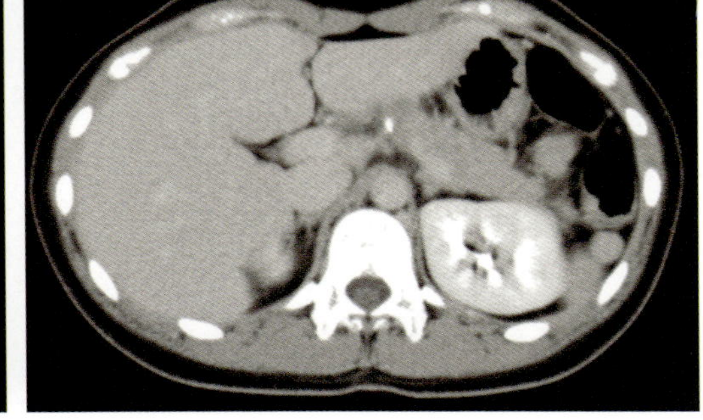

造影CT

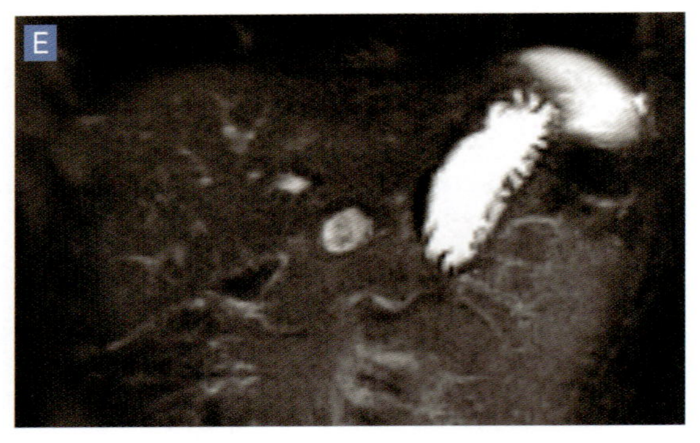

MRI

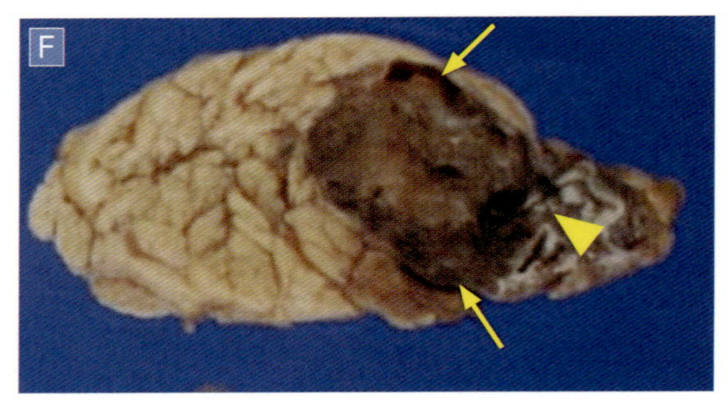

病理

EUSでは，微小な石灰化と小嚢胞の集簇がみられる（図5A，B）。造影CTでは膵体部に乏血性腫瘍を認め，腫瘍の辺縁に石灰化を認める（図5C，D）。MRIではT2強調像で腫瘍の辺縁は高信号となり，充実性部分は低信号となっている（図5E）。病理組織でも，腫瘍の大部分は充実性であったが，辺縁に出血壊死（図5F矢印）による嚢胞部分と石灰化（図5F矢頭）もみられる。

文 献

1) Wang XG, et al:Clinicopathologic features and surgical outcome of solid pseudopapillary tumor of the pancreas: analysis of 17 cases. World J Surg Oncol. 2013;11:38.
2) Antoniou EA, et al:Solid Pseudopapillary Tumor of the Pancreas: A Single-center Experience and Review of the Literature. In Vivo. 2017;31(4):501-510.
3) Vassos N, et al:Solid-pseudopapillary neoplasm (SPN) of the pancreas: case series and literature review on an enigmatic entity. Int J Clin Exp Pathol. 2013;6(6):1051-1059.
4) Cai H, et al:Solid-pseudopapillary neoplasms of the pancreas: clinical and pathological features of 33 cases. Surg Today. 2013;43(2):148-154.
5) Hanada K, et al:Clinical and Pathological Features of Solid Pseudopapillary Neoplasms of the Pancreas: A Nationwide Multicenter Study in Japan. Pancreas. 2018;47(8):1019-1026.
6) 廣岡芳樹:SPT (Solid-pseudopapillary tumor) との鑑別が困難であったIPMT由来浸潤癌の1例. 肝胆膵治研誌. 2006;4:51-55.
7) 阿部展次:稀な組織型の膵腫瘍 -漿液性嚢胞腫瘍とsolid pseudopapillary tumor-. 外科治療.2007;96(増刊):643-649.

（瀬座勝志）

1 上皮性腫瘍 — D その他

1 転移性膵腫瘍

転移性膵腫瘍は臨床では膵腫瘍全体の2～5％程度とされるが，剖検例では3～12％と報告されており，稀な膵腫瘍ではない。剖検での原発巣としては肺癌，消化管癌，乳癌，悪性黒色腫の順に多いとされているが，臨床では腎癌が40～60％と最も多く，次に大腸癌7％，悪性黒色腫5％，肉腫5％，肺癌3％と続く[1)]。転移性膵腫瘍の臨床的な特徴を表に示す[1～26)]。

POINT

- 境界明瞭，辺縁整，内部均一な腫瘍
- 膵管拡張がみられることは少ない
- 多発例が他の膵充実性腫瘍に比べ多い

EUSでは，転移性膵腫瘍は境界明瞭，辺縁整，内部均一な腫瘍として描出されることが多く，外側陰影を伴うこともある。一般に，主膵管の圧排像はあるが閉塞は認め

表 ▶ 転移性腫瘍の特徴

	転移性膵腫瘍に占める頻度（%）	初発からの期間（平均・年）	多発の割合（%）	造影CTでの主な血流パターン	予後（平均・年）
腎癌	40～60	10	16～39	多血	6～8.8
大腸癌	7～10	2～4	29～32	乏血	1.2～4.5
悪性黒色腫	5～7	0.5～6	11	乏血	1.2～1.3
肉腫	5～7	2～5	—	乏血	0.6～3.3
肺癌	3～7	0～5	—	乏血	0.5～1.5
子宮癌	3～5	2～3	—	乏血	1.3
乳癌	3～7	3～4	25	乏血	2.1
甲状腺癌	1～2	6～10	29	多血*	—

＊：乳頭癌，—：データなし

ないことが多い[13, 14]。多血性の転移性腫瘍はPanNEN，膵腺房細胞癌，SCN（solid type），膵内副脾との鑑別が必要である。

OVERVIEW

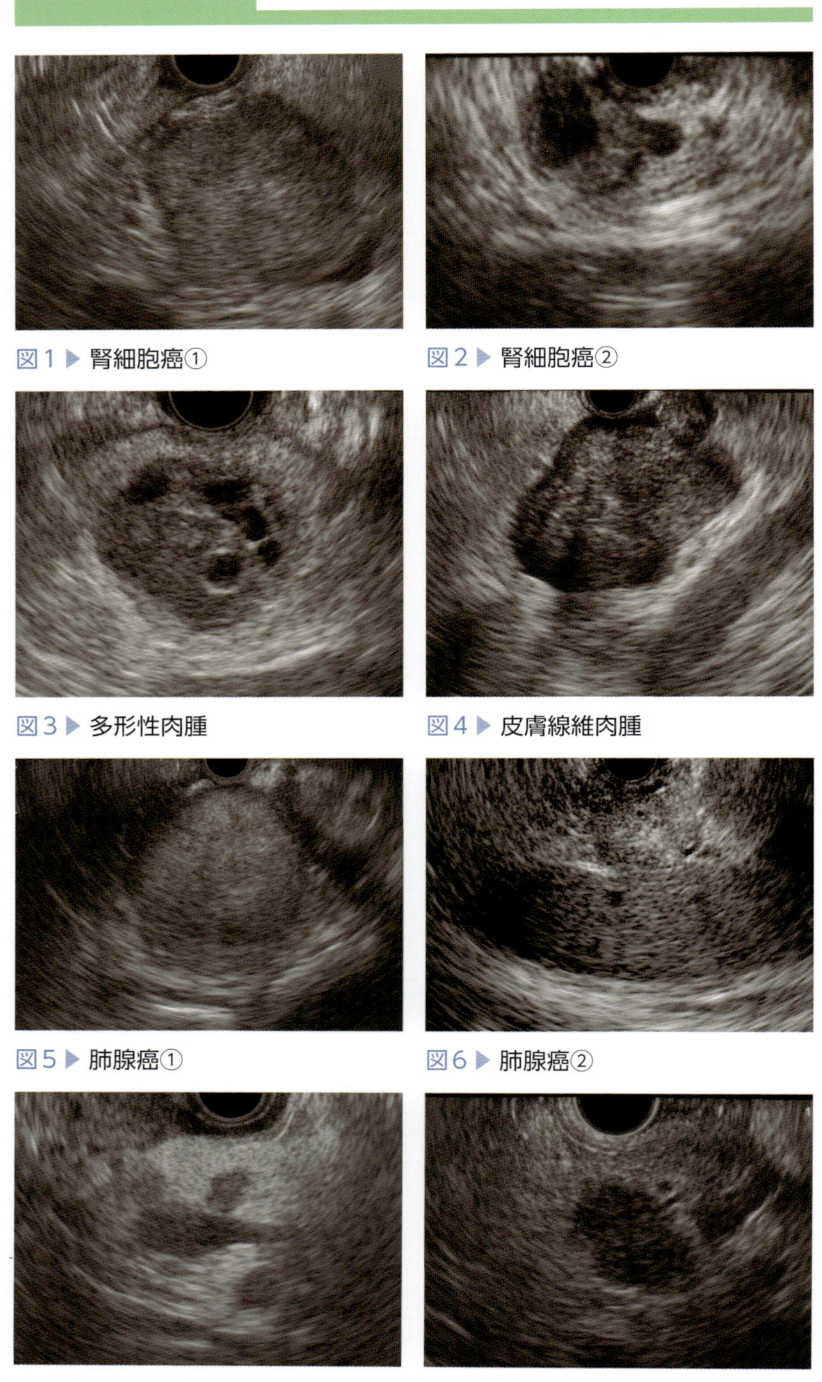

図1 ▶ 腎細胞癌①

図2 ▶ 腎細胞癌②

図3 ▶ 多形性肉腫

図4 ▶ 皮膚線維肉腫

図5 ▶ 肺腺癌①

図6 ▶ 肺腺癌②

図7 ▶ 子宮体癌

図8 ▶ 直腸癌

腎細胞癌（RCC）膵転移（図1）

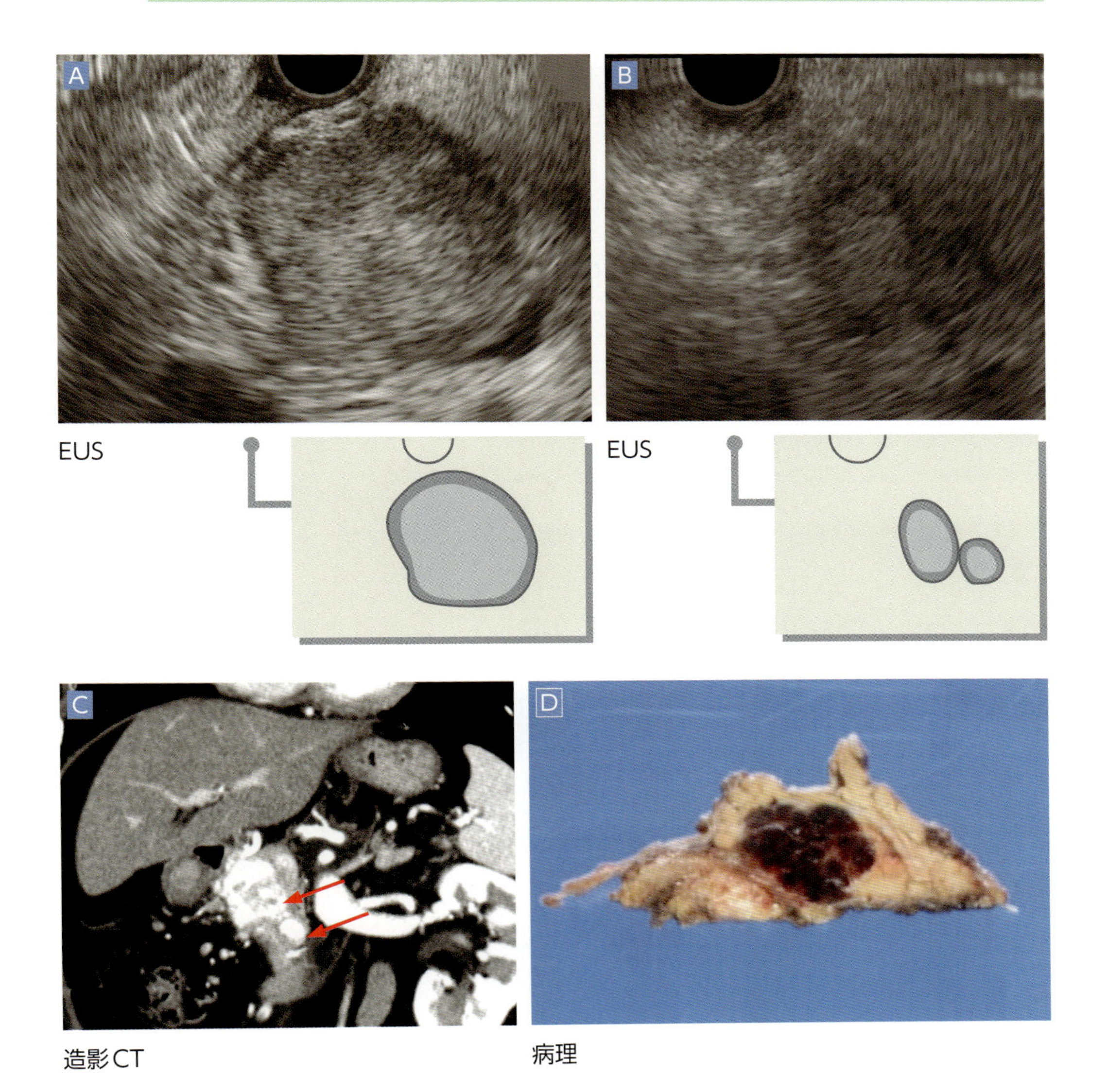

EUS　EUS

造影CT　病理

腎細胞癌（renal cell carcinoma：RCC）手術10年後に膵腫瘍を認めた。EUSでは膵頭部に4cmの類円形腫瘍（図1A）と2cmの雪だるま状の腫瘍（図1B）を認める。いずれも境界明瞭，辺縁整，内部均一な腫瘍である。造影CTでも膵頭部に多血性の腫瘍を2箇所に認めた（図1C矢印）。病理組織で腎細胞癌の膵転移と診断された（図1D）。

腎細胞癌の治療後，10年以上経過して膵転移が認められることも稀ではないため，既往歴を確認することが重要である。画像診断上，RCCの膵転移は多血性の充実性腫瘤所見が特徴的であり，PanNEN，膵腺房細胞癌，SCN（solid type），膵内副脾との鑑別が問題となるが，SCNとの鑑別にはMRI，副脾との鑑別にはSPIO-MRIが有用である。

腎細胞癌膵転移：膵尾部（図2）

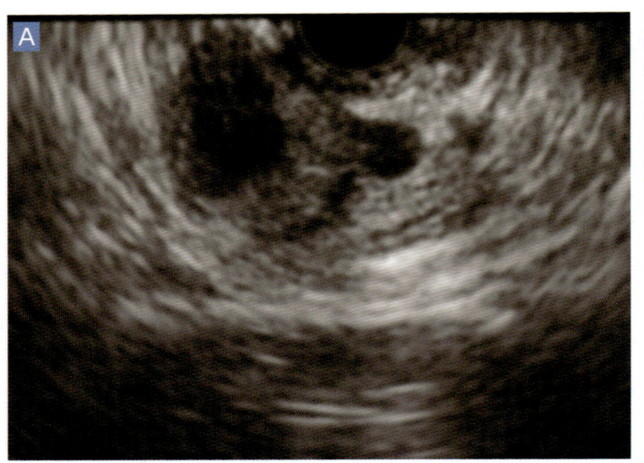

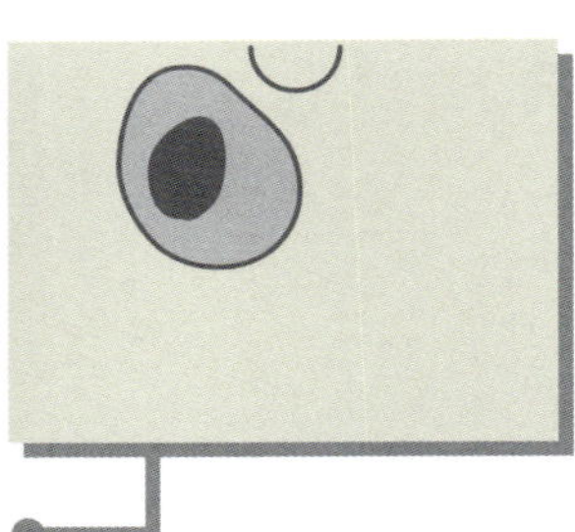

EUS

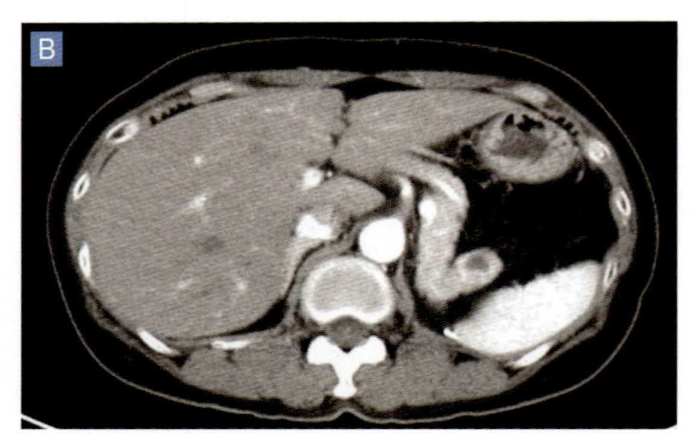

造影CT

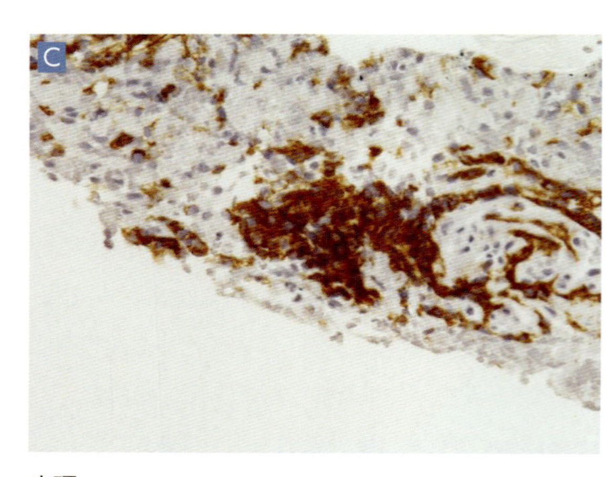

病理

腎細胞癌摘出術から19年目に，膵尾部に腫瘍が認められた。EUSでは内部に嚢胞を有する，等～やや高エコーレベルの腫瘤を認め（図2A），造影CTでは辺縁に造影効果みられた（図2B）。画像診断上は嚢胞を伴うPanNENやepidermoid cystを合併した膵内副脾との鑑別が必要となる。本症例では，また，PanNEN，膵腺房細胞癌との鑑別にはEUS-FNAが必要となる場合がある。EUS-FNAで円形核と淡明な胞体を持つpolyhedral cellの集簇がみられ，免疫染色でCA-9（図2C），RCCが陽性を示し，腎細胞癌膵転移と診断された。

骨肉腫膵転移（脛骨多形性肉腫）（図3）

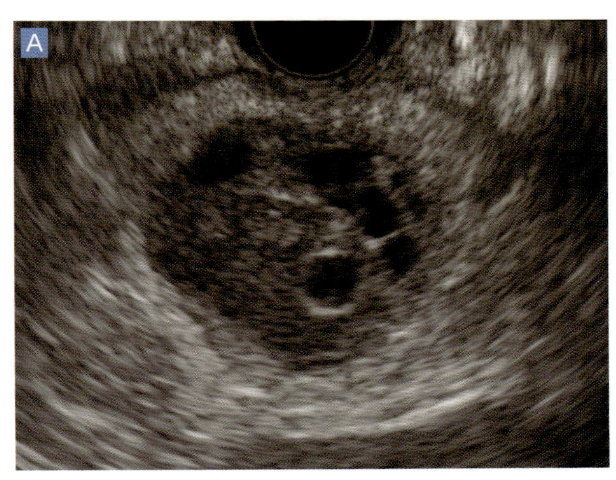

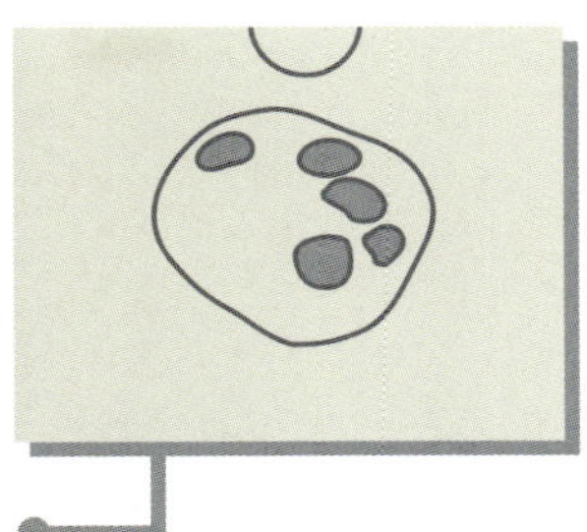

EUS

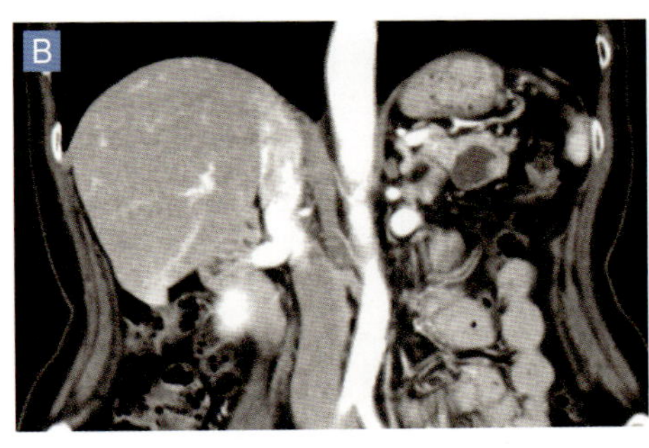

造影CT

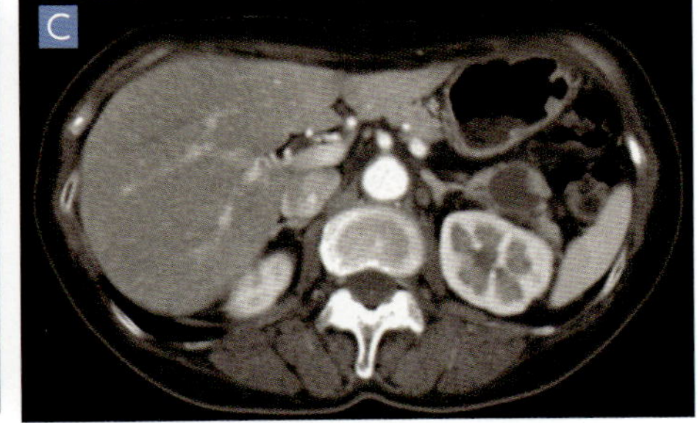

造影CT

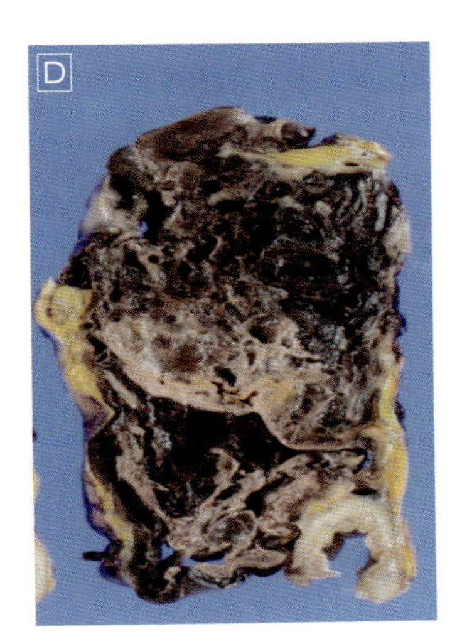

病理

多形性肉腫の手術から1年後に，膵尾部に腫瘍を認めた。EUSで境界明瞭，辺縁整な類円形状の腫瘍で，内部に嚢胞や隔壁構造を，辺縁部に充実性成分がみられる（図3A）。造影CTでは嚢胞性腫瘍として描出され，また内腔に造影効果のある隆起が描出され，MCNなどの膵嚢胞性腫瘍との鑑別が問題となった（図3B，C）。病理組織では腫瘍内部のほとんどは出血壊死となっており，小さな嚢胞成分が網目状に連なっていた。腫瘍の辺縁には充実性成分が残存し，多形性肉腫と同様の細胞が確認され，骨肉腫の膵転移と診断された（図3D）。

骨肉腫膵転移（皮膚線維肉腫）（図4）

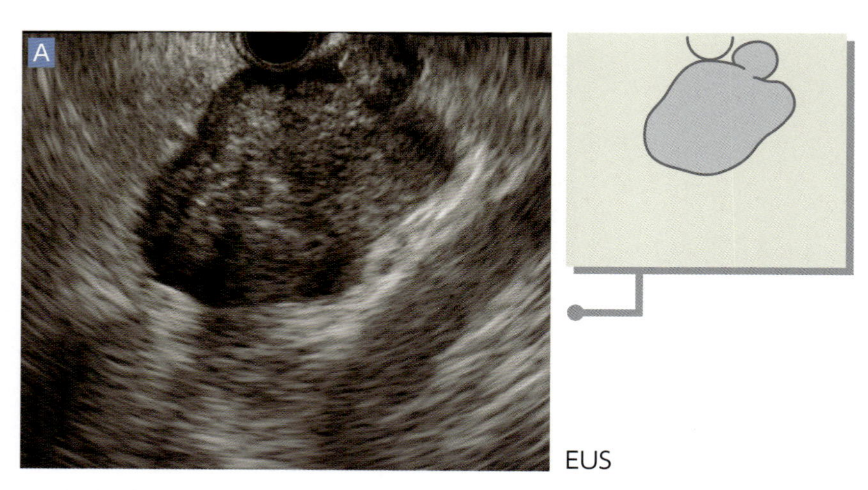

EUS

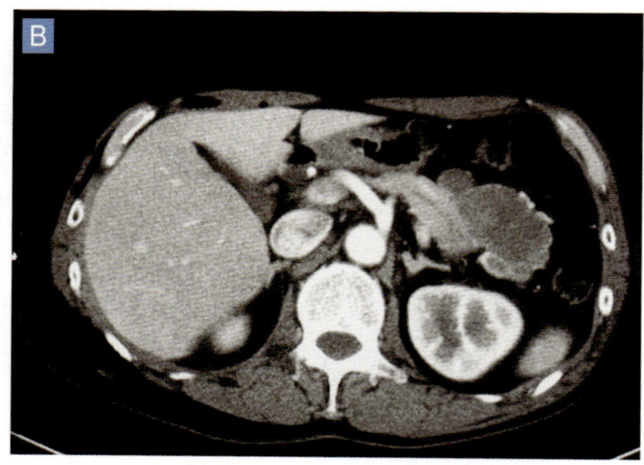

造影CT

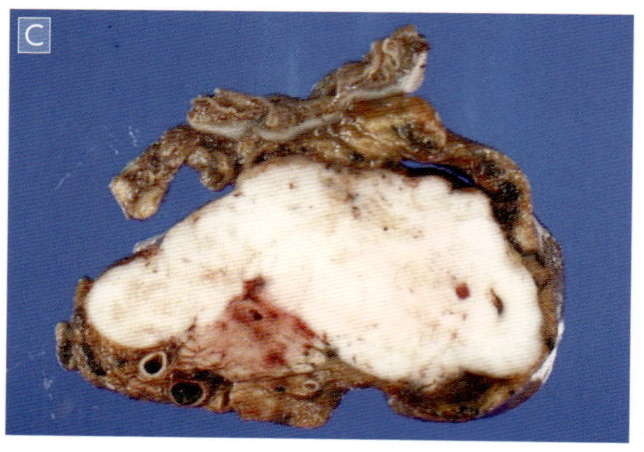

病理

Fibrosarcomaの手術10年後に膵腫瘍が指摘され，EUSで膵尾部に境界明瞭な八ツ頭状の腫瘍が認められた（図4A）。造影CTでは膵尾部の乏血性腫瘍であり，切除標本にて白色分葉状の腫瘍が認められた（図4B）。以前手術したfibrosarcomaと同様の紡錘形細胞の増殖がみられ，膵転移と診断された（図4C）。

肺癌膵転移①（図5）

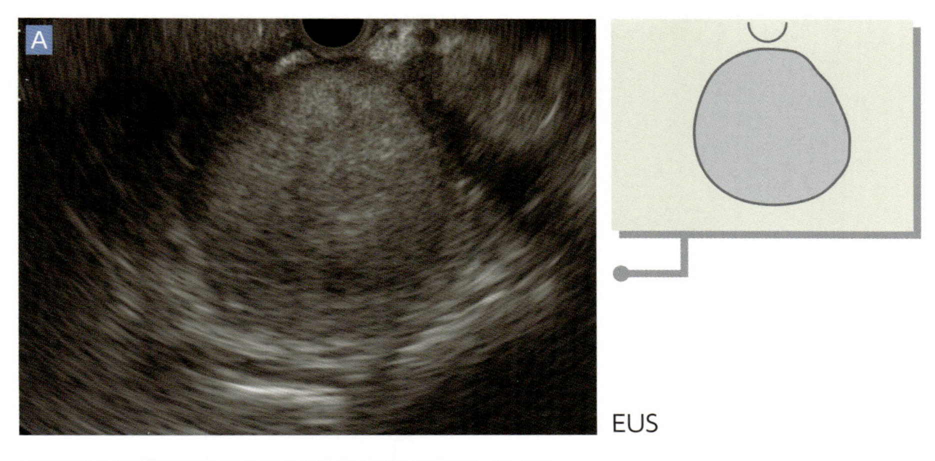

EUS

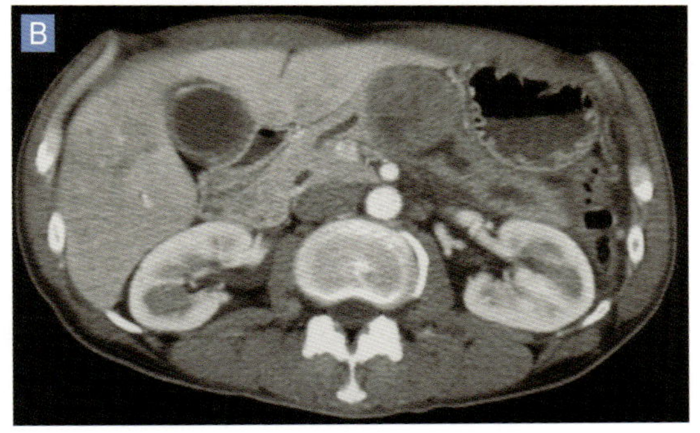

造影CT

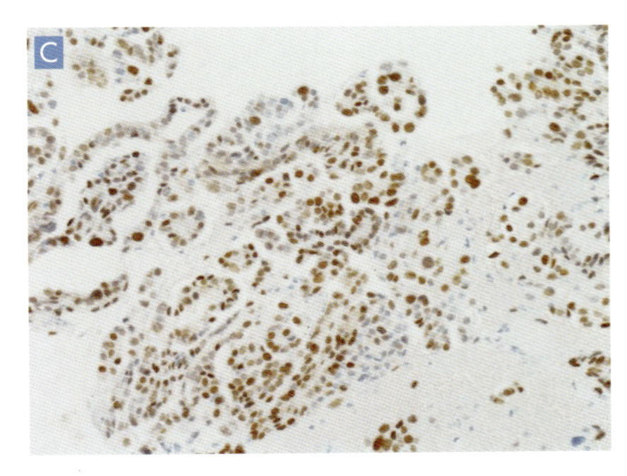

病理

肺腺癌手術半年後に，膵体部に腫瘍が認められた。EUSで，膵体部に類円形，境界明瞭，辺縁整な腫瘍を認める（図5A）。造影CTでは膵体部の乏血性腫瘍であり，尾側主膵管の拡張もみられる（図5B）。EUS-FNA施行，大型不整形の濃染核を有する異型細胞で不整な腺管形成が採取され，免疫学的検査でTTF-1陽性（図5C），CK7陽性，PE10陰性，CK20陰性であった。肺癌膵転移と診断し，全身化学療法を行った。

肺癌膵転移②（図6）

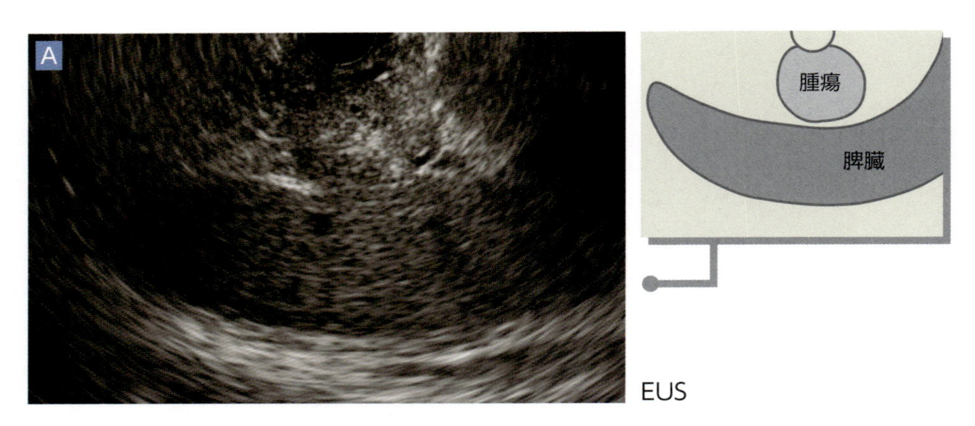

EUS

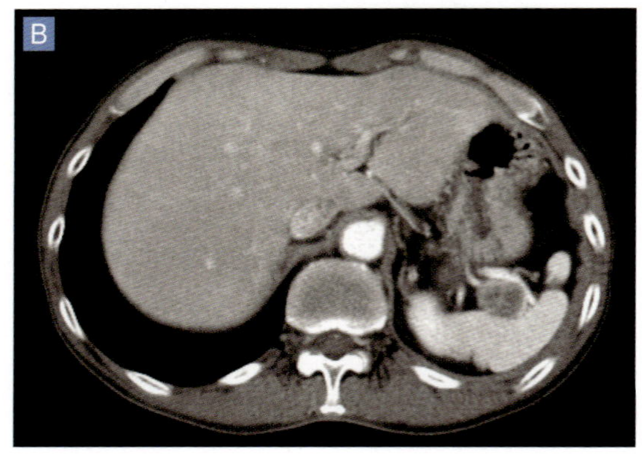

造影CT

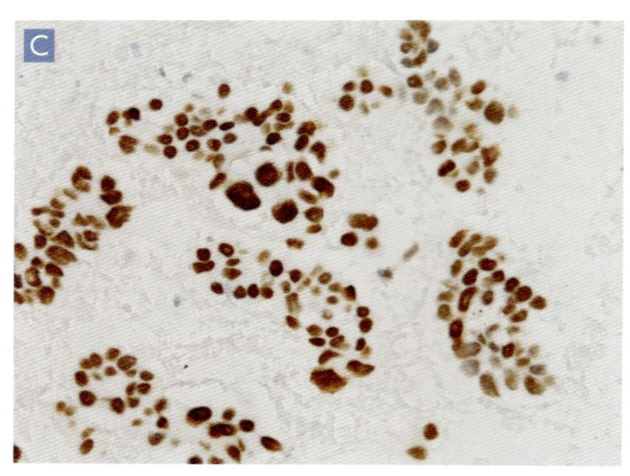

病理

肺腺癌治療1年後，膵尾部（脾門部）に腫瘍を認めた。EUSでは類円形，境界明瞭な腫瘤（図6A），造影CTは乏血性腫瘍として描出された（図6B）。EUS-FNAを施行，病理組織では濃染する腫大核を有する異型細胞が乳頭状から蜂巣状に増殖しており，TTF-1陽性（図6C），Napsin A陽性，CK7陽性，CK20陰性であった。肺腺癌膵転移と診断し，全身化学療法を施行した。

子宮体癌膵転移(図7)

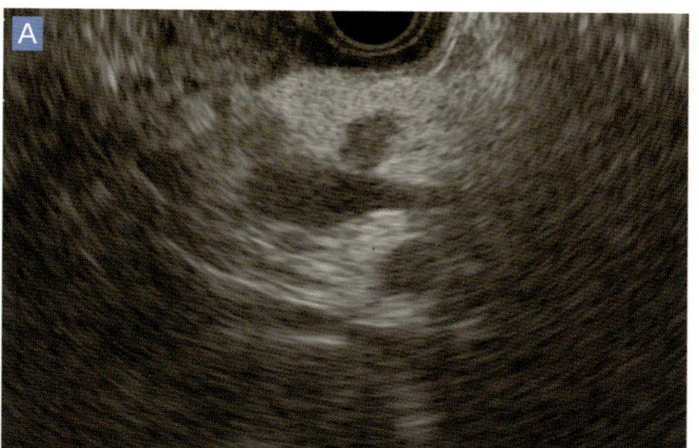

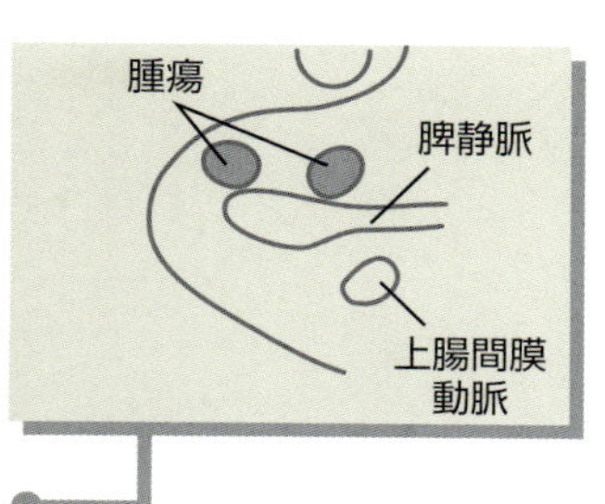

EUS

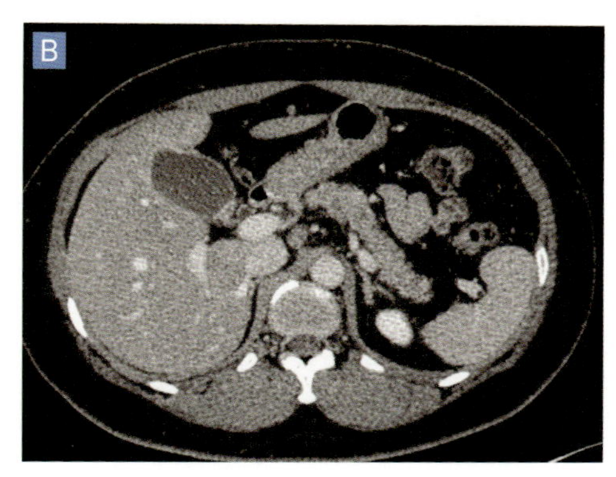

造影CT

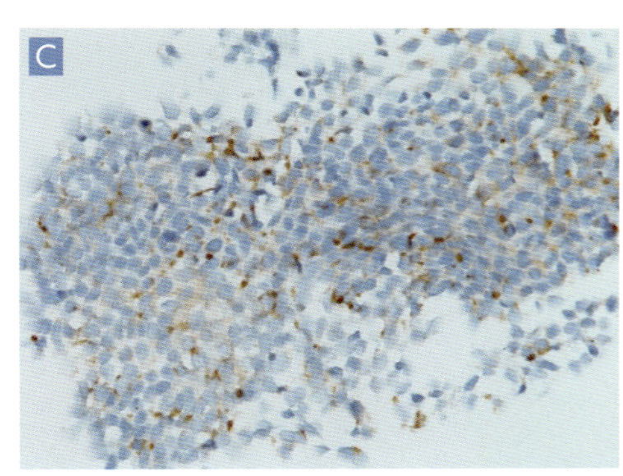

病理

子宮体癌(神経内分泌癌)に対し，広範子宮全摘術を行った半年後に膵腫瘍を指摘された。EUSで膵体部に多発する径10mm前後の不整形腫瘍を認め(図7A)，造影CTで膵内に乏血性腫瘍が数個みられた(図7B)。EUS-FNAで核形不整で細胞質に乏しい異型細胞が確認され，AE1/AE3陽性，CD56陽性，Chromogranin A陽性(図7C)，Synaptophysin陽性であった。子宮摘出検体と類似の所見であり，子宮体癌膵転移と診断された。子宮体癌の膵内転移では，多発転移例が多いと報告されている[15)]。

直腸癌膵転移（図8）

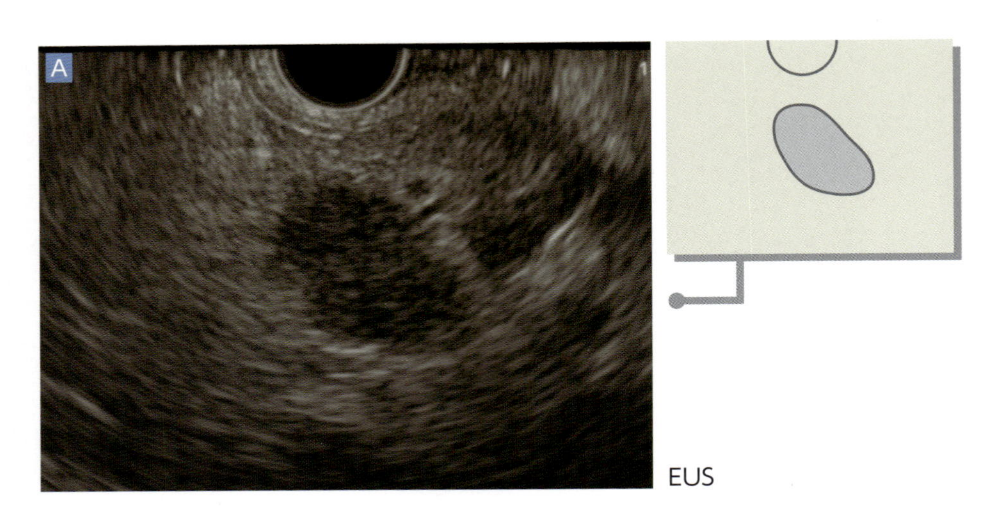

EUS

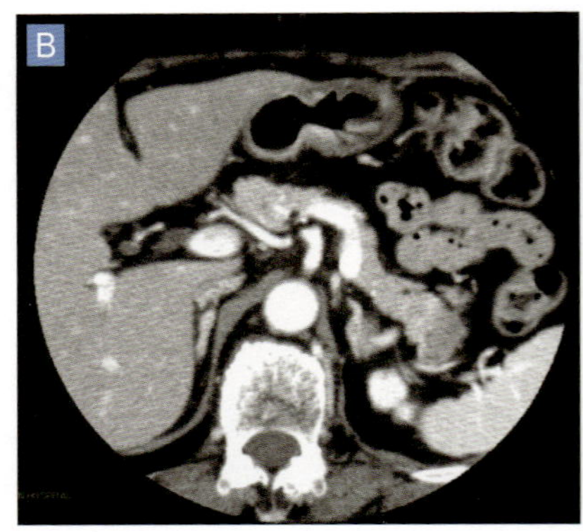

造影CT

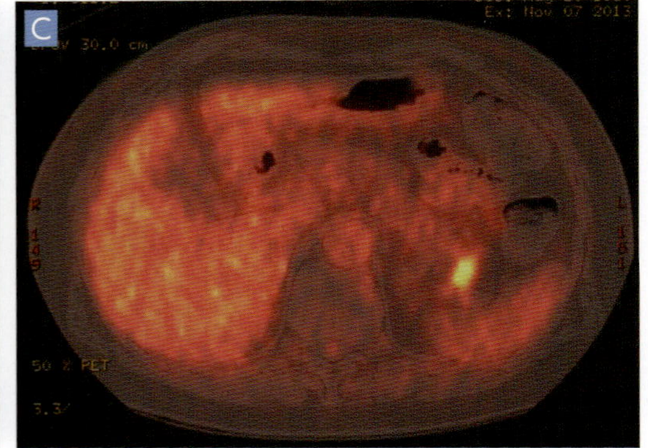

FDG-PET

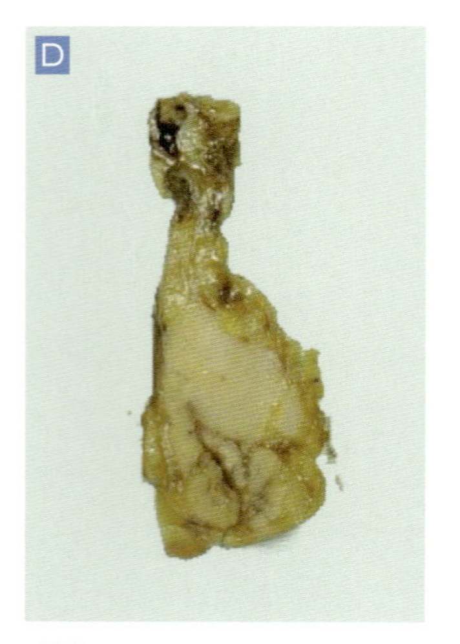

病理

直腸癌手術5年後に膵尾部の腫瘍を認めた。EUSでは膵尾部に辺縁不整な低エコー腫瘍（図8A），造影CTで乏血性であった（図8B）。FDG-PETで同部位に集積があり（図8C），直腸癌の膵転移と診断し切除を行った。病理診断ではhyperchromaticな核を有する異型上皮の不規則管状乳頭状増生がみられ，直腸癌組織と類似の病理組織であることから，直腸癌膵転移と診断された（図8D）。

文献

1) Klein KA, et al:CT characteristics of metastatic disease of the pancreas. Radiographics. 1998;18(2):369-378.
2) 宮本健志，他：甲状腺乳頭癌膵転移の1例．日消外会誌．2011;44(4):442-448.
3) Yoon WJ, et al:Clinical features of metastatic tumors of the pancreas in Korea: a single-center study. Gut Liver. 2011;5(1):61-64.
4) 辻田英司，他：子宮癌からの転移性膵腫瘍の1切除例．日外科系連会誌．2014;39(6):1187-1191.
5) 広瀬由紀，他：子宮癌膵転移の1例．日臨外会誌．2002;63(5):1283-1287.
6) 唐橋 強，他：肺癌孤立性膵転移の1切除例．日臨外会誌．2013;74(6):1462-1466.
7) 小橋重親，他：後腹膜原発平滑筋肉腫膵転移の1例．日消外会誌．2005;38(6):679-683.
8) 蓑口まどか，他：転移性膵悪性黒色腫の1例．日消誌．2007;104(7):1082-1087.
9) 山口哲司，他：大腸癌由来の転移性膵癌に対する4切除例．日消外会誌．2012;45(7):740-748.
10) 篠嵜秀博，他：乳癌孤立性膵転移の1切除例．日臨外会誌．2008;69(7):1625-1628.
11) Reddy S:The role of surgery in the management of isolated metastases to the pancreas. Lancet Oncol. 2009;10(3):287-293.
12) 三澤一成，他：肺癌膵転移の1切除例．日消外会誌．2006;39(3):334-339.
13) Boudghène FP, et al:US and CT imaging features of intrapancreatic metastases. J Comput Assist Tomogr. 1994;18(6):905-910.
14) Low G, et al:Multimodality imaging of neoplastic and nonneoplastic solid lesions of the pancreas. Radiographics. 2011;31(4):993-1015.
15) Roland CF, et al:Nonpancreatic primary tumors with metastasis to the pancreas. Surg Gynecol Obstet. 1989;168(4):345-347.
16) Paspala A, et al:Long-Term Outcomes After Hepatic and Pancreatic Resections for Metastases from Thyroid Cancer: a Systematic Review of the Literature. J Gastrointest Cancer. 2019;50(1):9-15.
17) Wang D, et al:Solitary pancreatic metastasis of extremity myxoid liposarcoma: a case report and literature review. BMC Cancer. 2018;18(1):1121.
18) He MX, et al:Complete resection of isolated pancreatic metastatic melanoma: a case report and review of the literature. World J Gastroenterol. 2010;16(36):4621-4624.
19) Sperti C, et al:Metastasis to the pancreas from colorectal cancer: is there a place for pancreatic resection?. Dis Colon Rectum. 2009;52(6):1154-1159.
20) Apodaca-Rueda M, et al:Solitary pancreatic metastasis from breast cancer: case report and review of literature. Sao Paulo Med J. 2019;137(2):201-205.
21) Sperti C, et al:Pancreatic resection for metastatic tumors to the pancreas. J Surg Oncol. 2003;83(3):161-166.
22) Adler H, et al:Pancreatectomy for metastatic disease: a systematic review. Eur J Surg Oncol. 2014;40(4):379-386.
23) Konstantinidis IT, et al:Metastatic tumors in the pancreas in the modern era. J Am Coll Surg. 2010;211(6):749-753.
24) Sperti C, et al:Metastatic tumors to the pancreas: The role of surgery. World J Gastrointest Oncol. 2014;6(10):381-392.
25) Adsay NV, et al:Secondary tumors of the pancreas: an analysis of a surgical and autopsy database and review of the literature. Virchows Arch. 2004;444(6):527-535.
26) Zerbi A, et al:Pancreatic metastases: An increasing clinical entity. World J Gastrointest Surg. 2010;2(8):255-259.

(瀬座勝志)

1 上皮性腫瘍 ― D その他

2 悪性リンパ腫

膵の悪性リンパ腫は，節外性リンパ腫の中で0.6～2.2％と非常に少ない[1)]。CTでは，膵内に内部不均一な乏血性腫瘍として描出される場合と，膵の腫大を伴う場合がある。乏血性腫瘍の場合，膵癌との鑑別が必要になるが，悪性リンパ腫は腫瘍径が膵癌に比べて大きく（平均直径5.1cm：3.2cm），血管への侵襲が少なく（18％：55％），また，尾側主膵管の拡張する頻度が低い点が鑑別の一助となる。膵腫大の場合，周囲の滲出液や脂肪織濃度の上昇などを欠く点が膵炎との鑑別に有用である[1～6)]。

POINT

- 境界明瞭，辺縁整で，類球形の内部均一でエコーレベルの低い腫瘤
- 周囲の臓器や脈管への浸潤がほとんどない
- 膵周囲リンパ節の腫大を認めることが多い

濾胞性リンパ腫（乏血性腫瘍）（図1）

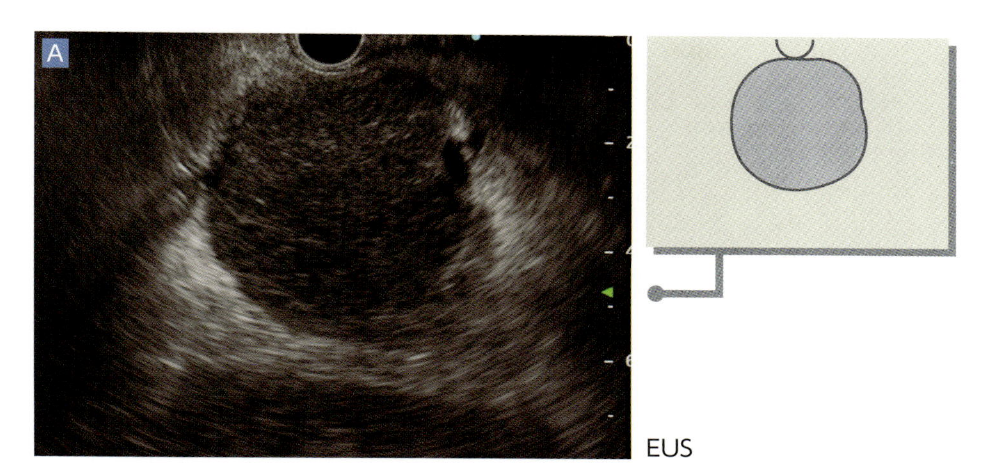
EUS

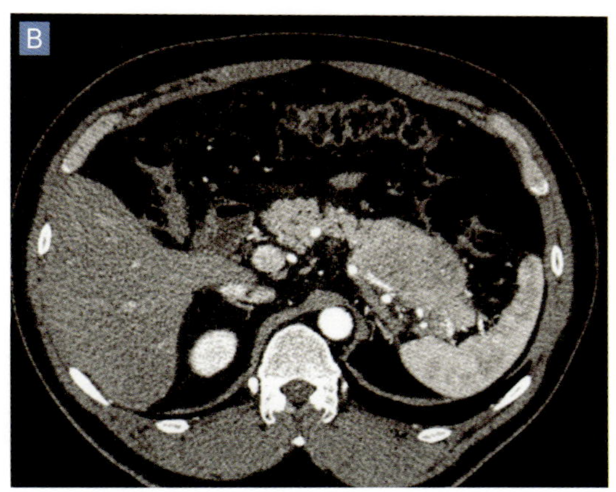
造影CT

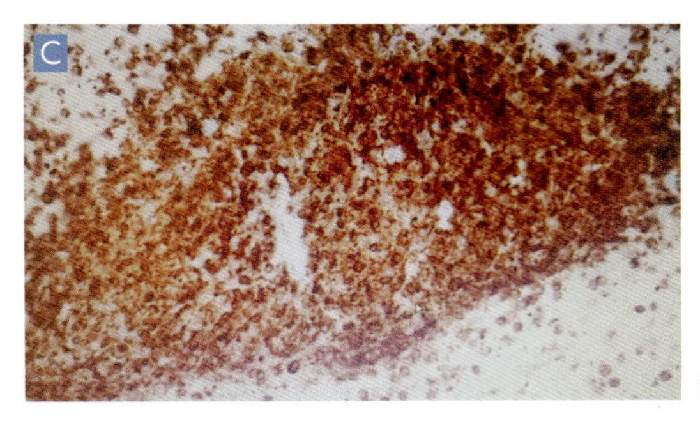
病理

膵尾部に境界明瞭，辺縁整な類円形，エコーレベルの低い腫瘍を認める（図1A）。造影CTでは乏血性腫瘍を膵尾部に認める（図1B）。EUS-FNAによる検体で免疫染色を行い，bcl-2陽性（図1C），CD10陽性などから濾胞性リンパ腫の診断となり化学療法が開始された。半年後のCTで腫瘍の縮小が認められた。

濾胞性リンパ腫（多血性腫瘍）（図2）

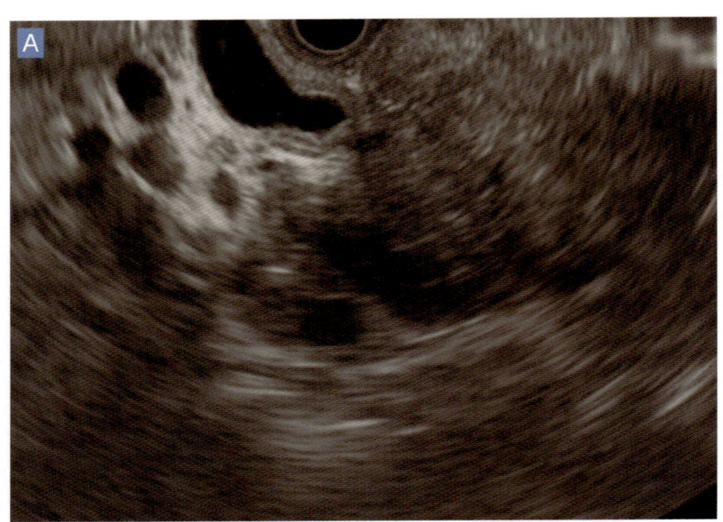

EUS

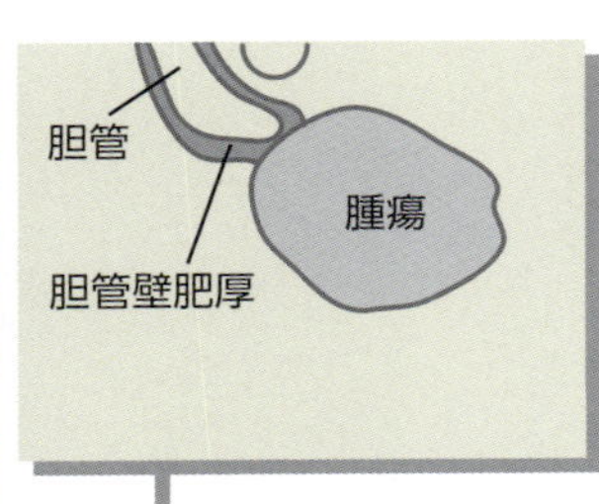

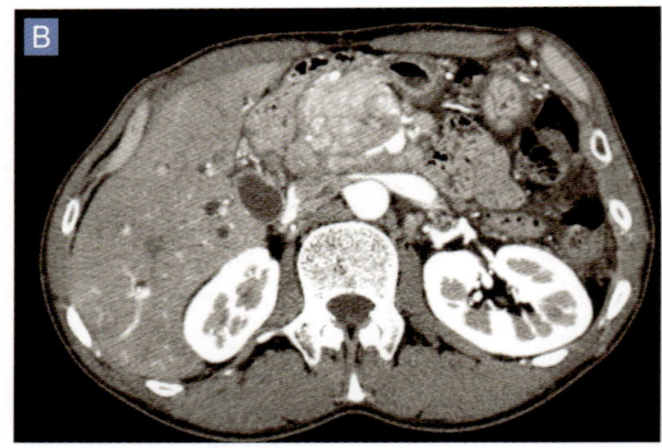

造影CT

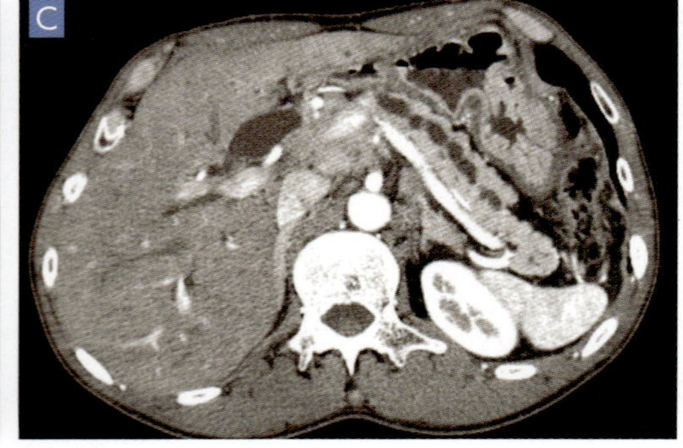

造影CT

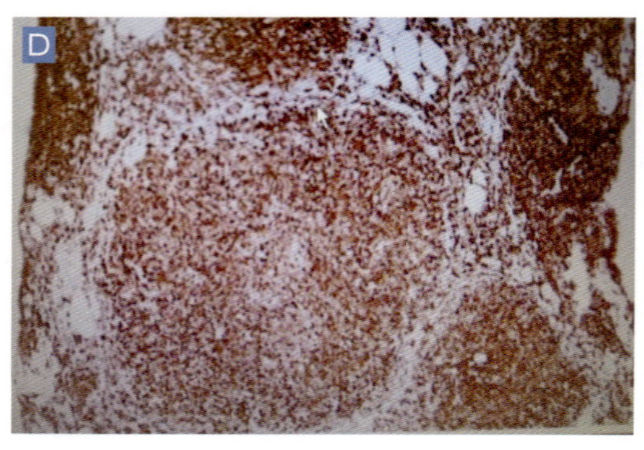

病理

膵頭部に境界明瞭，辺縁整な類円形，低エコー腫瘍を認める。胆管は腫瘍により狭窄し，上流胆管拡張を認める（図2A）。造影CTでは膵頭部の多血性腫瘍と尾側膵管，総胆管の拡張を認めた（図2B，C）。体表リンパ節の生検を行い，bcl-2陽性（図2D），CD10陽性など免疫染色の結果，濾胞性リンパ腫の診断となり，化学療法が施行された。

文 献

1) Freeman C, et al:Occurrence and prognosis of extranodal lymphomas. Cancer. 1972;29(1):252-260.
2) Manzella A, et al:Abdominal manifestations of lymphoma: spectrum of imaging features. ISRN Radiol. 2013;2013:483069.
3) Rad N, et al:Primary pancreatic lymphoma: what we need to know. J Gastrointest Oncol. 2017;8(4):749-757.
4) Johnson EA, et al:Differentiating primary pancreatic lymphoma from adenocarcinoma using endoscopic ultrasound characteristics and flow cytometry: A case-control study. Endosc Ultrasound. 2014;3(4):221-225.
5) Sadot E, et al:Clinical features and outcome of primary pancreatic lymphoma. Ann Surg Oncol. 2015;22(4):1176-1184.
6) Merkle EM, et al:Imaging findings in pancreatic lymphoma: differential aspects. AJR Am J Roentgenol. 2000;174(3):671-675.

(瀬座勝志)

1 上皮性腫瘍 ― D その他

3 膵リンパ上皮嚢胞(LEC)

膵リンパ上皮嚢胞(lymphoepithelial cyst：LEC)は膵の真性嚢胞の1つで，膵嚢胞の0.5％にみられる。病理組織学的には，嚢胞壁が扁平上皮に被覆され，リンパ濾胞を含む密集したリンパ組織で覆われているものをリンパ上皮嚢胞と呼ぶ。LECの98％が単発で，男女比は4：1，中年に多く(平均年齢50～57歳)，多房性が40～60％を占め，嚢胞内に角化物が貯留していることが多い[1~9]。

POINT

- 膵外へ突出する，辺縁整，境界明瞭な単房性または多房性の嚢胞

LECは膵の辺縁に位置することが多く，境界明瞭・辺縁整な単房性または多房性の嚢胞性病変である。病変は膵外へ突出することが多く(30～100％)[6]，嚢胞壁や隔壁は厚く，石灰化を伴うことがある。EUSの所見は嚢胞内容物の状態により異なり，低エコー性腫瘍，嚢胞性(無エコー性)腫瘍，内部に多彩な構造を有する症例を認める。低エコー35％，無エコー35％，mixedエコー30％との報告や，嚢胞内部が角化物で満たされる症例が90％，漿液性が10％で，無エコーの例が少ないとする報告もある[1~8]。また，LECの内部に球状の浮遊物を認めることが数例報告されている[9]。CTでは嚢胞壁や隔壁が造影され，MRIではT1強調画像で低信号，T2強調画像では高信号を示すことが多い。なお，血清学的にはCA19-9の上昇が55％にみられたと報告されている[1]。

膵リンパ上皮嚢胞(LEC)(図1)

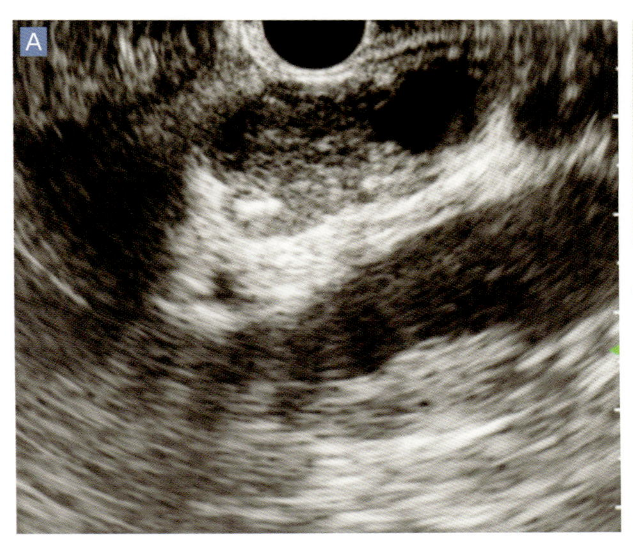

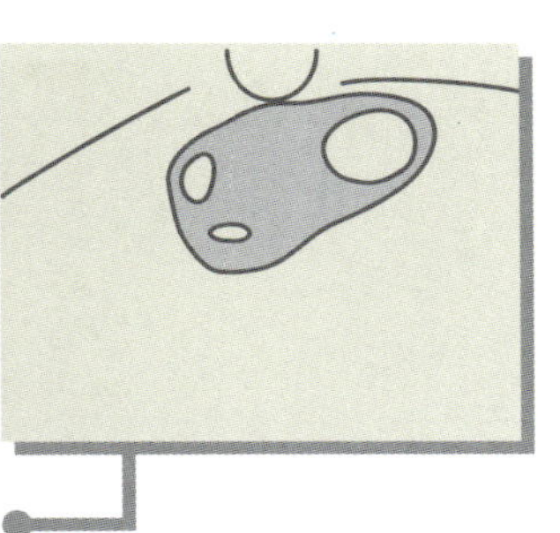

EUS

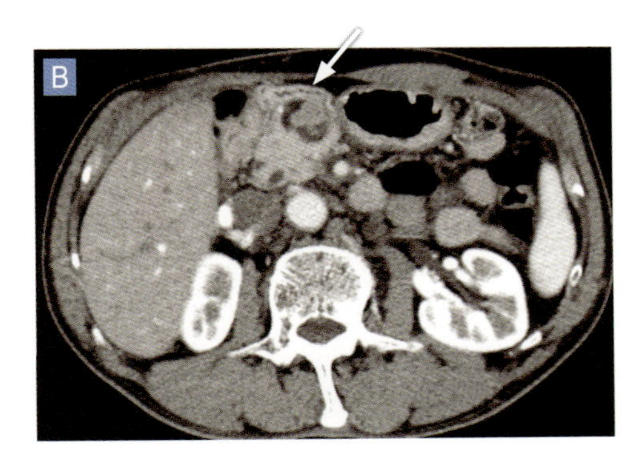

CT

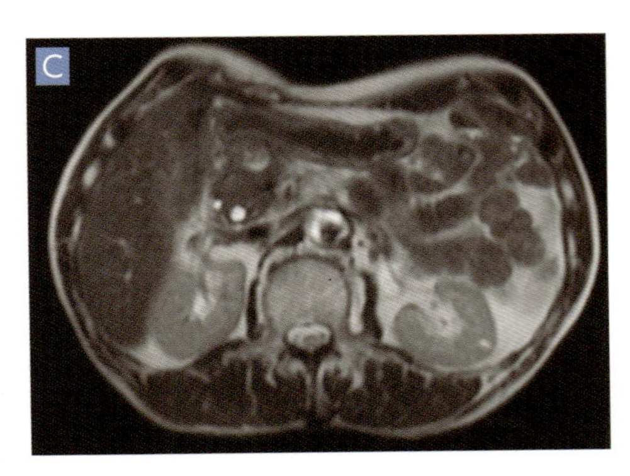

MRI

EUSで内部に嚢胞部分と低エコーの部分を持つ18mmの腫瘤を認める(図1A)。CTで膵頭部の嚢胞性腫瘤は膵外方へ突出しており，造影効果は低かった(図1B矢印)。MRIでは腫瘤内の液状成分を反映し，T2強調像でhigh intensityとなった(図1C)。EUS-FNAで乳白色の液体が吸引され，扁平上皮細胞と角化物を認め，LECと診断した。

(君津中央病院 吉田 有先生より画像提供)

文 献

1) Mege D, et al:Lymphoepithelial cyst of the pancreas: an analysis of 117 patients. Pancreas. 2014;43(7):987-995.
2) Groot VP, et al:Lessons learned from 29 lymphoepithelial cysts of the pancreas: institutional experience and review of the literature. HPB (Oxford). 2018;20(7):612-620.
3) Arumugam P, et al:Lymphoepithelial Cyst of the Pancreas. Case Rep Gastroenterol. 2016;10(1):181-192.
4) Nasr J, et al:Lymphoepithelial cysts of the pancreas: an EUS case series. Gastrointest Endosc. 2008;68(1):170-173.
5) Dalal KS, et al:Endoscopic ultrasound characteristics of pancreatic lymphoepithelial cysts: A case series from a large referral center. Endosc Ultrasound. 2016;5(4):248-253.
6) Borhani AA, et al:Lymphoepithelial cyst of pancreas: spectrum of radiological findings with pathologic correlation. Abdom Radiol (NY). 2017;42(3):877-883.
7) 鈴村和大, 他:膵リンパ上皮嚢胞の1例. 日外科系連会誌. 2015;40(6):1179-1184.
8) 安田武生, 他:(症例)lymphoepithelial cystの1例. 近畿大医誌. 2013;38(3-4):143-147.
9) Matsubayashi H, et al:Pancreatic Lymphoepithelial Cyst Showing Multiple Floating Ball-like Appearances. J Gastrointestin Liver Dis. 2016;25(2):239-242.

(瀬座勝志)

1 上皮性腫瘍─D その他

4 膵内副脾

副脾は，脾臓と同様の組織が本来の脾臓とは別の位置で成長したものである。発生頻度は人口の約10％とされる。副脾の80％は脾門部に発生するが，膵内副脾は3％程度と稀であり，膵尾部に好発するとされる。

POINT

- 境界明瞭，辺縁整，多血性の腫瘍
- 内部に嚢胞（単房または多房性）を認める場合がある
- 造影EUSで脾臓と同様の造影パターンをとる

EUSでは境界明瞭，辺縁整な腫瘍として描出され，脾臓と同様の血流状態のため多血性である。PanNENや腎細胞癌の膵転移も同様の所見であり，EUSのみでは鑑別が困難である。鉄が細網内系に取り込まれることを利用したSPIO-MRIを用いると，副脾が脾臓と同様の造影パターンをとることから診断可能とされる[1, 2]。近年，SPIO-MRIと同様の機序を持つソナゾイド®を用いた造影EUSの有用性も指摘されている。また，PanNENなどとの鑑別のためにオクトレオチドスキャンなどの有用性も指摘されている[3, 4]。なお，副脾は嚢胞（epidermoid cyst）を合併することが知られており，発生機序として脾臓の嚢胞変性や周囲の膵管の扁平上皮化生などが考えられている。

OVERVIEW

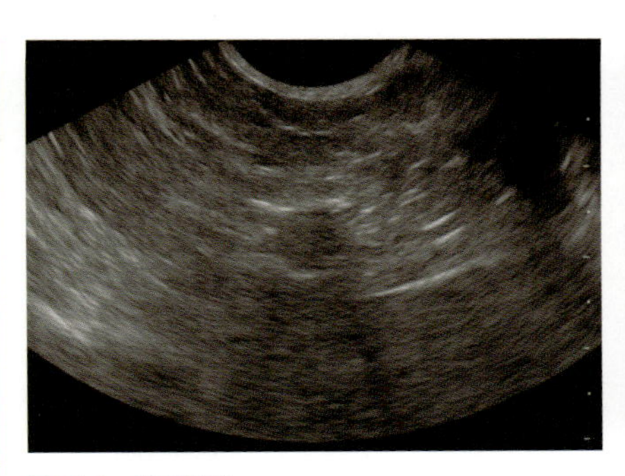

図1 ▶ 典型例

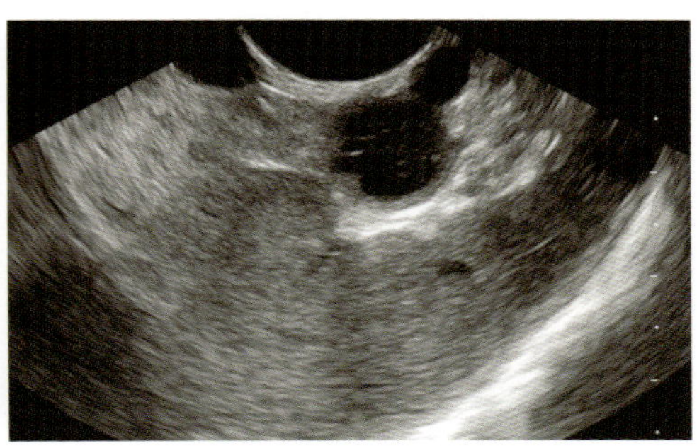

図2 ▶ 嚢胞合併例

典型例（図1）

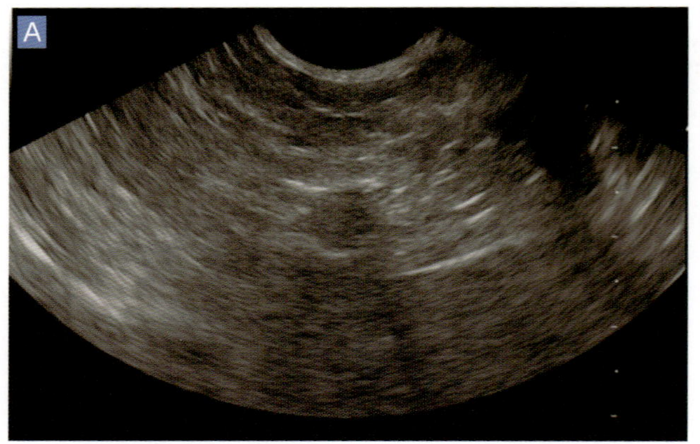

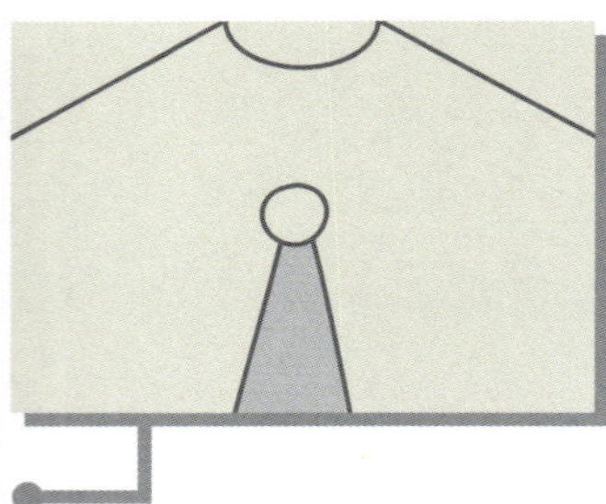

EUS

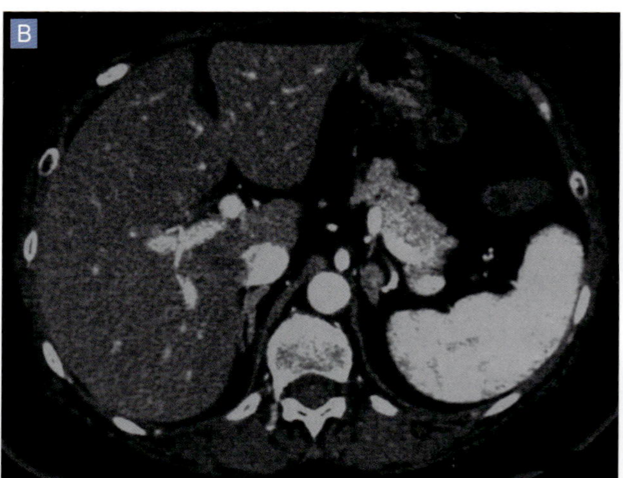

造影CT

C

SPIO-MRI

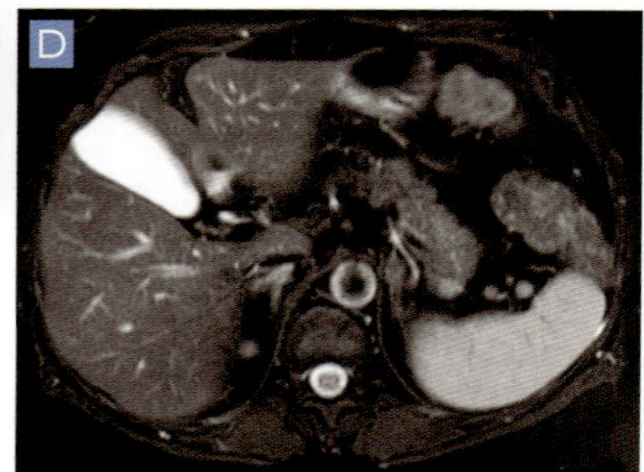

SPIO-MRI

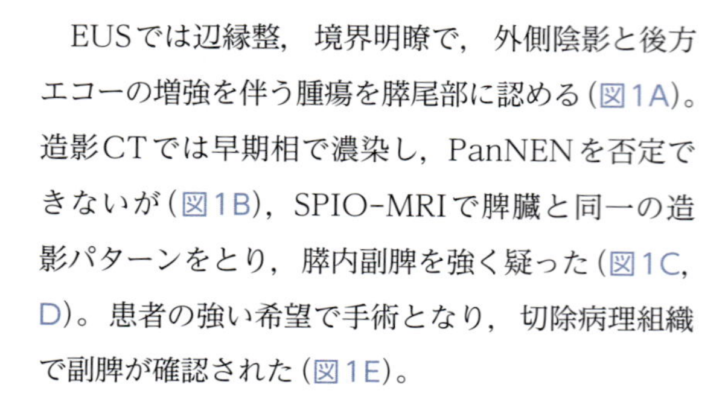

EUSでは辺縁整，境界明瞭で，外側陰影と後方エコーの増強を伴う腫瘍を膵尾部に認める（図1A）。造影CTでは早期相で濃染し，PanNENを否定できないが（図1B），SPIO-MRIで脾臓と同一の造影パターンをとり，膵内副脾を強く疑った（図1C，D）。患者の強い希望で手術となり，切除病理組織で副脾が確認された（図1E）。

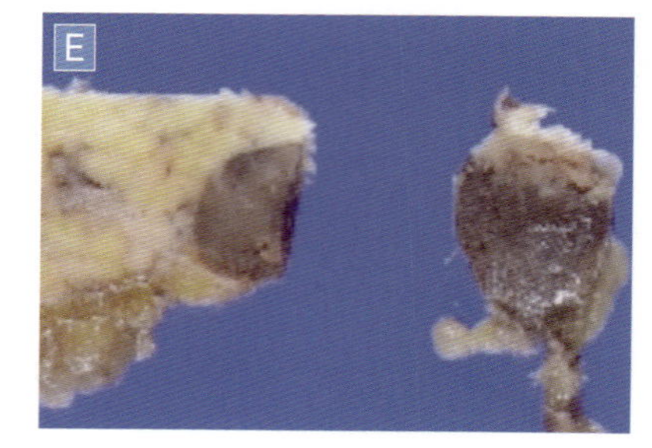

病理

Epidermoid cyst合併例（図2）

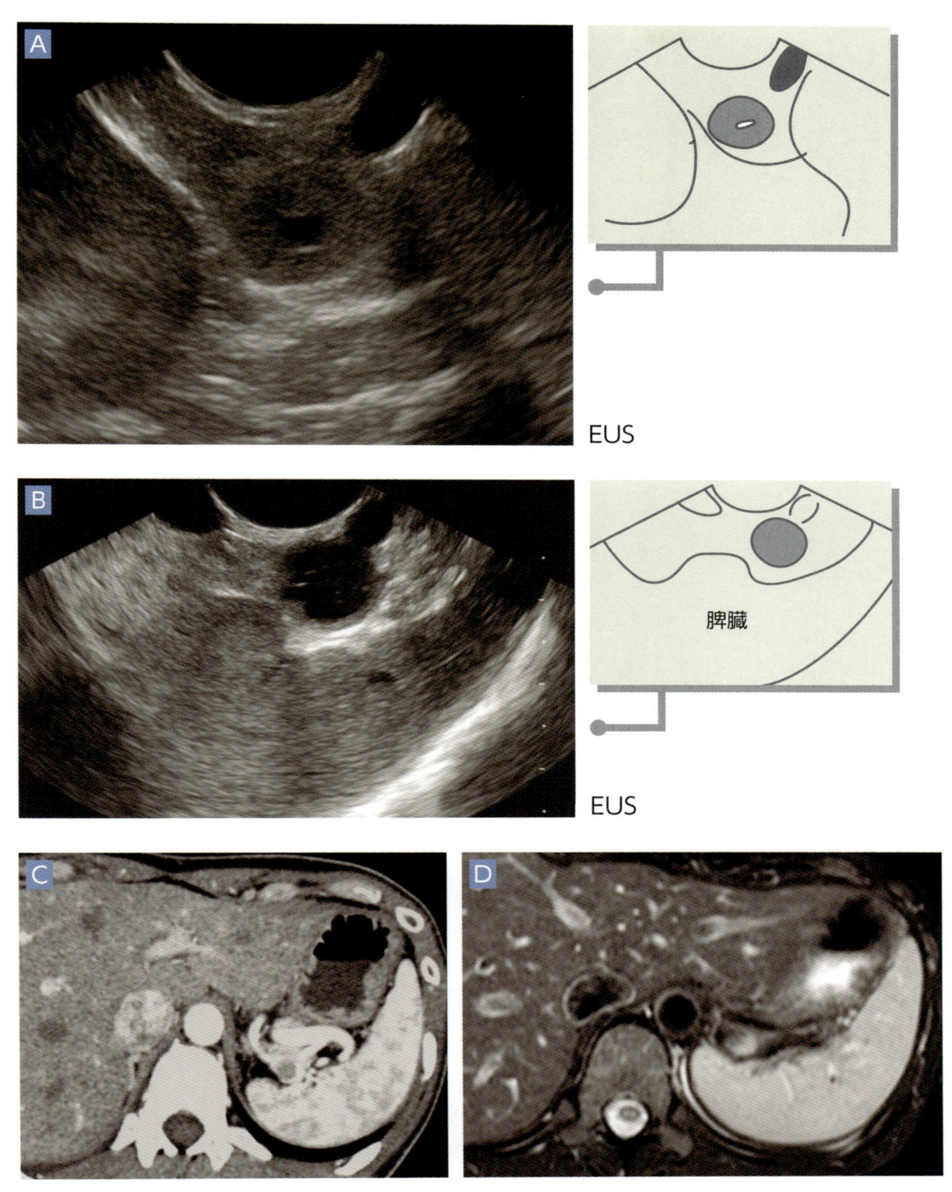

EUSにて膵尾部に辺縁整，境界明瞭な腫瘍を認める。腫瘍の大部分は充実性で，腫瘍の中央に囊胞を認めた（図2A，B）。腫瘍の充実性部分は造影CTで早期に濃染し（図2C），SPIO-MRIでは脾臓と同様の造影パターンをとることよりepidermoid cystを合併した副脾と診断された（図2D）。2年後のEUSでは囊胞部分が増大し，辺縁にわずかに充実性部分を認めた。

文 献

1) Kim SH, et al:MDCT and superparamagnetic iron oxide (SPIO)-enhanced MR findings of intrapancreatic accessory spleen in seven patients. Eur Radiol. 2006;16(9):1887-1897.
2) Herédia V, et al:Gadolinium- and superparamagnetic-iron-oxide-enhanced MR findings of intrapancreatic accessory spleen in five patients. Magn Reson Imaging. 2008;26(9):1273-1278.
3) Läuffer JM, et al:Intrapancreatic accessory spleen. A rare cause of a pancreatic mass. Int J Pancreatol. 1999;25(1):65-68.
4) Spencer LA, et al:Imaging features of intrapancreatic accessory spleen. Br J Radiol. 2010;83(992):668-673.

(瀬座勝志)

1 上皮性腫瘍 — D その他

5 膵動静脈奇形(AVM)

膵動静脈奇形(arteriovenous malformation：AVM)は，稀な膵の血管異常による病態であり，動脈系と門脈系の異常血管によって生じた短絡路が原因となる。先天性が多いが，炎症や外傷性に続発するものが10％程度を占める。臨床的には，消化管出血(40～50％)，腹痛(20～40％)，急性膵炎(10％)，などが契機となり診断されることが多いが，最近は検診の腹部エコー検査を契機に発見される例(15～20％)も増加している[1~3]。

POINT

- 辺縁不明瞭な，腫瘤様の低エコー域が膵内にみられる
- カラードプラでモザイク状の乱流や血流が明瞭に確認できる
- 脾静脈・門脈への短絡路が描出できることもある

EUSでは，膵内の多数の拡張した異常血管が，無エコーまたは低エコーを呈するカラードプラによるモザイクパターンと称される乱流や，流出血管となる門脈系の血管に拍動波がみられる。また，造影CTでは早期相において，膵内の網状の血管叢と門脈系血管が描出される[4~7]。

膵動静脈奇形（AVM）①（図1）

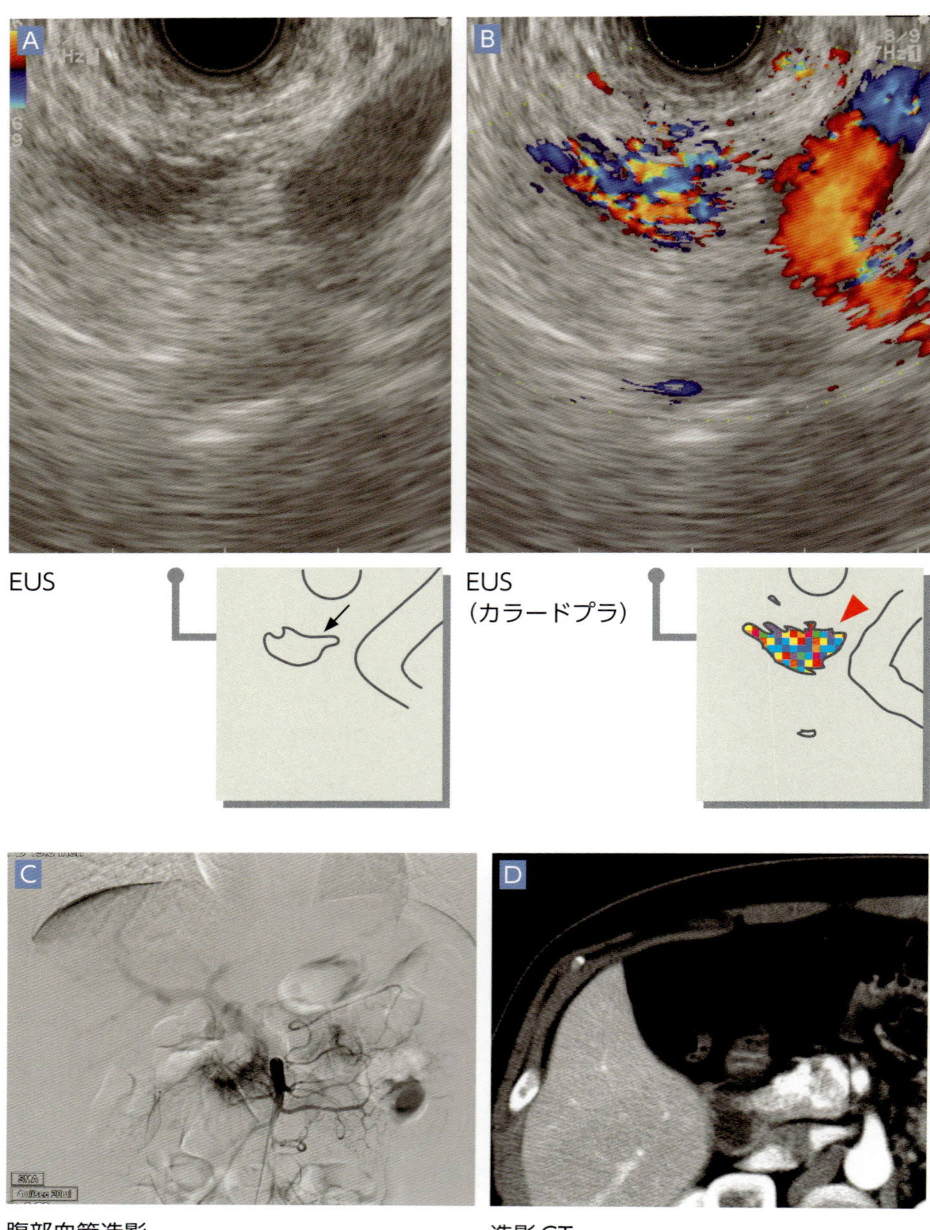

EUS

EUS
（カラードプラ）

腹部血管造影

造影CT

EUSでは膵頭部に境界不明瞭な淡い低エコー域を認め（図1A矢印），カラードプラで血流が乱流状に観察される[2)]（図1B矢頭）。腹部血管造影では上腸間膜動脈からの造影で膵頭部の血管が濃染し，早期に門脈が造影されている（図1C）。造影CTでは早期相にて膵内に濃染する領域を認めた（図1D）。

膵動静脈奇形（AVM）②（図2）

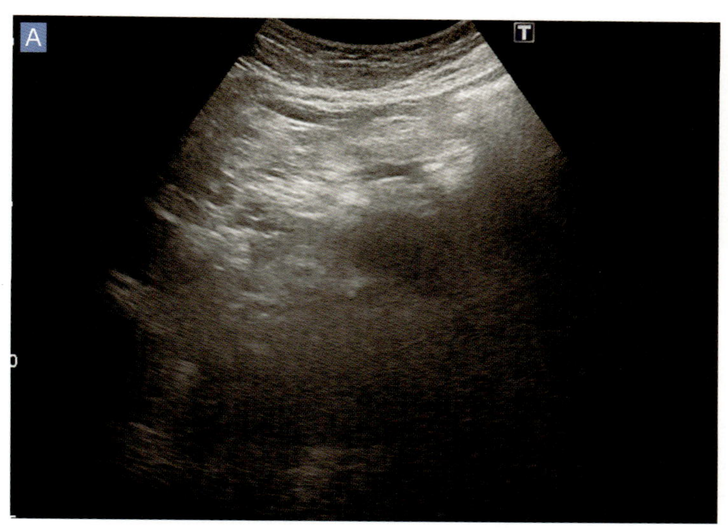

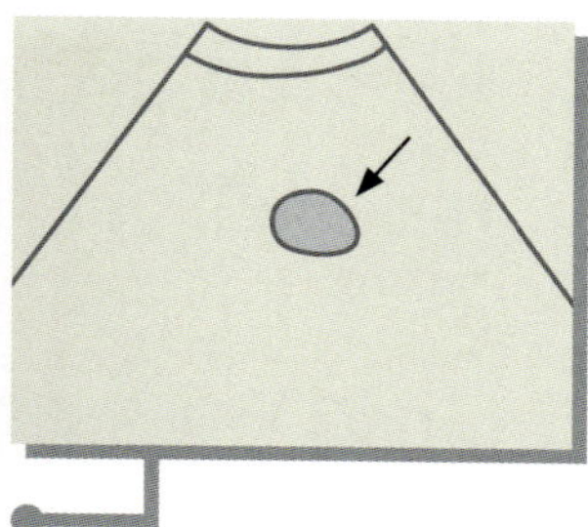

体外式腹部エコー

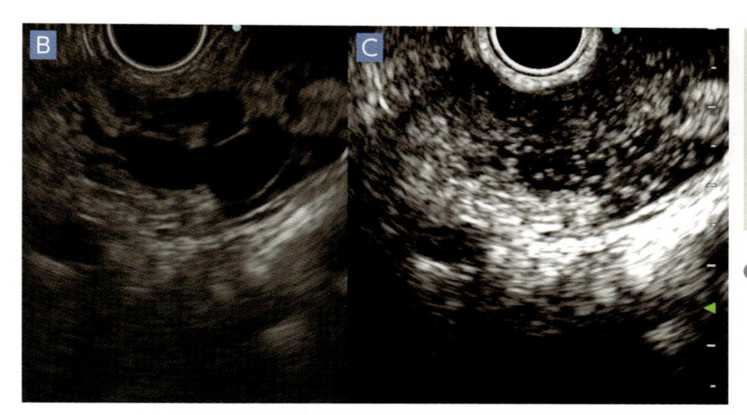

EUS　　造影EUS

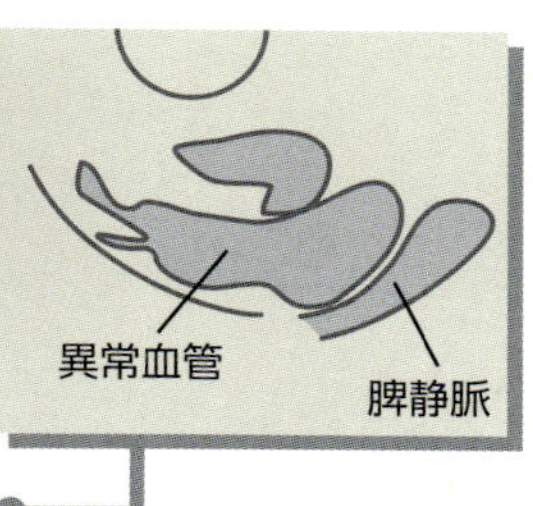

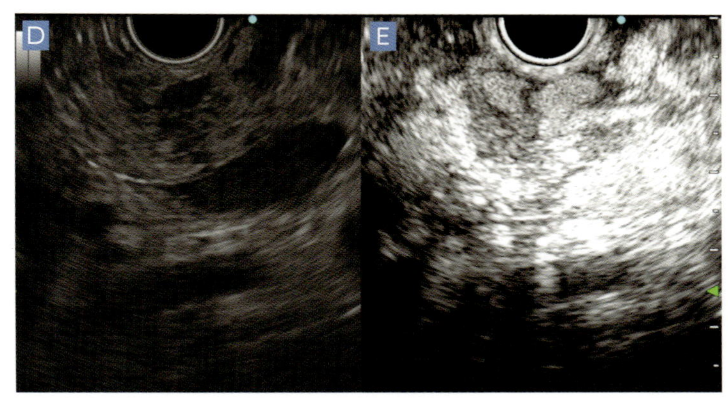

EUS　　造影EUS

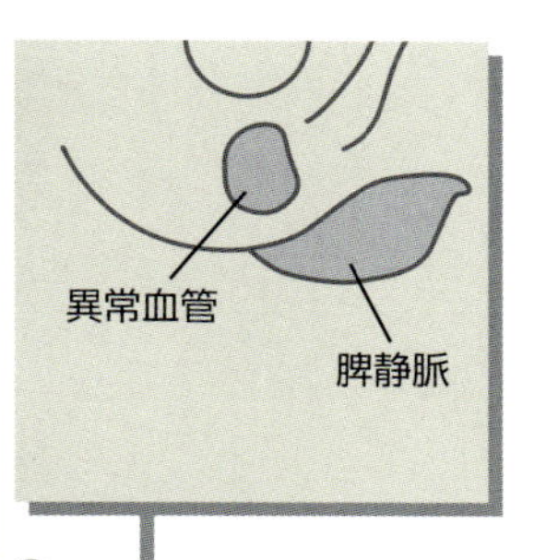

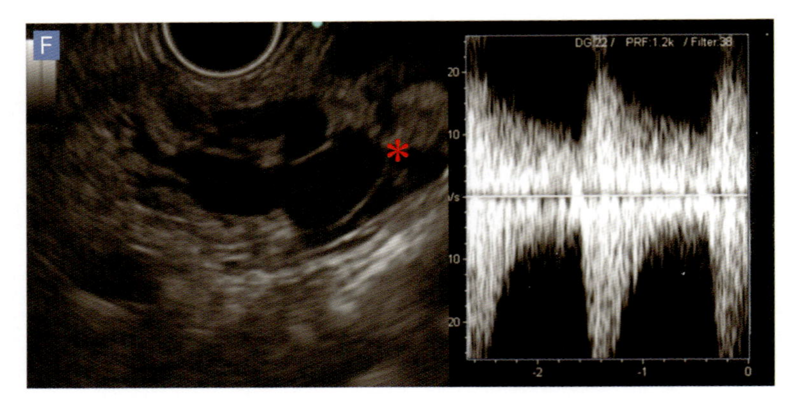

EUS（カラードプラ）

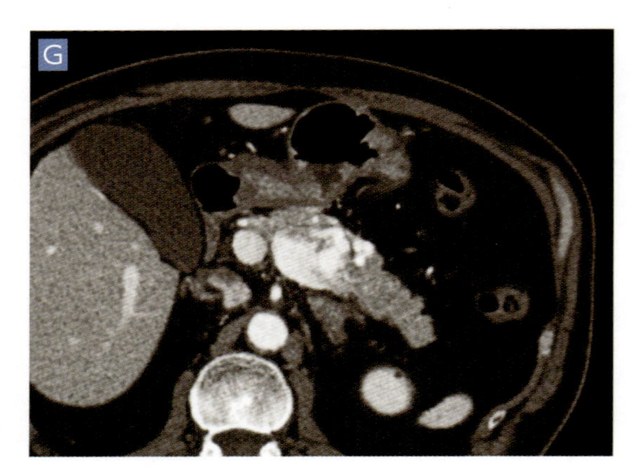

造影CT

体外式腹部エコーでは膵体部に境界不明瞭な低エコー腫瘤像を認めた（図2A矢印）。EUSでは膵内血管と脾静脈とが交通する，太い異常血管を認めた（図2B〜E）。造影EUSでは膵周囲の動脈が造影されると同時に異常血管に血流がみられ，直ちに脾静脈が高信号となった（図2B〜E）。ドプラエコーでは，脾静脈（*）に拍動波が観察された（図2F）。造影CTでは，膵内の異常血管から脾静脈への交通が確認され，脾静脈が強く造影されている（図2G）。

文献

1) Koito K, et al:Congenital arteriovenous malformation of the pancreas: its diagnostic features on images. Pancreas. 2001;22(3):267-273.
2) Bhosale PR, et al:Vascular pancreatic lesions: spectrum of imaging findings of malignant masses and mimics with pathologic correlation. Abdom Imaging. 2013;38(4):802-817.
3) Aida K, et al:Duodenal ulcer and pancreatitis associated with pancreatic arteriovenous malformation. Eur J Gastroenterol Hepatol. 2002;14(5):551-554.
4) Abe T, et al:Arteriovenous malformation of the pancreas: a case report. Surg Case Rep. 2016;2(1):6.
5) Shearer DD, et al:Pancreatic arteriovenous malformation: a case report and literature review. J Radiol Case Rep. 2011;5(8):8-13.
6) Nishiyama R, et al:Management of pancreatic arteriovenous malformation. J Hepatobiliary Pancreat Surg. 2000;7(4):438-442.
7) Van Holsbeeck A, et al:Acquired Pancreatic Arteriovenous Malformation. J Belg Soc Radiol. 2015;99(1):37-41.

（瀬座勝志）

1 上皮性腫瘍 — D その他

6 慢性膵炎

慢性膵炎(chronic pancreatitis)は，膵実質に不規則な線維化，細胞浸潤，実質の脱落，肉芽組織などの不可逆性変化が生じ，進行すると膵外分泌・内分泌機能の低下をきたす病態である[1]。慢性膵炎の病期は早期のものから進行した状態までさまざまであり，臨床症状，膵機能もそれに応じて変化する。慢性膵炎診療ガイドラインでは，慢性膵炎の診断にEUSの実施が推奨されており，EUSによる診断能は，感度80～88％，特異度65～100％とされている[2]。

POINT 典型例

- 確診所見：膵管内の結石，膵実質全体に分布する複数ないしびまん性の石灰化
- 準確診所見：膵内の結石，タンパク栓と思われる高エコー，膵管の不整拡張を伴う辺縁不規則な凹凸を示す膵の明らかな変形
- 膵癌のスクリーニングも併せて行うことが重要

EUSによる慢性膵炎の診断のポイントは，①膵管内の結石(図1)，②膵実質全体に分布する複数ないしびまん性の石灰化(図2)，の描出であり，これらは診断基準におけるEUSで評価可能な確診所見でもある。結石や石灰化は明らかな音響陰影を伴う高エコー像を呈するが，音響陰影を伴わない粗大高エコーは必ずしも結石とは限らず，線維化や脂肪浸潤を反映した所見のこともあるので注意が必要である[3]。

準確診所見の，膵内の結石，タンパク栓と思われる高エコー，または膵管の不整拡張を伴う辺縁不規則な凹凸を示す膵の明らかな変形(図5)，などは確診所見に比べ明らかな異常所見としてとらえがたいことも多く，注意深い検査が必要である。

慢性膵炎は膵癌のリスクファクターであることから(標準化罹患比11.8倍[4])，EUS検査では膵癌の存在を常に考慮し，膵全体をくまなく観察することが重要である。慢性膵炎に合併した膵癌を疑う所見としては，辺縁不整な低エコー病変や膵石が原因ではないと考えられる膵管狭窄や尾側膵管の拡張などが挙げられる。このような所見がみられ

た場合は，腫瘤性病変の有無を詳細に観察し，特に狭窄部周囲の腫瘤像に注意する必要がある。しかし，慢性膵炎が進行し膵石が増加してくると，音響陰影などによりEUSの観察条件が悪化するので，合併する膵癌の診断に限界があることは否めない（図2，4）。

慢性膵炎では，比較的高頻度（10～30％）に胆道狭窄が認められるとされている[5)]。多くは膵頭部の腫大や仮性囊胞による胆管圧排であるが，稀に膵石の乳頭部陥頓により閉塞性黄疸を発症する症例もある[5)]（図3）。

OVERVIEW

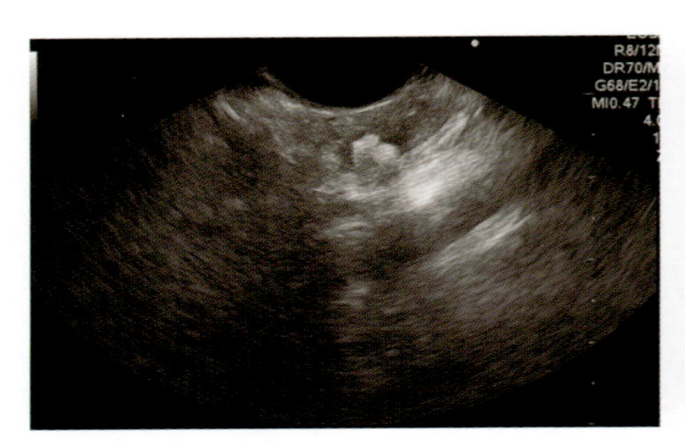

図1 ▶ 膵管内結石（膵石）

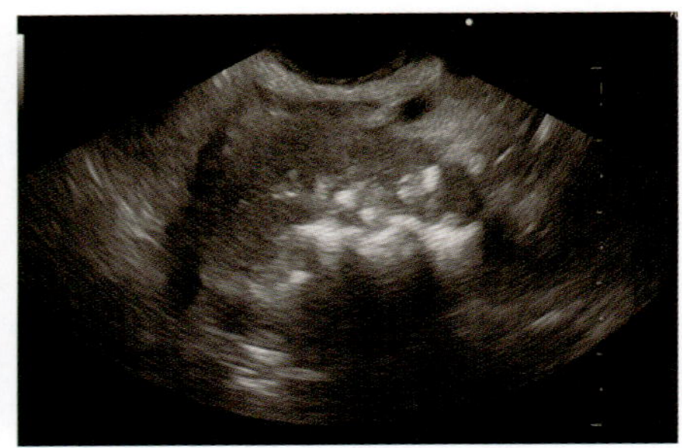

図2 ▶ びまん性石灰化・膵石

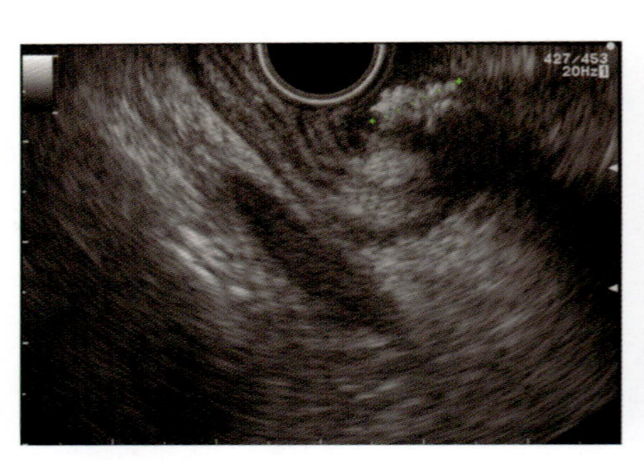

図3 ▶ 膵石が乳頭部に陥頓

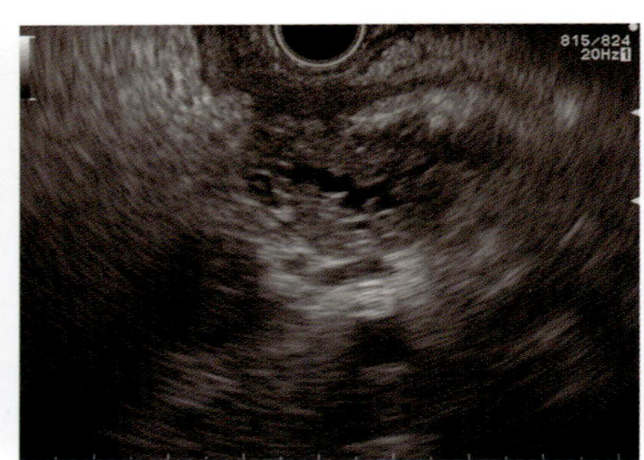

図4 ▶ 膵癌合併

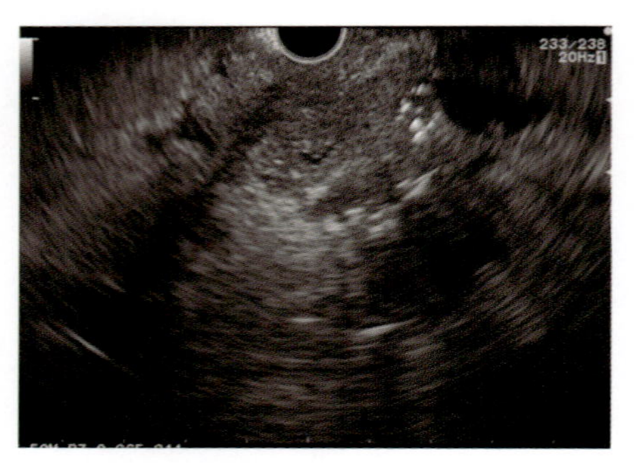

図5 ▶ 膵癌合併（図4と同一症例）

確診例；膵管内結石（膵石）（図1）

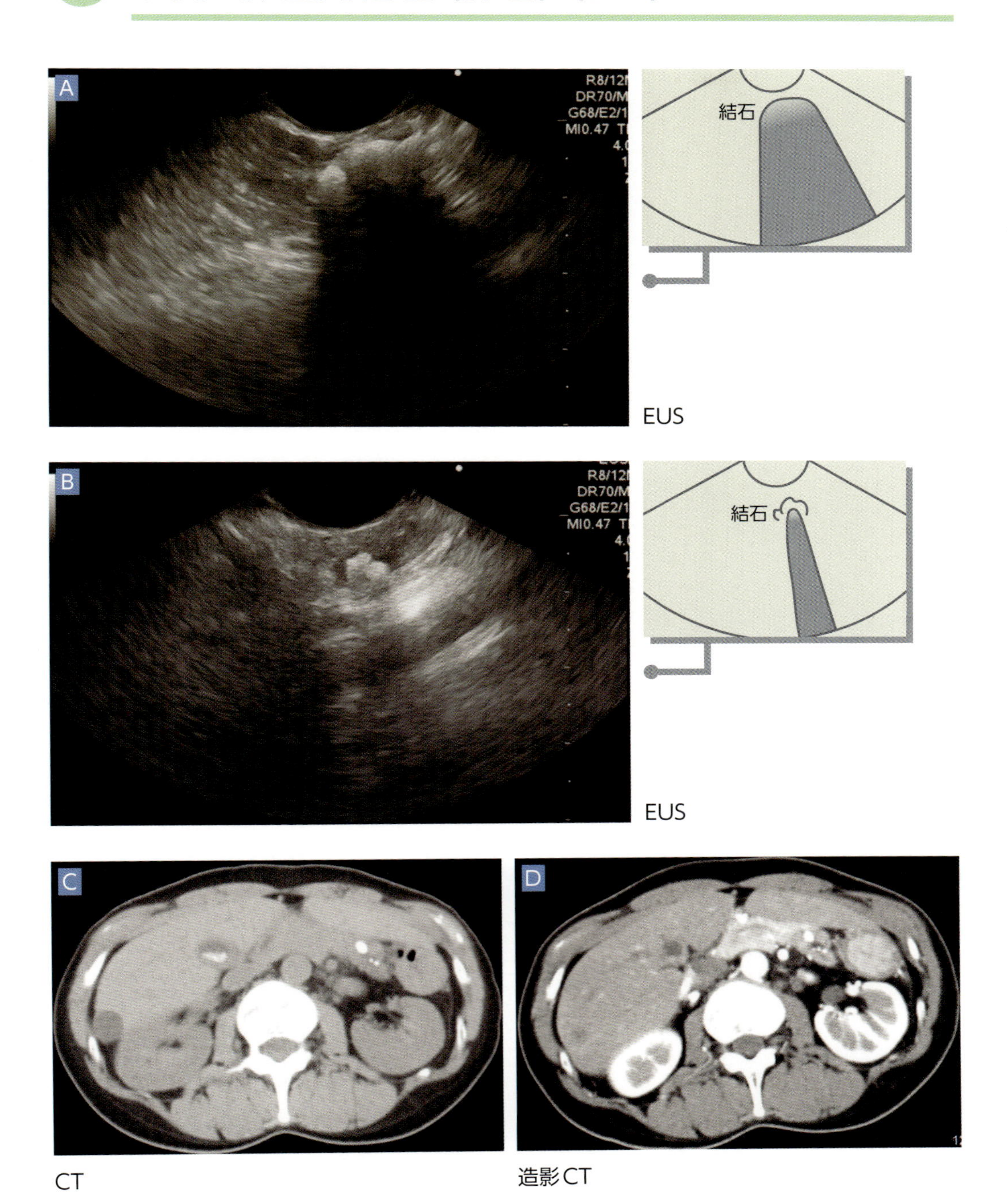

CTで膵尾部の主膵管内に複数の結石を認め，尾側膵管の拡張および尾側膵実質の萎縮を伴う（図1C，D）。EUSでも同部の主膵管内に音響陰影を伴う複数の結石を認める（図1A，B）。

確診例；びまん性石灰化・膵石（図2）

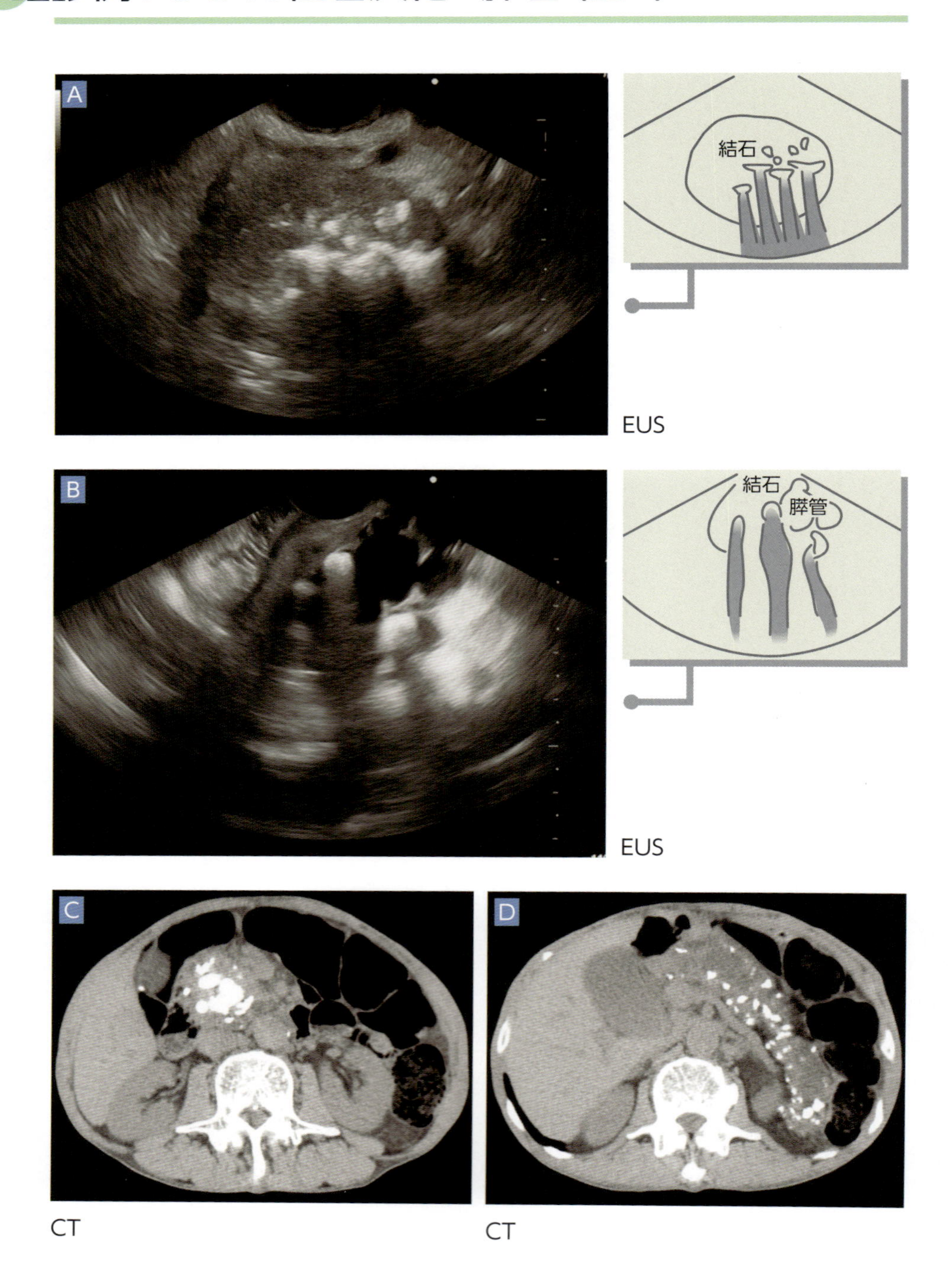

CTでは，膵実質全体にびまん性の石灰化，膵管内結石，尾側の主膵管拡張を認める（図2C，D）。EUSでも石灰化および膵石を多数認めるが，音響陰影により膵実質の観察が困難である（図2A，B）。

確診例；膵石の乳頭陥頓による閉塞性黄疸（図3）

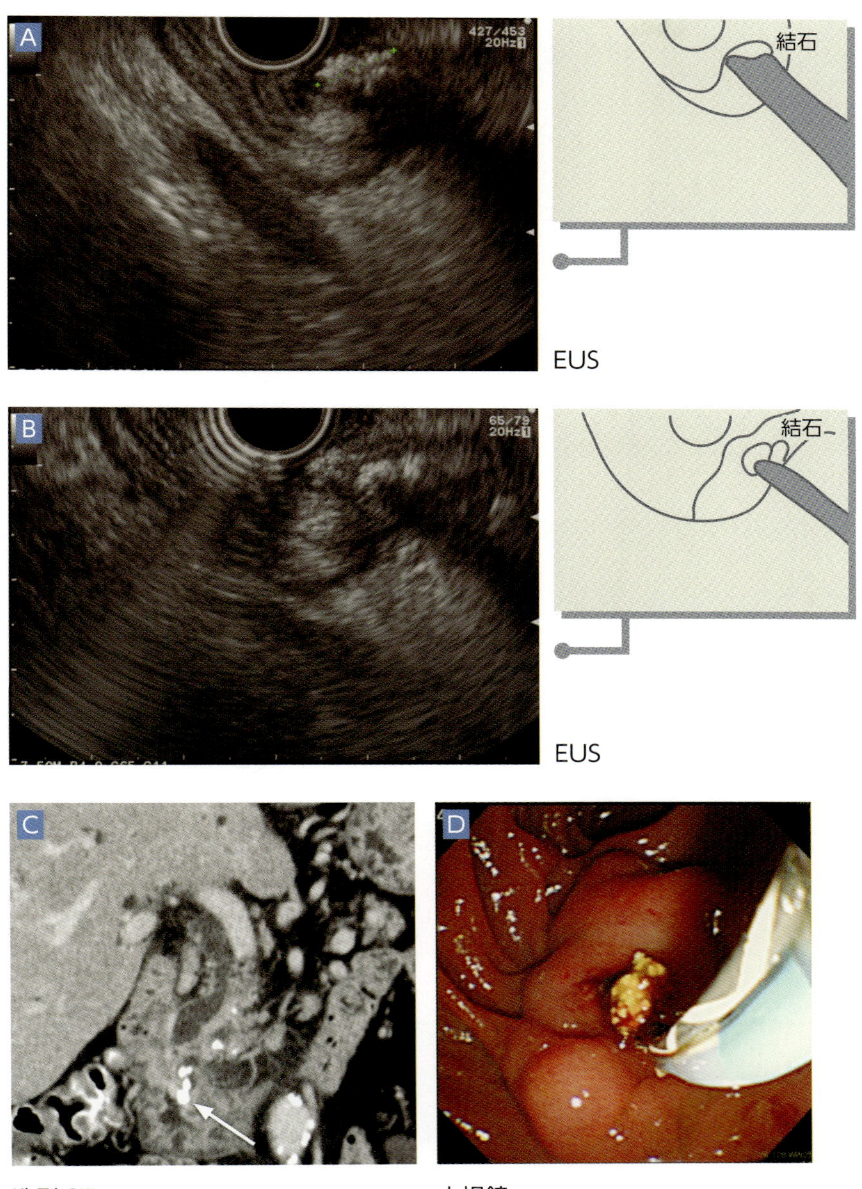

造影CT　内視鏡

閉塞性黄疸で発症，造影CTでは乳頭近傍の主膵管内に多数の結石を認め，尾側膵管の拡張を伴っていた（図3C）。また，乳頭部付近に結石が集簇し，胆管も拡張している（図3C矢印）。EUSでは膵管内の結石は十二指腸筋層を越え，乳頭内部まで積み重なって観察された（図3A，B）。体尾部膵実質は，ERCP，ESTを行い，陥頓していた膵石を採石した（図3D）。

膵癌合併（図4）

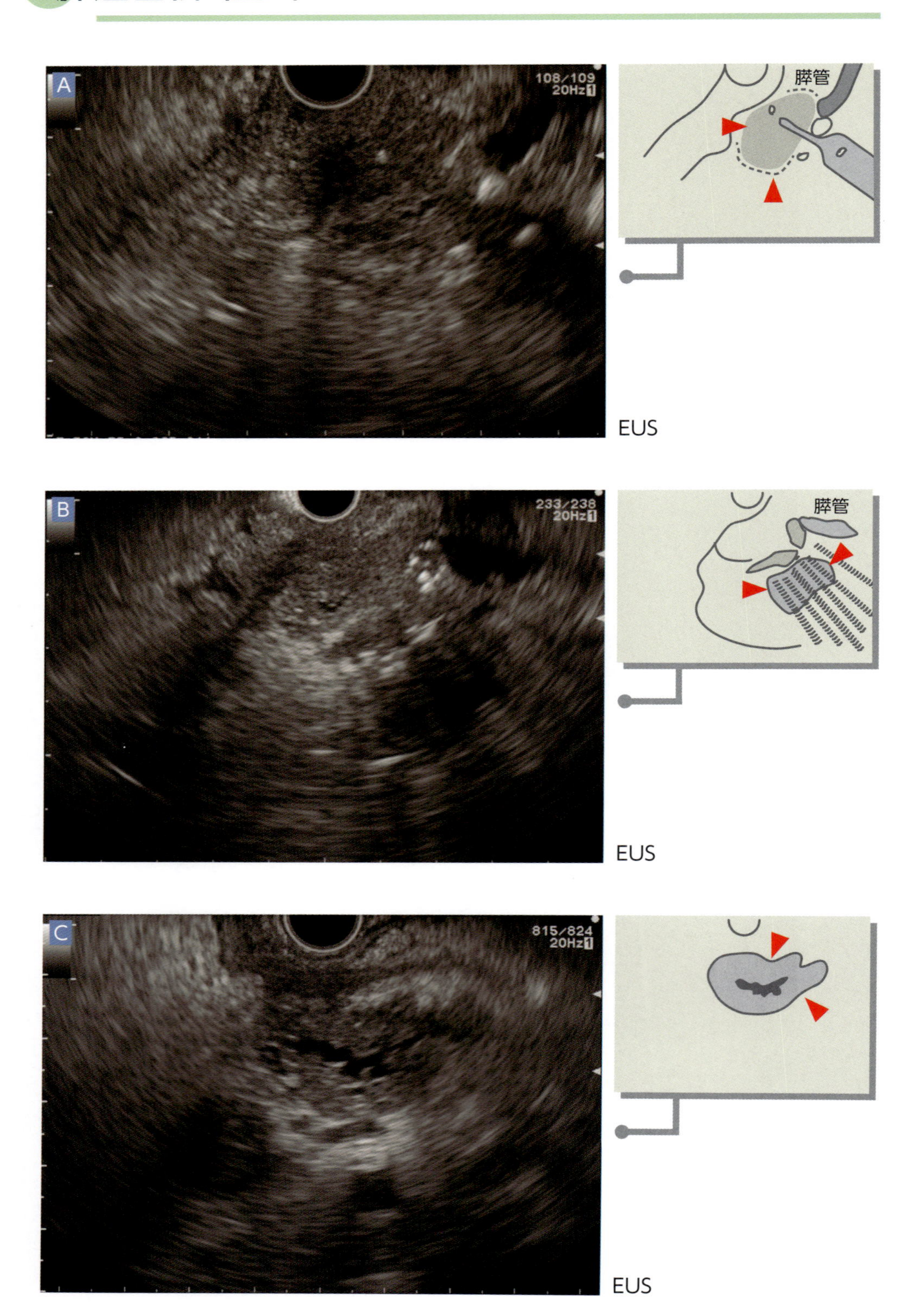

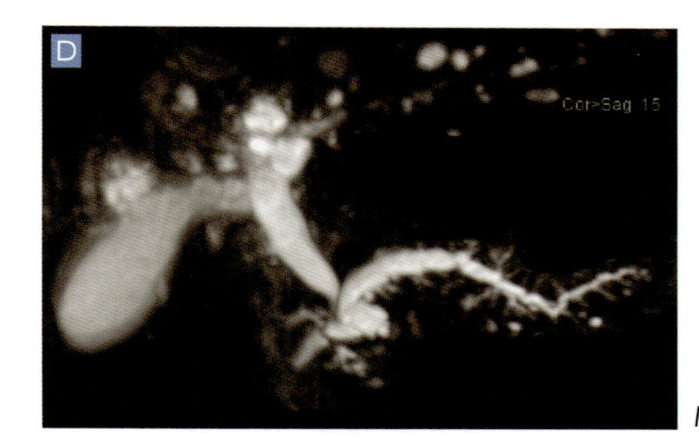

MRI (MIP)

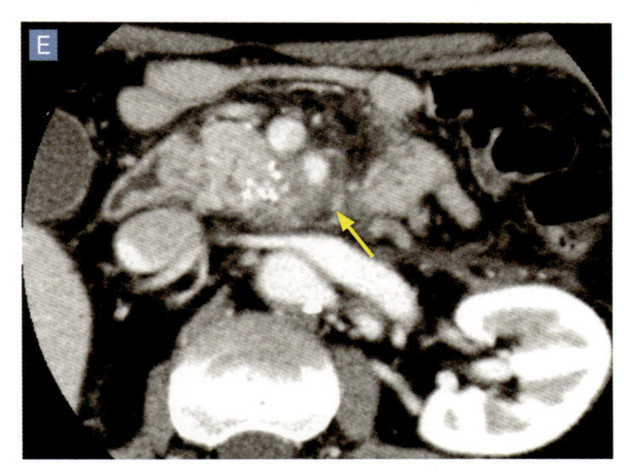

造影CT（水平断）

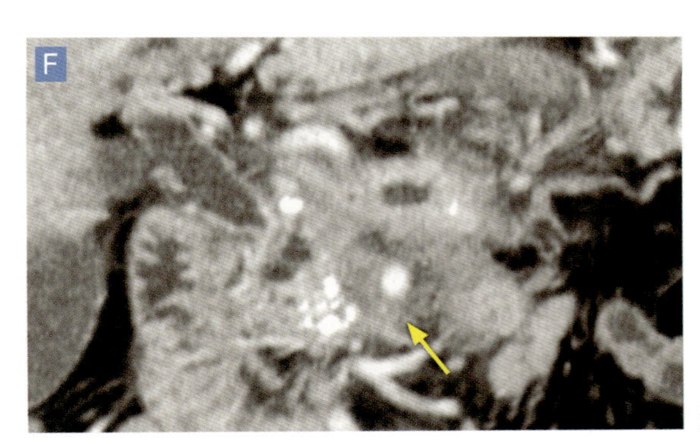

造影CT（冠状断）

慢性膵炎の経過観察中，体重減少と腹痛に対する精査を行った。造影CTでは膵鈎部から膵外にかけて軟部陰影を認め（図4E，F矢印），上腸間膜動脈周囲に浸潤する膵癌と診断された。MRIにてびまん性の膵管拡張は膵石による膵頭部主膵管の閉塞が原因と考えられ，体尾部主膵管の不整拡張と膵実質の変形（図4D）を伴っていた。EUSでは膵鈎部に不明瞭な低エコー病変を認めるが，隣接する石灰化の音響陰影により観察不良で，明らかに膵癌と診断することは困難であった（図4A～C矢頭）。

文 献

1) 厚生労働省難治性膵疾患に関する調査研究班，他：慢性膵炎臨床診断基準2009．膵臓．2009；24(6)：645-646．
2) 日本消化器病学会：慢性膵炎診療ガイドライン2015. 改訂第2版. 南江堂, 2015.
[https://www.jsge.or.jp/guideline/guideline/pdf/mansei2_re.pdf]
3) 厚生労働省難治性膵疾患調査研究班・ 日本膵臓学会：膵石症の内視鏡治療ガイドライン2014．膵臓．2014；29(2)：121-148．
[https://www.jstage.jst.go.jp/article/suizo/29/2/29_121/_pdf]
4) Ueda J, et al:Surgery for chronic pancreatitis decreases the risk for pancreatic cancer: a multicenter retrospective analysis. Surgery. 2013;153(3):357-364.
5) Naitoh I, et al:A case of obstructive jaundice caused by impaction of a pancreatic stone in the papilla for which a needle knife precut papillotomy was effective. JOP. 2008;9(4):520-525.

（太和田勝之）

column 05

早期慢性膵炎

慢性膵炎は非可逆性・進行性の難治性膵疾患であり，生命予後も不良である[1)]。しかし，慢性膵炎発症早期の治療介入で，その後の病態改善が動物実験モデルで示されており[2)]，早期での診断が重要と考えられる。このような背景から，慢性膵炎臨床診断基準2009で早期慢性膵炎に関する概念が提唱され[3)]，その定義と診断基準が示された。EUSは早期慢性膵炎診断における要の検査として位置づけられており，EUSにより慢性膵炎の早期診断・早期治療介入に結びつくことが期待される。

早期慢性膵炎のEUS診断に関してはいくつかの報告があり[4, 5)]，慢性膵炎臨床診断基準2009では表の7項目を挙げている。ただし，これらの所見を複数認めても，EUS所見のみでは早期慢性膵炎と確定診断することはできないことに留意する必要がある。すなわち，早期慢性膵炎はEUS所見とともに，自覚症状，検査値異常や飲酒歴等を含め，総合的な診断が必要である。

表▶ 早期慢性膵炎のEUS診断

①蜂巣状分葉エコー（lobularity，honeycombing type）
②不連続な分葉エコー（nonhoneycombing lobularity）
③点状高エコー（hyperechoic foci；non-shadowing）
④索状高エコー（stranding）
⑤囊胞（cysts）
⑥分枝膵管拡張（dilated side branches）
⑦膵管辺縁高エコー（hyperechoic MPD margin）

（文献3より作成）

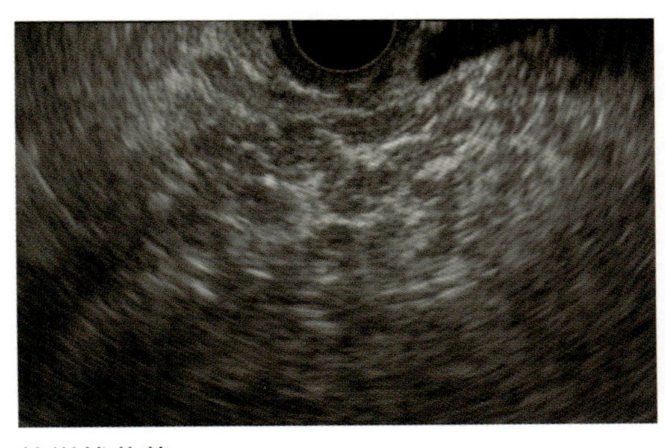
蜂巣状分葉エコー

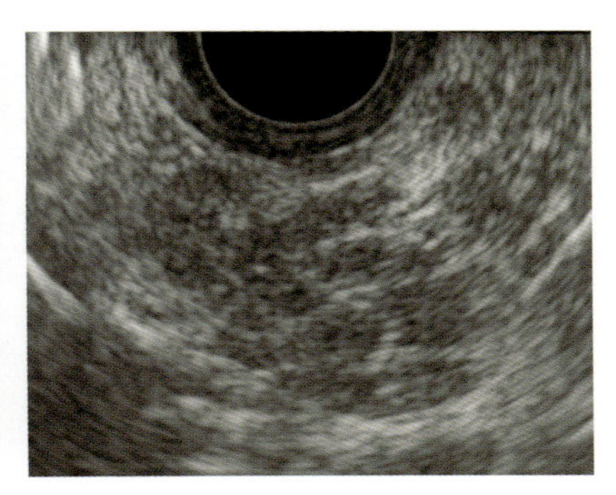
不連続な分葉エコー

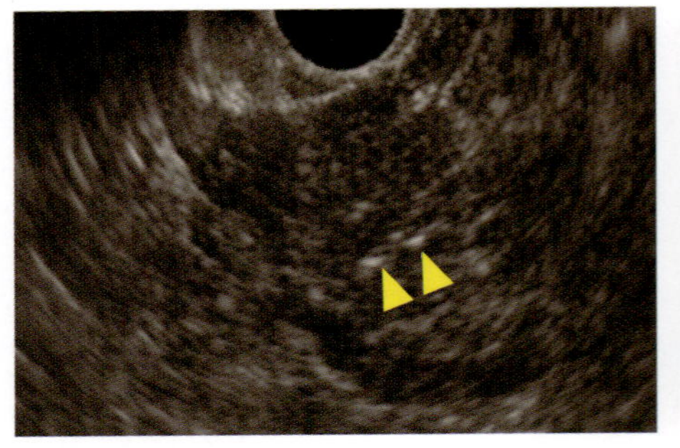

点状高エコー

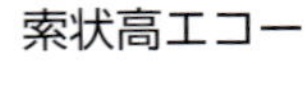

索状高エコー

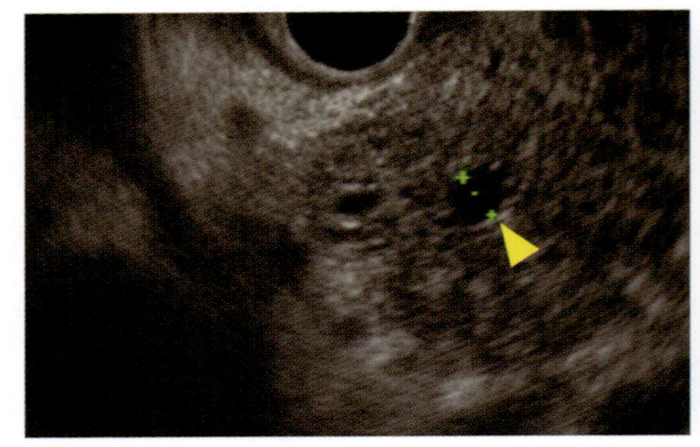

嚢胞

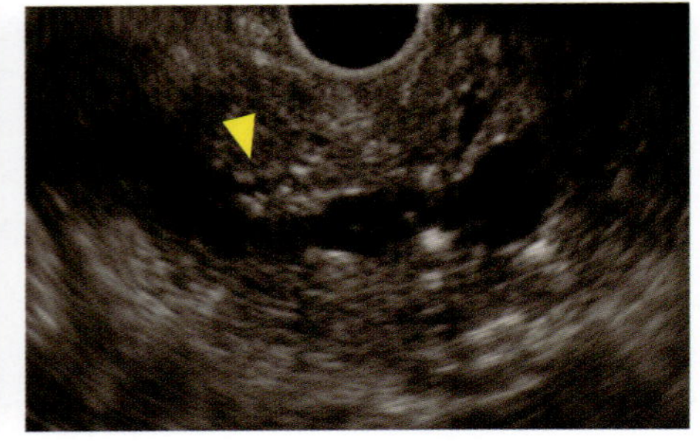

分枝膵管拡張

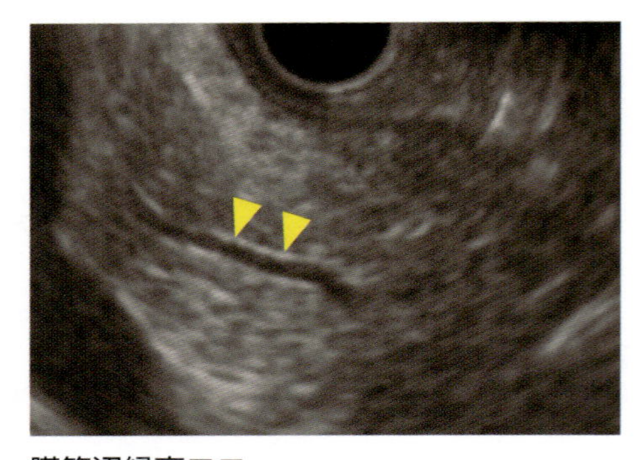

膵管辺縁高エコー

文 献

1) 大槻 眞, 他：慢性膵炎登録患者の予後および死因に関する検討. 厚生労働科学研究費補助金難治性疾患克服研究事業難治性膵疾患に関する調査研究報告書. 2008：153-157.
2) Gibo J, et al:Camostat mesilate attenuates pancreatic fibrosis via inhibition of monocytes and pancreatic stellate cells activity. Lab Invest. 2005;85(1):75-89.
3) 厚生労働省難治性膵疾患に関する調査研究班, 他：慢性膵炎臨床診断基準2009. 膵臓. 2009;24(6):645-646.
4) Catalano MF, et al:Prospective evaluation of endoscopic ultrasonography, endoscopic retrograde pancreatography, and secretin test in the diagnosis of chronic pancreatitis. Gastrointest Endosc. 1998;48(1):11-17.
5) Sahai AV, et al:Prospective assessment of the ability of endoscopic ultrasound to diagnose, exclude, or establish the severity of chronic pancreatitis found by endoscopic retrograde cholangiopancreatography. Gastrointest Endosc. 1998;48(1):18-25.

（太和田勝之）

1 上皮性腫瘍 ― D その他

7 自己免疫性膵炎(AIP)

自己免疫性膵炎(autoimmune pancreatitis：AIP)は，病理学的にリンパ形質細胞性硬化性膵炎(lymphoplasmacytic sclerosing pancreatitis：LPSP)を特徴とする1型と，好中球上皮病変(granulocytic epithelial lesion：GEL)を特徴とする2型に分けられるが，わが国では大部分が1型AIPであり，2型は稀とされている。1型AIPはIgG4関連疾患(IgG4-related disease)の膵病変と位置づけられており，病理組織学的にリンパ球と形質細胞の膵実質への高度な浸潤と線維化を特徴とする疾患である[1)]。病変の生じる範囲からみて，膵のびまん性腫大と限局性腫大がある。高齢男性に多い傾向があり[2)]，臨床症状として閉塞性黄疸を1/3～半数の症例に認める[1)]。

POINT 典型例

- 膵全体がびまん性に腫大し，膵実質は比較的均一な低エコーを呈する
- 実質内部に線状や網状の高エコーがみられることがある
- 腫瘤内に主膵管が貫通するduct penetrating signは，腫瘍性病変との鑑別に有用
- 膵実質辺縁低エコー帯を約20％に認める
- 肝内／肝外胆管の壁肥厚をしばしば合併する

AIPでは，膵全体がいわゆるソーセージ様(sausage-like appearance)と呼ばれるびまん性腫大を呈することが多く，EUSでは全体に腫大した膵実質が比較的均一な低エコーとして描出される(図1～3)。また，低エコーの中に線維化を反映する，線状や網状(亀甲状)の高エコーがみられる場合がある[1)]。造影CTで観察される膵実質辺縁の被膜様構造(capsule-like rim，48～79％の頻度[3～5)])は，EUSでは膵実質辺縁の薄い低エコー帯(peripancreatic hypoechoic margins)として認められる。しかし，その頻度は20％程度であり(図2)，造影CTと比較して描出率は有意に低いとされる[5)]。

膵実質以外の所見として，肝内・肝外胆管の壁肥厚がしばしば認められる[6)](図1)。

実際，AIPの81％に下部胆管狭窄がみられ，さらに膵頭部病変ではその頻度が93％と報告されている[7)]。また，胆管狭窄が強いほど壁肥厚は高度になるとされている[1)]。リンパ節に関しては，AIPの28～56％に膵周囲や傍大動脈のリンパ節腫大が認められる[8, 9)]。

POINT 非典型例

- 限局性腫大では，単発／多発ともに腫大部位は低エコーに描出され，内部に高エコースポットが散在することが多い
- 限局性腫大と通常型膵癌の鑑別に，duct penetrating signとcapsule-like rimが有用とされる

限局性腫大を呈するAIPの頻度は5～56％[5, 10, 11)]と報告によりさまざまであるが，びまん性腫大よりも頻度は低い。限局性腫大では膵内に低エコー腫瘤が単発（図4），あるいは多発するが（図5，6），単発例では通常型膵癌と，また多発例では転移性膵腫瘍や膵の悪性リンパ腫などとの鑑別が必要となる。EUSでは単発例も多発例も腫瘤は均一な低エコーを呈すことが多く，しばしば内部に高エコースポットが散在する。

造影CTでは，腫瘤内に主膵管が貫通する，いわゆるduct penetrating sign（限局性AIPの46％，膵癌の2％）（図6）と，前述のcapsule-like rim（限局性AIP46％，膵癌3％）が限局性腫大を呈するAIPで有意に高頻度であり，膵癌との鑑別に有用とされる[12)]。また，AIPでは狭細部よりも尾側の明らかな主膵管拡張は少ないが，時に高度の拡張を示すことがあり，膵癌との鑑別が困難な場合もある（図3）。

POINT

- AIPの5％に膵石がみられる

AIPで膵内石灰化は稀とされているが[1, 13)]，長期経過による膵液うっ滞などから膵石や膵実質の石灰化を生じる場合があり[14)]（図7），報告では5％に膵石・石灰化が認められたとされている（日本の多施設研究）[15)]。

OVERVIEW

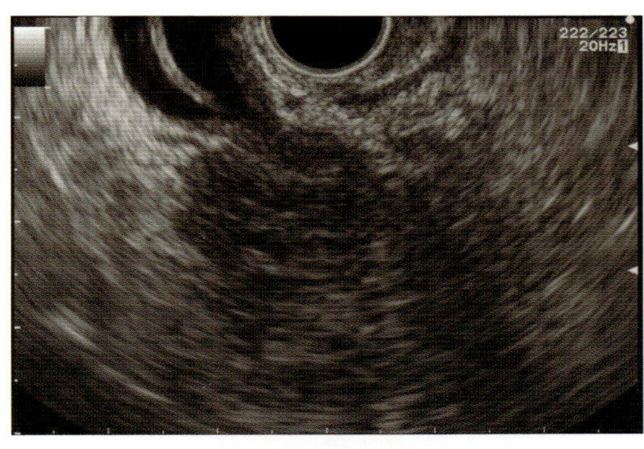

図1 ▶ びまん性腫大（胆管狭窄）

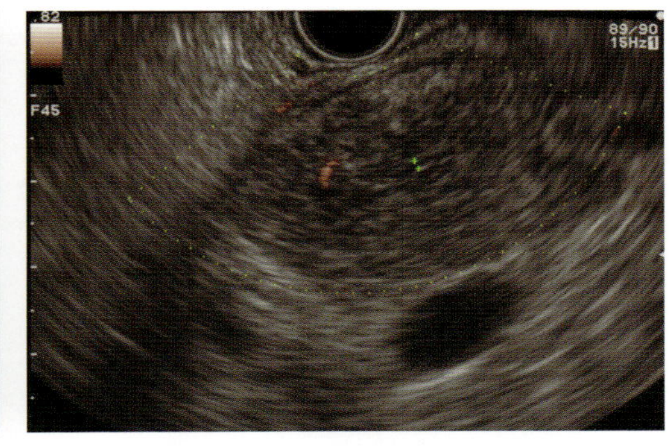

図2 ▶ びまん性腫大（膵周囲低エコー帯）

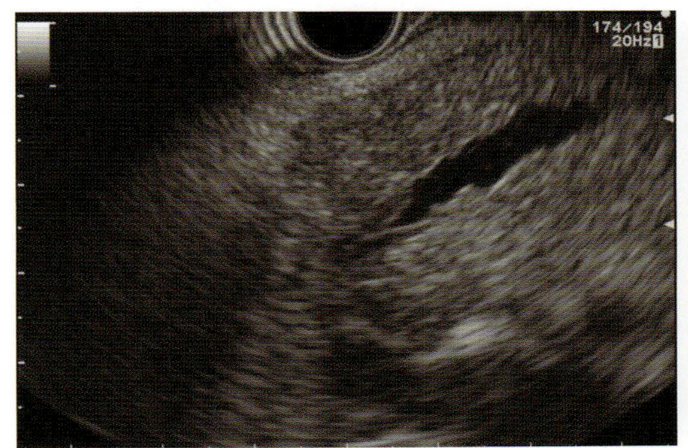

図3 ▶ びまん性腫大（膵管拡張）

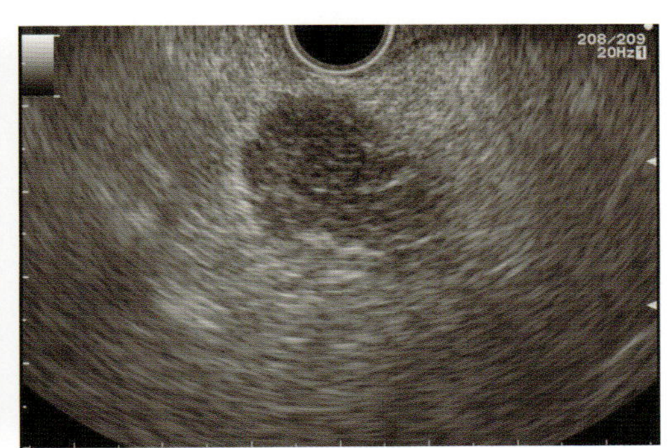

図4 ▶ 限局性腫大（単発）

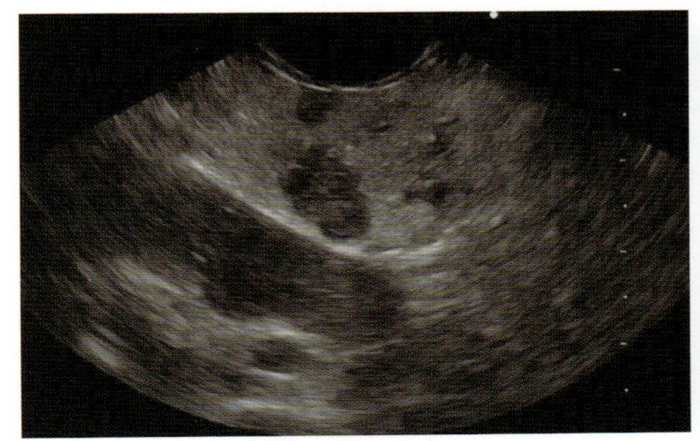

図5 ▶ 限局性腫大（多発）①

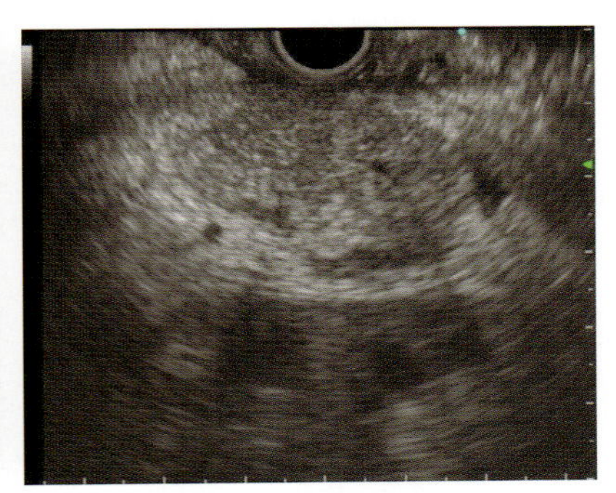

図6 ▶ 限局性腫大（多発）②

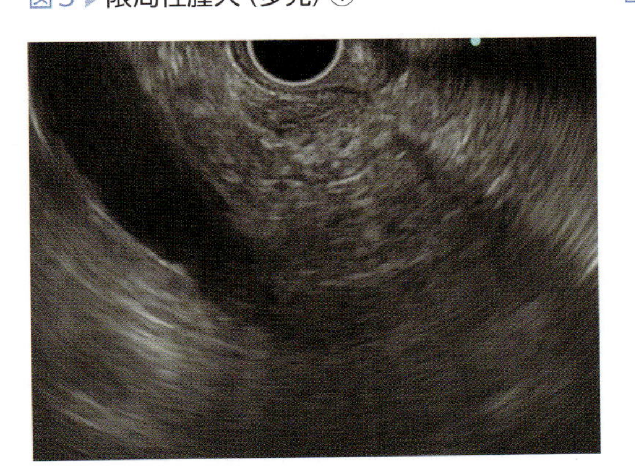

図7 ▶ 膵実質の石灰化

びまん性腫大（胆管狭窄）（図1）

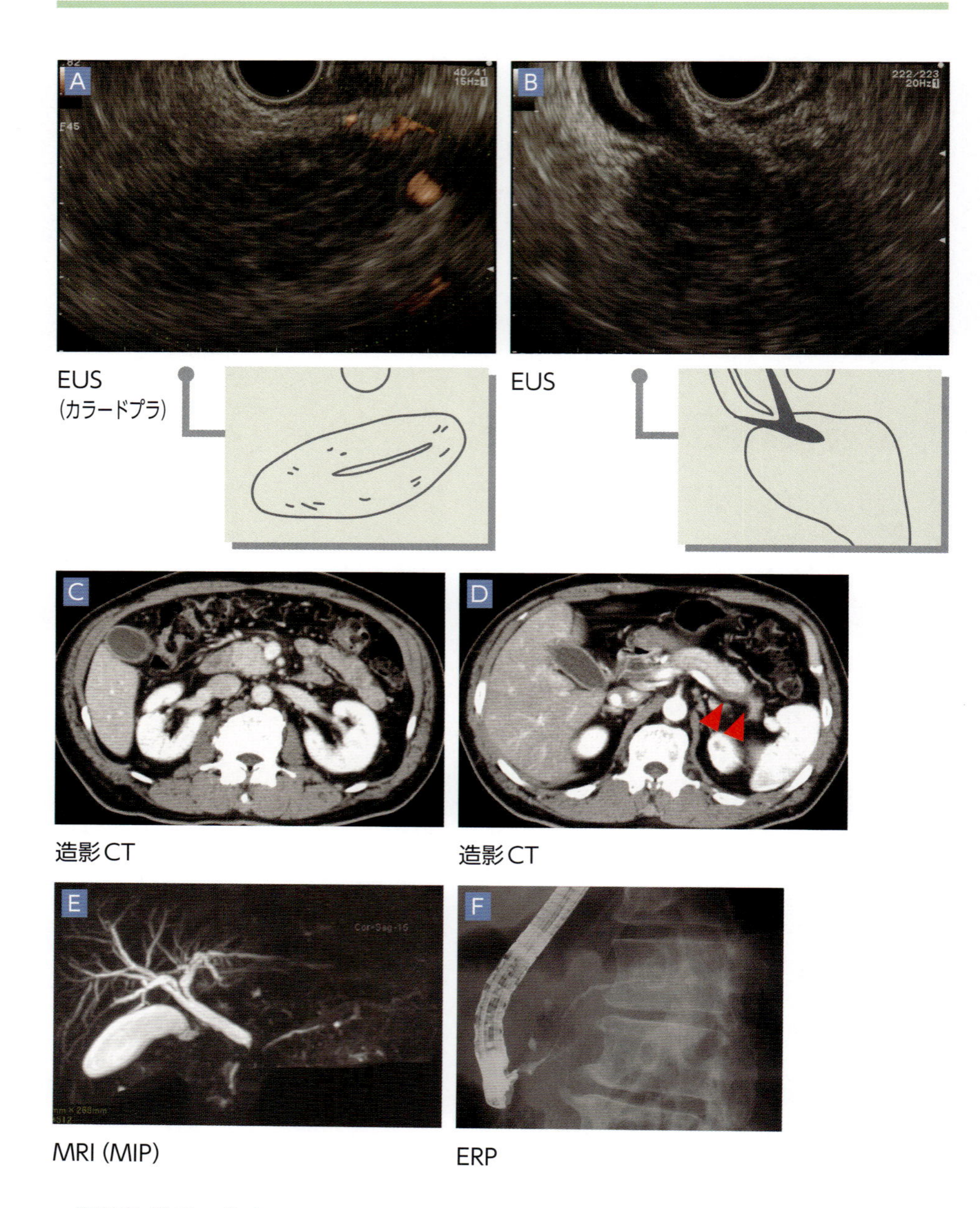

EUS（カラードプラ）

EUS

造影CT

造影CT

MRI（MIP）

ERP

閉塞性黄疸で発症したAIP。造影CTでは膵全体が腫大し，膵体尾部実質周囲に被膜様構造（capsule-like rim）を認める（図1C，D矢頭）。EUSでは膵実質全体が低エコーを呈するとともに内部に線状高エコーが散在するが，膵実質辺縁エコー帯（peripancreatic hypoechoic margins）は明瞭ではない（図1A，B）。主膵管は軽度の口径不同を認めるが明らかな拡張はなく，また胆管狭窄部を中心に胆管壁の肥厚も伴っていた。ERP（図1F），MRCPでは主膵管のびまん性不整狭細像が認められた。

びまん性腫大(限局性の膵管拡張)(図2)

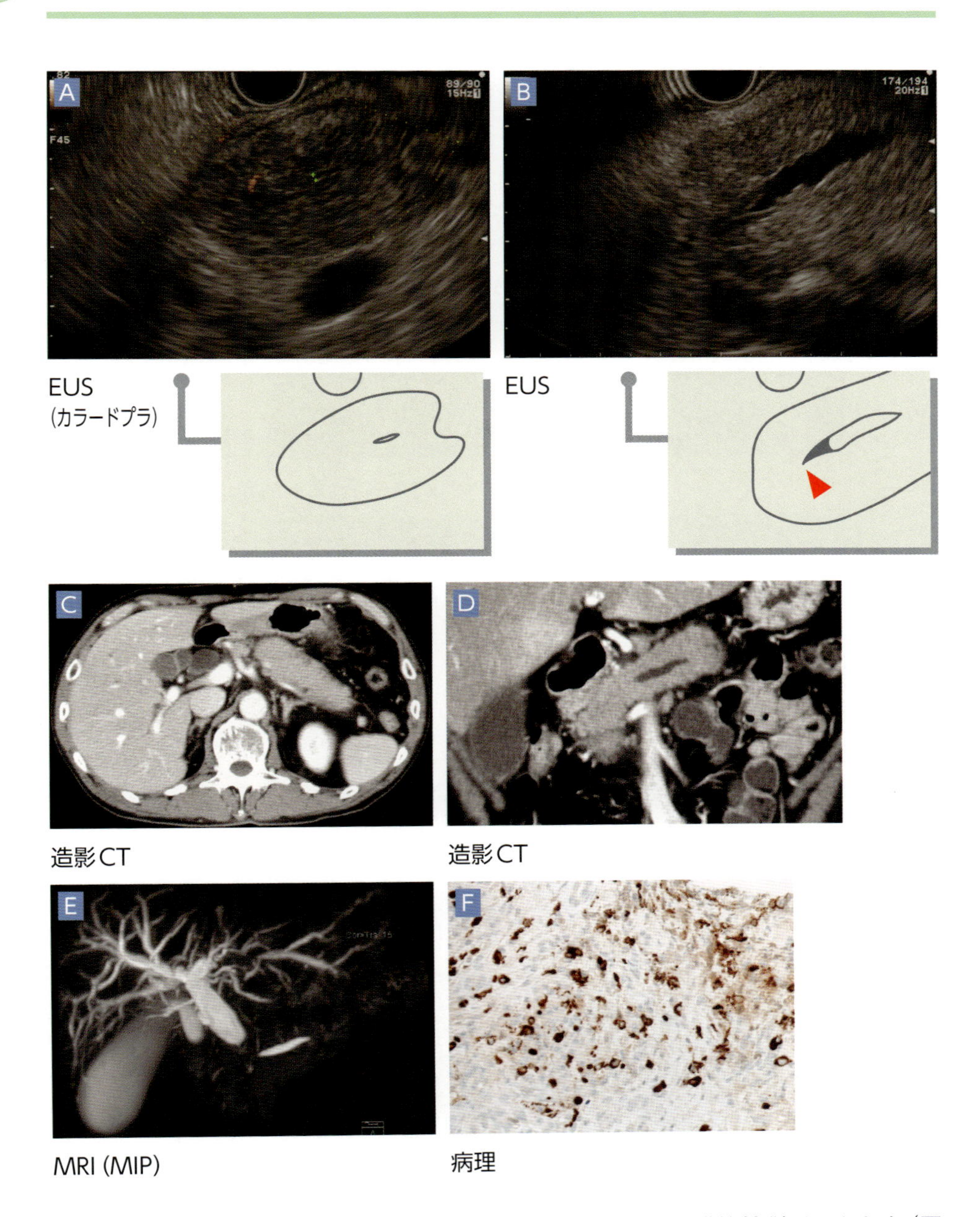

EUS(カラードプラ)

EUS

造影CT

造影CT

MRI(MIP)

病理

造影CTでは膵全体が腫大しており，膵体部では限局性の膵管拡張がみられた(図2C，D)。MRIでも同様の膵管像であった(図2E)。EUSでは膵実質全体がびまん性に腫大し，実質は低エコーを呈した(図2A，B)。限局性膵管拡張の乳頭側はsmoothな狭窄となっており，膵管壁は均一に肥厚していた(図2B矢頭)。血清Ig-G4高値，EUS-FNAの病理組織にて強拡大1視野当たり10個を超えるIg-G4陽性形質細胞浸潤を認め，AIPの確定診断となった[16](図2F；Ig-G4染色，強拡大)。

限局性腫大（単発）（図3）

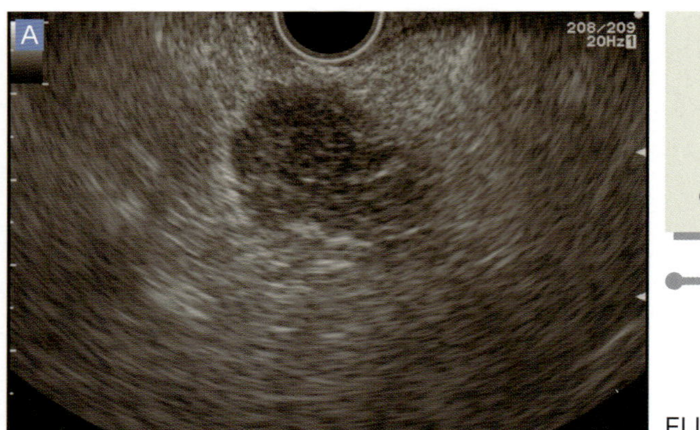

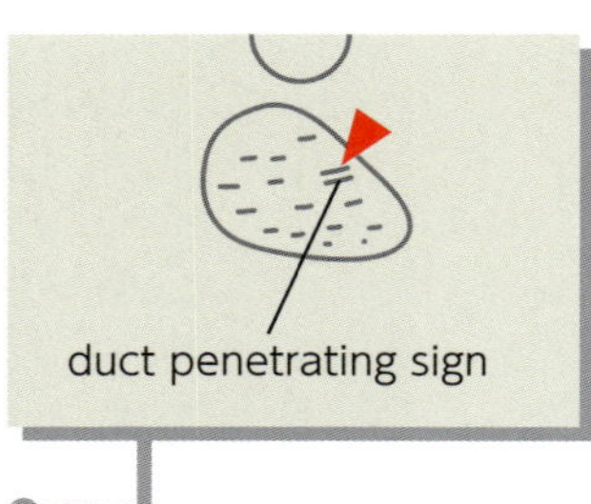

EUS

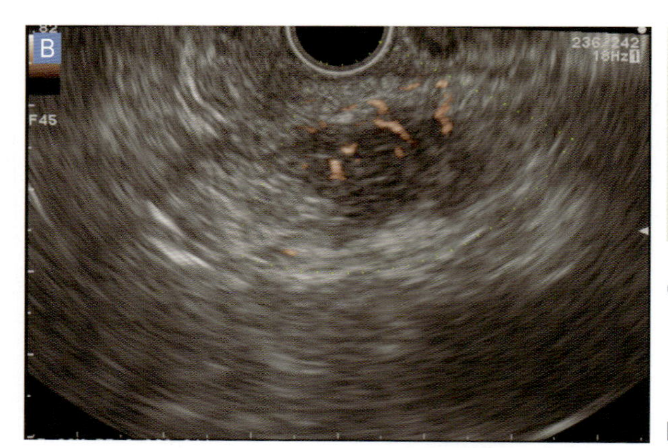

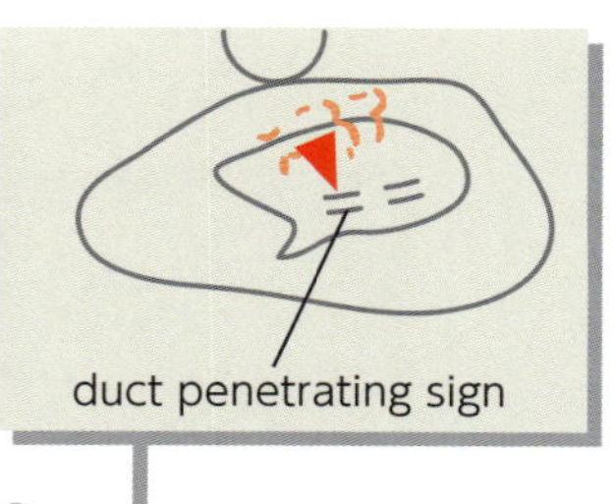

EUS（カラードプラ）

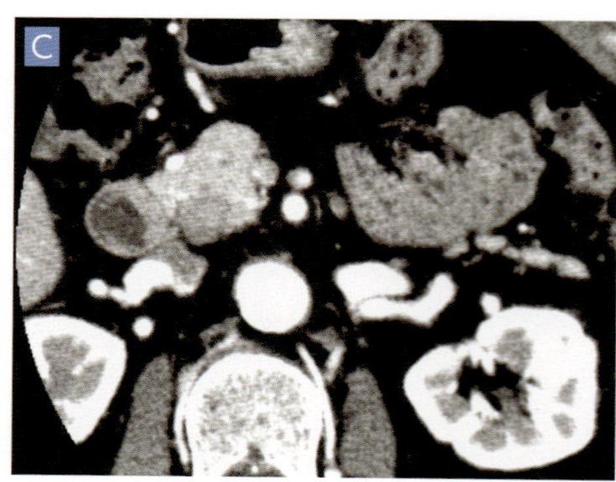

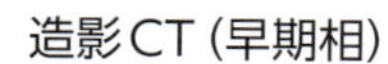
造影CT（早期相）

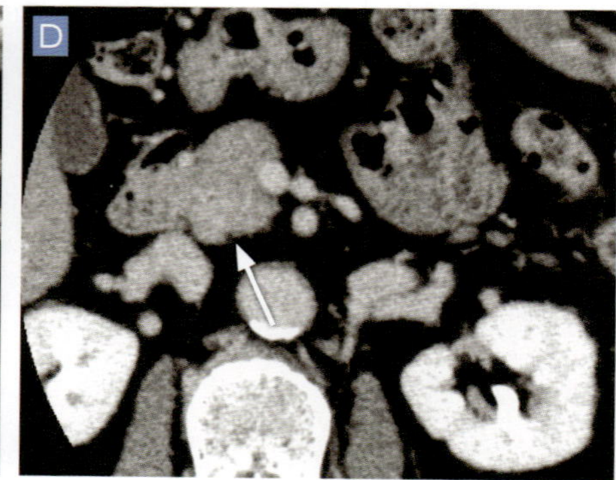

造影CT（平衡相）

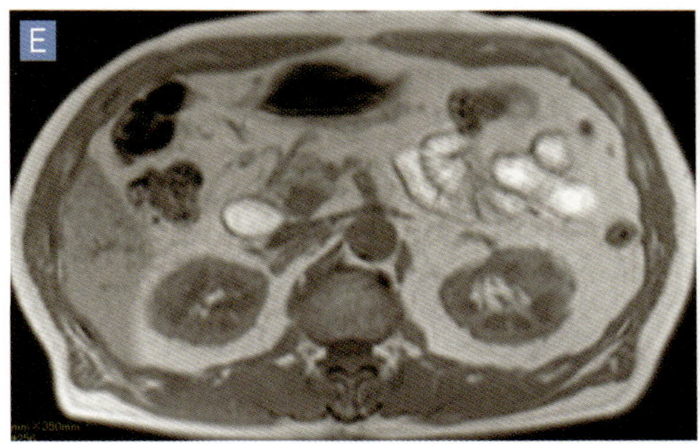

MRI (T1強調)

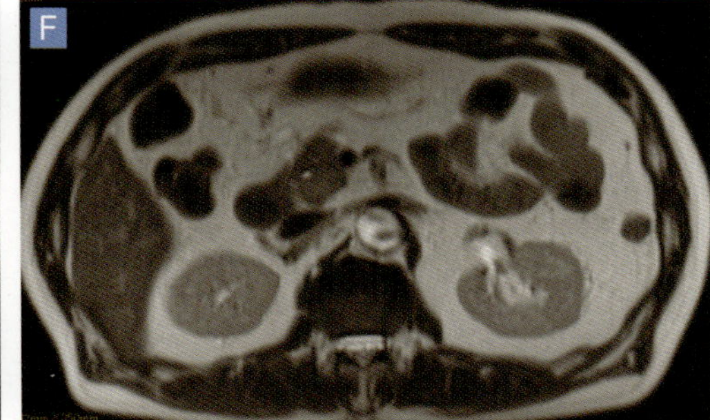

MRI (T2強調)

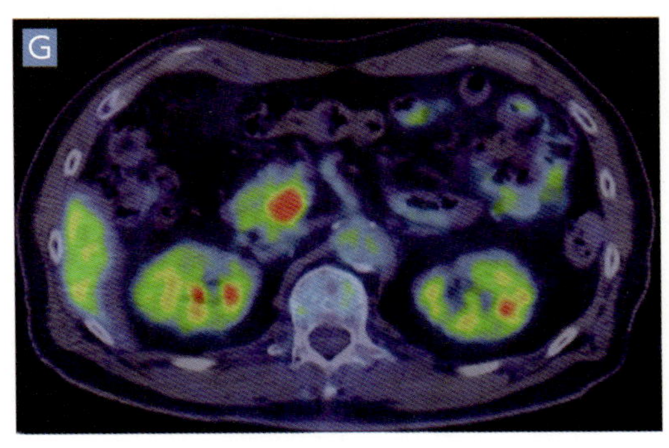

PET-CT

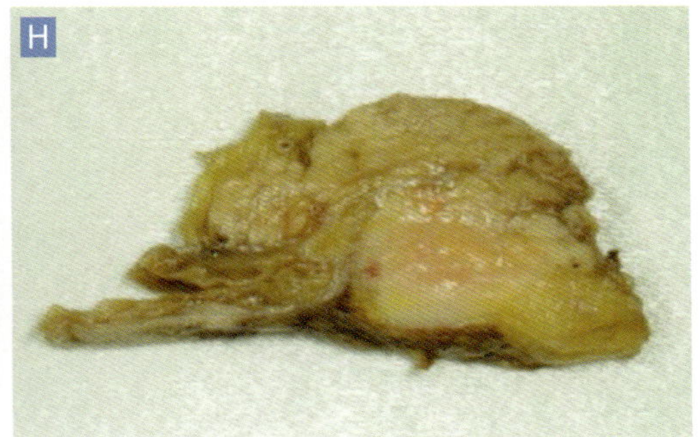

病理

膵頭部(鈎部)にみられた16mm大の腫瘤は造影CT早期相で低吸収域(図3C)，平衡相で遅延性の造影効果を示した(図3D矢印)。MRIではT1低信号(図3E)，T2高信号であり(図3F)，またPET-CTではSUVmax 7.36と異常集積を認めた(図3G)。EUSでは境界明瞭な低エコー腫瘤として描出され(図3A)，内部にduct penetrating sign図3B矢頭)および高エコースポットが散在し，カラードプラで一部に血流信号を認めた(図3B)。画像上，膵癌を否定できず，また患者の強い希望で外科的切除が行われ，AIPと診断された(図3H)。

限局性腫大（多発）①（図4）

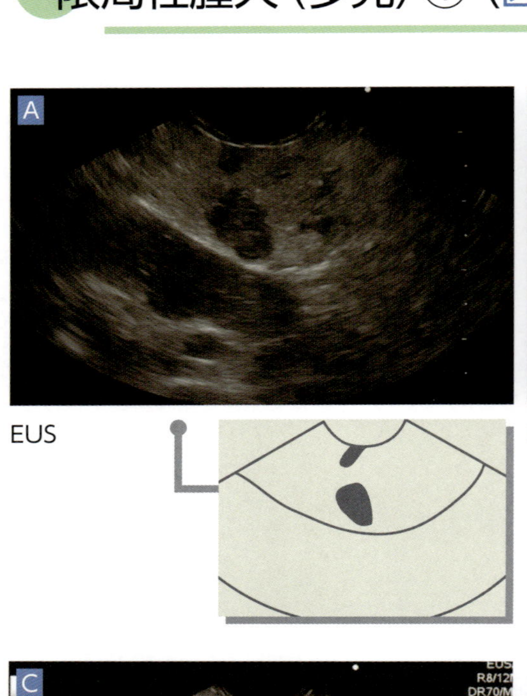

EUS

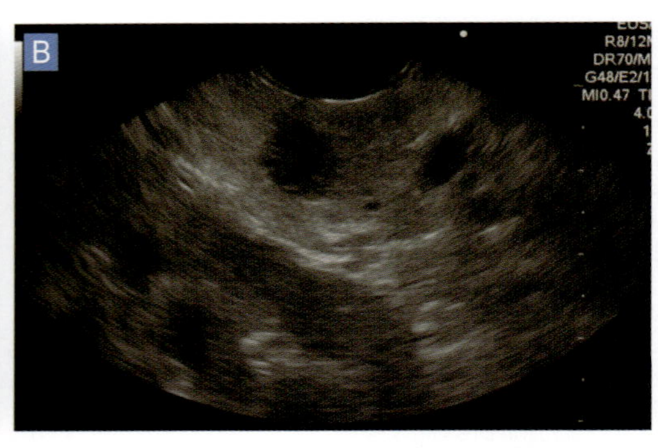

EUS

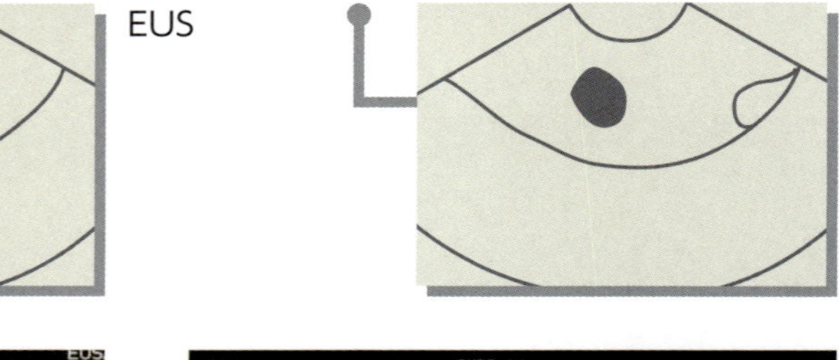

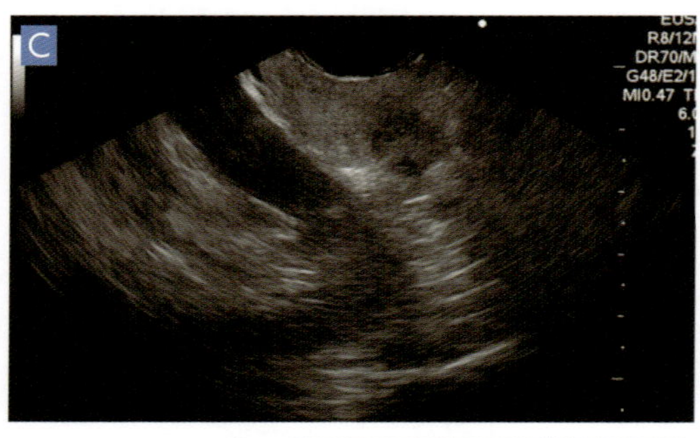

EUS

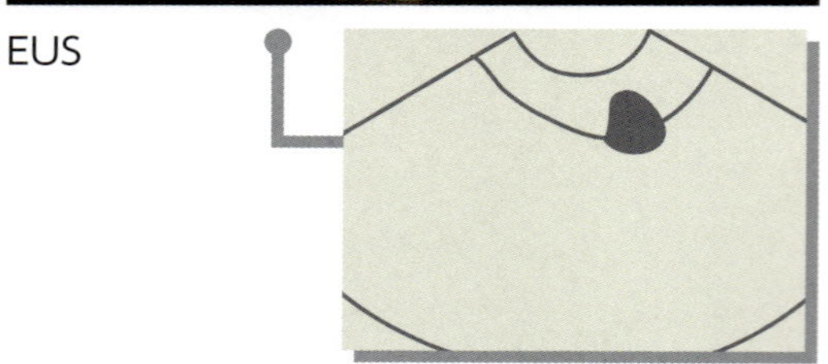

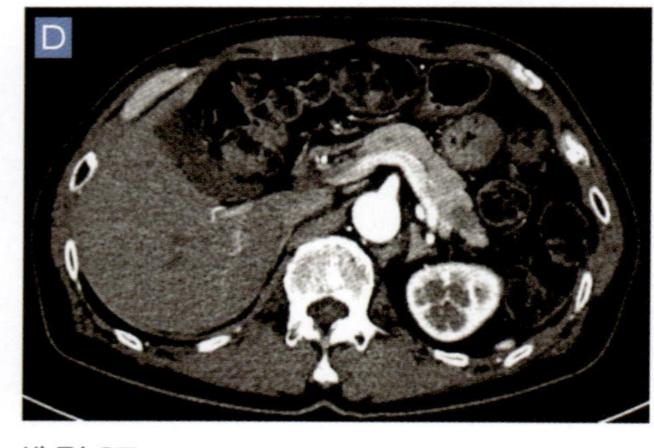

造影CT

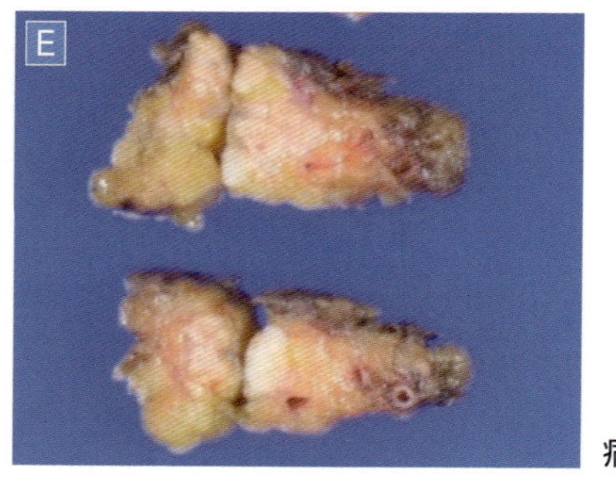

病理

膵尾部に1 cm前後の腫瘤が多発しており，造影CTでは乏血性（図4D），EUSでは境界明瞭な低エコー腫瘤として描出された（図4A～C）。血清IgG4高値およびEUS-FNAの病理診断では悪性所見がみられず，AIP（限局性腫大）と診断し経過観察の方針となったが，経過中病変部の増大を認めたため，膵体尾部切除が行われた。切除標本の肉眼像で膵尾部に境界不明瞭な白色調病変を複数認め，病理組織学的にAIPの確定診断となった（図4E）。

限局性腫大（多発）②（図5）

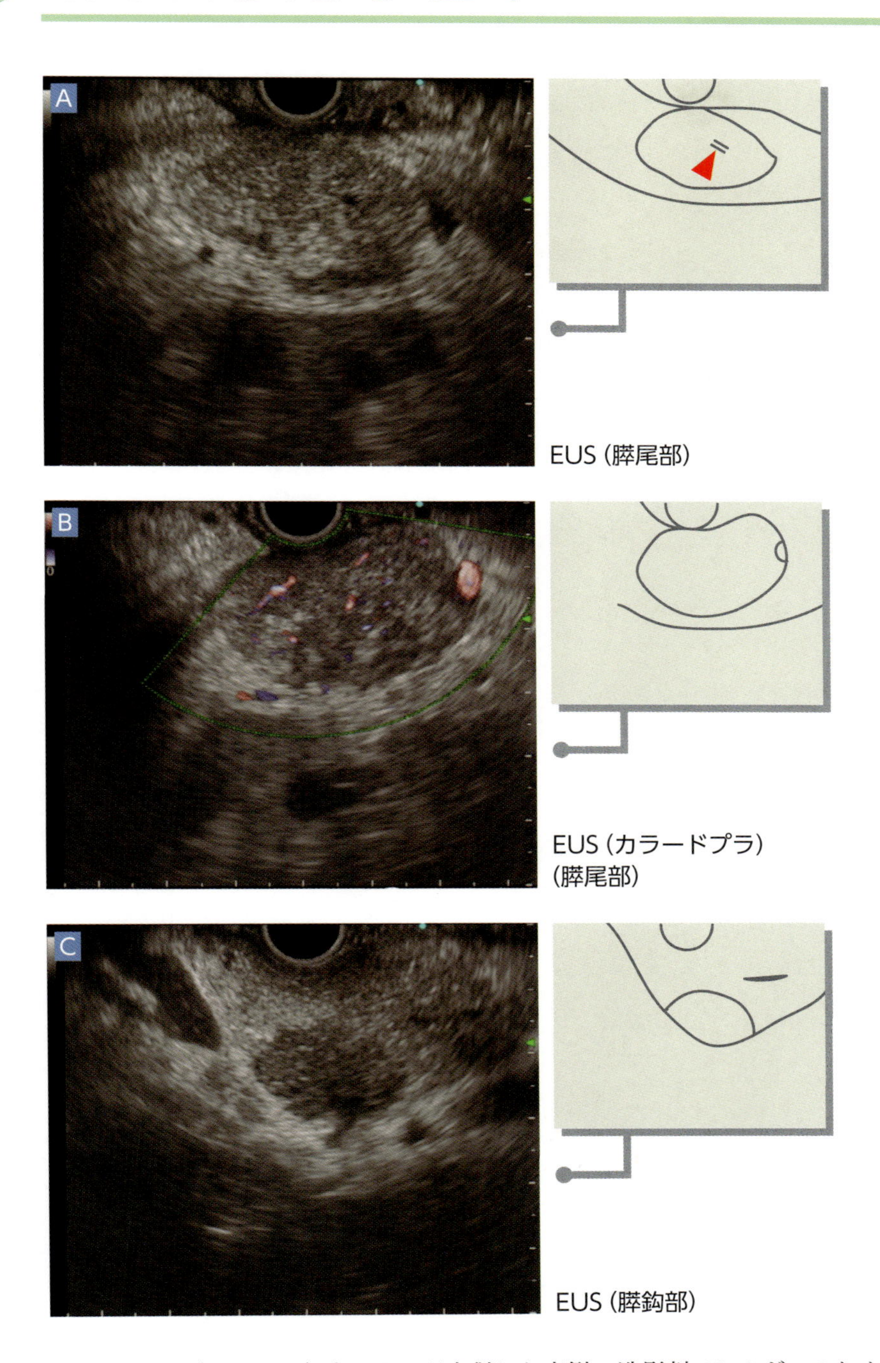

EUS（膵尾部）

EUS（カラードプラ）（膵尾部）

EUS（膵鉤部）

ミクリッツ（Mikulicz）病にAIPが合併した症例。造影剤アレルギーのため単純CT検査としたが，病変の同定は困難である（図5D）。MRIにて体部，尾部にそれぞれT2高信号，DWI高信号を呈する腫瘤性病変を認めた（図5E，F矢印）。EUSでは境界比較的明瞭な低エコー腫瘤として描出され（図5A〜C），膵尾部の病変にMRIおよびEUSで

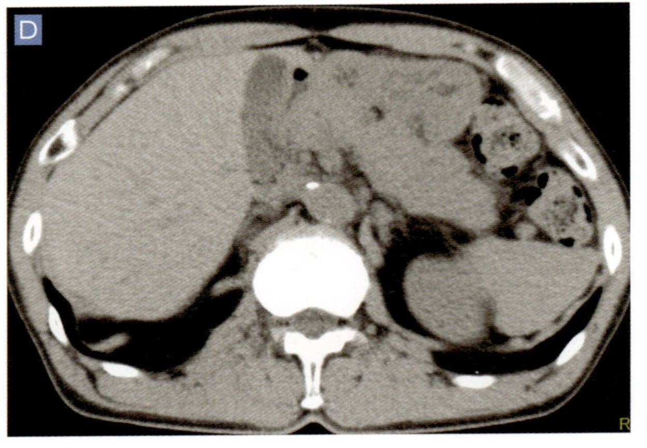

CT

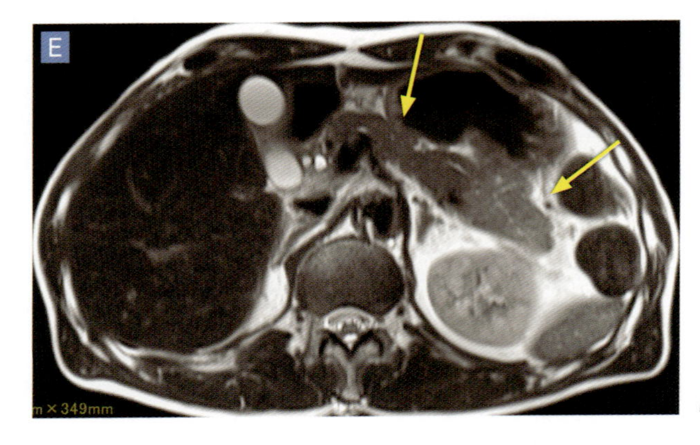

MRI (T2強調)

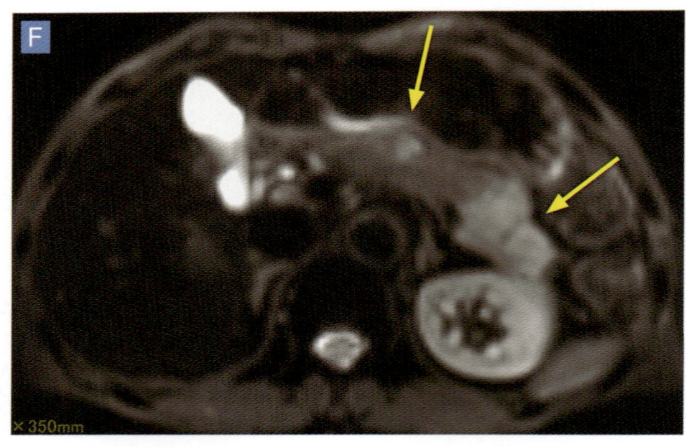

MRI (DWI)

duct penetrating signが認められた(図5A矢頭)。膵頭部および膵尾部の腫瘤に対してEUS-FNAを施行し病理組織学的に悪性所見がないこと，また同病理検体でIg-G4陽性形質細胞浸潤が確認されAIP(限局性腫大)と診断し，経過観察となった。

膵実質の石灰化（図6）

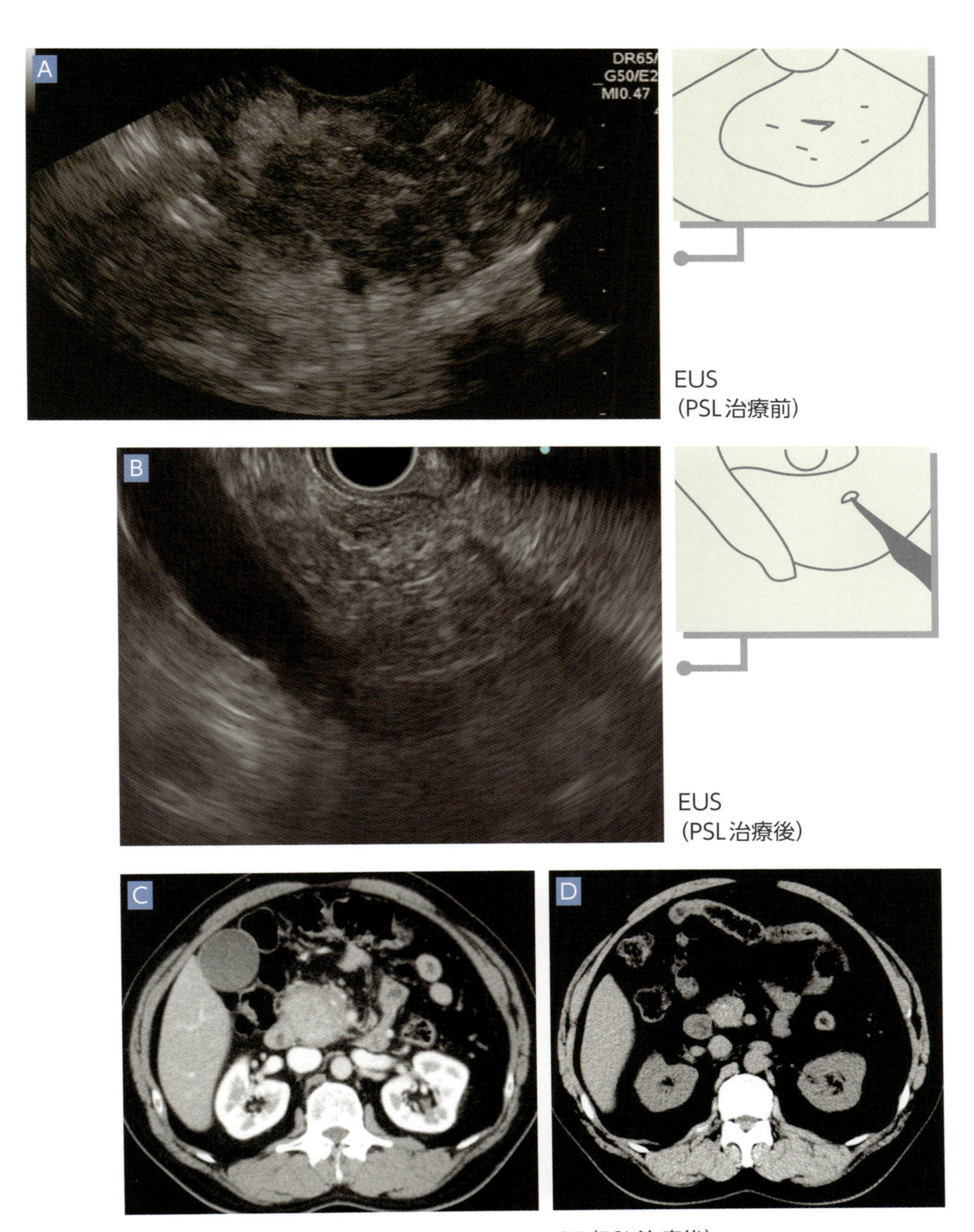

造影CT（PSL治療前）　CT（PSL治療後）

閉塞性黄疸にて発症し，血清IgG4高値，画像所見，およびEUS-FNAにてAIPと診断された（図6A，C）。ステロイド（PSL）治療で画像上の改善が得られたが，その後の長期経過で膵頭部膵実質に小石灰化の出現が認められた（図6B，D）。

文　献

1) 厚生労働省難治性膵疾患調査研究班・日本膵臓学会：自己免疫性膵炎診療ガイドライン 2013. 膵臓. 2013;28(6):716-783.
[https://www.jstage.jst.go.jp/article/suizo/28/6/28_715/_pdf]
2) Zamboni G, et al:Histopathological features of diagnostic and clinical relevance in autoimmune pancreatitis: a study on 53 resection specimens and 9 biopsy specimens. Virchows Arch. 2004;445(6):552-563.
3) Sugimoto M, et al:Endoscopic Ultrasonography-Guided Fine Needle Aspiration Can Be Used to Rule Out Malignancy in Autoimmune Pancreatitis Patients. J Ultrasound Med. 2017;36(11):2237-2244.
4) Suzuki K, et al:CT findings in autoimmune pancreatitis: assessment using multiphase contrast-enhanced multisection CT. Clin Radiol. 2010;65(9):735-743.
5) Hoki N, et al:Diagnosis of autoimmune pancreatitis using endoscopic ultrasonography. J Gastroenterol. 2009;44(2):154-159.
6) 長島夏子, 他：自己免疫性膵炎における胆管病変の経過. 肝胆膵. 2005;50(4):603-610.
7) Watanabe T, et al:Mechanisms of lower bile duct stricture in autoimmune pancreatitis. Pancreas. 2014;43(2):255-260.
8) Lee-Felker SA, et al:Use of MDCT to Differentiate Autoimmune Pancreatitis From Ductal Adenocarcinoma and Interstitial Pancreatitis. AJR Am J Roentgenol. 2015;205(1):2-9.
9) Fujinaga Y, et al:Characteristic findings in images of extra-pancreatic lesions associated with autoimmune pancreatitis. Eur J Radiol. 2010;76(2):228-238.
10) Yang DH, et al:Autoimmune pancreatitis: radiologic findings in 20 patients. Abdom Imaging. 2006;31(1):94-102.
11) Dong Y, et al:Autoimmune pancreatitis: Imaging features. Endosc Ultrasound. 2018;7(3):196-203.
12) Furuhashi N, et al:Differentiation of focal-type autoimmune pancreatitis from pancreatic carcinoma: assessment by multiphase contrast-enhanced CT. Eur Radiol. 2015;25(5):1366-1374.
13) Okazaki K, et al:Autoimmune related pancreatitis. Gut. 2002;51(1):1-4.
14) Maruyama M, et al:Risk factors for pancreatic stone formation in autoimmune pancreatitis over a long-term course. J Gastroenterol. 2012;47(5):553-560.
15) Ito T, et al:Risk Factors for Pancreatic Stone Formation in Type 1 Autoimmune Pancreatitis: A Long-term Japanese Multicenter Analysis of 624 Patients. Pancreas. 2019;48(1):49-54.
16) 日本膵臓学会・厚生労働省難治性膵疾患に関する調査研究班：報告 自己免疫性膵炎臨床診断基準2011. 膵臓. 2012;27(1):17-25.
[http://www.suizou.org/AIP2011.pdf]

（太和田勝之）

1 上皮性腫瘍 — D その他

8 膵仮性囊胞(PPC)／被包化壊死(WON)

膵周囲液体貯留は，急性膵炎後にみられる早期・晩期合併症である。改訂アトランタ分類では，間質性浮腫性膵炎に合併する急性膵周囲液体貯留(acute peripancreatic fluid collection：APFC)および被包化された膵仮性囊胞(pancreatic pseudocyst：PPC)，また壊死性膵炎に合併する急性壊死性貯留(acute necrotic collection：ANC)および被包化された被包化壊死(walled-off necrosis：WON)のカテゴリーに分類され，さらに感染のあり／なし(sterile／infected)で分別される[1](表)。

PPCやWONに対するEUS検査は，主にEUSガイド下ドレナージ術を前提として行われる。一方，発症後4週に満たないAPFCやANCの段階では周囲が被包化されておらず，また壊死組織が十分に液状化していないことから，EUSガイド下ドレナージの良い適応ではなく[2]，したがってEUS検査を積極的に行うことはない。

表 ▶ 改訂アトランタ分類(2012年)

	発症4週間以内	発症4週間以降
間質性浮腫性膵炎	APFC(sterile／infected)	PPC(sterile／infected)
壊死性膵炎	ANC(sterile／infected)	WON(sterile／infected)

POINT 典型例

- PPC：内部均一無エコーで，円形・楕円形の囊胞性病変
- WON：内部に高エコー，低エコー，無エコーが混在する，不整形の囊胞性病変

PPCは主に膵外に存在し，囊胞内は液体成分であるため，EUSでは内部均一，無エコーな円形もしくは楕円形の囊胞病変として描出される(図1)。一方，WONは膵内もしくは膵外にいびつな形態の囊胞病変として存在する(図2)。WONの大きさは症例によりさまざまで，腹腔内に広範囲に広がる症例ではEUSによる全体像の把握は困難であり，CT，MRIによる評価が必要である。WONは被包化された囊胞病変内に

液状化した低～無エコー部分と，高エコーを呈する壊死組織がさまざまな比率で混在する（図3～5）。感染合併例では，時に嚢胞内に気体を含有することがあり，この場合気体が音響陰影を伴う高エコーとして描出される（図6）。

POINT 非典型例

- 一部のWONは，消化管との判別が困難なことがある

液状化部分がほとんどみられない症例や感染合併例で嚢胞内部に気体を含有する例では，消化管や周囲組織との判別が難しい場合があり，注意が必要である（図6）。

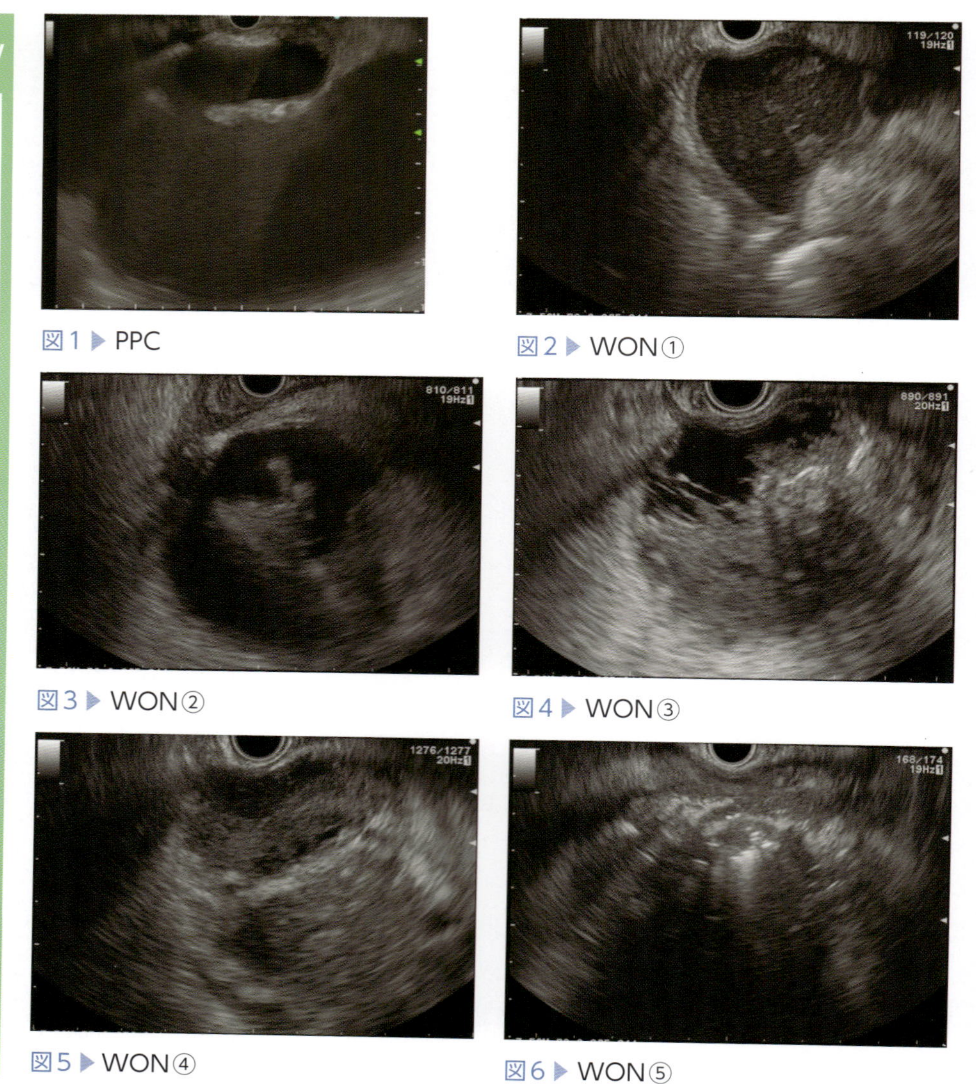

図1 ▶ PPC

図2 ▶ WON①

図3 ▶ WON②

図4 ▶ WON③

図5 ▶ WON④

図6 ▶ WON⑤

膵仮性囊胞（PPC）（図1）

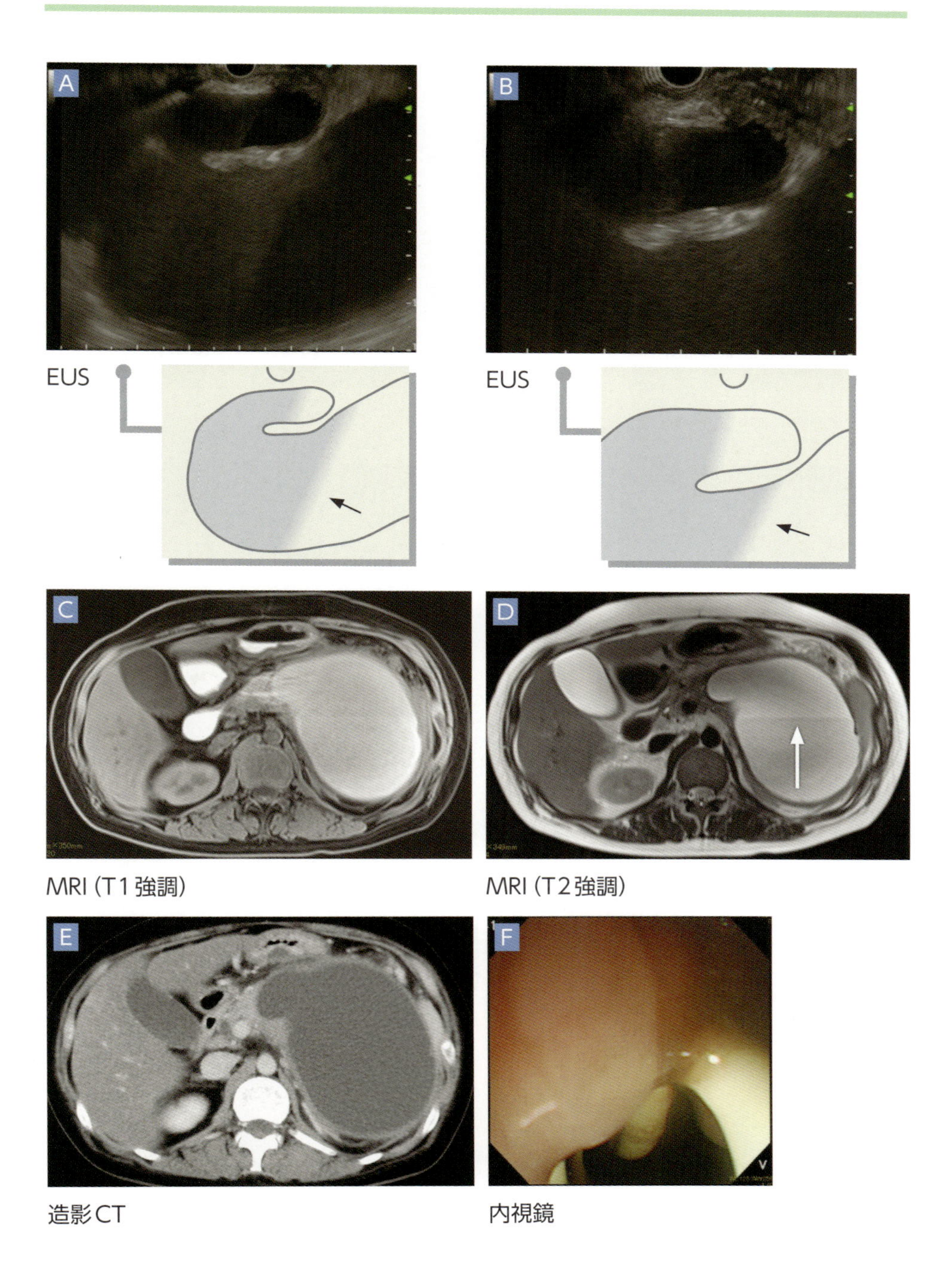

MRI T1強調像で高信号を呈し，また内腔に液面形成を認めることから囊胞内出血が疑われる（図1C，D矢印）。EUSでも同様に不明瞭ながら液面形成を認めるが（図1A，B矢印），壊死組織はみられない。造影CTでは，内部均一に描出されている（図1E）。EUSガイド下ドレナージの際，血性の囊胞内容液の流出が確認された（図1F）。

被包化壊死（WON）①（図2）

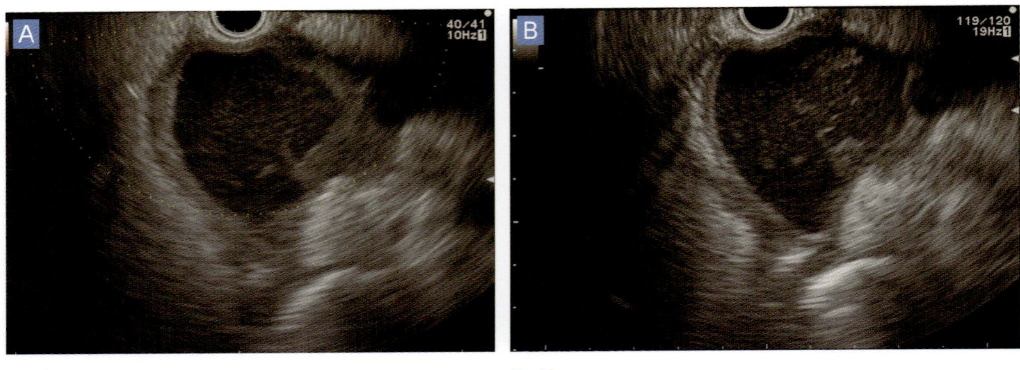

EUS　　EUS

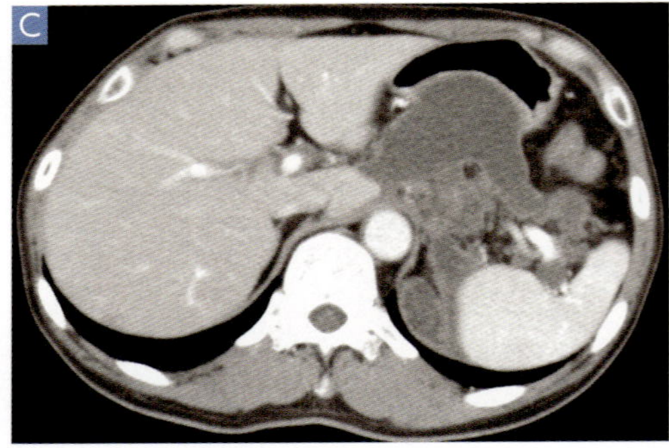

造影CT

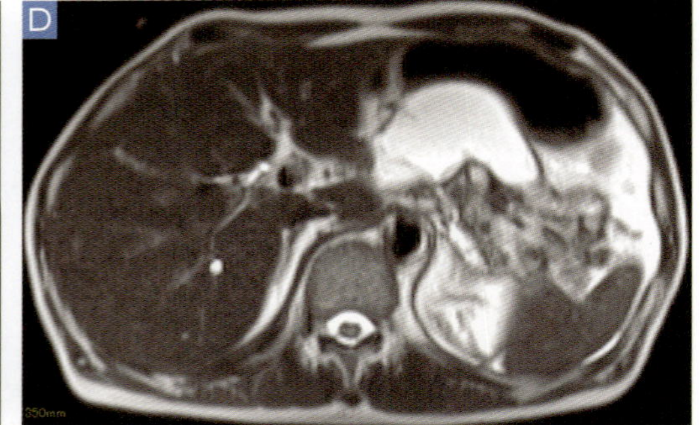

MRI（T2強調）

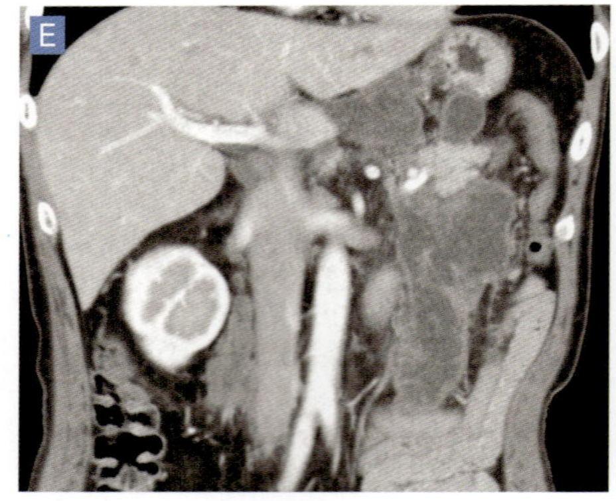

造影CT（冠状断）

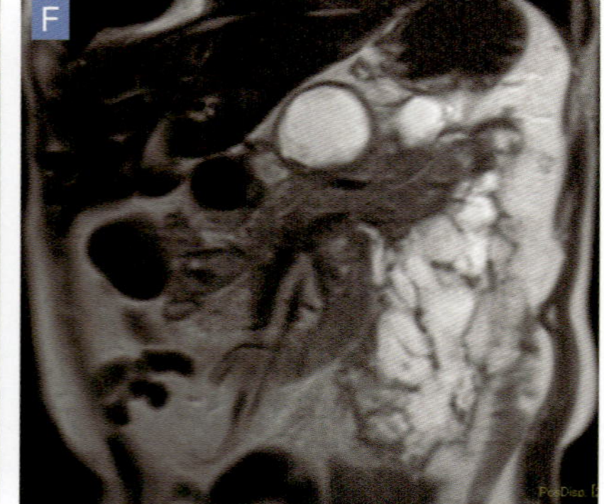

MRI（T2強調）

造影CT，MRIでは，左側腹腔内，広範囲にWONがみられる（図2C～F）。EUSでは厚い壁に被包化された嚢胞性病変として描出されるが，壊死組織は少なく，低エコーの液状成分が主体である（図2A，B）。WONの広がりから，EUSによる全体像の把握は困難であった。

被包化壊死（WON）②（図3）

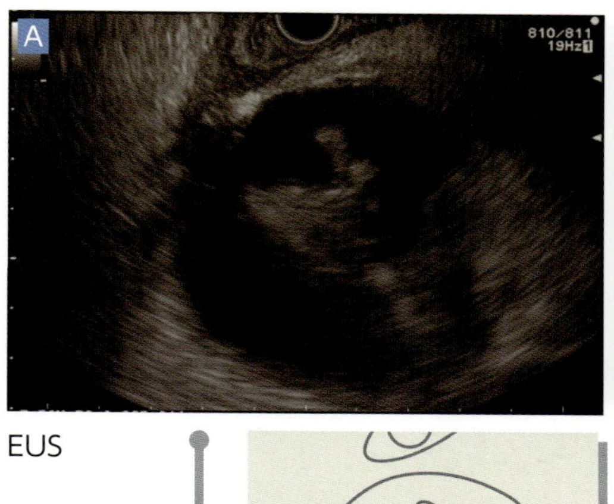

EUS

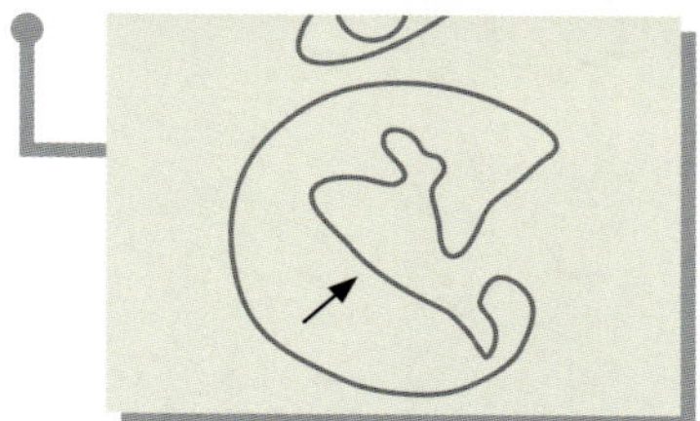

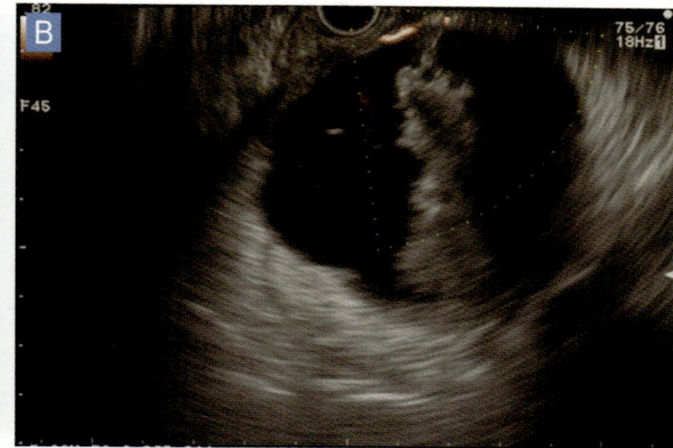

EUS

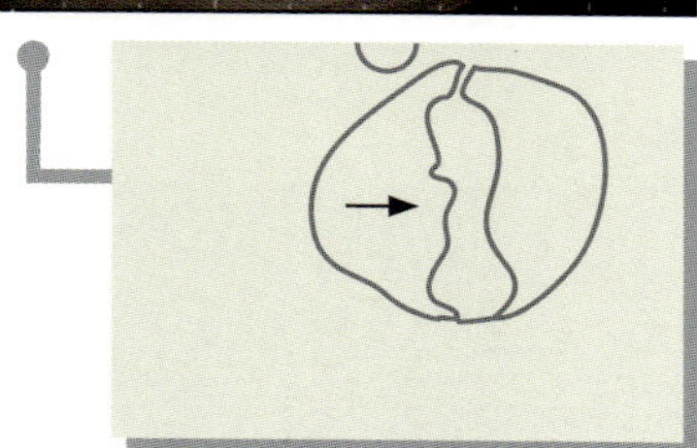

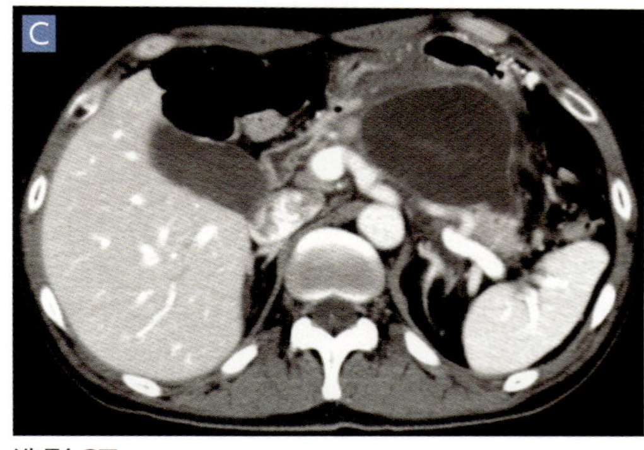

造影CT

造影CTでは，　壊死組織は不明瞭でPPCと類似した形態を示したが（図3C），MRI（図3D，E）やEUSでは液状化部分と壊死組織の区別が明瞭でありWONと確認できた（図3A，B矢印）。

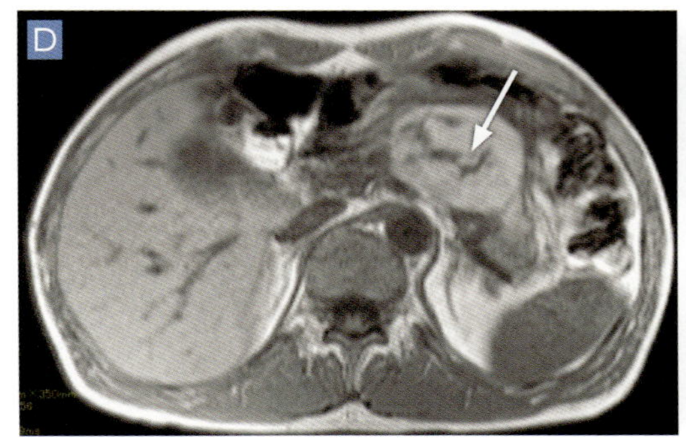

MRI（T1強調）

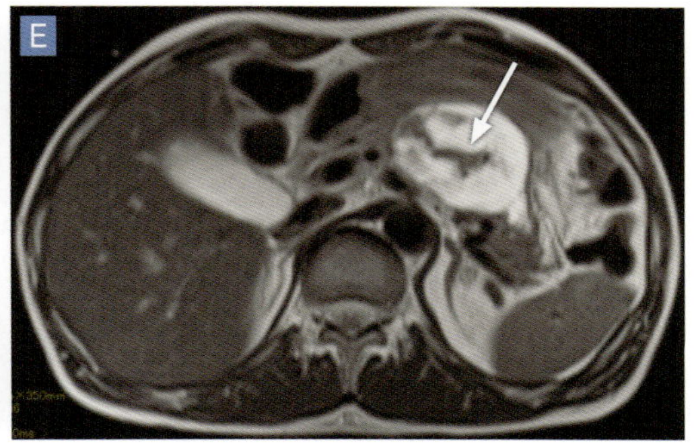

MRI（T2強調）

WON：穿刺ルートの選択（図4）

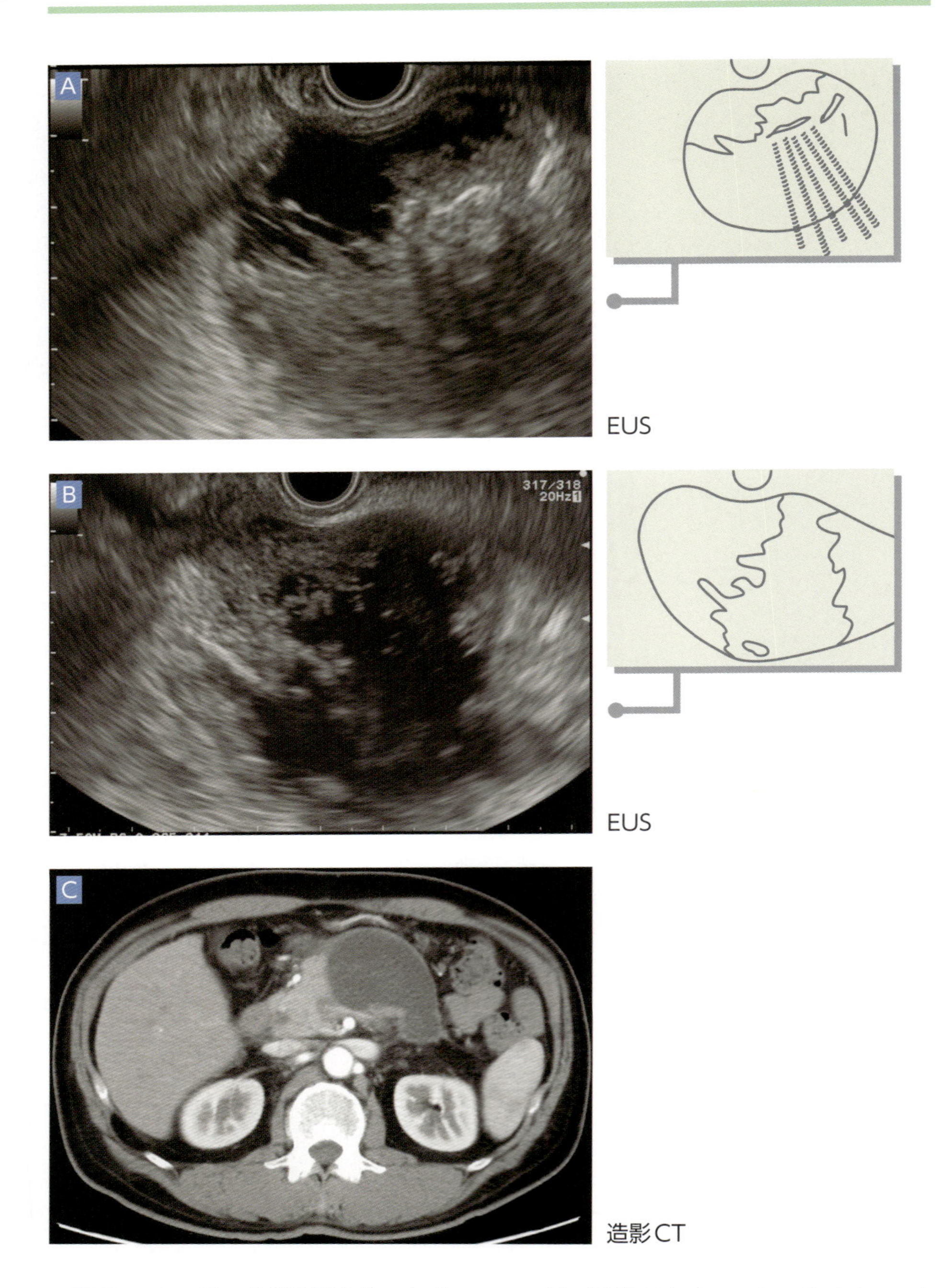

EUSでは一部に音響陰影を伴った高エコーの壊死組織が多くみられる部分（図4A）と，液状成分である無エコーの部分（図4B）が認められる。造影CTでは，内部均一に描出されている（図4C）。このような症例にEUSガイド下ドレナージを行う場合，穿刺ルートとして液状成分が多い図4Bの部位を選択する必要がある。

WON：ネクロセクトミー施行例(図5)

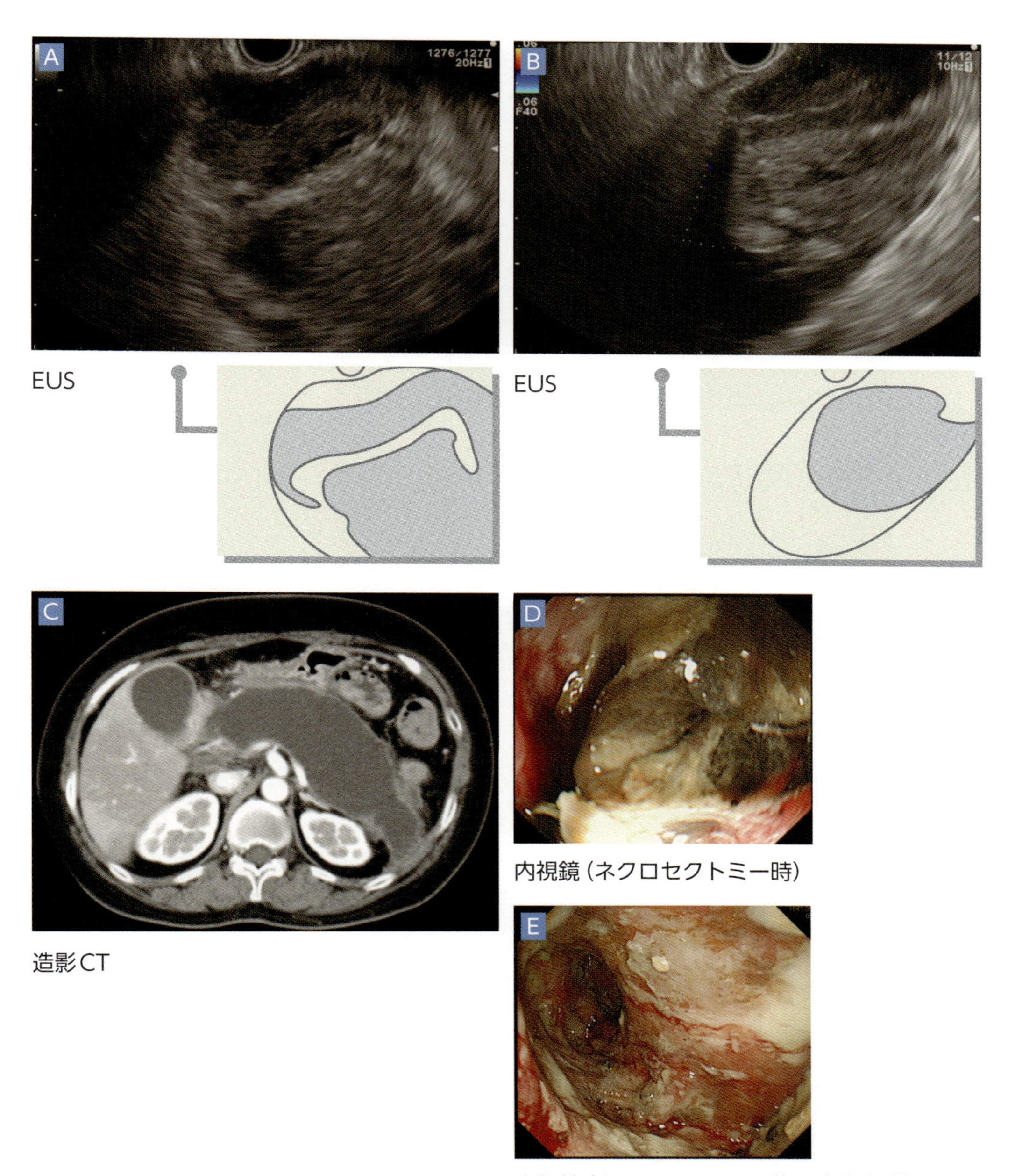

A：EUS

B：EUS

C：造影CT

D：内視鏡(ネクロセクトミー時)

E：内視鏡(ネクロセクトミー後の嚢胞内腔)

造影CTではWON内腔の壊死組織の評価は難しいが(図5C)，EUSでは液状化部分はほとんどなく，壊死組織が内腔の大部分を占めていることが確認された(図5A，B)。本症例は，EUSガイド下ドレナージ術後，壊死組織排出のため内視鏡的ネクロセクトミーを行った(図5D，E)。

WON：内部に気体を伴う例（図6）

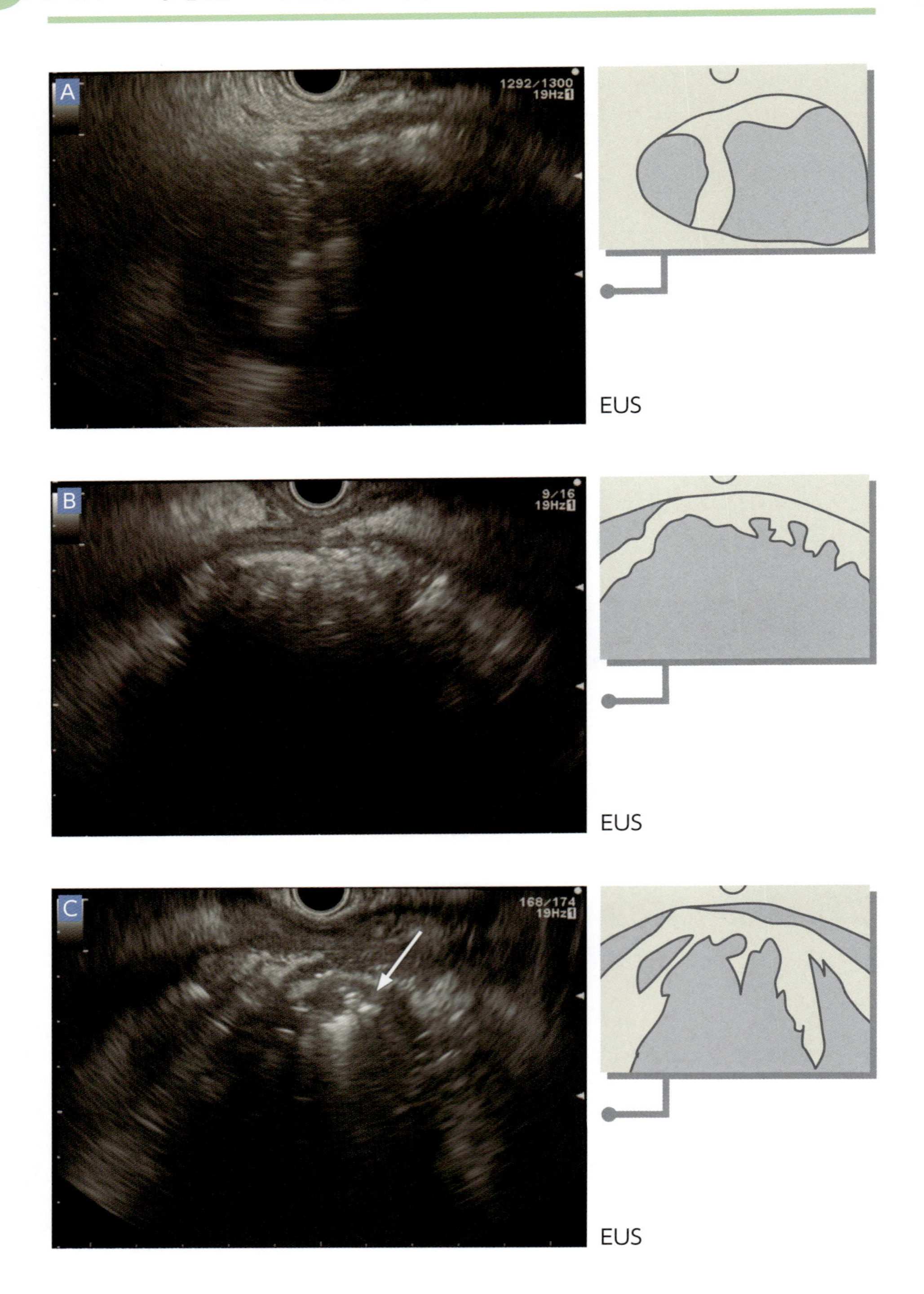

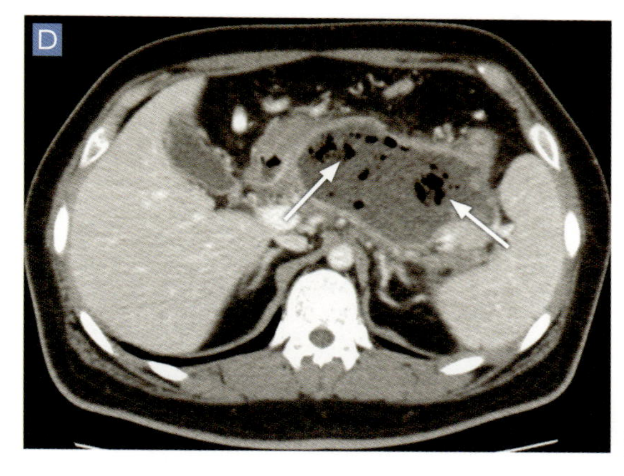

造影CT

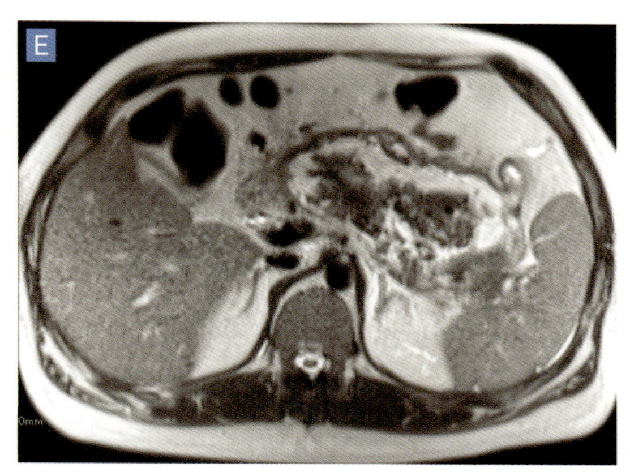

MRI (T2強調)

MRIで，WON内部は壊死組織を多く認める(図6E)。造影CTでは，WON内部にガス像が確認できる(図6D矢印)。EUSでは，WON内部に液状成分をほとんど認めず，高エコー，音響陰影，低エコーが混在し，また，音響陰影を伴う高エコースポットが存在することから(図6C矢印)，壊死組織と内部に気体の存在が示唆された(図6A～C)。

文 献

1) Banks PA, et al:Classification of acute pancreatitis--2012: revision of the Atlanta classification and definitions by international consensus. Gut. 2013;62(1):102-111.
2) Freeman ML, et al:Interventions for necrotizing pancreatitis: summary of a multidisciplinary consensus conference. Pancreas. 2012;41(8):1176-1194.

(太和田勝之)

1 上皮性腫瘍 ─ D その他

9 十二指腸乳頭部の神経内分泌腫瘍

十二指腸乳頭部の神経内分泌腫瘍はきわめて稀であり，十二指腸乳頭部腫瘍切除例の0.9～9％と報告されている。また，十二指腸のNENのうち，20％が乳頭周囲に発生する[1, 2]。

十二指腸のNENのリンパ節転移発生率は60～66％と高率である[3～6]。

POINT

- 十二指腸粘膜下の類円形，境界明瞭，辺縁整，内部均一な腫瘤

文献

1) Randle RW, et al:Clinical outcomes for neuroendocrine tumors of the duodenum and ampulla of Vater: a population-based study. J Gastrointest Surg. 2014;18(2):354-362.
2) Selvakumar E, et al:Neuroendocrine carcinoma of the ampulla of Vater: a clinicopathologic evaluation. Hepatobiliary Pancreat Dis Int. 2008;7(4):422-425.
3) Albores-Saavedra J, et al:Carcinoids and high-grade neuroendocrine carcinomas of the ampulla of vater: a comparative analysis of 139 cases from the surveillance, epidemiology, and end results program-a population based study. Arch Pathol Lab Med. 2010;134(11):1692-1696.
4) Beggs RE, et al:Large cell neuroendocrine carcinoma of the ampulla of Vater. JOP. 2012;13(5):470-475.
5) Untch BR, et al:Pathologic grade and tumor size are associated with recurrence-free survival in patients with duodenal neuroendocrine tumors. J Gastrointest Surg. 2014;18(3):457-462; discussion 462-463.
6) Yang K, et al:Clinicopathological features and surgical outcomes of neuroendocrine tumors of ampulla of Vater. BMC Gastroenterol. 2017;17(1):70.

十二指腸乳頭部の神経内分泌腫瘍（図1）

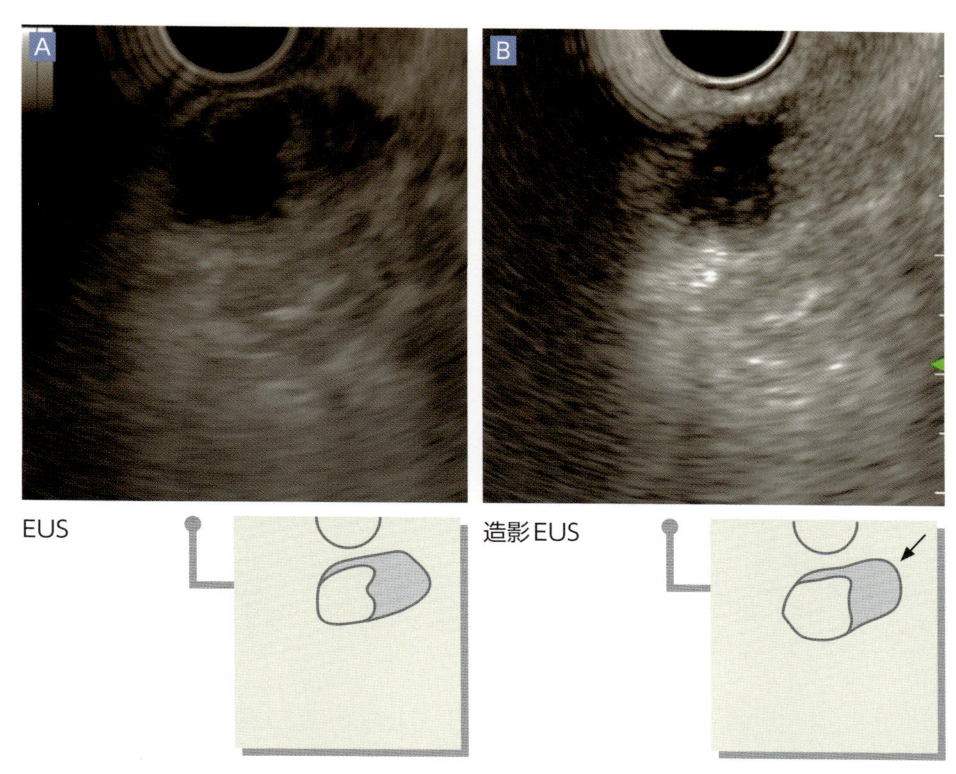

EUS　　造影EUS

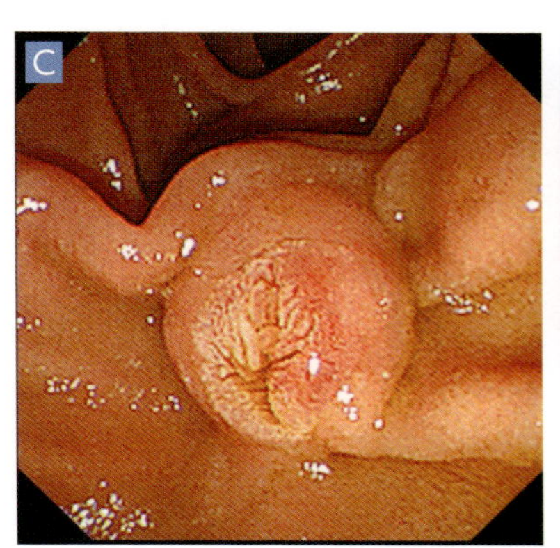

内視鏡

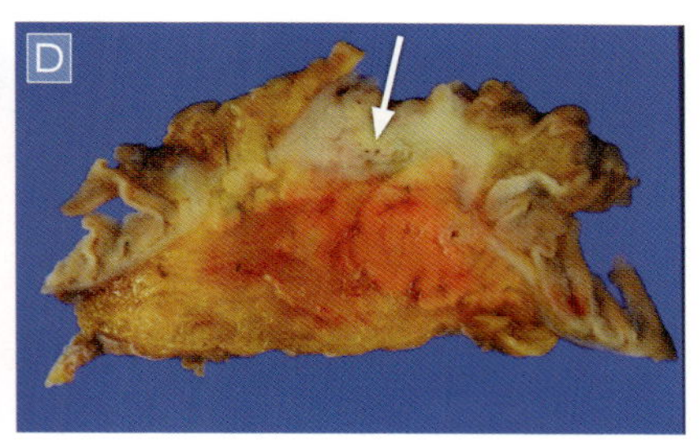

病理

EUSで十二指腸乳頭部に辺縁整，境界明瞭，低エコー腫瘍が確認され，胆管末端への浸潤も認められた（図1A）。造影EUSでは腫瘍は濃染した（図1B矢印）。上部消化管内視鏡検査では十二指腸乳頭に異常を認めなかった（図1C）。病理標本では，共通管から乳頭部胆管にかけて13mmの白色調の腫瘍を認め（図1D矢印），オッディ（Oddi）筋内へ浸潤していた。核分裂像は強拡大10視野に10個程度で，Ki-67 indexは29％，large cell variantのneuroendocrine carcinomaであった。

（瀬座勝志）

1 上皮性腫瘍 — D その他

10 傍神経節腫 (paraganglioma)

傍神経節腫(paraganglioma)は胎生期の神経堤由来のparaganglion(傍神経節)から発生するNENの一種であり，副腎外褐色細胞腫とも呼ばれる。その多くは十二指腸に発生し，epithelioid，spindle，ganglion-like cellの3種の細胞を持つことを特徴とする[1)]。

POINT

- 消化管粘膜下の類円形，境界明瞭で辺縁整，しばしば内部不均一な腫瘤

EUSでは粘膜下腫瘍として描出され，腫瘍内出血や嚢胞様変性を伴うことが多いため，内部が不均一なものが多い。十二指腸乳頭部に発生した場合は，ポリープ状かつ粘膜下腫瘍様の形態をとることが多く，無茎性52％，有茎性44％との報告がある[2)]。

造影CTでは境界明瞭で早期濃染する充実性腫瘍として描出され，NENとの鑑別は困難なことが少なくない。EUS-FNAは，穿刺による刺激で異常高血圧を惹起する可能性があり，原則禁忌であるが[3)]，どうしても必要な場合は検査前に血中・尿中カテコールアミンの測定とα拮抗薬の前投与を行い，安全を確保して行うことが重要である。また，MIBGシンチグラフィーは，傍神経節腫瘍をはじめとして，褐色細胞腫など副腎髄質や交感神経から発生した腫瘍に集積がみられ，感度85％，特異度95～100％と報告されている[4)]。

文献

1) Okubo Y, et al:Gangliocytic paraganglioma: An overview and future perspective. World J Clin Oncol. 2019;10(9):300-302
2) 鈴木修司, 他:十二指腸乳頭部gangliocytic paragangliomaの1例. 胆道. 2013;27(5):848-854.
3) Kubota K, et al:Risky endoscopic ultrasonography-guided fine-needle aspiration for asymptomatic retroperitoneal tumors. Dig Endosc. 2010;22(2):144-146.
4) 佐野村隆行:膵腫瘍との鑑別が困難であったparagangliomaの1例. 臨放. 2011;56(12):1753-1757.

傍神経節腫（図1）

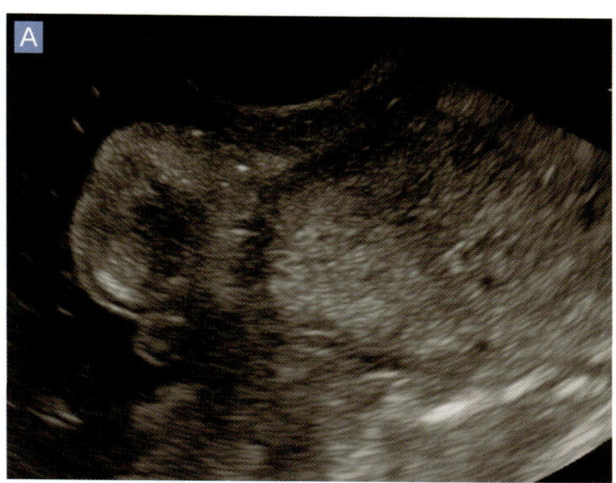

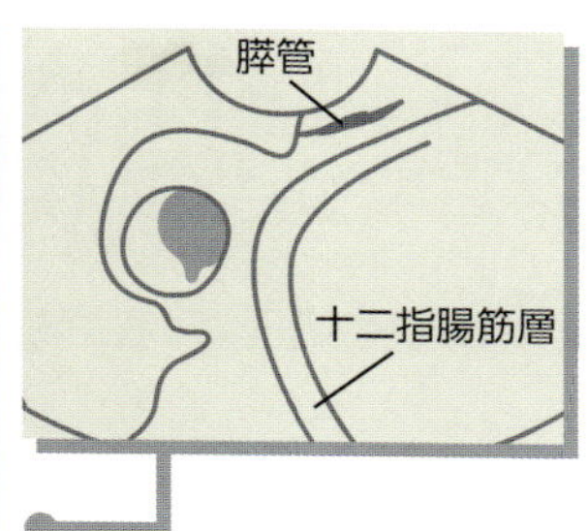

EUS

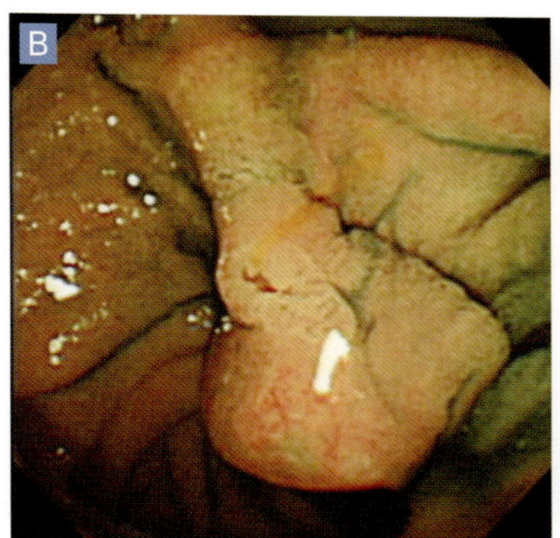

内視鏡

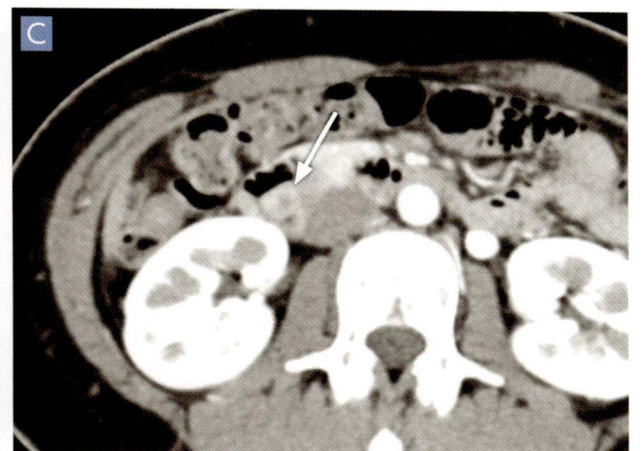

造影CT

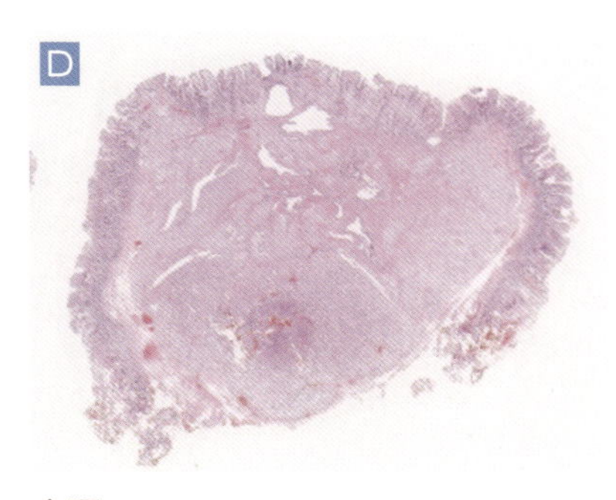

病理

上部消化管内視鏡検査では，乳頭の肛門側に粘膜下腫瘍様の隆起がみられる（図1B）。EUSでは，十二指腸粘膜下に内部不均一な低エコーの腫瘤として描出される（図1A）。造影CTでは腫瘍辺縁に造影効果が認められた（図1C）。病理組織では腫瘍内に上皮様細胞（epithelioid cell），神経節様細胞（ganglion-like cell），紡錘形細胞（spindle cell）の3種の細胞がみられる（図1D）。

（瀬座勝志）

1 上皮性腫瘍 — D その他

11 十二指腸GIST

十二指腸原発のGIST (gastrointestinal stromal tumor) は消化管GISTの4～5%であり，比較的稀である。平均年齢は60歳で男女比に差はなく，発生部位は下行脚(乳頭部を含む)59%，球部18%，水平脚18%，上行脚5%と報告されている[1, 2]。GISTは発生部位によりその予後が異なっており，十二指腸GISTは胃GISTに比べて予後不良とされている。

POINT

- 十二指腸粘膜下の類縁形，境界明瞭，辺縁整な腫瘤

十二指腸GISTは，粘膜下の類円形，境界明瞭，辺縁整な低エコー腫瘤として描出される。症例によっては腫瘍中心部に壊死による空洞形成(無エコー)，あるいは出血による高エコースポットが腫瘍内に認められることがあり，これらの所見は悪性化を示唆する所見とされている。造影CTでは高吸収になることが多く，PanNENとの鑑別を必要とする場合がある[1, 3, 4]。

文 献

1) Futo Y, et al:Duodenal gastrointestinal stromal tumors appear similar to pancreatic neuroendocrine tumors: A case report. Int J Surg Case Rep. 2018;53:358-361.
2) Mrak K, et al:Surgical Management of Duodenal Gastrointestinal Stromal Tumors: A Case Report. Anticancer Res. 2015;35(11):6321-6324.
3) Ren S, et al:Differentiation of duodenal gastrointestinal stromal tumors from hypervascular pancreatic neuroendocrine tumors in the pancreatic head using contrast-enhanced computed tomography. Abdom Radiol (NY). 2019;44(3):867-876.
4) Hayashi K, et al:Endoscopic ultrasound-guided fine-needle aspiration for diagnosing a rare extraluminal duodenal gastrointestinal tumor. World J Gastrointest Endosc. 2017;9(12):583-589.

十二指腸GIST（図1）

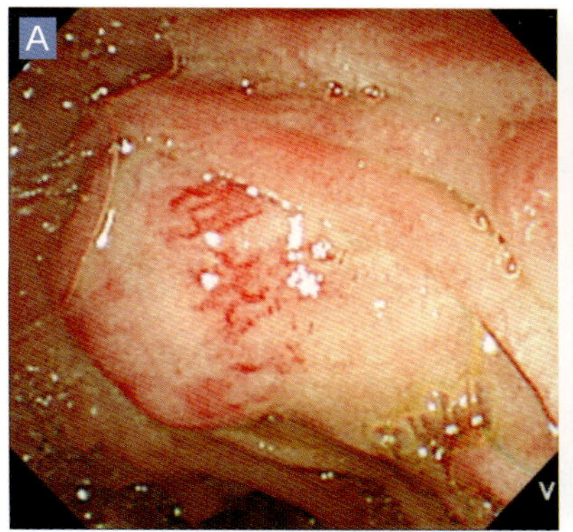

内視鏡

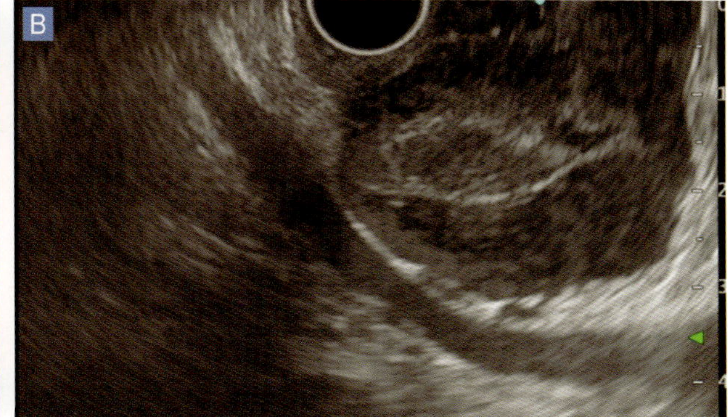

EUS

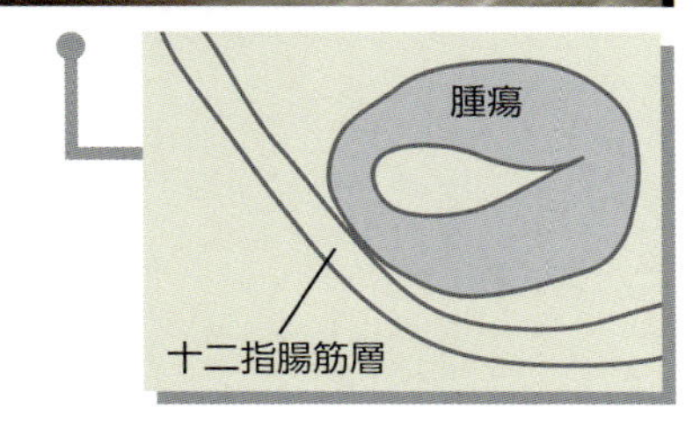

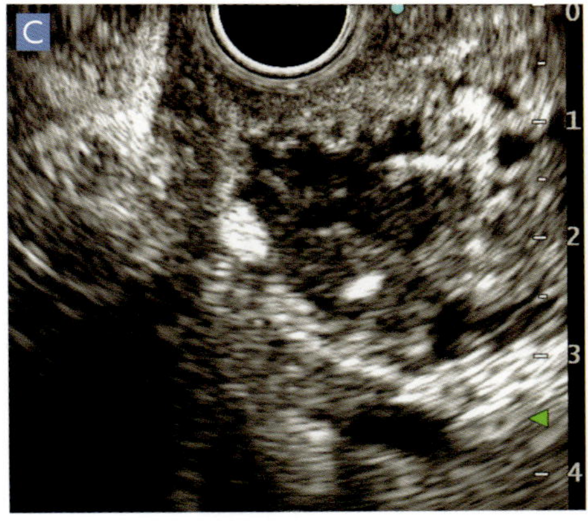

造影EUS

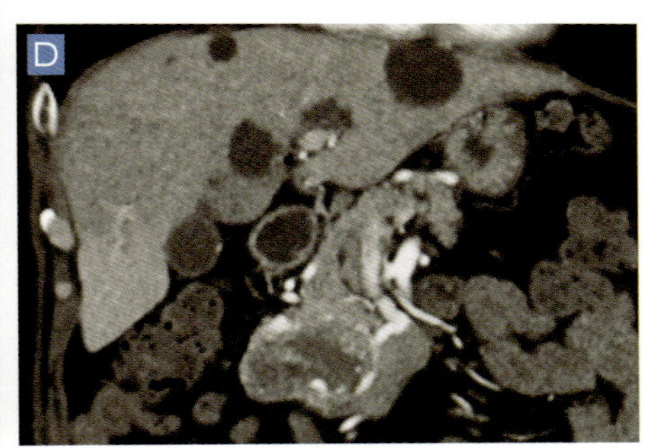

造影CT

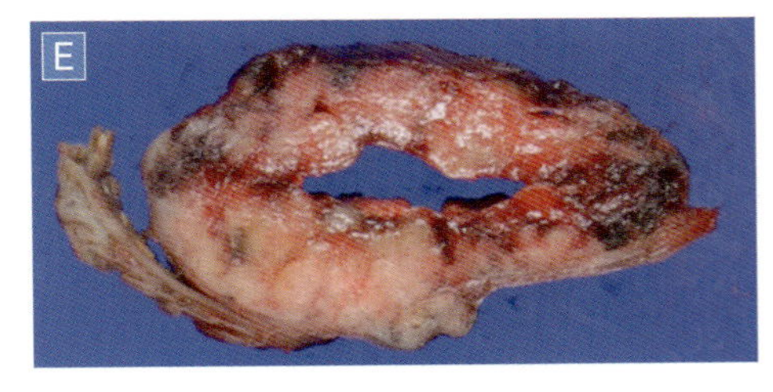

病理

上部消化管内視鏡検査で，十二指腸乳頭部に粘膜下腫瘍様の隆起がみられる（図1A）。EUSでは，十二指腸粘膜筋層下の境界明瞭，辺縁整な腫瘤として描出される（図1B）。造影EUSでは腫瘍辺縁に造影効果が，内部には嚢胞成分が認められる（図1C）。造影CTでは，膨張性に発育する腫瘍が十二指腸乳頭の肛門側に位置しており，腫瘍辺縁部には造影効果がみられる（図1D）。病理組織では腫瘍中央の嚢胞部分に血液の貯留を認め，充実性の部分にGISTに特徴的な紡錘形の細胞が認められた（図1E）。

（瀬座勝志）

column 06

十二指腸憩室

十二指腸憩室（duodenal diverticulum）は消化管憩室の中で頻度の高い疾患であり，その発生部位は下行脚内側の乳頭部近傍が最も多いとされている[1)]。また，十二指腸主乳頭近傍の憩室は傍乳頭憩室とも呼ばれる。十二指腸憩室は稀に憩室出血や憩室穿孔等の原因となるが，多くは無症状で臨床的にほとんど問題とならない。

EUS検査にて膵頭部や十二指腸乳頭部の観察を行う際，傍乳頭憩室のため良好な超音波画像が得られにくくなることがある。すなわち，憩室内に入り込んだ食物残渣は高エコーとして，また腸管内の気体は音響陰影を伴った高エコーとして，さらに腸液などの液体は低～無エコーとしてそれぞれ描出され，EUSによる観察の妨げとなる。特に，気体は観察条件を悪化させる一番の原因であり，ストレッチポジションで十二指腸乳頭を観察する際，脱気水を十二指腸内に注入し憩室内を液体で満たすことで憩室が明瞭化し，良好なEUS像が得られるようになる。

傍乳頭憩室症例では総胆管結石の有病率が有意に高いとされており[2, 3)]，EUS観察の際に留意する必要がある。

MRIで膵頭部囊胞が疑われた症例

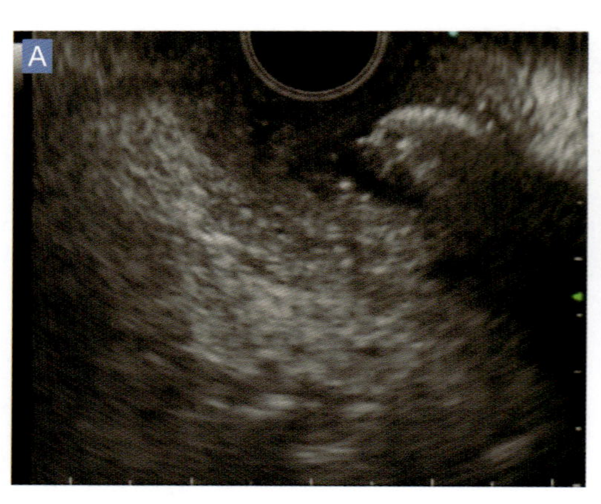

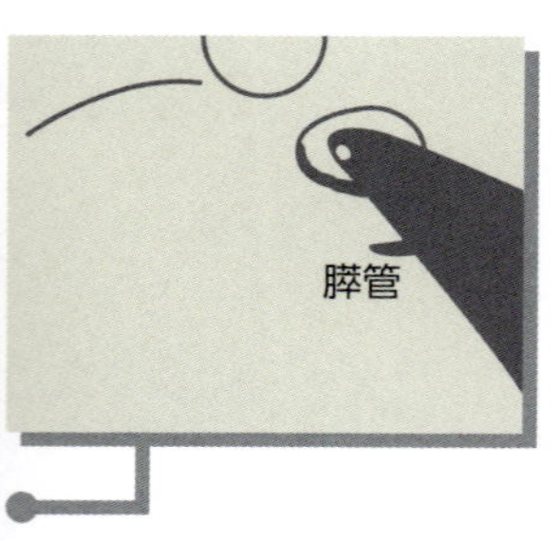

EUS

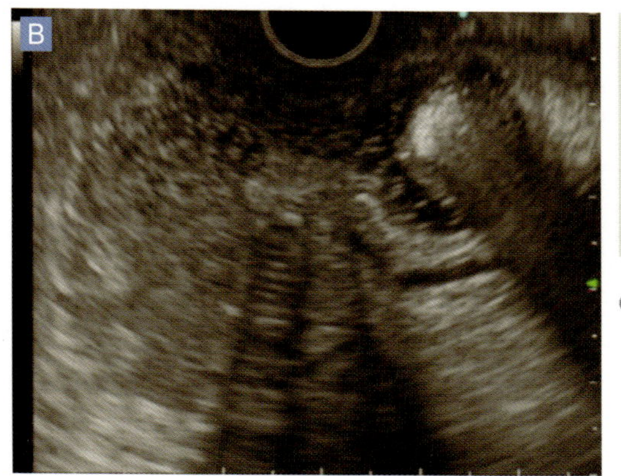

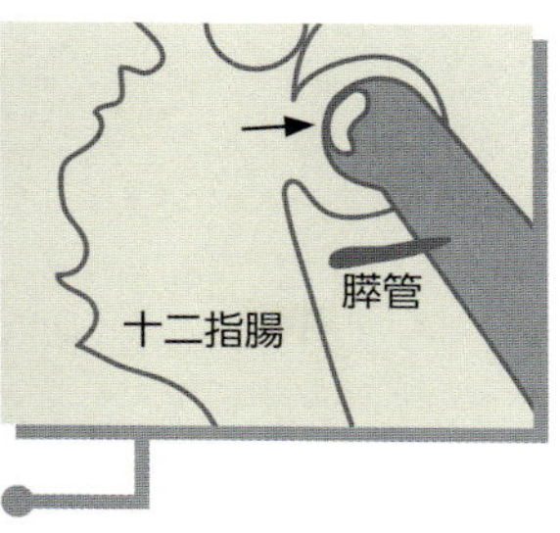

EUS

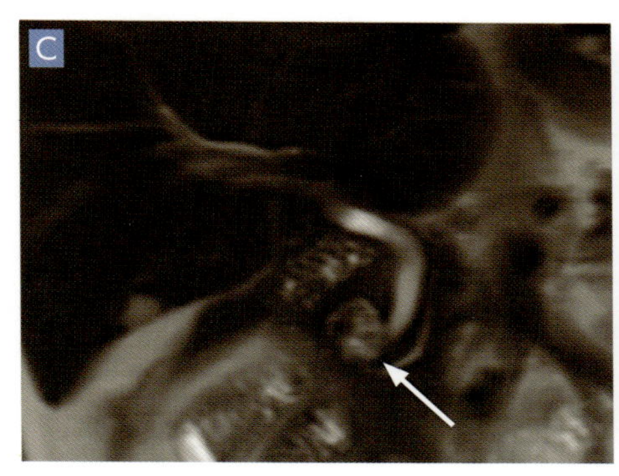

MRI（T2強調像）

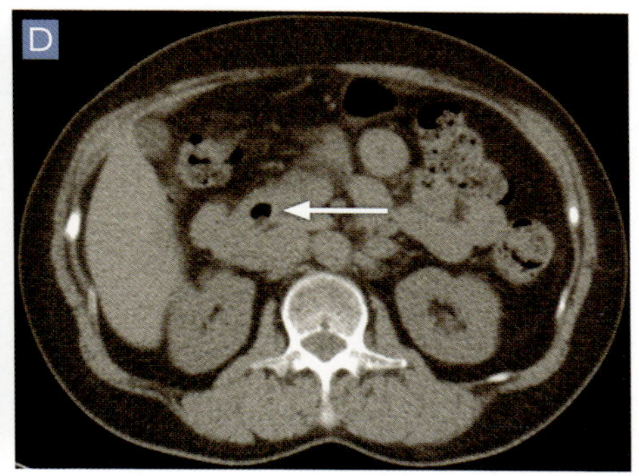

CT

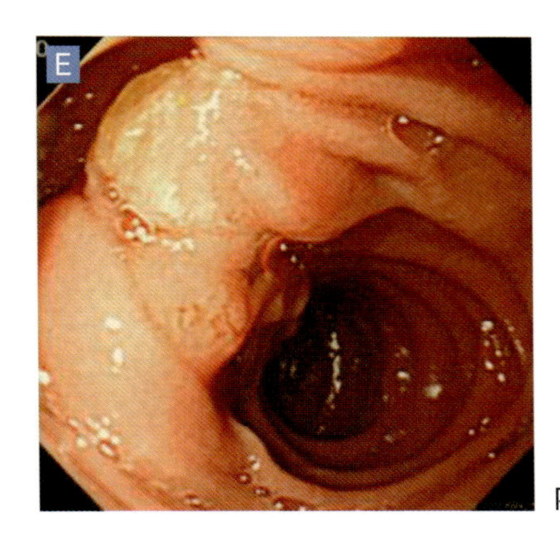

内視鏡

MRI T2強調像で膵頭部にhigh-intensityの病変を認め，膵囊胞との鑑別が問題となった（図C矢印）。単純CTでは同部に気体を認め（図D矢印），内視鏡でも十二指腸憩室が確認された（図E）。EUSでは憩室内の食物残渣と気体による音響陰影により，膵の観察が困難であった（図A）。脱気水の注水により十二指腸内腔と憩室の交通が明瞭となった（図B矢印）。

文 献

1) Duarte B, et al:Perforated duodenal diverticulum. Br J Surg. 1992;79(9):877-881.
2) Bruno M, et al:Is there a link between periampullary diverticula and biliopancreatic disease? An EUS approach to answer the question. Dig Liver Dis. 2018;50(9):925-930.
3) Wijarnpreecha K, et al:Association Between Juxtapapillary Duodenal Diverticula and Risk of Choledocholithiasis: a Systematic Review and Meta-analysis. J Gastrointest Surg. 2018;22(12):2167-2176.

(太和田勝之)

1 上皮性腫瘍 — D その他

⑫ リンパ管腫

リンパ管腫の大部分は，先天性に発生する良性の腫瘤性病変で，リンパ管の閉塞により嚢胞を形成すると考えられている。頭頸部や縦隔，腋窩に好発し，後腹膜に発生するリンパ管腫は１％程度である。リンパ管腫が一般的に緩徐に増大するため，無症状に経過することが多く，腹部のリンパ管腫は検診などで偶然に発見されるものが多い。稀に，嚢胞の増大による腹部膨満感や腹部腫瘤，感染や嚢胞内出血による腹痛を主訴とする例がみられる[1)]。

POINT

- 後腹膜の多房性嚢胞

典型的なEUS像は，後方エコーの増強を伴う内部無エコーな薄い被膜の嚢胞で，多房性のものでは隔壁も認められる。内容液が乳び様や血性となる場合があり，血性の場合は浮遊物を伴い，充実性成分のように見える例もみられる。CTでは辺縁整，境界明瞭な嚢胞性腫瘍であり，造影CTにて被膜や隔壁が高吸収となる。MRIでは，嚢胞内部は通常T1強調画像で低信号，T2強調画像で高信号となる[2, 3)]。

リンパ管腫(図1)

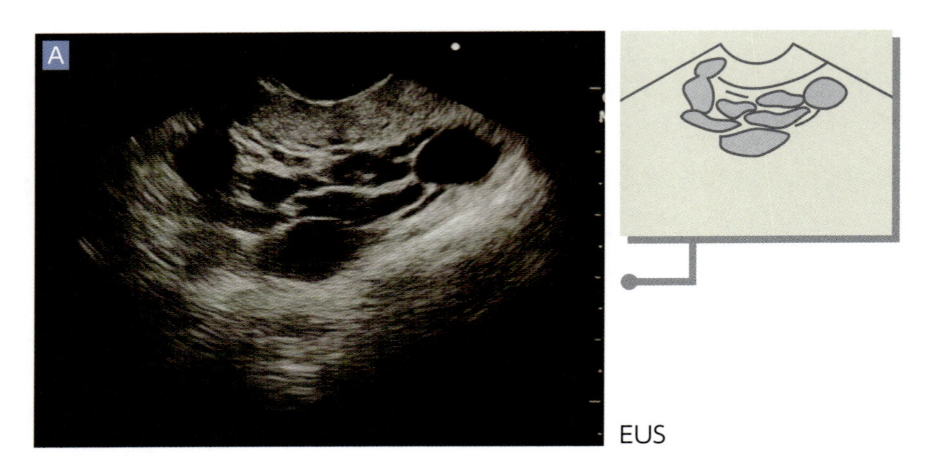

EUS

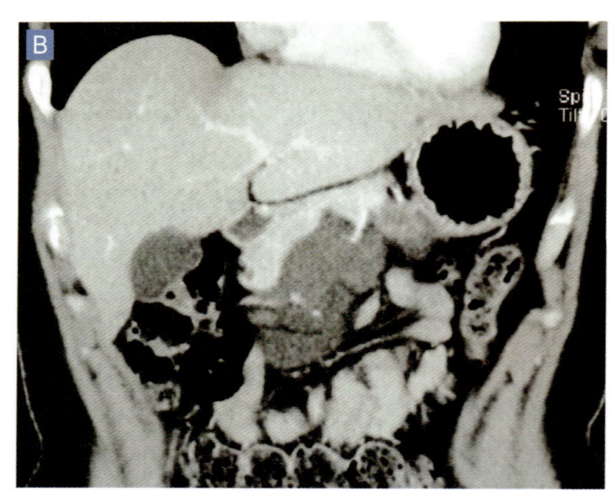

造影CT

EUSで膵の背側に多房性嚢胞がみられ，嚢胞内部には明らかな隆起性成分を認めない(図1A)。造影CTで多房性嚢胞は足側に広がり，腫瘍内を血管が通過しており，血管への浸潤像などは認めない(図1B)。

文 献

1) Fahimi H, et al:Cystic lymphangioma of the pancreas: diagnostic and therapeutic challenges. JOP. 2010;11(6):617-679.
2) Bhavsar T, et al:Retroperitoneal cystic lymphangioma in an adult: A case report and review of the literature. World J Gastrointest Pathophysiol. 2010;1(5):171-176.
3) Sato T, et al:Rare case of external dental fistula of the submental region misdiagnosed as inverted follicular keratosis and thyroglossal duct cyst. Int J Surg Case Rep. 2015;16:39-43.

(瀬座勝志)

2 胆道系疾患

1 胆嚢癌

胆嚢癌(gallbladder carcinoma)は，胆嚢に発生する悪性腫瘍で，発生頻度は5万人に約1人である。好発年齢は60～70歳代，男女比は1：2と女性に多くみられる。癌の深達度が固有筋層までは早期癌，漿膜下層以深は進行癌として扱われる。胆嚢癌のリスクファクターとしては，胆嚢結石，陶器様胆嚢，膵・胆管合流異常(胆管非拡張型の35％，拡張型の6％)などが挙げられる。

POINT

- 胆嚢内腔へ隆起する腫瘤，広基性が多い
- 限局性またはびまん性の不整な壁肥厚
- 腫瘤は表面不整で内部は低～等エコーが多い

胆嚢壁は，EUSで内腔側の低エコー層と外側の高エコー層の2層に分けられる[1)]。低エコー層には，粘膜，粘膜固有筋層および漿膜下層の線維層が含まれ，高エコー層には漿膜下層の脂肪層および漿膜が含まれる[1)]。胆嚢癌のEUS像は，①内腔隆起型(突出する腫瘤性病変)，②壁肥厚型(胆嚢壁のびまん性または限局性の肥厚)，③腫瘤形成型(胆嚢内の不整な腫瘤像)，に分けられる。胆嚢癌に特徴的EUS所見としては，内側低エコー層の表面不整や非対称性の壁肥厚，広基性の腫瘤性病変が挙げられる。胆嚢癌と鑑別すべき胆嚢疾患との超音波所見を表[2)]に示す。

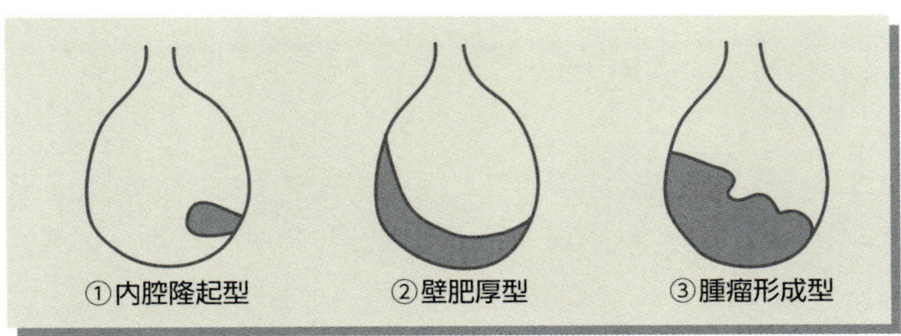

①突出する腫瘤性病変
②胆嚢壁のびまん性または限局性の肥厚
③胆嚢内の不整な腫瘤像

胆嚢癌の分類(EUS)

表 ▶ 胆嚢癌と鑑別すべき胆嚢疾患

	疾患	形状	表面	内部エコー
内腔隆起型	胆嚢癌	類円形～不整形，有茎～広基性	不整	ほぼ均一，淡い低エコー
	腺腫	類円形，有茎～亜有茎	平滑～やや不整	ほぼ均一，淡い低エコー
	コレステロールポリープ	類円形，有茎	桑実状，規則的な凹凸	小さく輝度の高い，点状～斑状高エコー
壁肥厚型	胆嚢癌	限局性またはびまん性	不整	不均一な淡い低エコーまたは不整形低エコーの混在
	胆嚢腺筋症	限局性またはびまん性	平滑～軽度不整	微小無エコー域，コメット様エコー
	慢性胆嚢炎	びまん性	平滑	低エコー，一部高エコーの混在
腫瘤形成型	胆嚢癌	広基性，丘状隆起	不整	不均一低エコーまたは不整形低エコーの混在
	胆嚢腺筋症	広基性，類円形腫瘍	平滑～不整	微小無エコー域，コメット様エコー

（文献2をもとに作成）

POINT 深達度診断

- 有茎～亜有茎性：類円形で低エコー腫瘤像 ➡ m
- 広基性隆起性病変

  高エコー層が均一で連続性を保つ ➡ m～ss

  高エコー層の菲薄化や引き込み像 ➡ ss

  高エコー層に断裂がみられる ➡ se以深

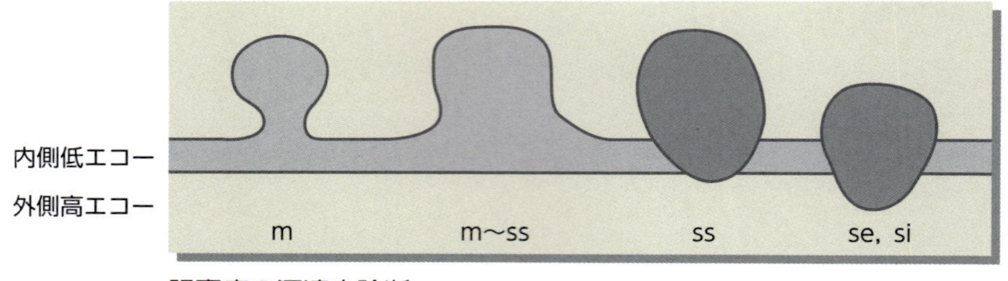

胆嚢癌の深達度診断

有茎性病変の多くはm癌であり，外側高エコー層の不整はみられず連続性が保たれる（☞症例図1，2）。一方，広基性の隆起性病変は，外側高エコー層に明らかな異常がみられない場合でもm～ssと深達度に幅がある（☞症例図3～5）。外側高エコー層の菲薄化や引き込み像はssまでの深達を（☞症例図5），外側高エコー層の明らかな断裂はse以深の深達を強く疑う所見である[2]。このように，EUSによる隆起基部の壁評価は癌の深達度診断に非常に有用であり，術式を含めた胆嚢癌の治療方針決定にも重要である。

慢性胆嚢炎や胆嚢腺筋症に癌が合併した場合，早期には粘膜のわずかな不整所見しかとらえられないことがあるので，粘膜面の注意深い評価が必要である（☞症例図4）。

転移性胆嚢腫瘍は胆嚢悪性腫瘍の約0.4％であり，原発は腎癌，悪性黒色腫，乳癌，胃癌などの頻度が高い。腫瘍は境界明瞭なポリープ状を呈し，腫瘍の主座は粘膜下層で表層を粘膜上皮が被覆していることが多いとされる[4, 5]（☞症例図7）。

OVERVIEW

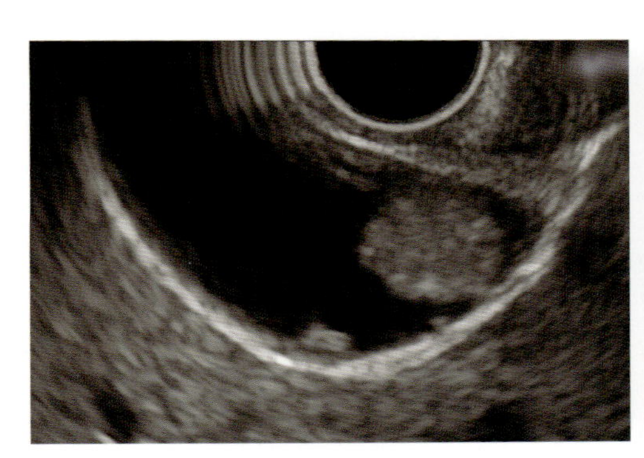

図1 ▶ Tis

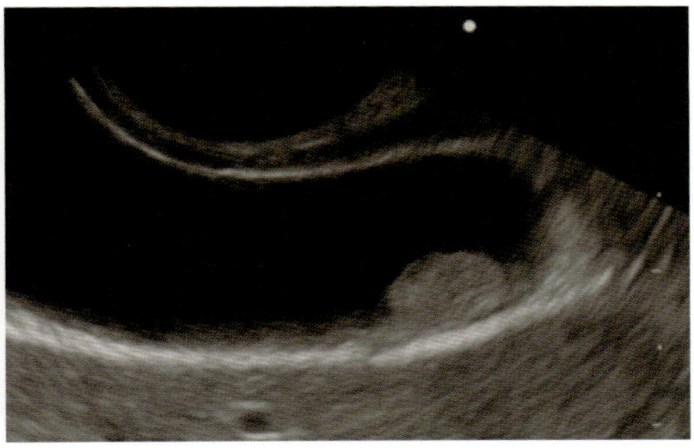

図2 ▶ T1a

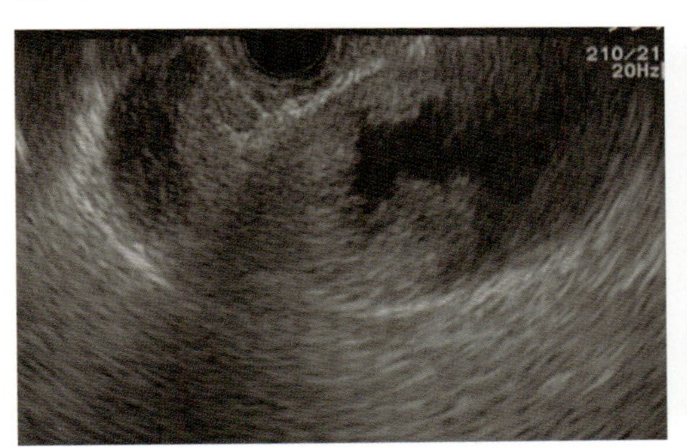

図3 ▶ T1b

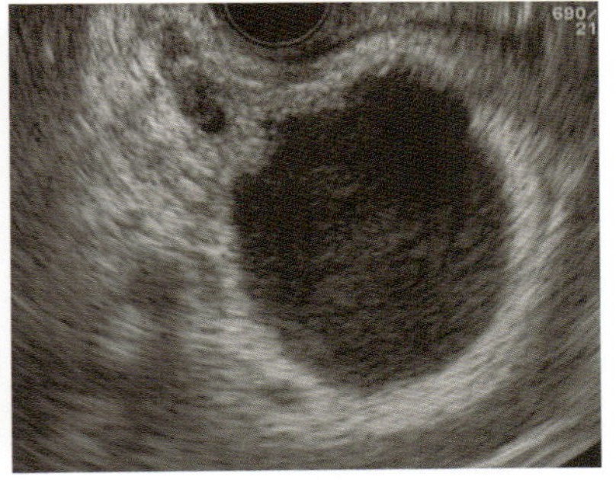

図4 ▶ T1b＋胆嚢腺筋症

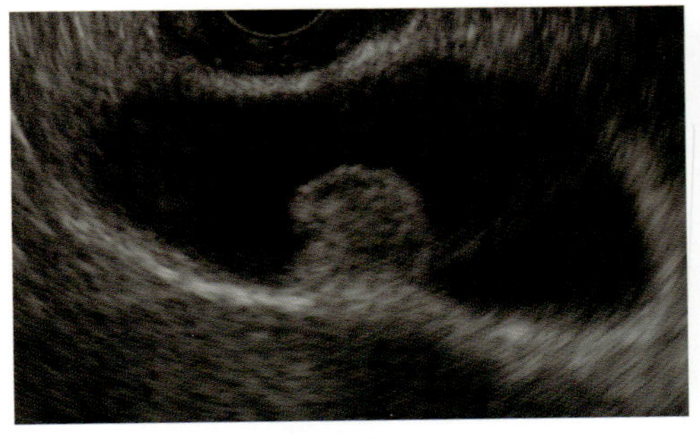

図5 ▶ T2a（広基性腫瘍）

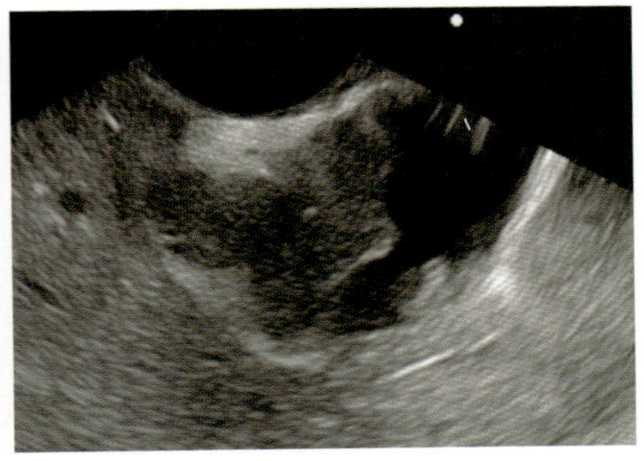

図6 ▶ T3（肝床浸潤）

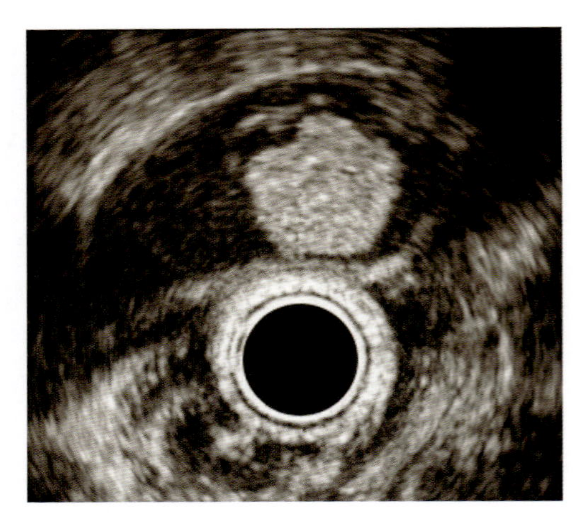

図7 ▶ 転移性腫瘍

Tis（有茎性病変）（図1）

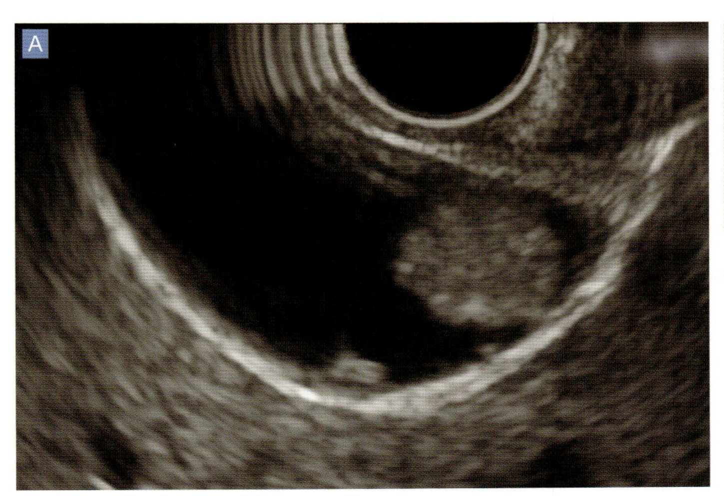

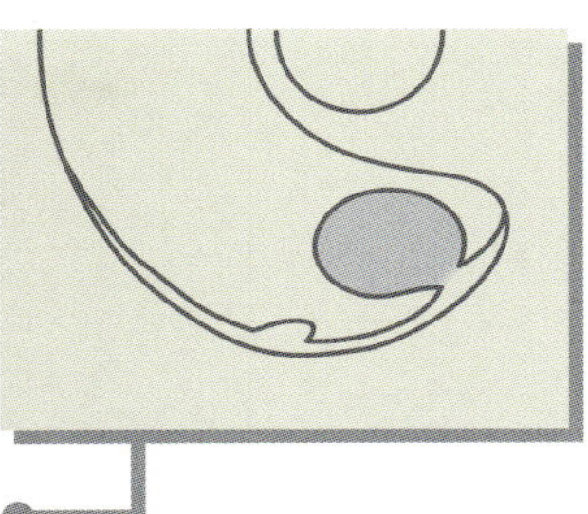

EUS

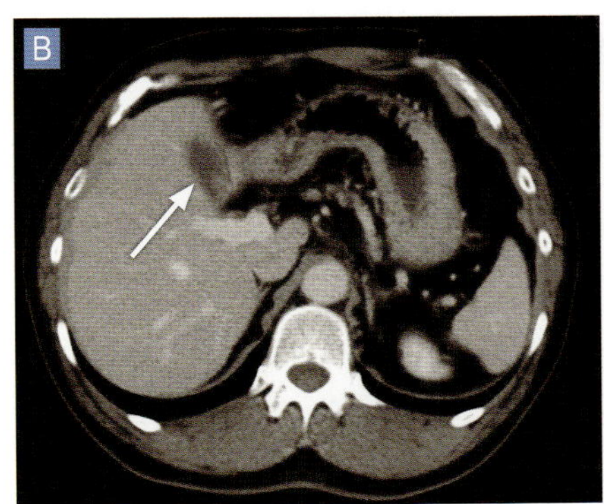

造影CT

C

病理

EUSで，内側低エコー層に隆起する類円形，有茎性の充実性腫瘍を認める（図1A）。腫瘍の表面は凹凸であり，一見桑実状で点状高エコーも散見された。外側高エコー層に不整はなく，連続が保たれている。ポリープは造影CT後期相で淡く造影されるが，評価は困難である（図1B矢印）。1年後の再検査で増大傾向（5mm以上）であったため，切除を行った。病理組織では癌は粘膜内にとどまり，有茎性の胆嚢癌，Tisの診断であった（図1C）。

本例はコレステロールポリープと類似した形状を呈しており，鑑別は困難であった。コレステロールポリープと診断した場合でも，ポリープ径10mm以上，または継時的な検査で明らかな増大傾向がみられる場合は，切除を考慮すべきである。

T1a（亜有茎性病変）（図2）

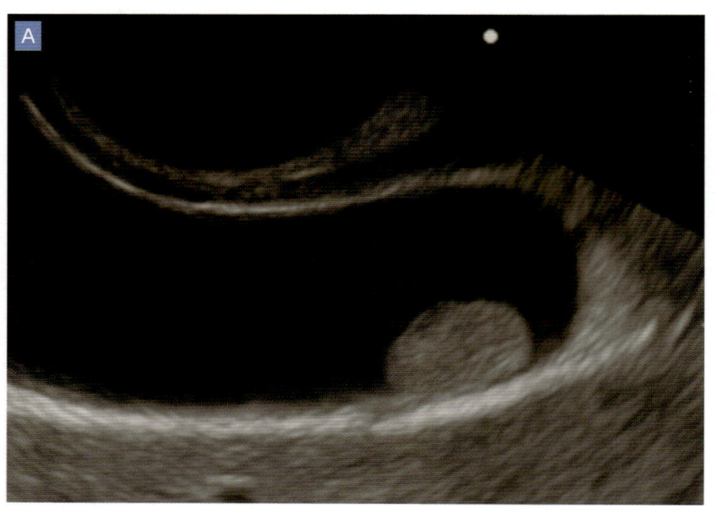

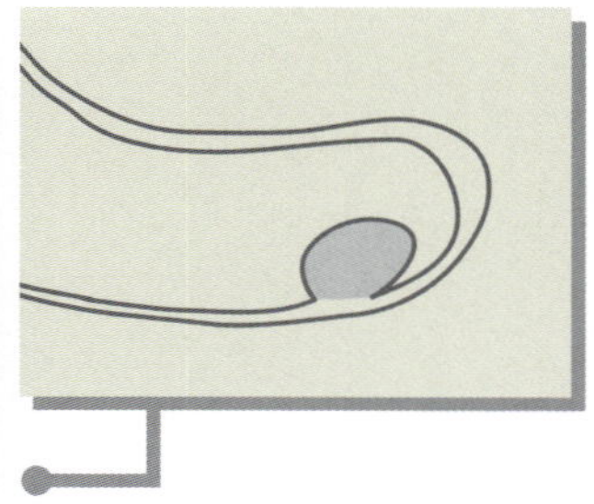

EUS

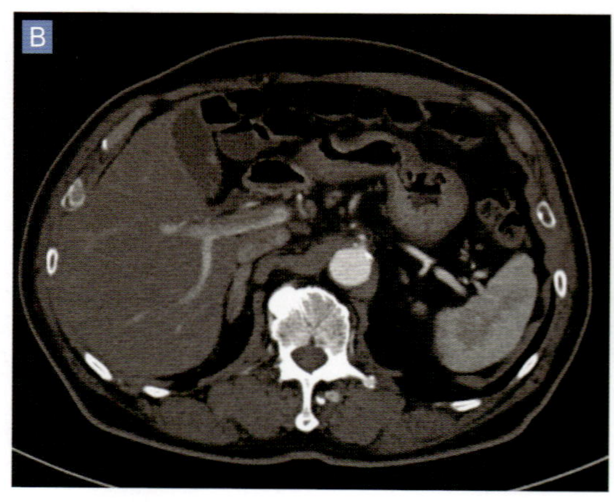

造影CT（早期相）

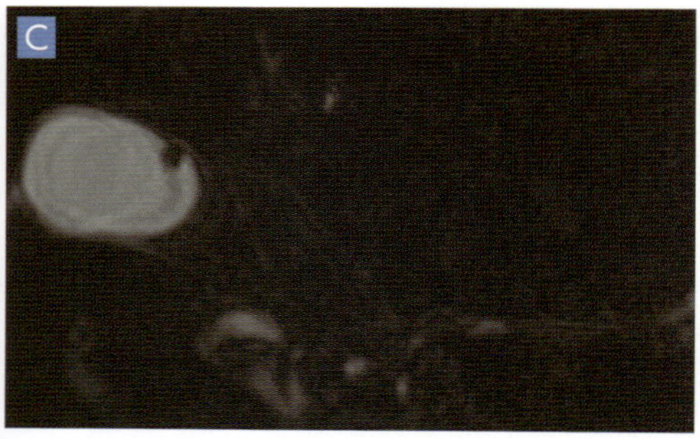

MRCP

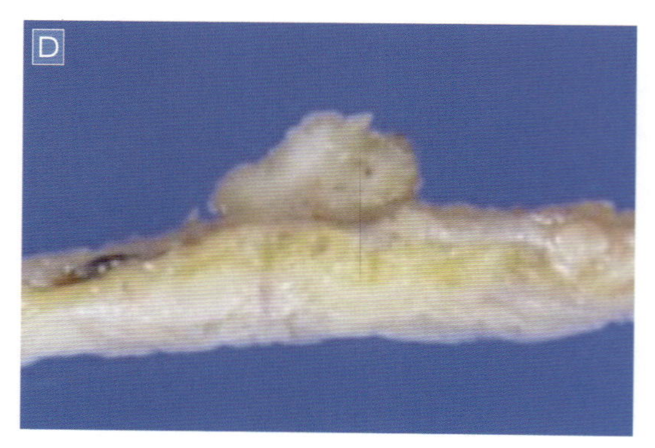

病理

EUSで，内側低エコー層に隆起する類円形，亜有茎性の充実性腫瘍を認める（図2A）。外側高エコー層に不整はなく，連続が保たれている。造影CT早期相で造影効果がみられ（図2B），MRCPでは胆嚢内腔の陰影欠損として描出されるが（図2C），いずれも評価は困難である。病理組織では癌は粘膜固有層にとどまり，有茎性の胆嚢癌，T1aの診断であった（図2D）。

T1b（図3）

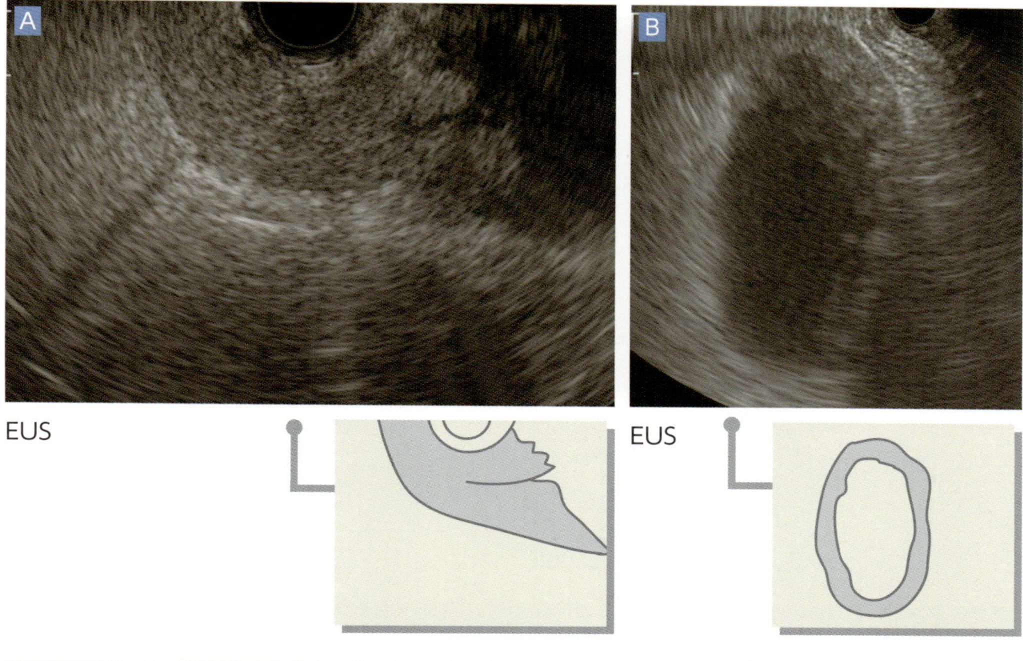

EUS

EUS

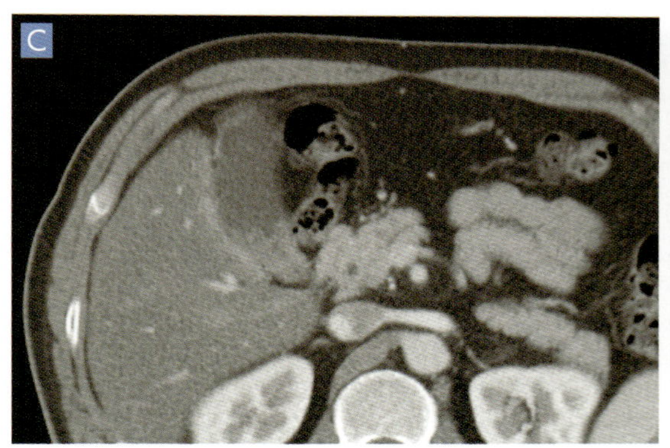

造影CT

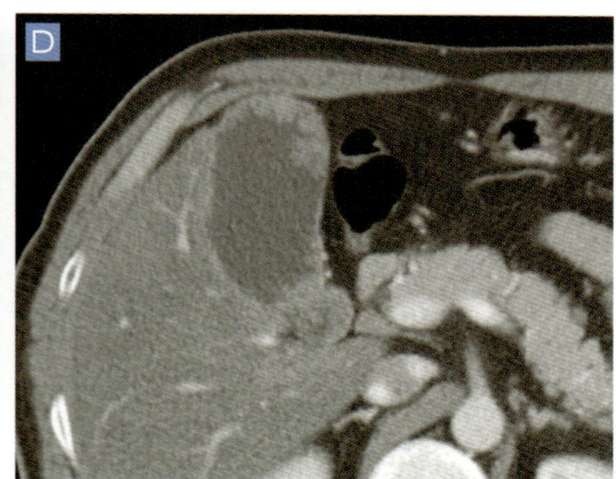

造影CT

病理

EUSにて，胆嚢内腔に幅の広い，広基性の淡い低エコー腫瘤を認める（図3A，B）。外側高エコー層に非薄化や断裂はみられない。腫瘤は胆嚢底部と頸部にあり，造影CTの早期相で淡く造影された（図3C，D）。切除標本で胆嚢内腔に隆起する乳頭状腫瘤を認め，病理組織診断にて，癌は固有筋層までの浸潤であり，深達度はT1bであった（図3E）。

T1b（胆嚢腺筋症合併）（図4）

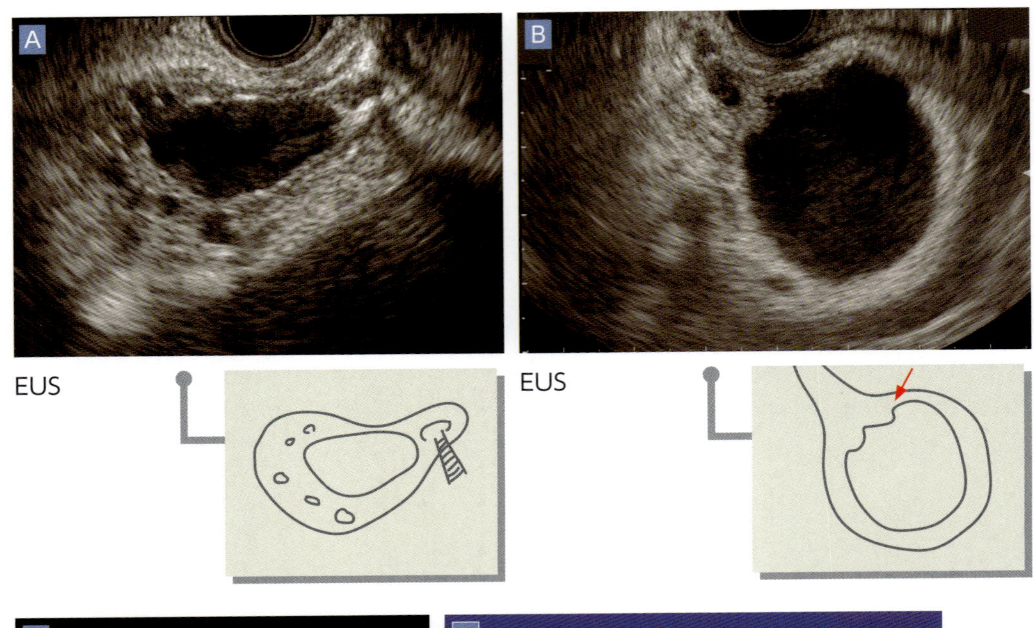

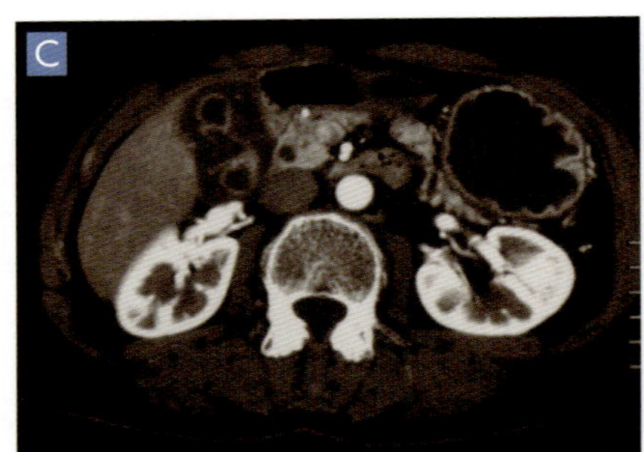

造影CT

病理

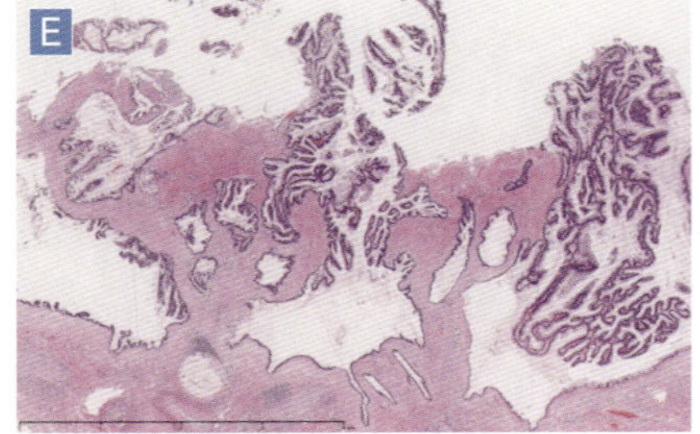

病理

EUSで胆嚢底部から頸部にかけ，RASを伴うびまん性壁肥厚と音響陰影を伴う壁内結石がみられる（図4A）。壁肥厚の一部，内側低エコー層表面に不整が認められたが（図4B矢印），外側高エコー層は保たれていた（図4B）。造影CTで胆嚢壁は著明に肥厚していたが，内腔面に明らかな不整は指摘できなかった（図4C）。胆嚢腺筋症の診断であったが，EUS所見から癌の合併を否定できないため胆摘術を行った。病理組織では胆嚢体部壁肥厚部の粘膜層に癌組織が確認された（図4D矢頭）。癌はRASに沿って進展し（図4E），固有筋層にわずかに浸潤しており，T1bの診断であった。EUSによる粘膜層のわずかな不整所見が癌の診断に結びついた症例である。

（国立病院機構千葉医療センター 阿部朝美先生より画像提供）

T2a（広基性病変）（図5）

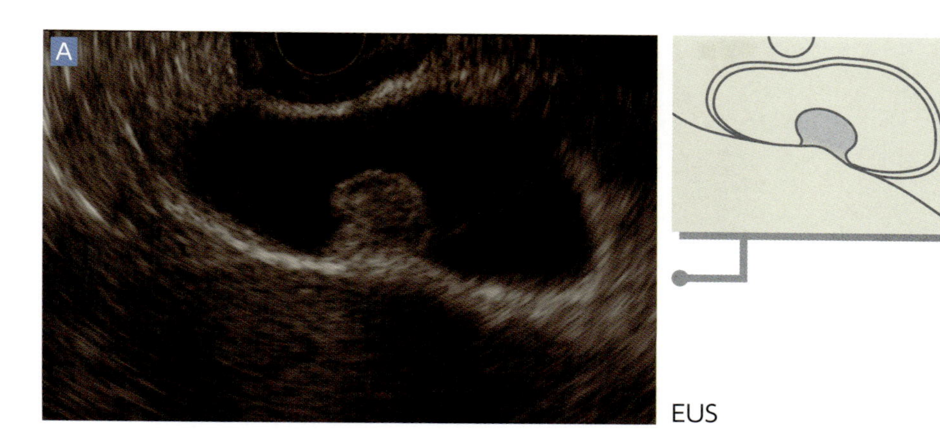

EUS

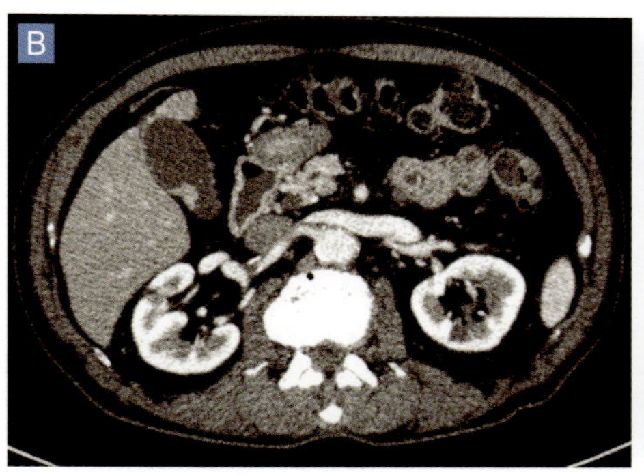

造影CT

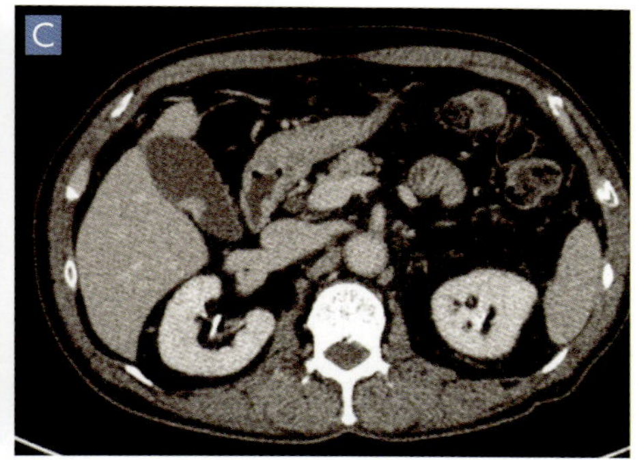

造影CT

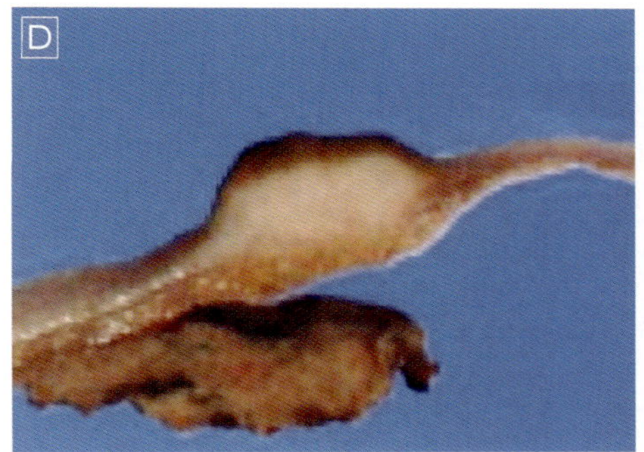

病理

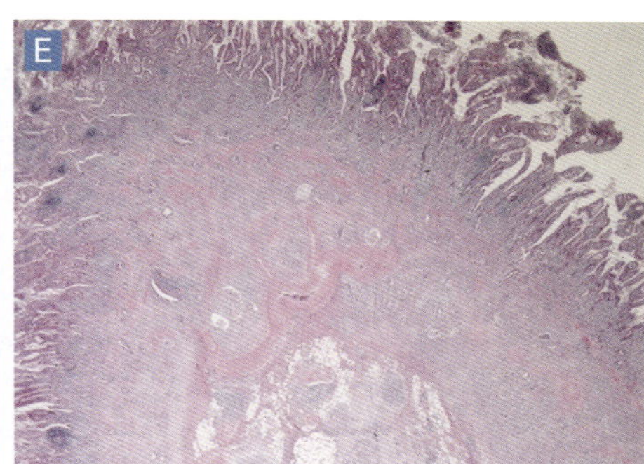

病理

EUSで胆嚢内に広基性の低エコー性隆起性病変を認め，外側高エコーは胆嚢内腔側にひきつれて見える（図5A）。造影CTで腫瘍は後期相まで造影効果を示し，壁の内腔側へのひきつれもみられる（図5B，C）。病理組織所見にて，壁のひきつれ部分で癌は漿膜下層まで浸潤しており，T2aの診断であった（図5D，E）。

T3（肝床浸潤）（図6）

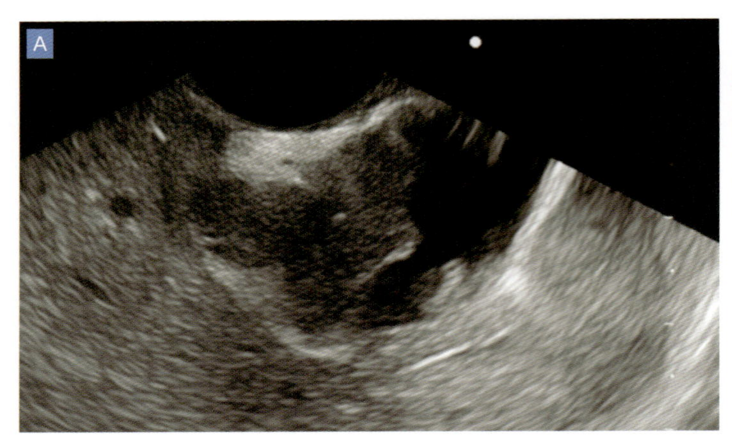

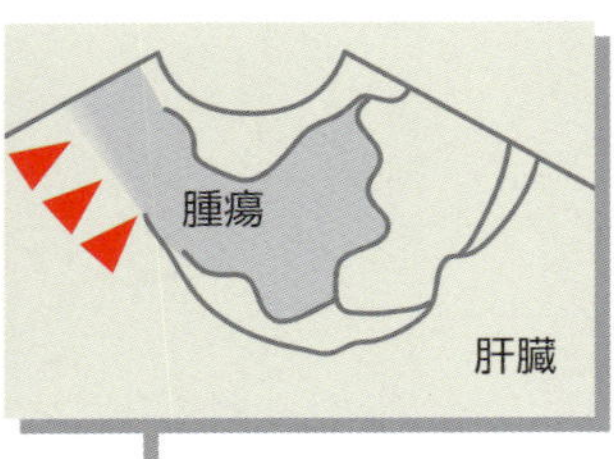

EUS

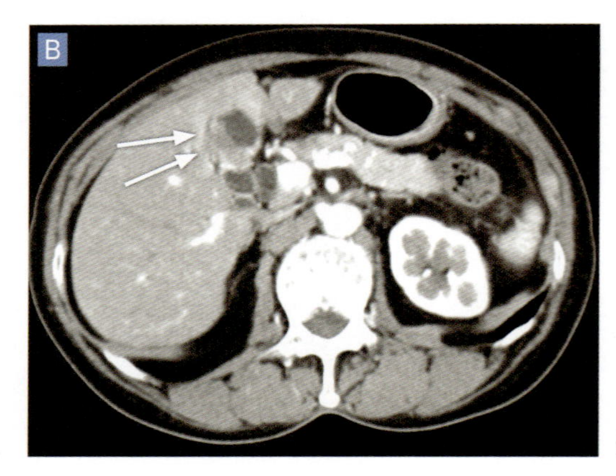

造影CT

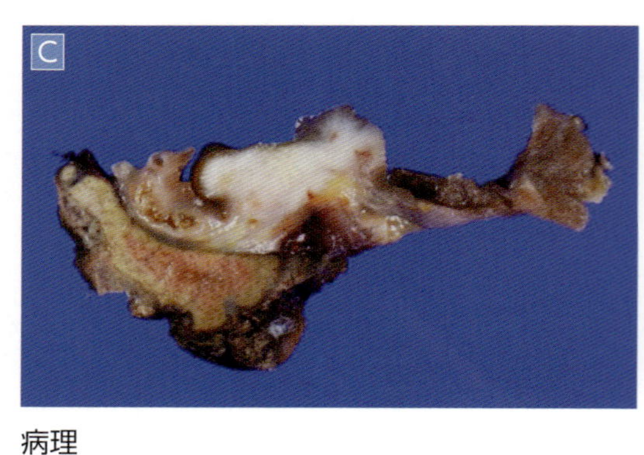

病理

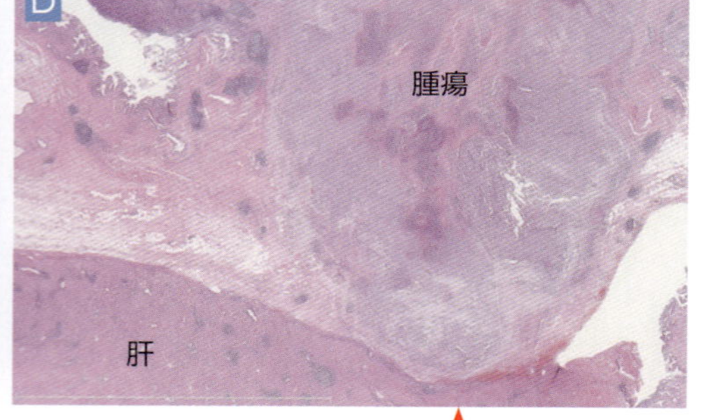

病理

表面不整な淡い低エコー腫瘤であり，肝床側で高エコー層の非薄化と断裂を認め（図6A矢頭），胆嚢癌ss以深と診断した。造影CTで腫瘤は淡く造影され，また肝床側は不明瞭である（図6B矢印）。病理組織所見で胆嚢癌，肝床浸潤と診断された（図6C，D矢印）。

転移性胆嚢癌(RCC)(図7)

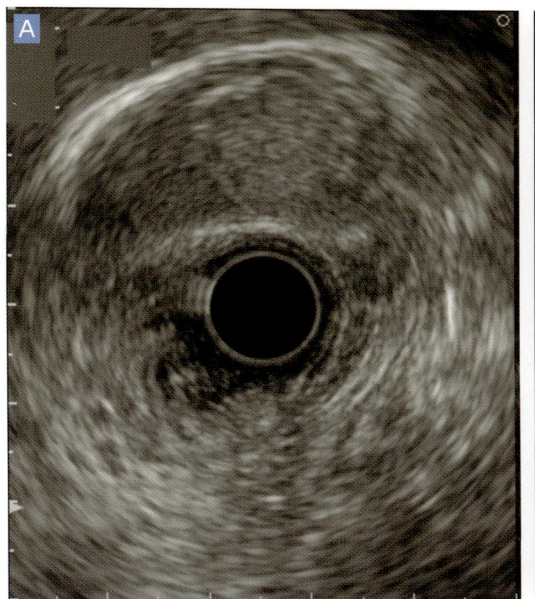

EUS

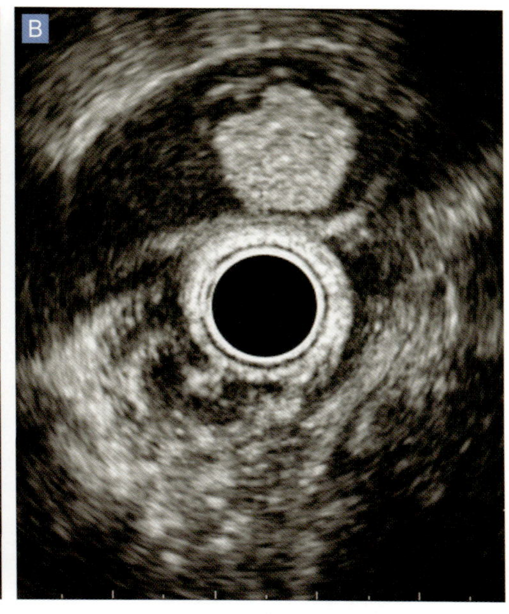

造影EUS

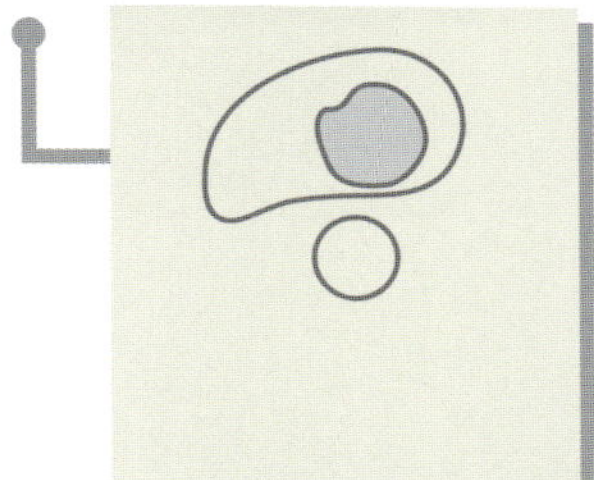

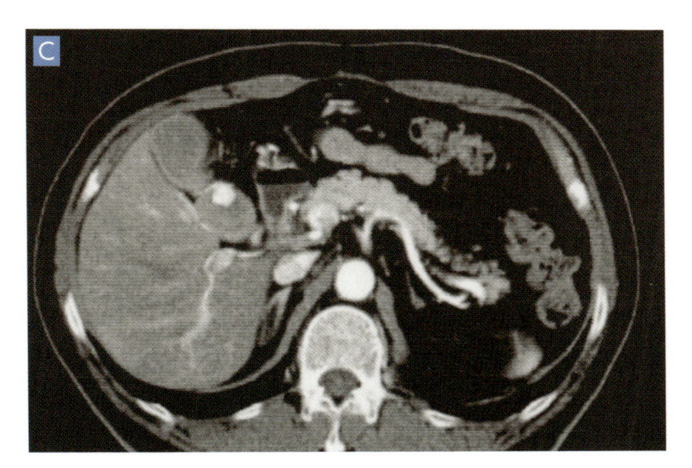

造影CT

腎細胞癌術後12年目に，腹部エコーで胆嚢隆起性病変を指摘された。EUSでは胆嚢内腔に突出する径15mmの有茎性腫瘤であり，内部はほぼ均一な淡い低エコーとして描出された(図7A)。腫瘤は造影EUSで濃染し(図7B)，造影CTでも強い造影効果を示した(図7C)。病理組織にて淡明な細胞質を持つ腫瘍細胞が索状・胞巣状に充実性増殖しており，腎細胞癌(renal cell carcinoma：RCC)の転移と診断された(図7D，E)。

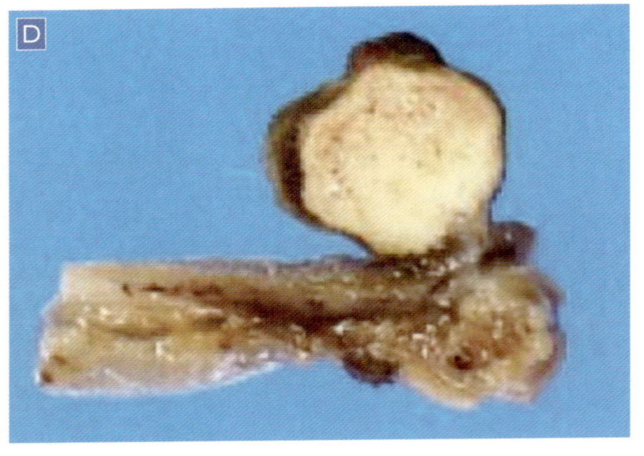

病理

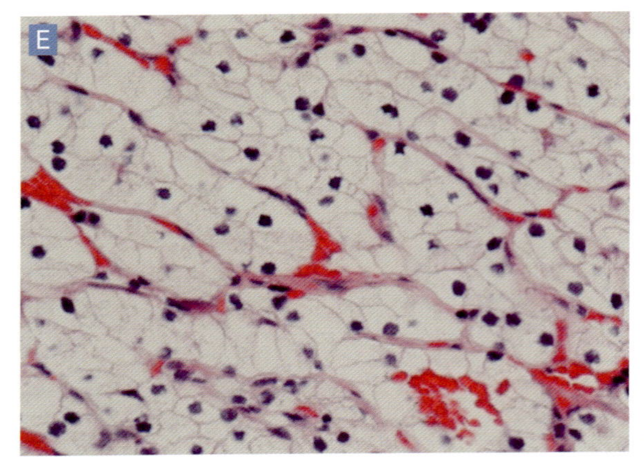

病理

文 献

1) Fujita N, et al:Analysis of the Layer Structure of the Gallbladder Wall Delineated by Endoscopic Ultrasound Using the Pinning Method. Dig Endosc. 1995;7(4): 353-356.
2) 日本超音波医学会 用語・診断基準委員会:「胆嚢癌の超音波診断基準」の公示. J Med Ultrasonics. 2002;29(3):J329-J332.
[https://www.jsum.or.jp/committee/diagnostic/pdf/tanno.pdf]
3) Fujita N, et al:Diagnosis of the depth of invasion of gallbladder carcinoma by EUS. Gastrointest Endosc. 1999;50(5):659-663.
4) Katz SC, et al:Surgical management of melanoma of the gallbladder: a report of 13 cases and review of the literature. Am J Surg. 2007;193(4):493-497.
5) Costa Neves M, et al:Two cases of gallbladder metastasis from renal cell carcinoma and review of literature. World J Surg Oncol. 2016;14:87.

(瀬座勝志)

2 胆道系疾患

②胆嚢管癌

胆嚢管癌は3管合流部付近に腫瘍が存在し，癌の首座が胆嚢管にあるものと定義される。肝外胆管癌の7％，胆道癌下図の6％を占める。胆嚢管癌の分類はいくつか提案されているが[1, 2]，胆嚢管内に限局する腫瘍を基本とし，胆嚢側，胆管側への進展度によって分類する例が多い。

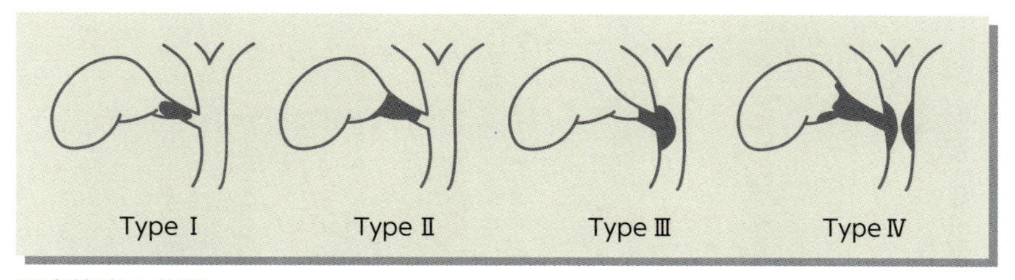

胆嚢管癌の分類　（文献1をもとに作成）

POINT

- 胆嚢管内に低～等エコーの充実性腫瘤影を認める

胆嚢管癌（図1）

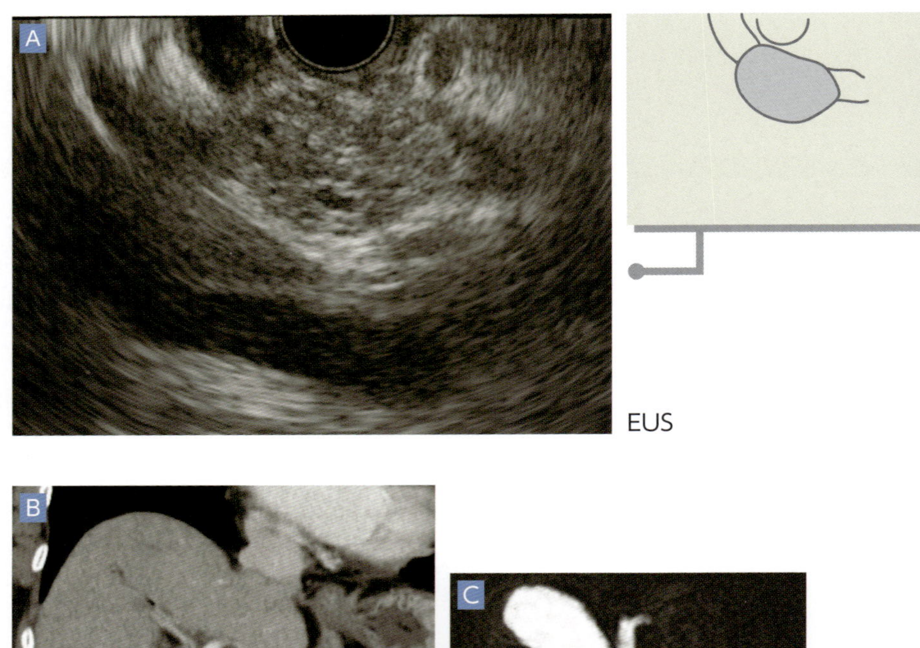

EUS

造影CT

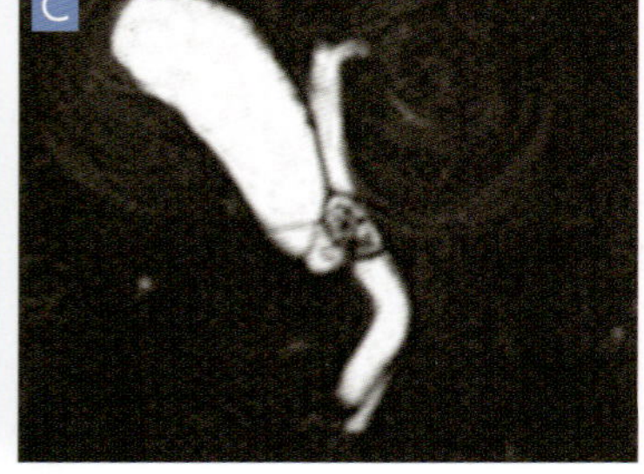

MRCP

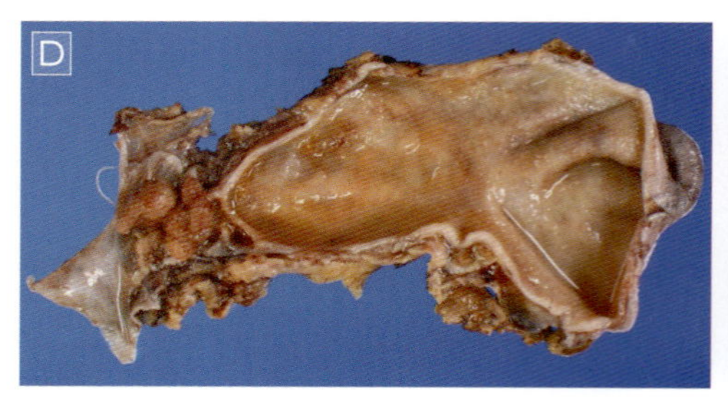

病理

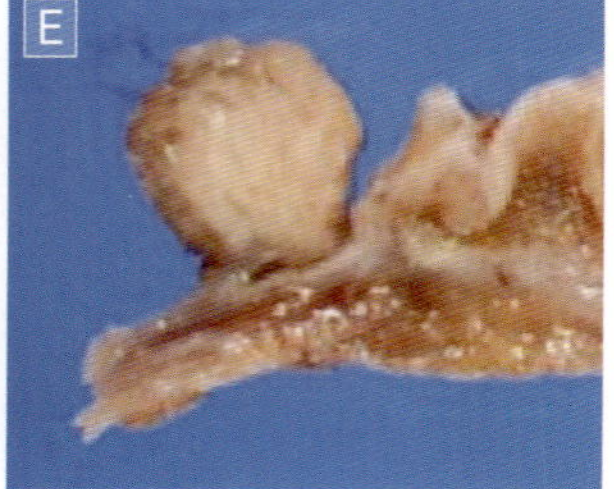

病理

EUSで胆嚢管内に20mmの類円形の充実性腫瘍を認めた（図1A）。造影CTで造影効果を認める腫瘍を胆嚢管内に認める（図1B）。MRCPでは胆嚢管から三管合流部にかけての陰影欠損を認める（図1C）。病理組織では有茎性の腫瘍であったが（図1D，E），腫瘍は胆嚢管内腔を占拠していたため，EUSでは腫瘍の付着部は確認できなかった。

文 献

1) Nakata T, et al:Clinical and pathological features of primary carcinoma of the cystic duct. J Hepatobiliary Pancreat Surg. 2009;16(1):75-82.

2) Bains L, et al:Primary carcinoma of the cystic duct: a case report and review of classifications. World J Surg Oncol. 2017;15(1):30.

(瀬座勝志)

2 胆道系疾患

3 コレステロールポリープ

コレステロールポリープは，胆嚢の粘膜固有層に増殖した脂質を貪食した泡沫細胞（foamy cell）が増殖し，ポリープ状になったものである。

コレステロールポリープは，胆嚢ポリープの20～25％を占め，88％が1cm未満である[1]。

POINT

- 表面顆粒状，桑実状を呈する
- 有茎性で，茎は細く描出され，場合によっては糸状となる
- 表面に点状の高エコースポットや無エコー域を伴う
- ドプラエコーで血流を認めることが多い

コレステロールポリープは，細い茎を持った，顆粒状あるいは桑実状の表面構造が典型像である。

ドプラエコーによる血流評価では，点状・線状のシグナルを呈するのに対し，胆嚢癌では樹枝状の血流シグナルが認められることが多い。

EUSでは中心部に無～低エコー域がみられることがあるが，これは組織学的に分泌能を有する単層の円柱上皮により裏打ちされた大きな腺管腔であるとされている[2]。

糸状茎（図1）

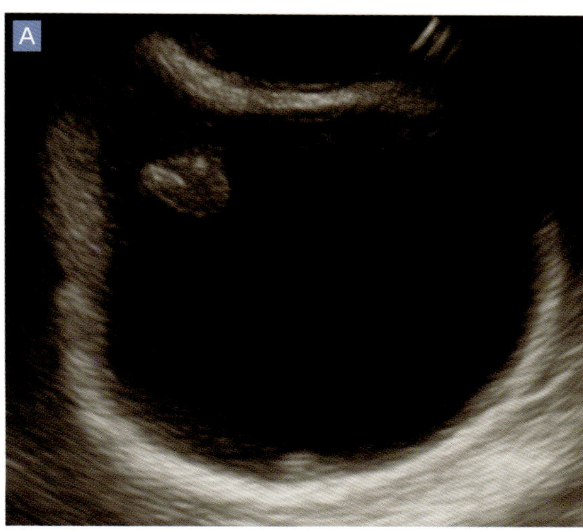

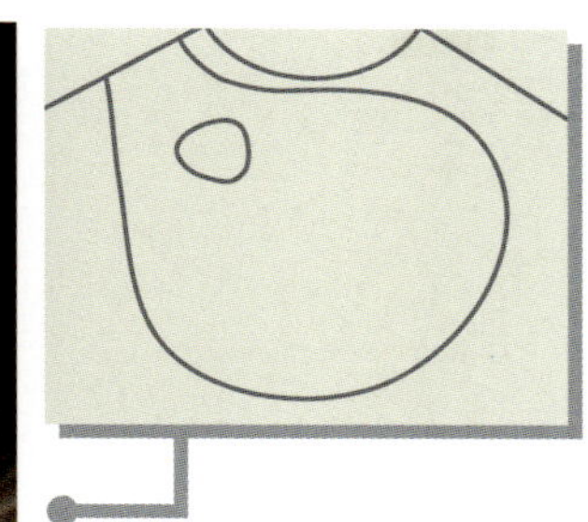

EUS

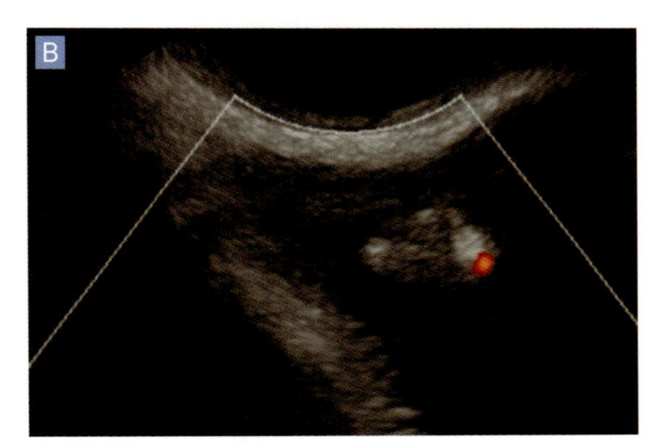

EUS（カラードプラ）

EUSで類円形の低エコー腫瘤を認め，表面および内部に点状高エコースポットを伴っている（図1A）。明らかな茎部は描出されなかったが，腫瘤は胆囊壁から離れており有茎性と考えられた。ドプラエコーで，腫瘤内部に点状の血流信号を認めた（図1B）。病理組織で上皮下の間質内に増殖する泡沫細胞を認め，コレステロールポリープと診断された（図1C，D）。

糸状の茎を持つコレステロールポリープでは，EUSでも明瞭に茎部を描出することは困難である。

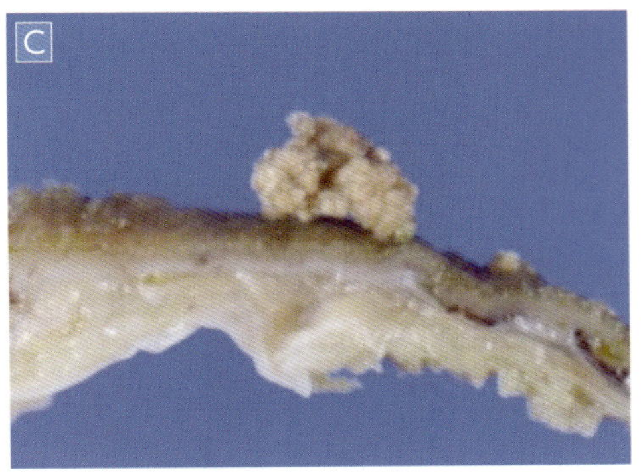

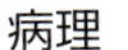
病理

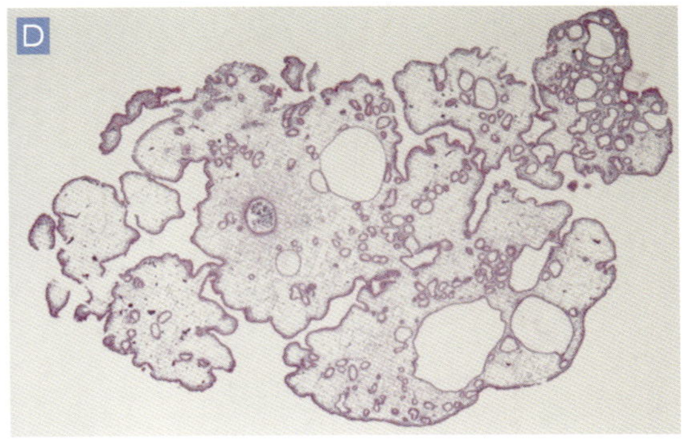

病理

細茎（図2）

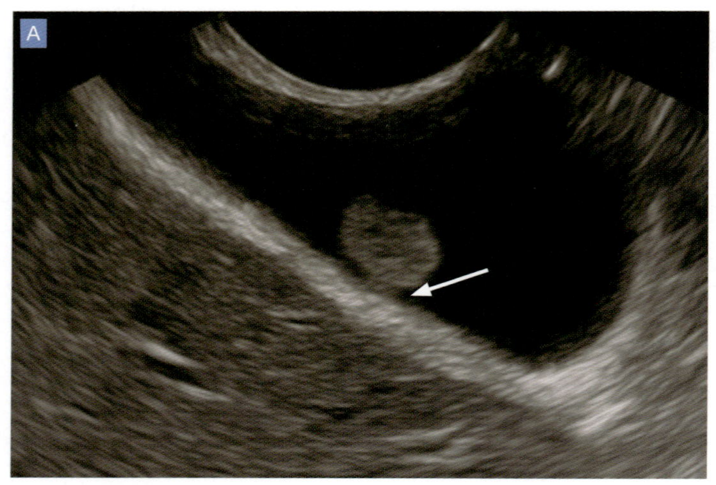

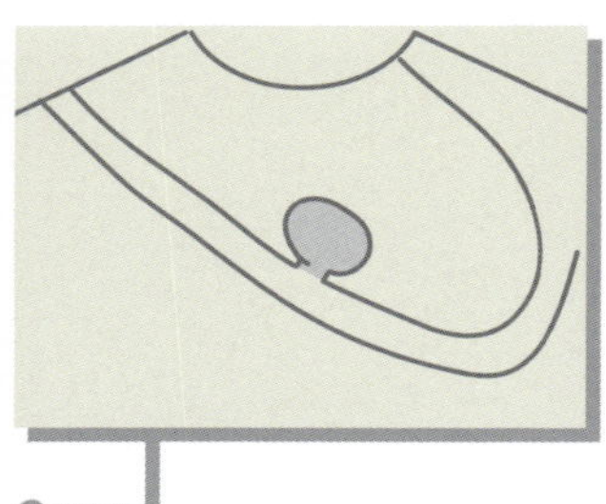

EUS

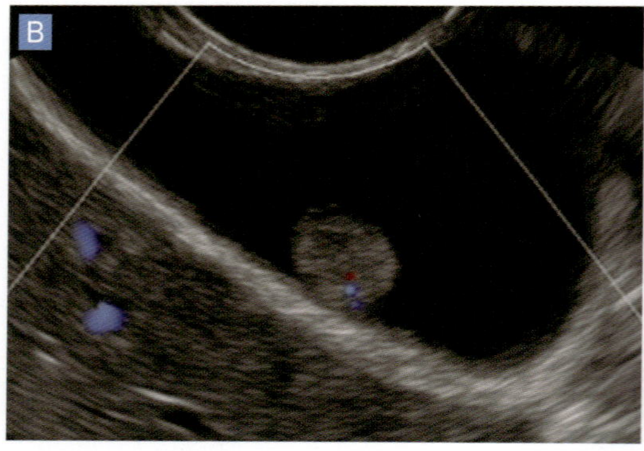

EUS（カラードプラ）

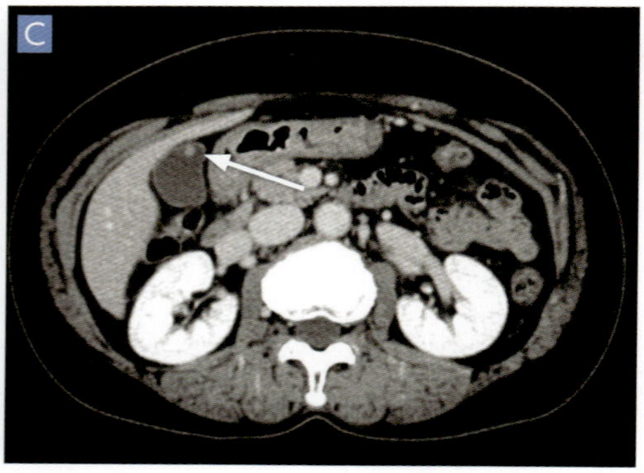

造影CT

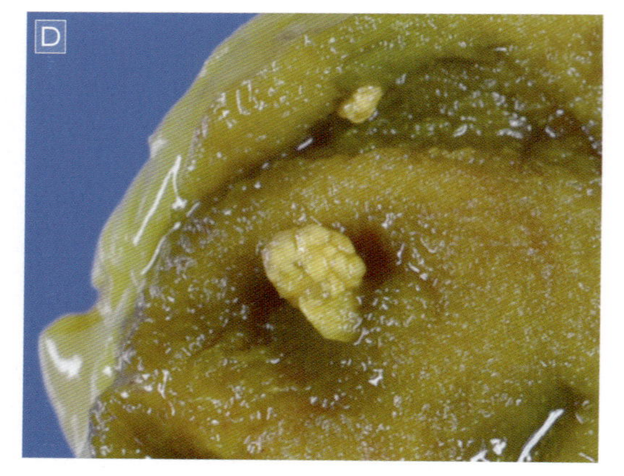

病理

EUSでは細い茎を持つ類円形の腫瘤であり（図2A矢印），内部に低エコー域がみられる。ドプラエコーで，茎部に線状の血流信号を認めた（図2B）。また，造影CTで腫瘤全体が濃染された（図2C矢印）。切除標本では，全体に白色調で表面凹凸のある有茎性腫瘤であった（図2D）。

10mm以上のコレステロールポリープ（図3）

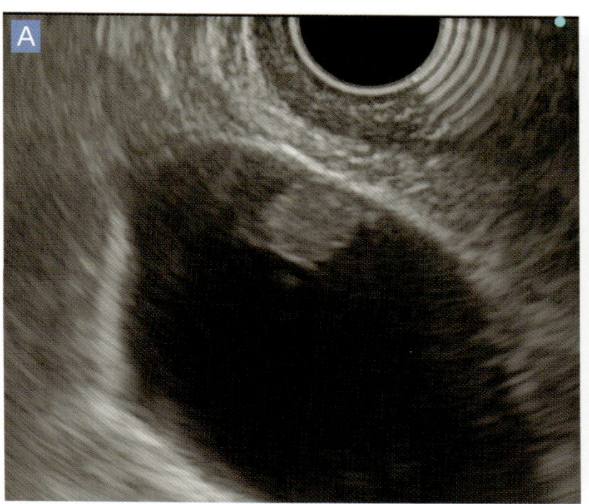

EUS

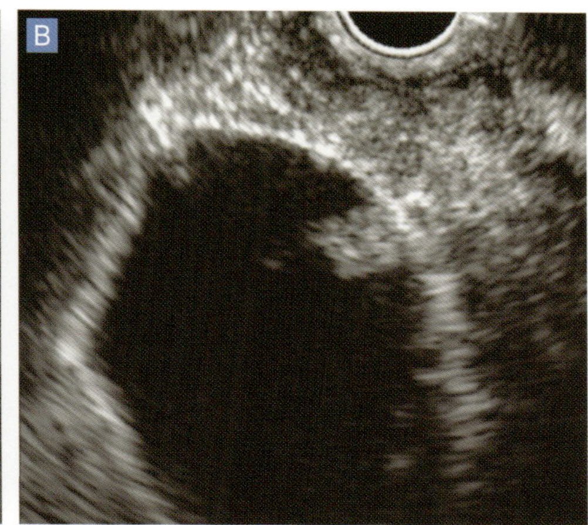

造影EUS

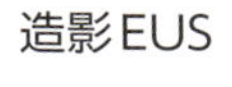

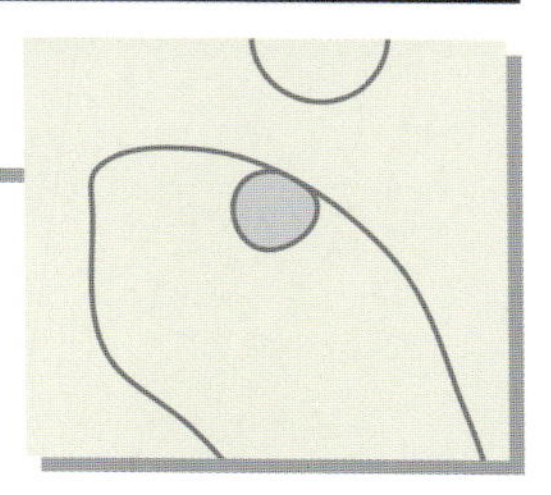

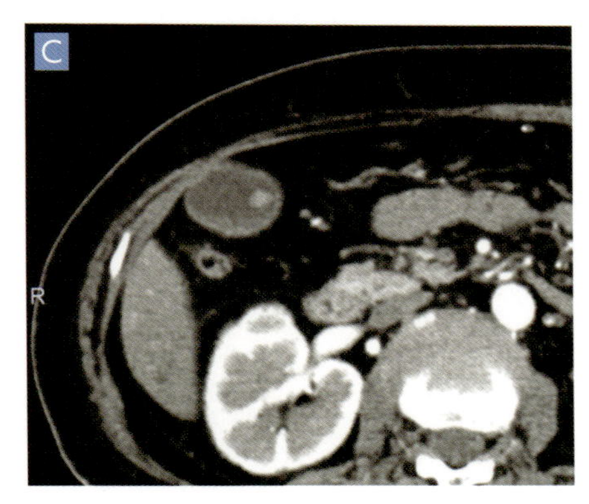

造影CT（早期相）

EUSでは亜有茎性で，表面に淡い高エコースポットを有する低エコー腫瘤である（図3A）。造影EUSでは腫瘤全体がほぼ均一に濃染された（図3B）。造影CTで腫瘤は早期相から造影効果がみられ（図3C），門脈相でさらに濃染された（図3D）。10mm以上のコレステロールポリープでは，上皮の過形成性変化を反映し内部エコーが低下した充実性腫瘤として描出されるため，胆嚢癌などとの鑑別が困難なことがある[1]（図3E）。

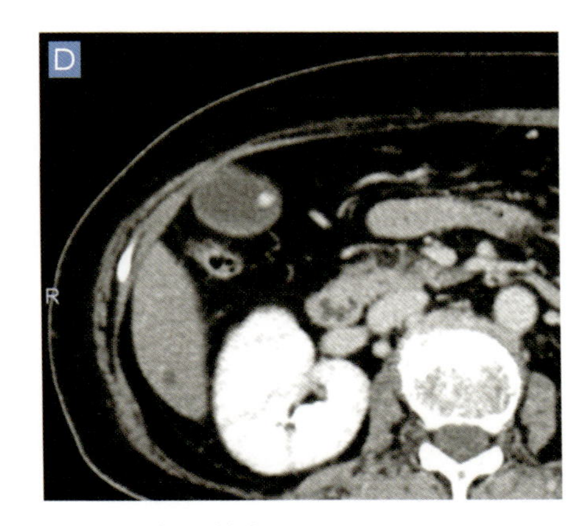

造影CT（門脈相）

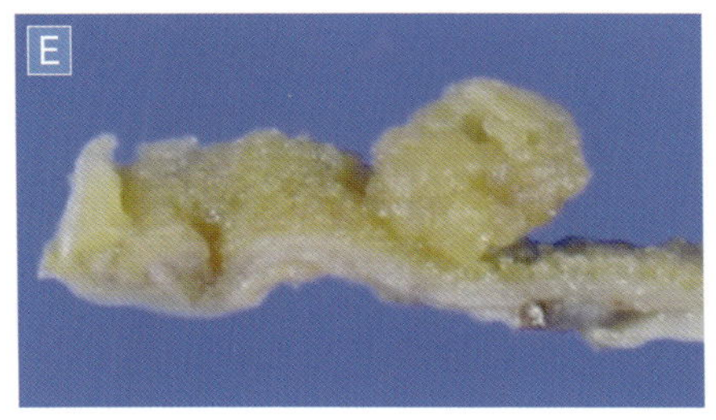

病理

文　献

1) Wennmacker SZ, et al:Polyp size of 1 cm is insufficient to discriminate neoplastic and non-neoplastic gallbladder polyps. Surg Endosc. 2019;33(5):1564-1571.
2) 松田正道，他：超音波上眼球様無エコーを呈したコレステロールポリープの2例．第55回日超医論文集．1989:429-443.

（瀬座勝志）

2 胆道系疾患

4 胆囊腺腫

胆囊腺腫（adenoma of gallbladder）は，胆囊切除例の0.3～0.5％にみられる。細胞形質から，幽門腺型，腺窩上皮型，腸型，胆道型に分類され，幽門腺型が最も多く70％を占める。

POINT 典型例

● 内腔に隆起する，境界明瞭な乳頭状またはポリープ状の淡い低エコー腫瘤

胆囊腺腫は，EUSで境界明瞭な，乳頭状またはポリープ状の低エコー性腫瘤として描出される。腫瘤表面は平滑または小結節状であり，内部の実質は均一が61％，小囊胞様無エコー（2mm前後に拡張した腫瘍性腺管）がみられるもの53％，点状高エコーを認めるものが61％である。造影EUSでは，コレステロールポリープや胆囊癌に比べ，均一に造影されることが多い[1, 2]。なお，造影CTや造影MRIで胆囊の良性ポリープは早期に濃染し，washoutされる場合が多いとされるが，胆囊腺腫は胆囊癌と同様に早期相から平衡層まで造影効果を示すとされる[3]。

幽門腺型（図1）

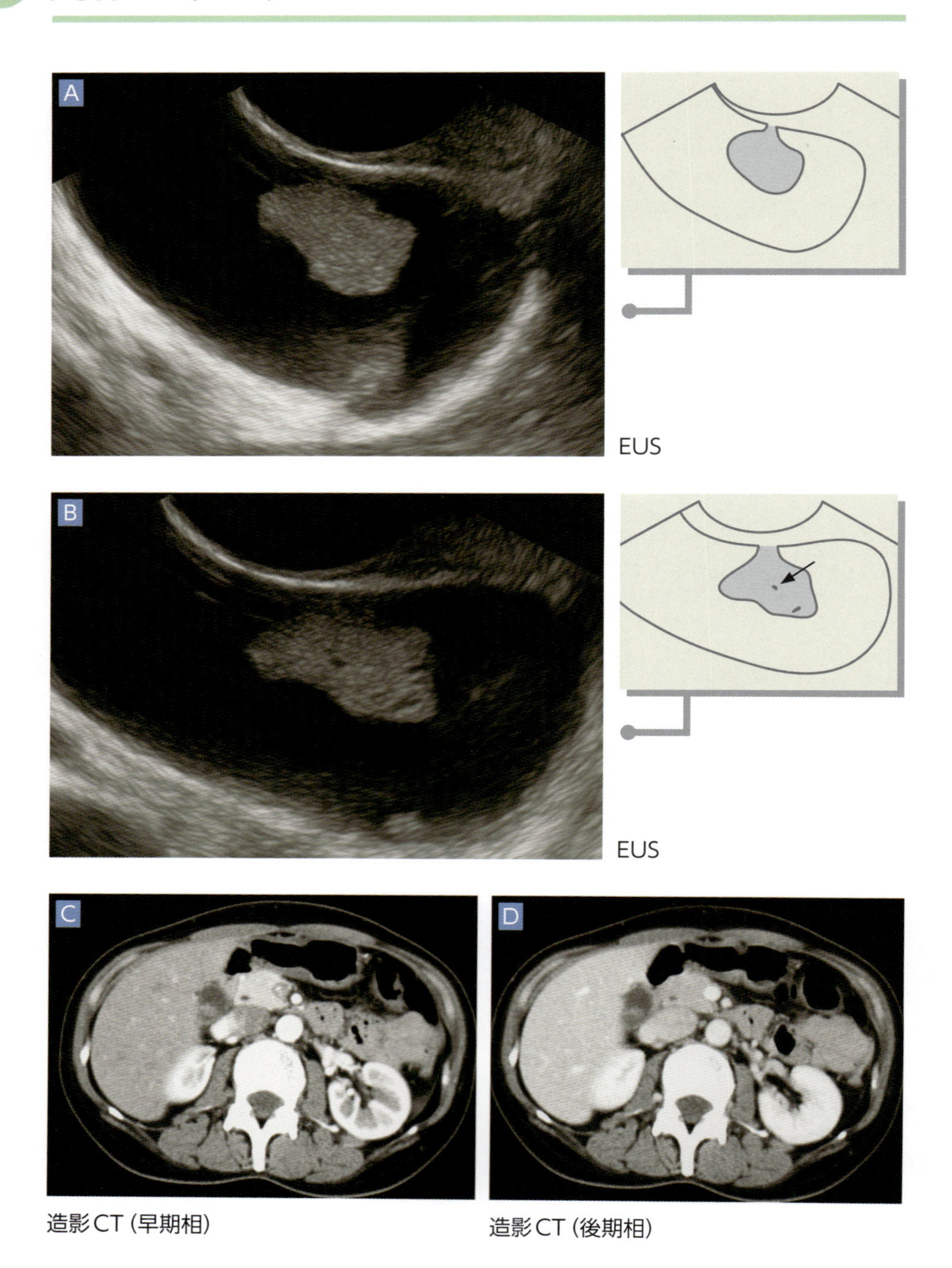

EUS

EUS

造影CT（早期相）

造影CT（後期相）

EUSで表面凹凸のある，有茎性の淡い低エコー腫瘤がみられる（図1A，B）。腫瘤の内部はほぼ均一であるが，一部に2～3mmの無エコーを呈する領域が散在している（図1B矢印）。造影CT早期相で腫瘤は明らかな造影効果を示し（図1C），後期相まで

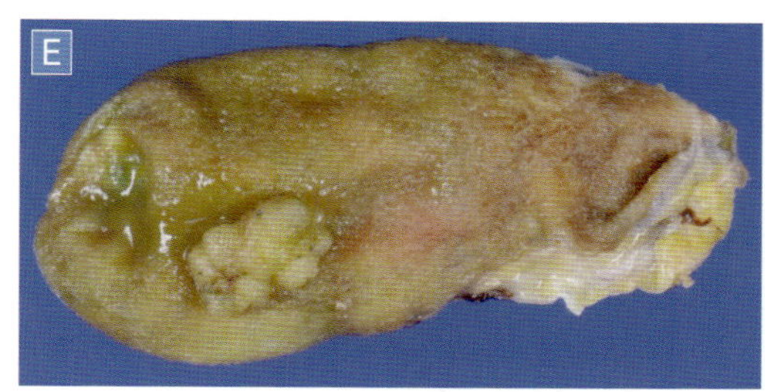

病理

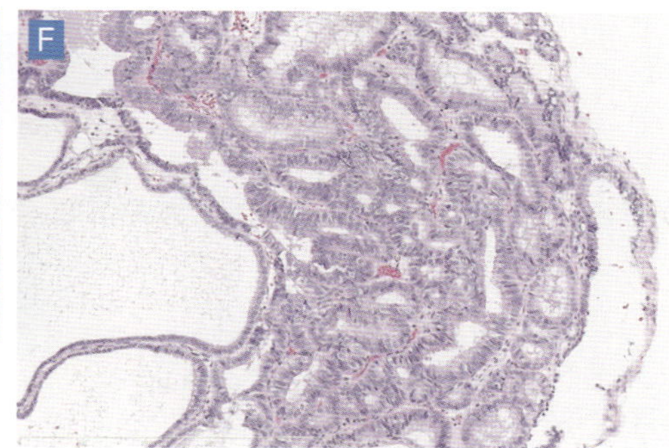

病理

造影効果が認められる(図1D)。病理組織にて腫大した類円形核を有する円柱状細胞が大小の不整な環状構造を呈して密に増殖しており，胆嚢腺腫(幽門腺型)と診断された(図1E，F)。

文　献

1) Park CH, et al:Differential diagnosis between gallbladder adenomas and cholesterol polyps on contrast-enhanced harmonic endoscopic ultrasonography. Surg Endosc. 2013;27(4):1414-1421.
2) 野田 裕, 他:幽門腺型胆嚢腺腫・腺腫内癌の画像と病理. 胆道. 2015;29(1):74-84.
3) Yoshimitsu K, et al:Dynamic MRI of the gallbladder lesions: differentiation of benign from malignant. J Magn Reson Imaging. 1997;7(4):696-701.

(瀬座勝志)

2 胆道系疾患

5 胆嚢腺筋症

胆嚢腺筋症（adenomyomatosis）は，病理学的に粘膜と固有筋層の過形成により壁の肥厚をきたし，ロキタンスキー・アショフ洞（Rokitansky-Aschoff sinus：RAS）と呼ばれる粘膜上皮の筋層内への深い陥入（壁内憩室）が特徴的な，胆嚢の良性疾患である。厳密には，胆嚢壁1cm以内にRASが5個以上存在し，壁が3mm以上に肥厚したものと定義されている[1~3]。胆嚢における病変部位により，底部型，分節型，びまん型に分類される。

POINT 典型例

- 胆嚢壁のびまん性または限局性の肥厚
- 肥厚した胆嚢壁内に無エコー域が点在する

EUSでは，胆嚢壁のびまん性または限局性の肥厚があり，胆嚢壁内に数mmの無エコー域が散在する。

MRCPやT2強調像で，胆嚢壁内に数珠状の高信号（string of beads sign）が認められ，感度は60％程度であるが特異度は高く，胆嚢癌との鑑別に有用な所見である[4, 5]。

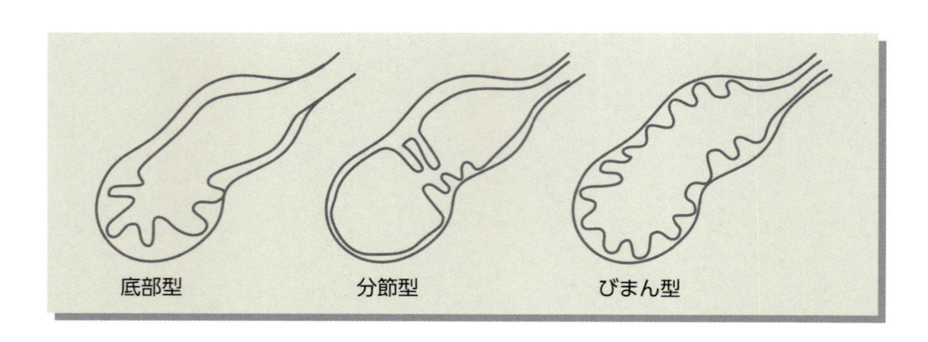

底部型（図1）

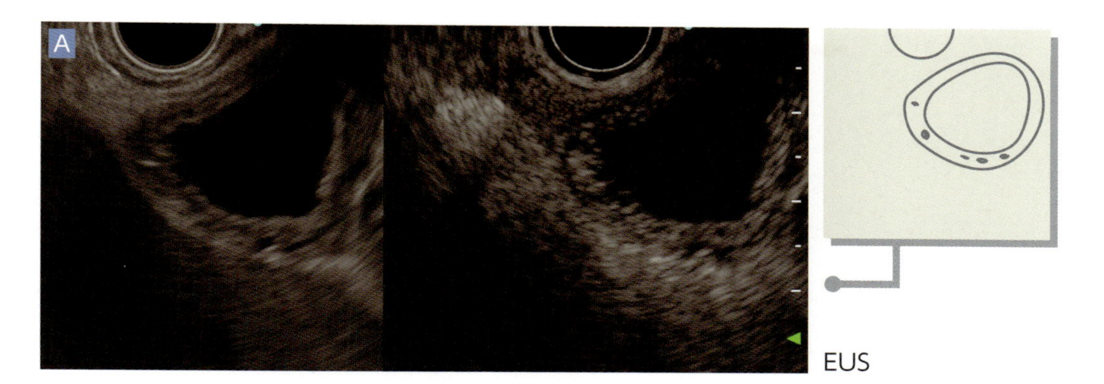

EUS

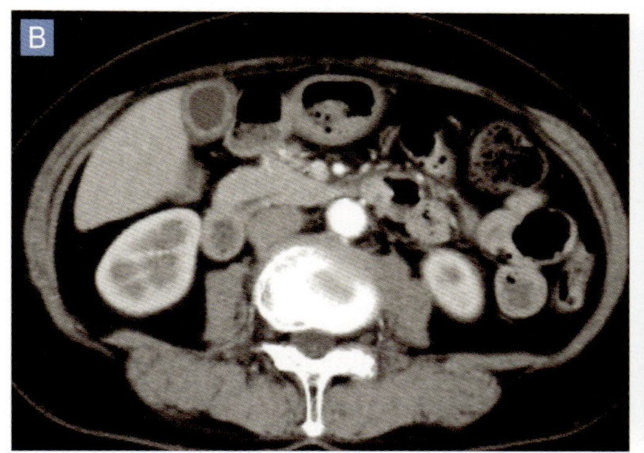

造影CT

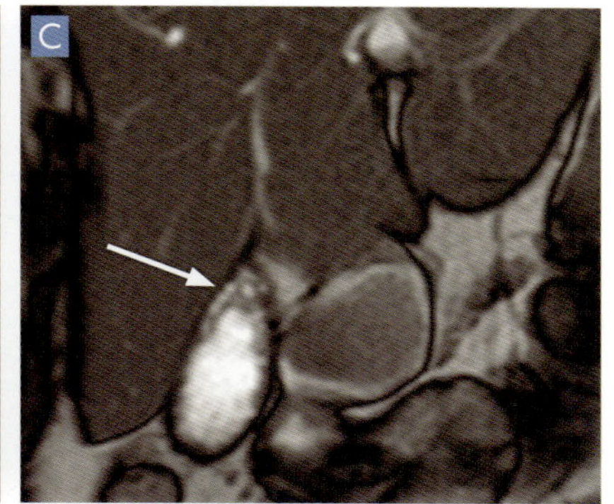

MRI

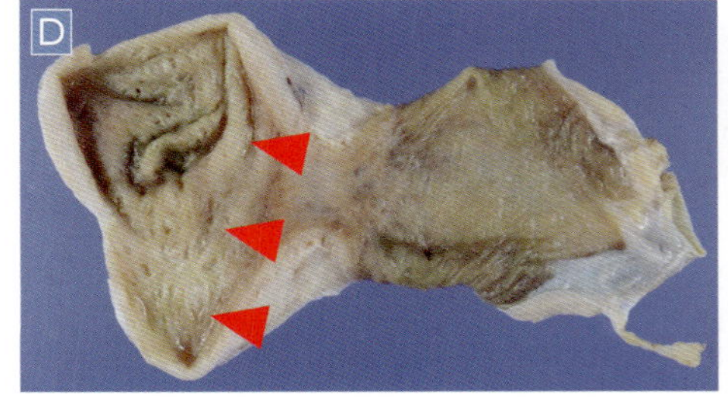

病理

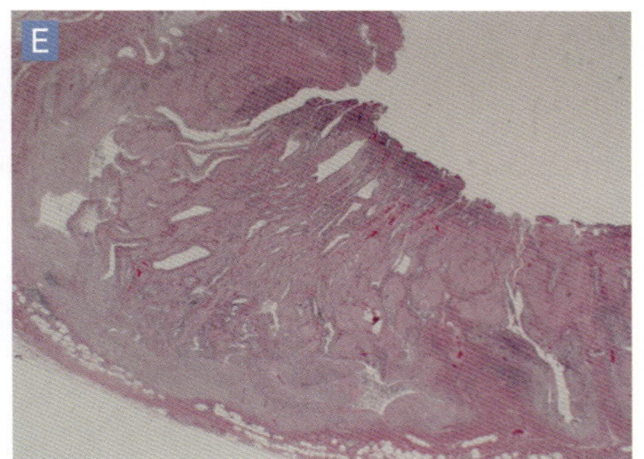

病理

EUSでは，胆嚢底部の比較的均一な壁肥厚であり，壁内に2～3mmの無エコーが散在している（図1A）。造影CTでは均一な全周性壁肥厚（図1B），MRIでは胆嚢底部の壁内に点状の高信号（string of beads sign）を認める（図1C矢印）。病理組織では胆嚢底部（図1D矢頭）の壁内にRASの増生，炎症細胞浸潤を伴う線維増生や平滑筋増生がみられる（図1D，E）。

分節型（図2）

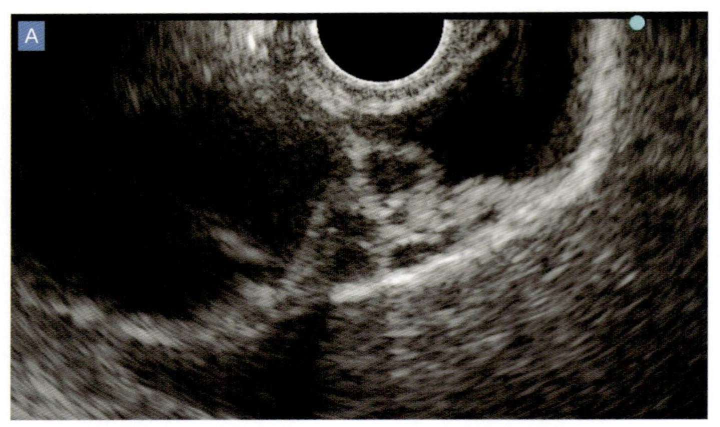

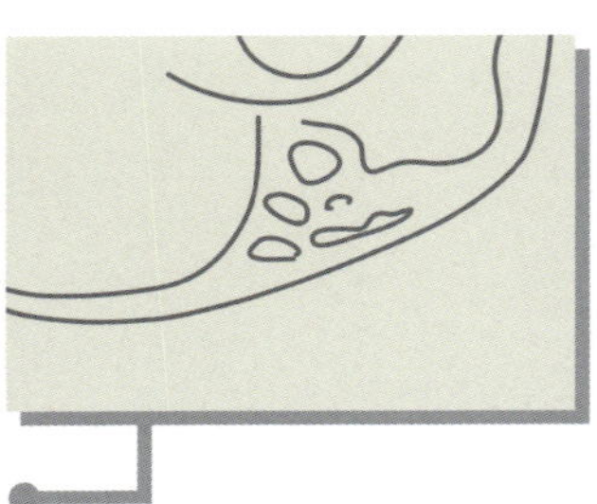

EUS

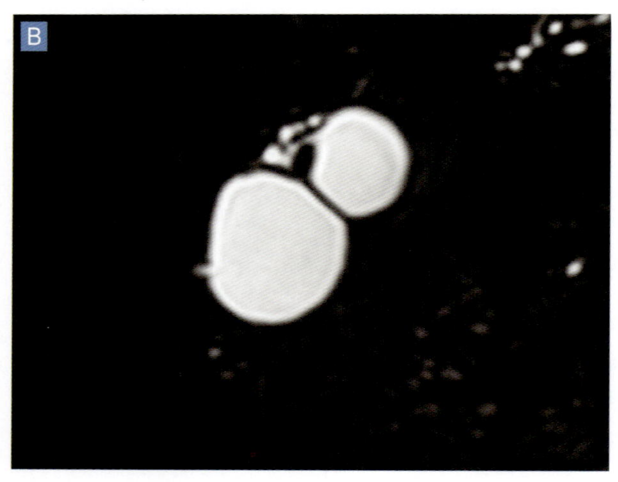

MRCP

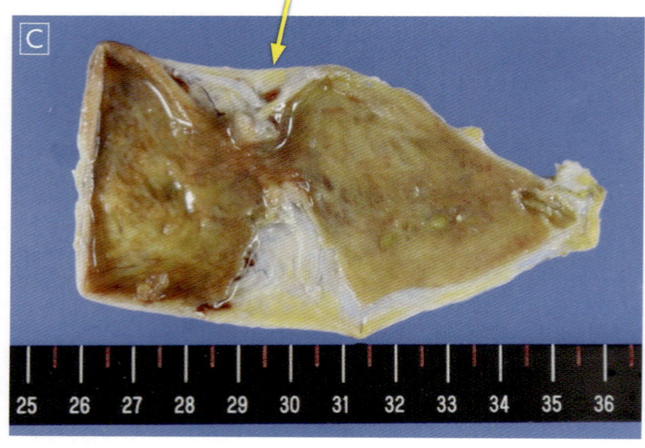

病理

EUSで，胆嚢の体部に限局性の壁肥厚と，壁の内部に2〜5mmの無エコー（RAS）を認める（図2A）。MRCPで胆嚢壁内のstring of beads signが確認できる（図2B）。病理組織では胆嚢の体部に壁肥厚と（図2C矢印），肥厚部の線維化，平滑筋増生，およびRASの増加と拡張を認めた。

びまん型（図3）

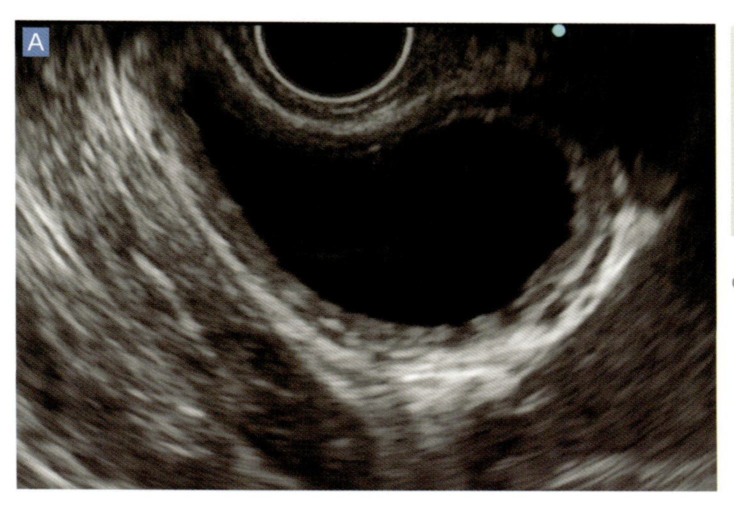

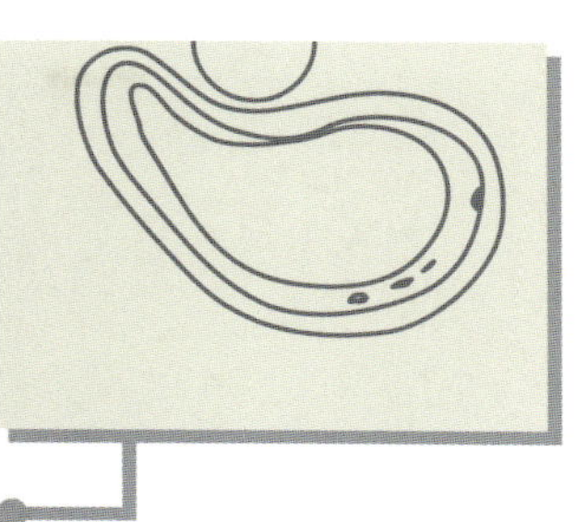

EUS

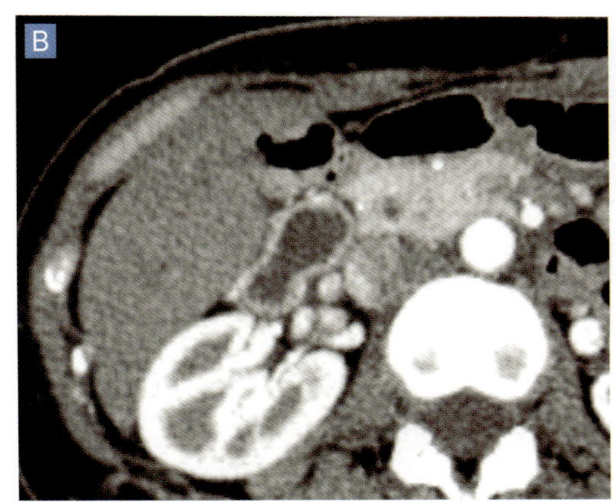

造影CT

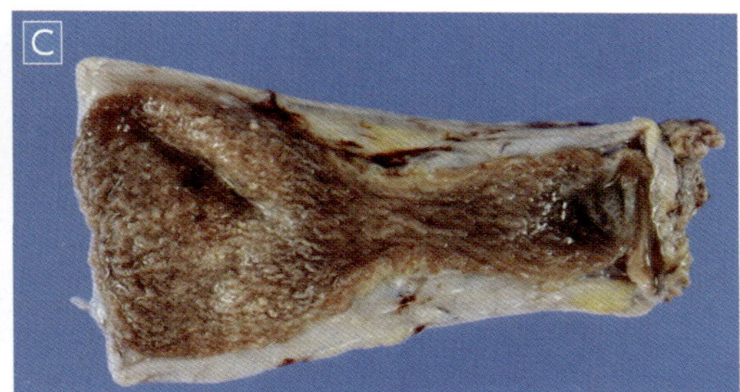

病理

EUSで胆囊全体の壁肥厚，および壁内に2～3mmの無エコーが散在している（図3A）。造影CTでは壁内に小さな低吸収域を認める（図3B）。病理組織にて胆囊壁内のRASの増生，炎症細胞浸潤を伴う線維増生や平滑筋増生がみられ，典型的なびまん型胆囊腺筋症であった（図3C）。

文 献

1) 武藤良弘：胆嚢疾患の臨床病理. 医学図書出版, 1985, p141-160.
2) Imazu H, et al:Contrast-enhanced harmonic endoscopic ultrasonography in the differential diagnosis of gallbladder wall thickening. Dig Dis Sci. 2014;59(8):1909-1916.
3) Kim HJ, et al:Clinical usefulness of endoscopic ultrasonography in the differential diagnosis of gallbladder wall thickening. Dig Dis Sci. 2012;57(2):508-515.
4) Mizuguchi M, et al:Endoscopic ultrasonography for demonstrating loss of multiple-layer pattern of the thickened gallbladder wall in the preoperative diagnosis of gallbladder cancer. Eur Radiol. 1997;7(8):1323-1327.
5) Hammad AY, et al:A literature review of radiological findings to guide the diagnosis of gallbladder adenomyomatosis. HPB (Oxford). 2016;18(2):129-135.

(瀬座勝志)

2 胆道系疾患

6 IgG4関連胆嚢炎

IgG4関連胆嚢炎（IgG4-related cholecystitis）は，IgG4関連疾患の胆嚢病変とされ，自己免疫性膵炎の41～75％に胆嚢炎の合併を認めるとされる[1~3]。

POINT

- 胆嚢壁の対称的で内部均一な肥厚
- 胆嚢内腔面は平滑

EUSでは胆嚢壁は対称的に肥厚し，肥厚部分の内部は均一である。また，炎症の波及により肝床との境界が不明瞭となることがあり，胆嚢癌との鑑別を要することがある[4~6]。IgG4関連胆嚢炎では，胆嚢の内腔面が平滑なことが多く，胆嚢癌との鑑別点の1つである。

IgG4関連胆嚢炎（図1）

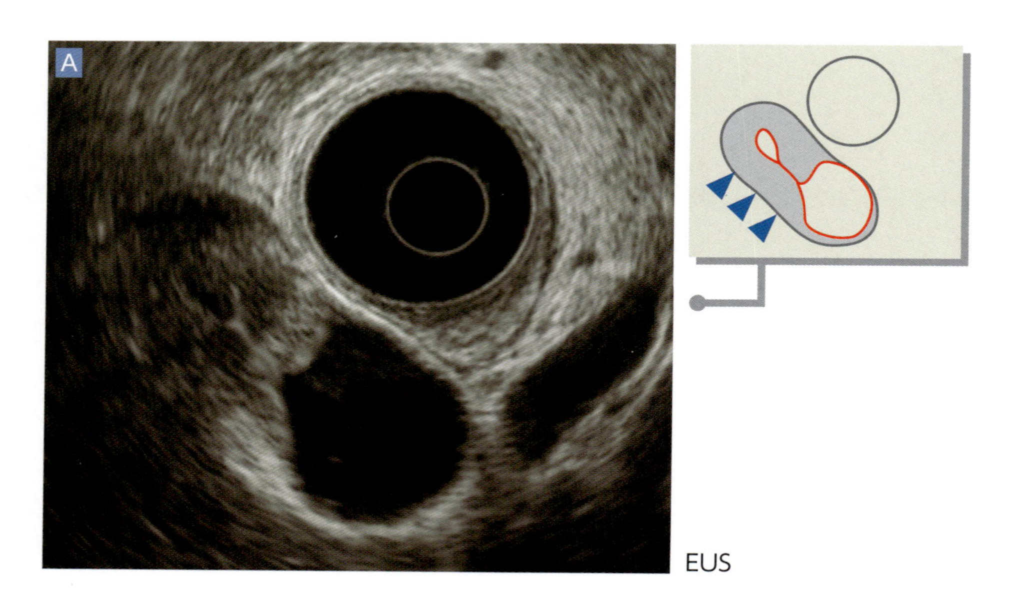
EUS

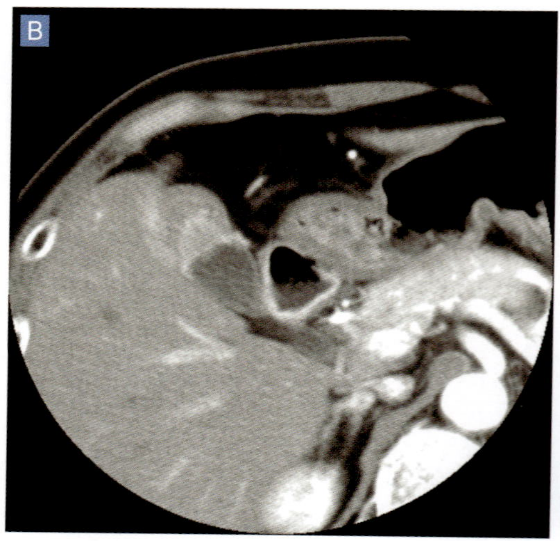
造影CT

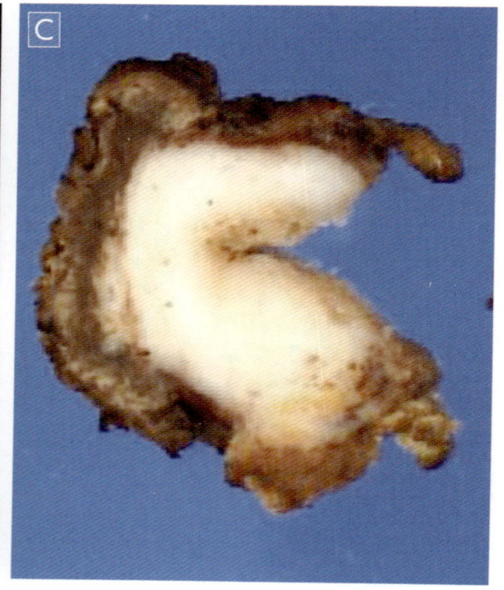
病理

EUSで胆嚢底部に限局する高度の壁肥厚を認める。肝床側との境界は一部不明瞭であるが（図1A矢頭），胆嚢内腔面は平滑（図1A赤線）である。造影CTでは胆嚢の内腔は一様に造影されている（図1B）。また，胆嚢壁は著明に肥厚しているものの内部は均一である。病理所見でIgG4陽性形質細胞の浸潤，線維化による胆嚢壁の全層性の肥厚と閉塞性静脈炎を認めIgG4関連胆嚢炎と診断され，炎症は肝床にまで及んでいた（図1C）。

文献

1) 神澤輝実：IgG4関連硬化性胆囊炎と胆囊癌．肝胆膵．2012；64(4)：517-521．
2) Kamisawa T, et al:Sclerosing cholecystitis associated with autoimmune pancreatitis. World J Gastroenterol. 2006;12(23):3736-3769.
3) Wang WL, et al:Autoimmune pancreatitis-related cholecystitis: a morphologically and immunologically distinctive form of lymphoplasmacytic sclerosing cholecystitis. Histopathology. 2009;54(7):829-836.
4) Inoue T, et al:Localized IgG4-related Cholecystitis Mimicking Gallbladder Cancer. Localized IgG4-related Cholecystitis Mimicking Gallbladder Cancer. Intern Med. 2015;54(15):1869-1874.
5) Takahashi K, et al:Immunoglobulin G4-related sclerosing cholecystitis presenting as gallbladder cancer: a case report. Surg Case Rep. 2015;1(1):120.
6) Ichinokawa M, et al:A rare case of localized IgG4-related sclerosing cholecystitis mimicking gallbladder cancer. J Rural Med. 2019;14(1):138-142.

（瀬座勝志）

2 胆道系疾患

7 黄色肉芽腫性胆囊炎(XGC)

黄色肉芽腫性胆囊炎(xanthogranulomatous cholecystitis：XGC)は，慢性胆囊炎の亜型で，胆囊内圧の上昇によりRAS内に貯留した胆汁が胆囊壁内に漏出し，これを泡沫組織球などが貪食，胆囊壁内に泡沫状の黄色腫(xanthoma)を主体とした肉芽腫が形成された病態である。周囲組織への炎症の波及により肝臓や周囲組織への浸潤様所見がみられることがあり，胆囊癌との鑑別に苦慮することが少なくない。

POINT

- びまん性または限局性の壁肥厚
- 胆囊内腔面は平滑
- 肥厚した壁内の無エコー域
- 肝床側は境界不明瞭なことがある

XGCの胆囊壁は高度に肥厚し，内部に膿瘍による無エコー域を認めることが多い。また，壁内の肉芽腫による高エコースポットがみられる場合もある。しばしば胆囊壁の層構造や肝床との境界が不明瞭となり，このような場合には胆囊癌との鑑別が困難である[1)]。しかし，XGCの主座は筋層から漿膜であり，粘膜層は保たれるため，胆囊内腔面は平滑なことが多い。この胆囊内腔面の平滑所見は，粘膜面から病変が発生する胆囊癌との鑑別点の1つである。造影CTでは胆囊癌は粘膜面の断裂を伴う腫瘍像として描出されることが多いのに対し，XGCは胆囊粘膜面が一様に濃染し，漸増性の造影効果を認めることが特徴的であり，鑑別に有用とされている[2~5)]。

黄色肉芽腫性胆嚢炎(XGC)(図1)

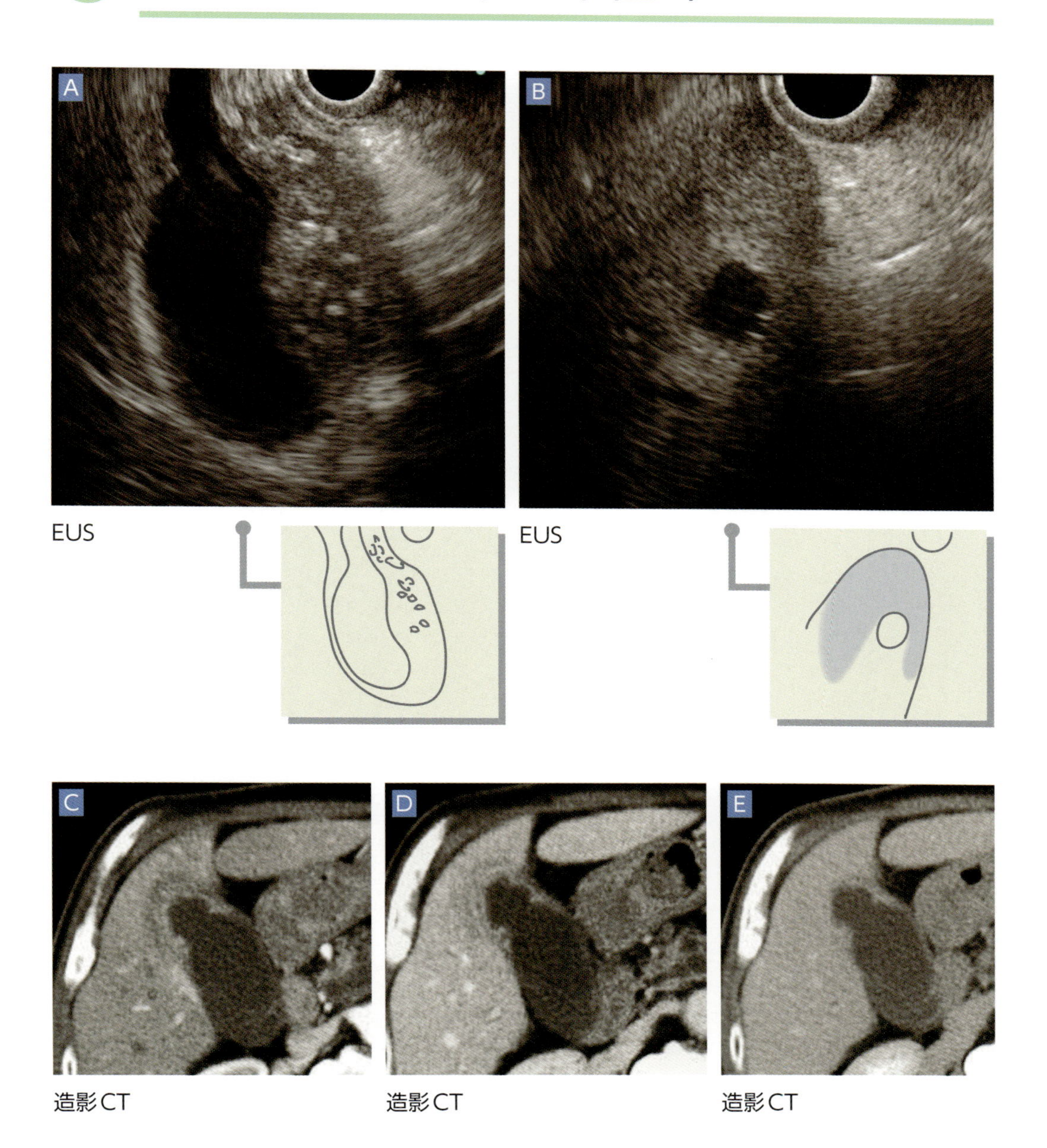

EUSで限局性の胆嚢壁の肥厚を認め，内腔面平滑であった。また，壁内に点状高エコーと低エコーを認める(図1A)。底部側で壁はさらに肥厚しており，肝床との境界が不明瞭である(図1B)。造影CTでは，胆嚢底部に漸増性の造影効果がみられる(図1C～E)。病理組織にて，胆嚢壁内に脂質や黄色色素を含む泡沫細胞を主体とした肉芽腫と小嚢胞が確認され，また壁の炎症は肝臓へ波及していた(図1F，G)。

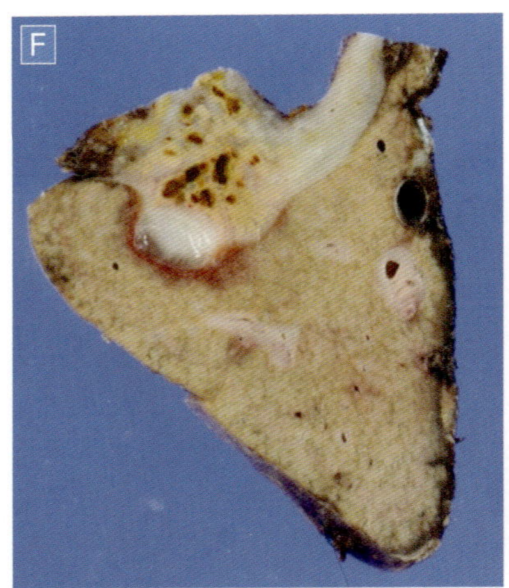

病理

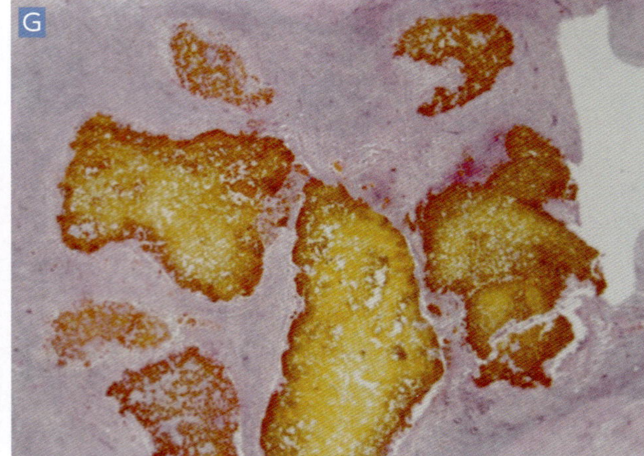

病理

文 献

1) Muguruma N, et al:Endoscopic sonography in the diagnosis of xanthogranulomatous cholecystitis. J Clin Ultrasound. 1999;27(6):347-350.
2) 北川 晋, 他:黄色肉芽腫性胆囊炎の臨床病理学的検討. 日外会誌. 1990;91(8):1001-1010.
3) Uchiyama K, et al:Xanthogranulomatous cholecystitis: the use of preoperative CT findings to differentiate it from gallbladder carcinoma. J Hepatobiliary Pancreat Surg. 2009;16(3):333-338.
4) Chun KA, et al:Xanthogranulomatous cholecystitis: CT features with emphasis on differentiation from gallbladder carcinoma. Radiology. 1997;203(1):93-97.
5) Lee ES, et al:Xanthogranulomatous cholecystitis: diagnostic performance of US, CT, and MRI for differentiation from gallbladder carcinoma. Abdom Imaging. 2015;40(7):2281-2292.

(瀬座勝志)

2 胆道系疾患

8 胆管癌

胆管癌は，肝外胆管から発生する悪性腫瘍であり，胆管狭窄や閉塞による黄疸にて診断されることが多い。粘膜面からみた腫瘍の形態と高低により，乳頭型，結節型，平坦型に分類され，さらに割面所見から膨脹型と浸潤型に分けられる。腫瘍の進展は垂直方向（胆管壁）と水平方向（胆管走行）にみられるが，進展範囲を正しく診断することが胆管癌の治療において重要である。具体的には，垂直方向進展では胆管近傍の肝動脈と門脈への浸潤の有無を診断することが必要である。また，水平方向進展では粘膜内表層拡大進展と壁内進展の2つの進展様式があることを理解し，進展度診断をすることが重要である。

POINT

- 表面凹凸不整，片側性で非対称性の壁肥厚
- 内腔に隆起する低エコー腫瘤

胆管壁は，EUSで2層（内側低エコー，外側高エコー）に描出され，外側高エコー層の不整や破綻は進行癌の可能性が高い。

胆管癌手術で肝合併切除を行う場合，術式に応じて胆管切離線が決まっているため，胆管切離線よりも肝側での胆管壁の不整や肥厚がないか評価することが，R0切除を得る上で重要となる。また，膵切除の適応を決める場合も同様に，膵上縁よりも乳頭側胆管壁の不整や肥厚所見の評価が必要である。

	乳頭型	結節型	平坦型
膨脹型			
浸潤型			

(文献1をもとに作成)

しかし，EUSのみでの評価は必ずしも正診率が高いとは言えず，造影CTやMRCPあるいは直接胆管造影など，他の画像診断所見も含め総合的に判断する必要がある。また，長軸方向への水平進展の評価には，胆管造影時に併用して行う胆管腔内超音波検査(intraductal ultrasonography：IDUS)が有用とされている。さらに，経口胆道鏡検査も進展範囲の決定に有用であり，壁の内視鏡所見のみならず胆管壁の狙撃生検も行うことができ，診断能向上が期待できる。

OVERVIEW

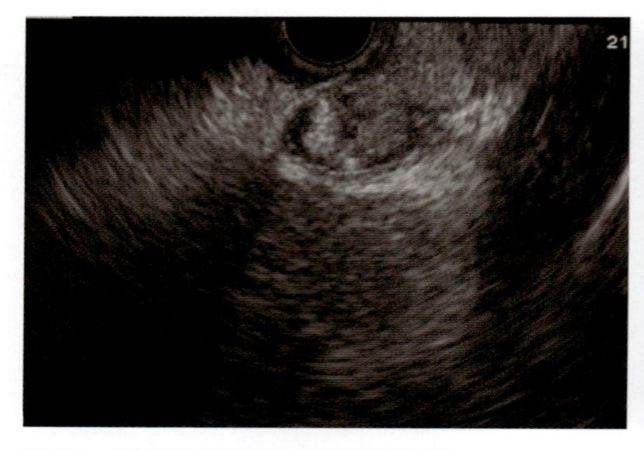

図1 ▶ 肝門部胆管癌(乳頭膨脹型)

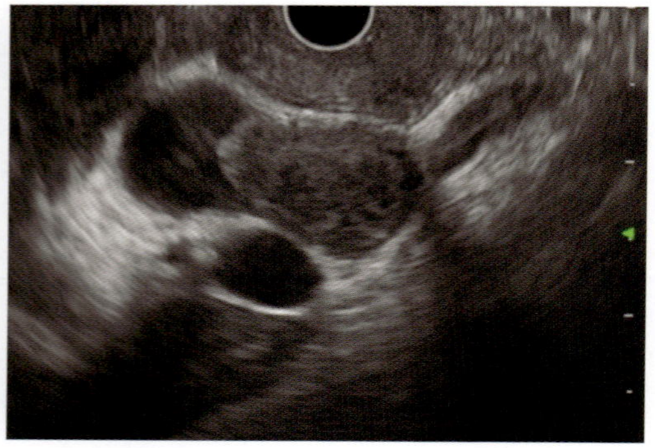

図2 ▶ 肝門部領域胆管癌(乳頭浸潤型)

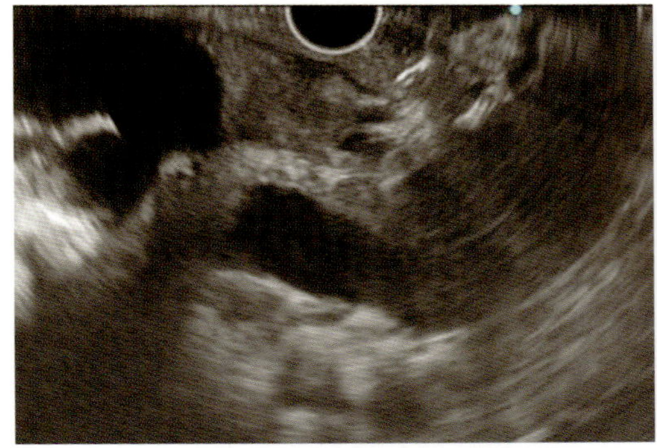

図3 ▶ 肝門部領域胆管癌（結節浸潤型）

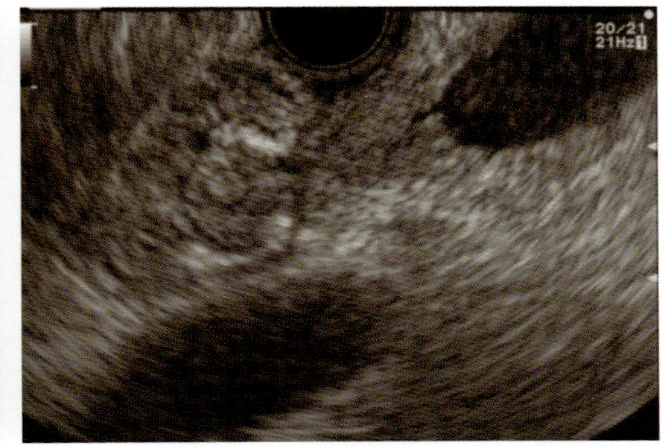

図4 ▶ 遠位胆管癌（結節浸潤型）①

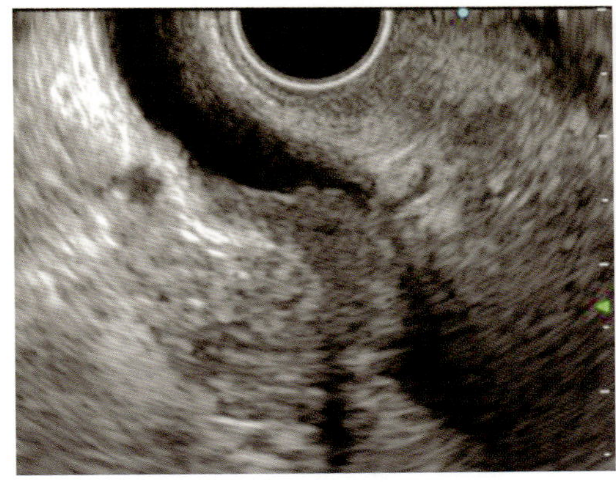

図5 ▶ 遠位胆管癌（結節浸潤型）②

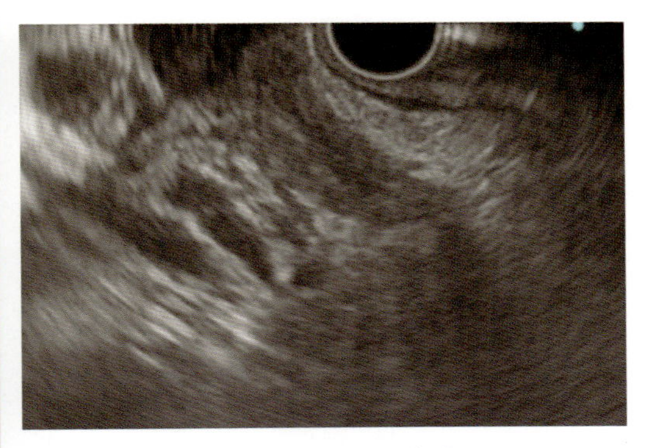

図6 ▶ 遠位胆管癌（結節浸潤型）③

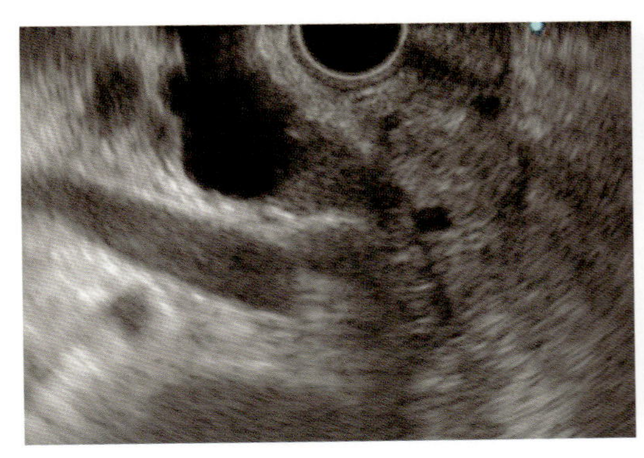

図7 ▶ 遠位胆管癌（結節浸潤型）④

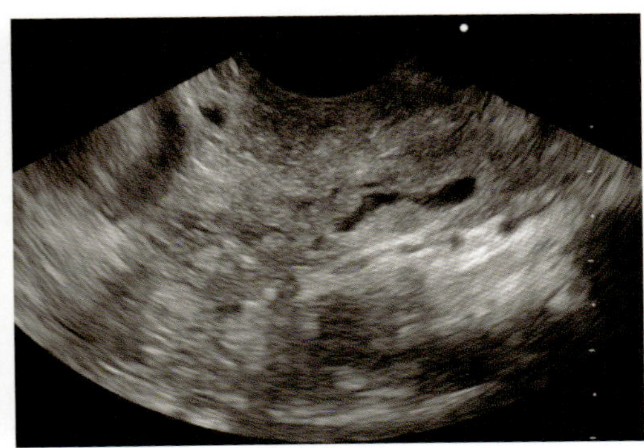

図8 ▶ 遠位胆管癌（平坦浸潤型）

肝門部胆管癌（乳頭膨張型）（図1）

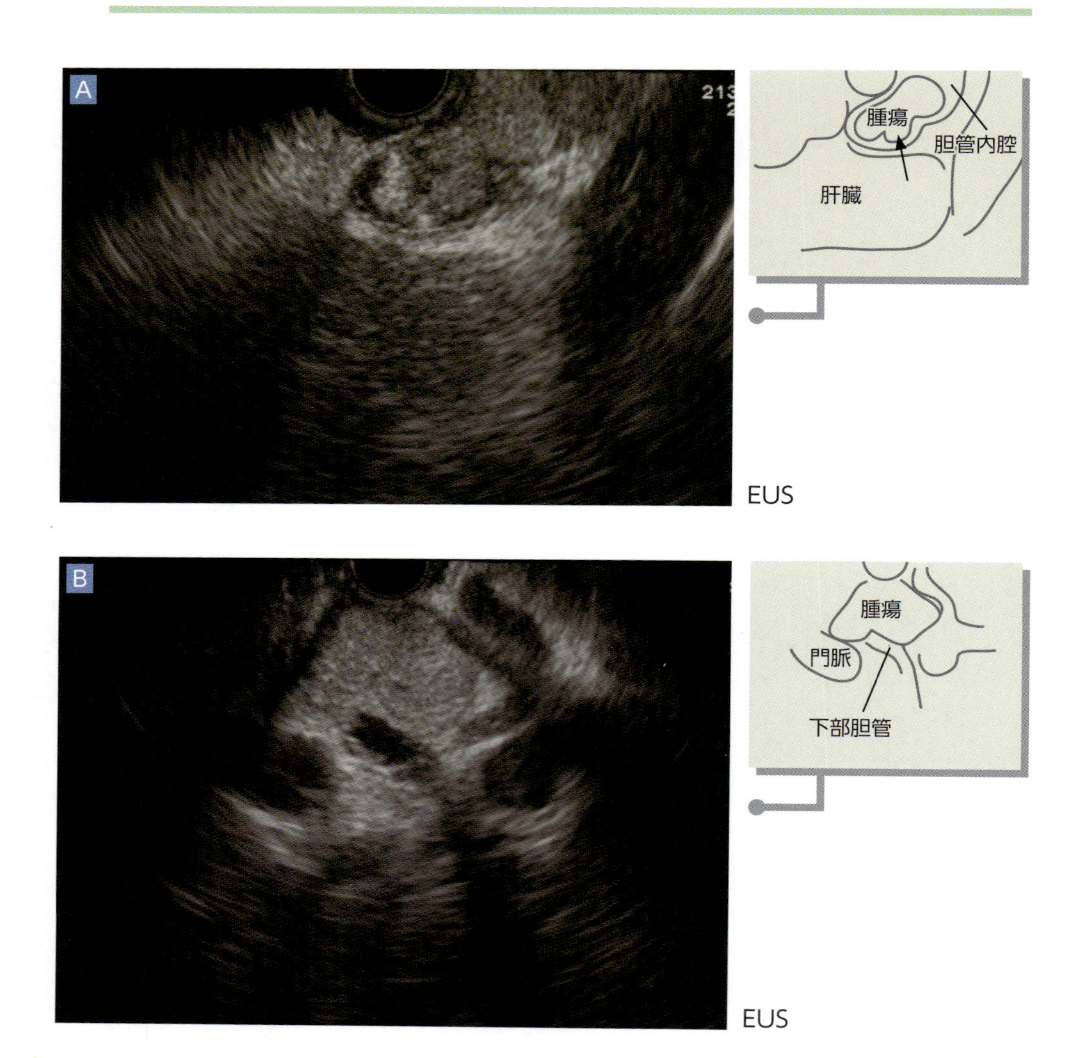

EUS

EUS

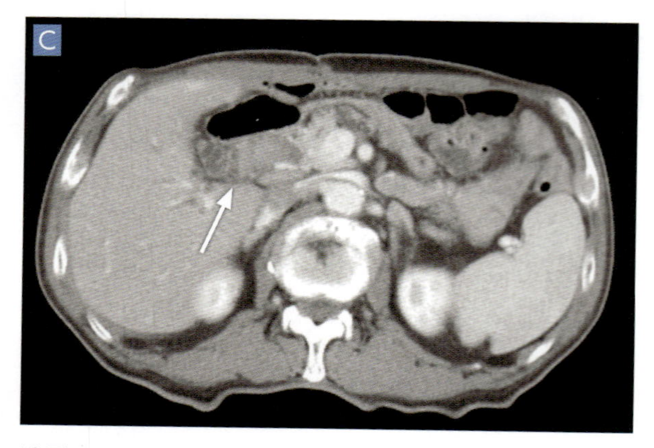

造影CT

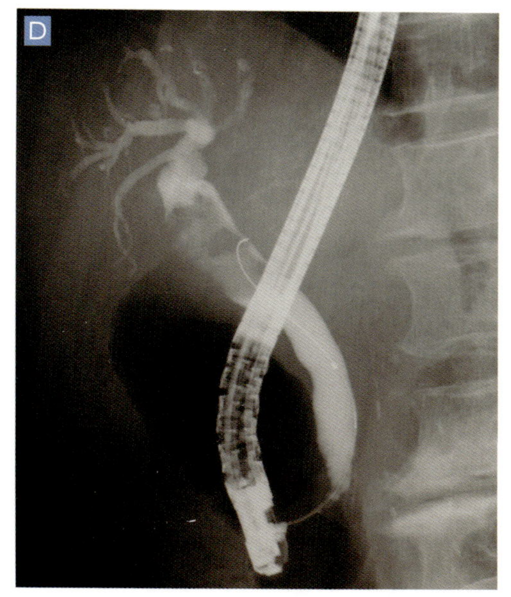

ERCP

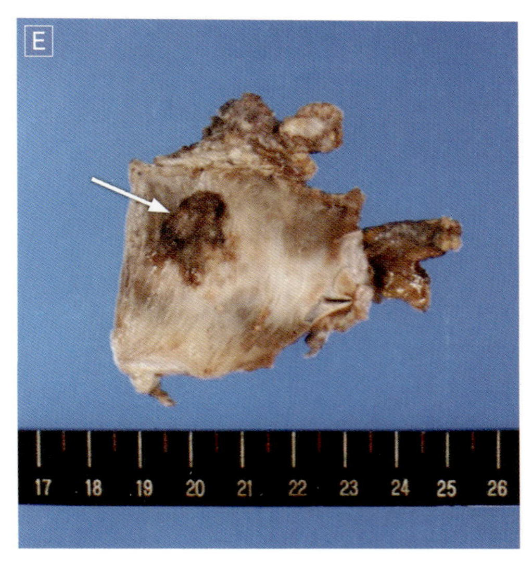

病理

EUSでは，肝門部胆管内腔に隆起する，不整形の淡い低エコー腫瘤がみられる(図1A，B)。腫瘤表面は乳頭状であり，乳頭側では胆管内腔に充満し，中部胆管まで連続していた。しかし，胆管壁の層構造は保たれており，壁外への進展はないと判断した。造影CTでは，総胆管の3管合流部付近に造影効果のある隆起性病変を認める(図1C矢印)。ERCPでは3管合流部胆管内に胆管の片側から乳頭状に隆起する病変を認める(図1D)。病理組織学所見では中部胆管に乳頭膨張型の腫瘍を認め，癌は胆嚢管まで連続性に広がる増殖発育を呈した。癌の進展は粘膜面内にとどまっており，壁外進展はみられなかった(図1E矢印)。

肝門部領域胆管癌（乳頭浸潤型）（図2）

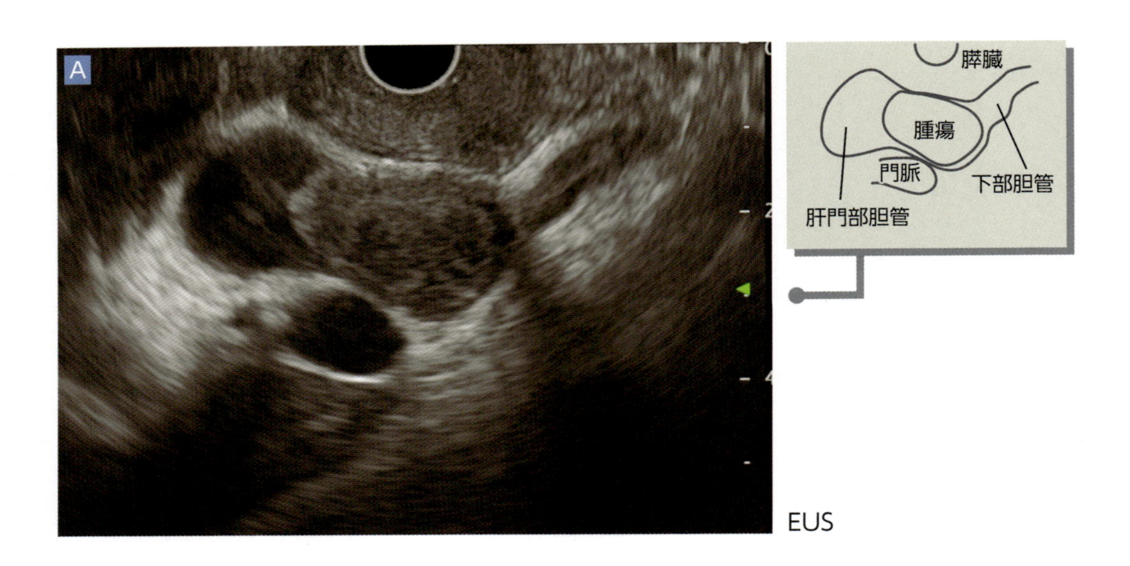

EUS

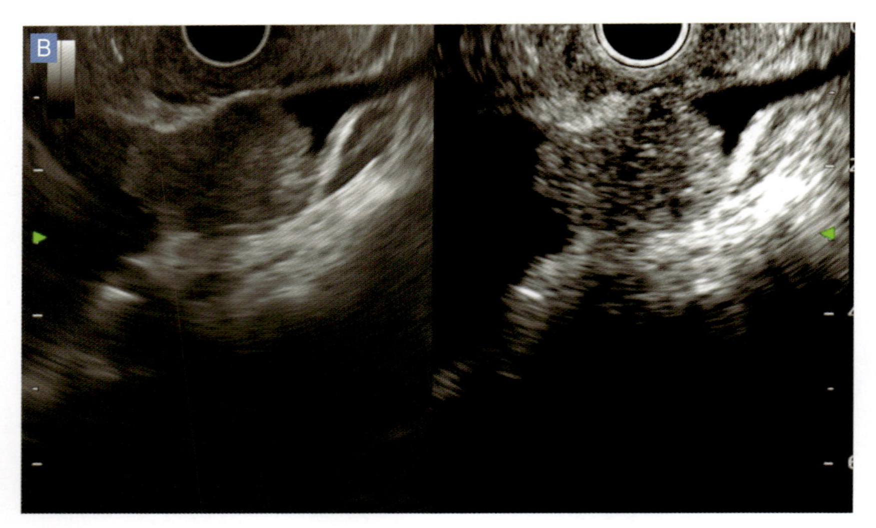

EUS　　造影EUS

EUSでは，胆管の3管合流部付近の胆管内に淡い低エコーの乳頭状腫瘤がみられる（図2A）。造影EUSで腫瘤は明瞭な造影効果を示す（図2B）。造影CTでは，肝門部胆管に造影効果のある内腔発育型の腫瘤を認める（図2C）。病理組織学的には，肝門部胆管から胆嚢管合流部に乳頭状の隆起性病変あり，肝側への進展はみられないが，十二指腸側への上皮内進展と一部に壁外への浸潤を認めた（図2D矢印）。

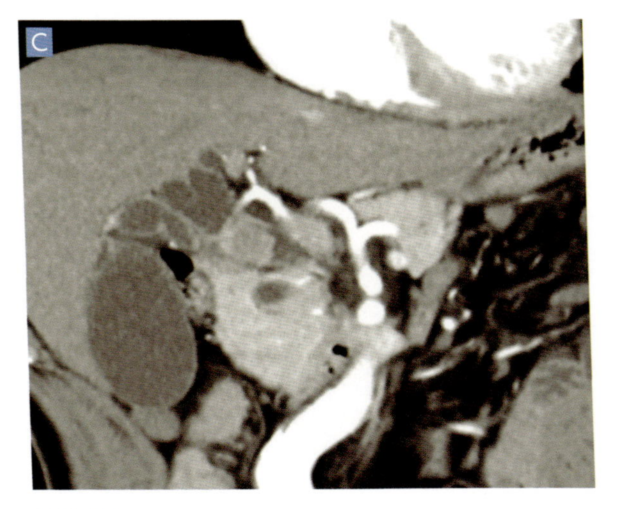

造影CT

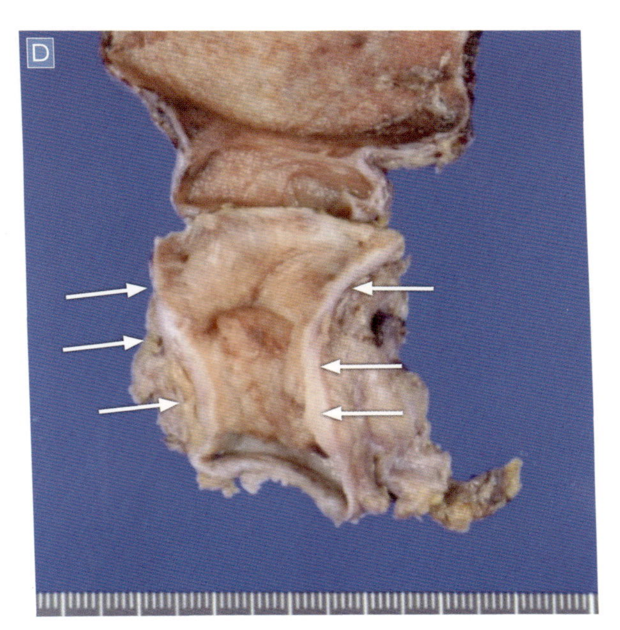

病理

肝門部領域胆管癌（結節浸潤型）（図3）

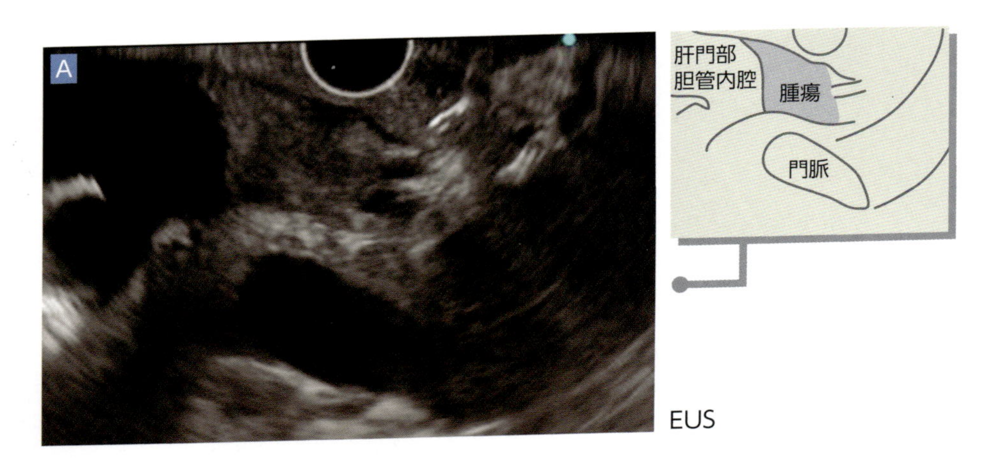

EUS

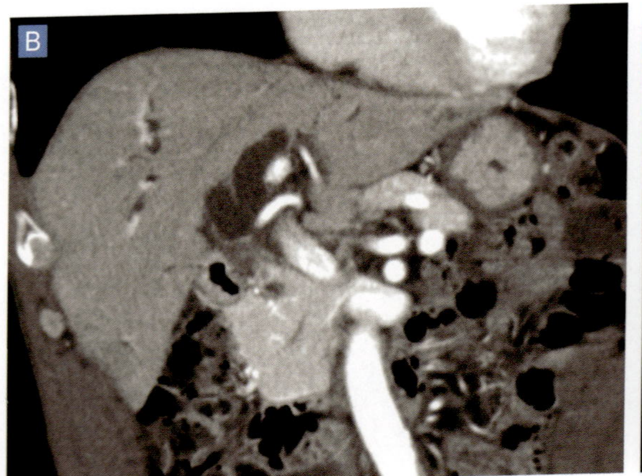

造影CT

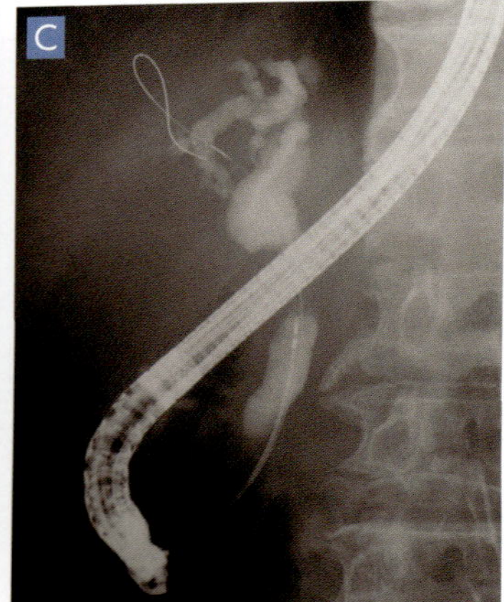

ERC

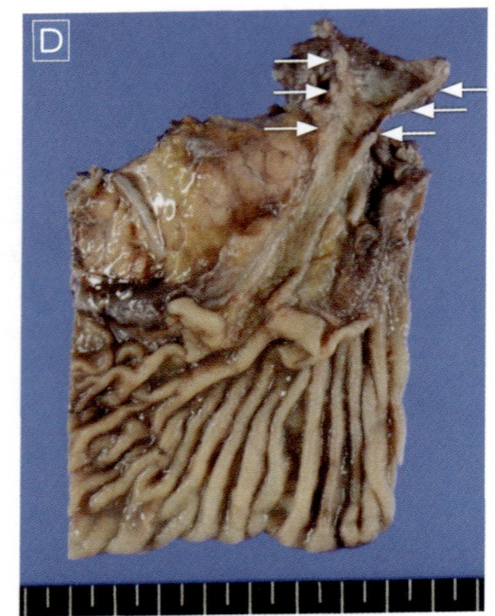

病理

EUSでは，肝門部胆管内腔を占拠する腫瘤を認め，肝門側の胆管は著明に拡張していた（図3A）。造影CTでは肝門部胆管に造影効果のある腫瘤と肝内胆管の拡張がみられる（図3B）。ERCでは肝門部に狭窄像があり，左右の胆管は著明に拡張している（図3C）。病理組織学所見では肝門部から下部胆管まで広範囲に不整な管状および乳頭状の腺癌を認め，癌は胆管壁外に浸潤していた（図3D矢印）。

遠位胆管癌（結節浸潤型）①（図4）

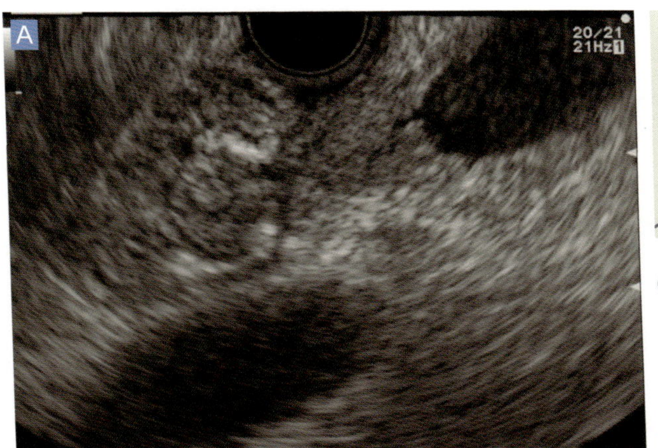

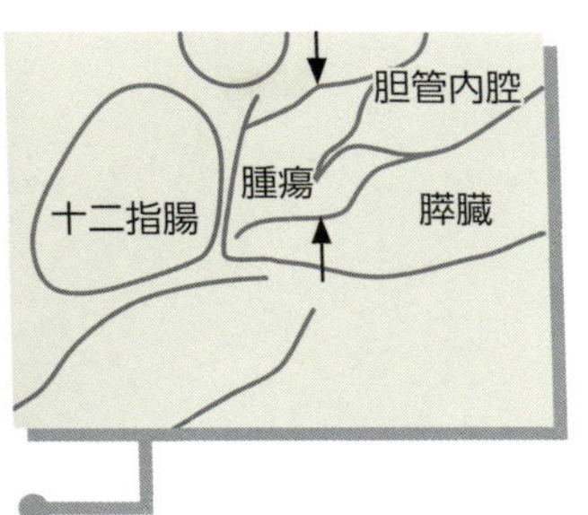

EUS

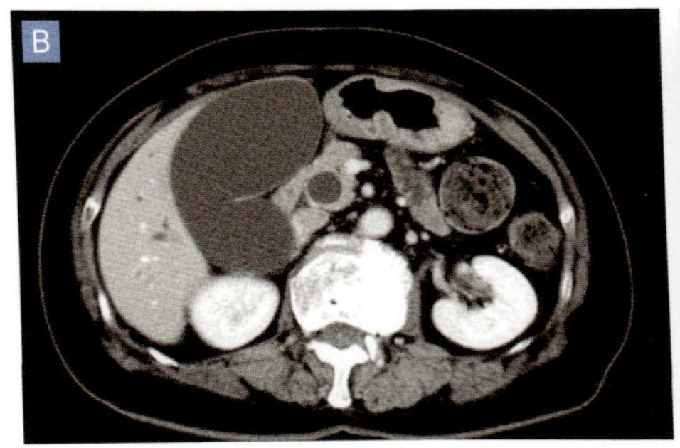

造影CT

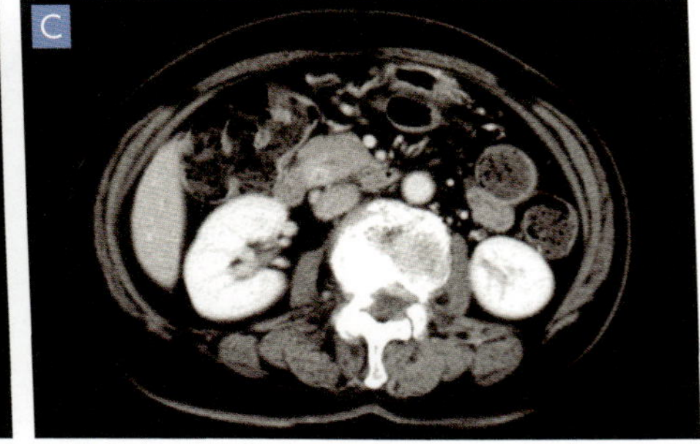

造影CT

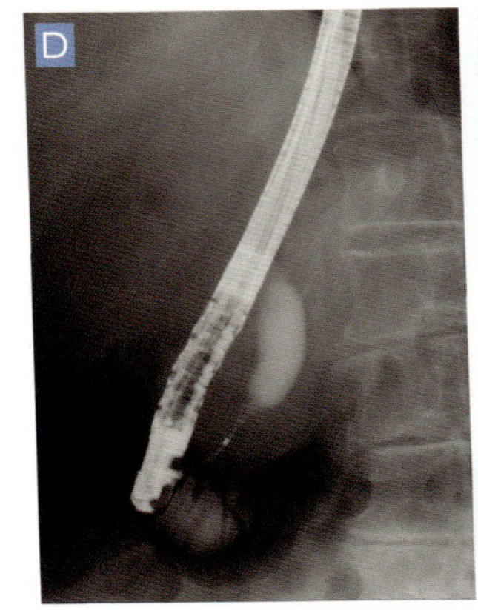

ERCP

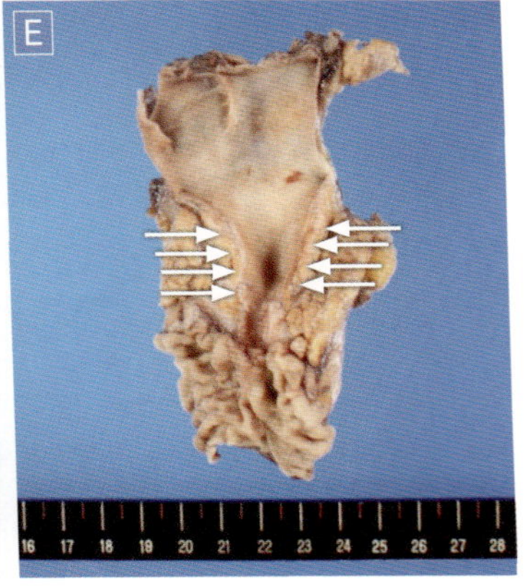

病理

EUSでは，遠位胆管壁の肥厚を認め，外側の高エコー層が不明瞭となっているため，腫瘍の全層浸潤を疑う（図4A）。また，胆管壁と膵実質との境界が不明瞭であり，膵実質への腫瘍進展と診断した（図4A矢印）。造影CTでは膵内胆管に造影効果を認め，総胆管の拡張もみられる（図4B，C）。ERCPでは遠位胆管に全周性の狭窄と上流胆管の拡張がみられた（図4D）。病理組織学所見では，腺癌が遠位胆管を中心に胆管の全層性に浸潤し，膵実質内にも及んでいた（図4E矢印）。

遠位胆管癌(結節浸潤型)②(図5)

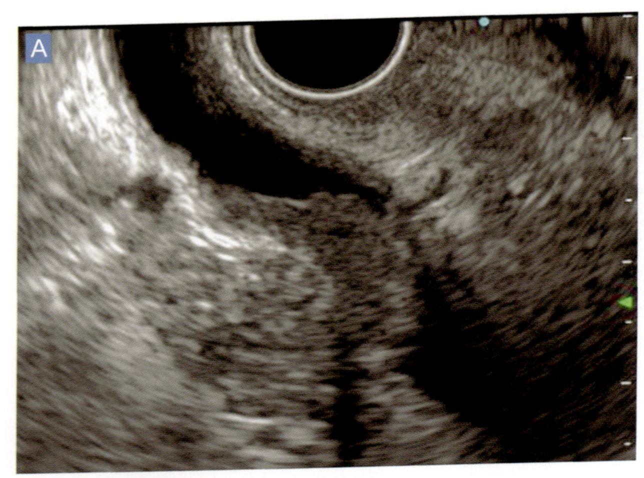

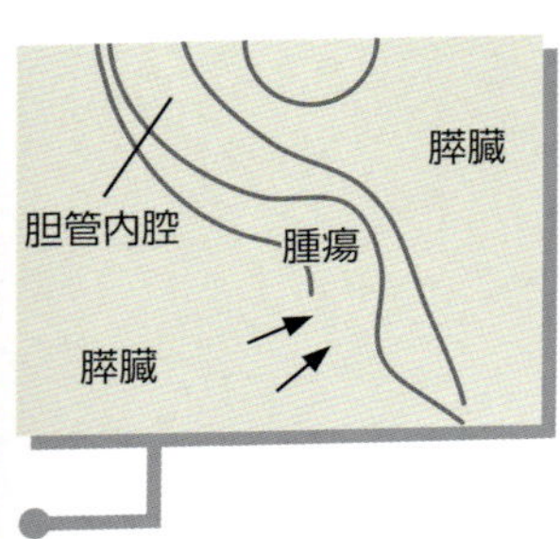

EUS

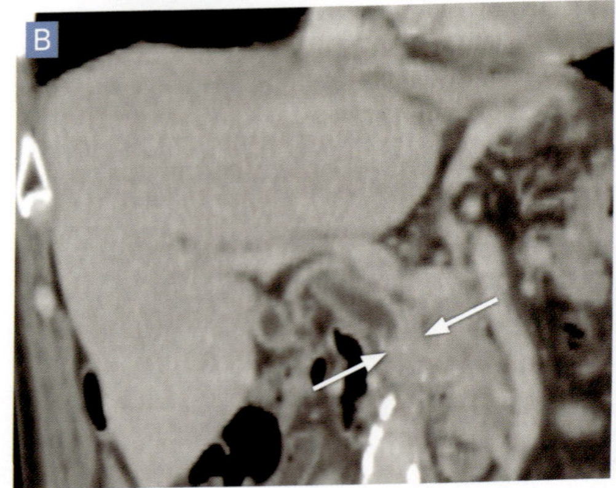

造影CT

MRCP

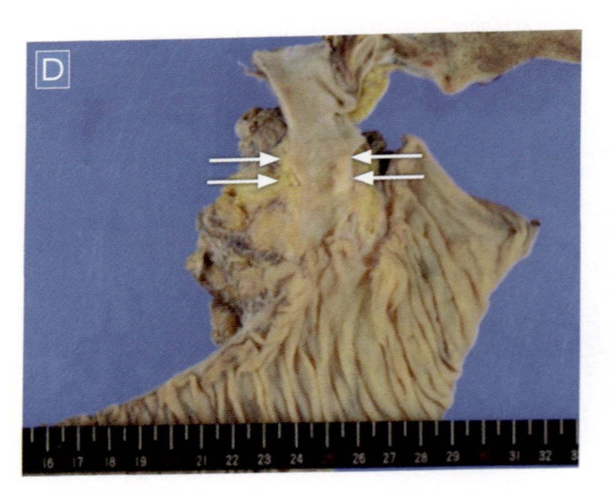

病理

EUSでは，遠位胆管(膵内胆管)内腔に隆起する幅の広い低エコー腫瘤を認め，表面は凹凸不整である(図5A)。胆管壁の層構造は失われ，外側高エコー層も断裂しており，膵実質への浸潤と判断した(図5A矢印)。造影CTでは下部胆管に造影効果のある壁肥厚および胆管狭窄を認める(図5B矢印)。MRCPでは下部胆管の狭窄と総胆管の拡張がみられる(図5C)。病理組織学所見では，遠位胆管に全周性に結節状腫瘍があり(図5D矢印)，癌は全層性に浸潤し，膵実質への進展もみられた。

遠位胆管癌（結節浸潤型）③（図6）

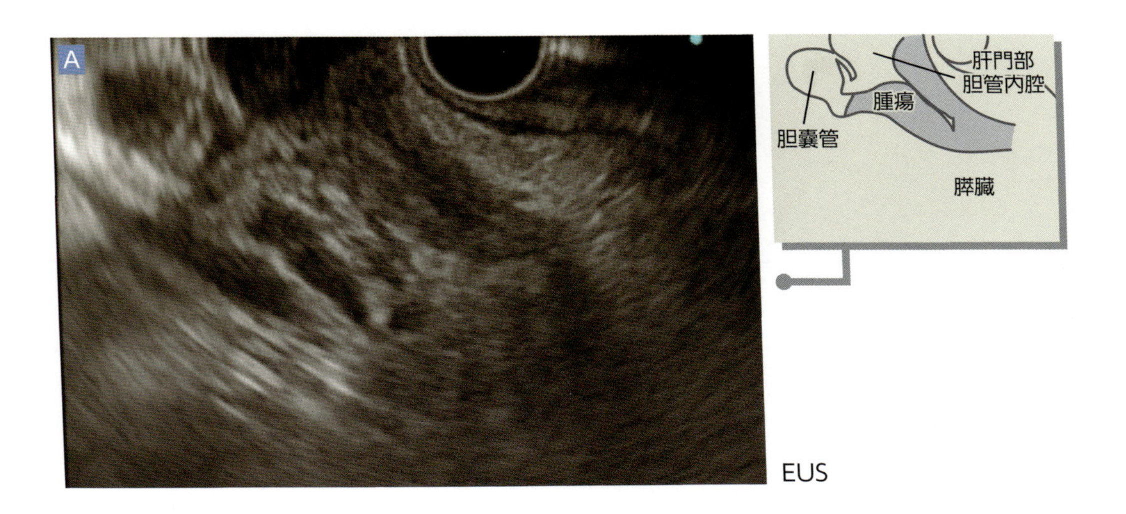

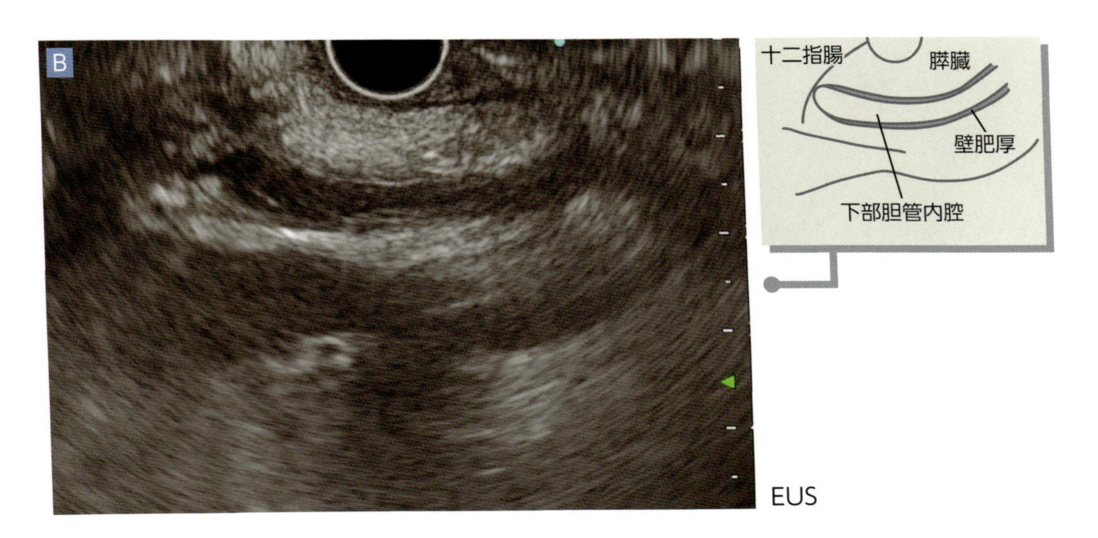

EUSでは3管合流部胆管に壁肥厚を認め，内腔は狭窄している（図6A，B）。肥厚は，胆嚢管，下部胆管にも及んでいる。造影CTでも3管合流部の胆管壁の肥厚および狭窄があり，肥厚は下部胆管まで及んでいた（図6C，D）。また，狭窄部の上流胆管拡張も明らかである。ERCでは3管合流部に強い胆管狭窄があり，胆嚢管は造影されない（図6E）。病理組織学的には，乳頭部より13mmの遠位胆管から肝門部近傍まで丈の低い隆起病変を連続性に認め，胆嚢管へも進展している（図6F矢印）。

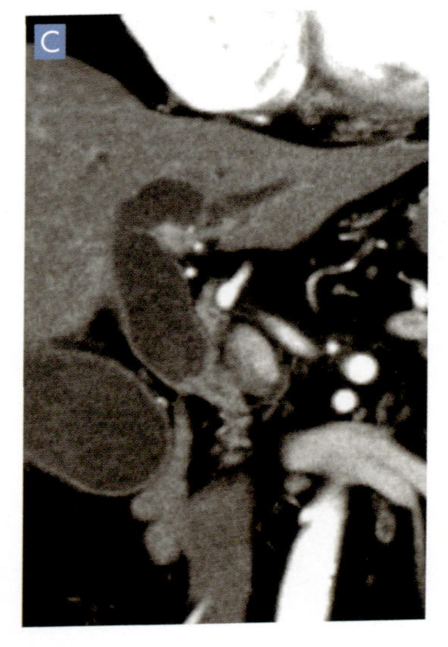

造影CT

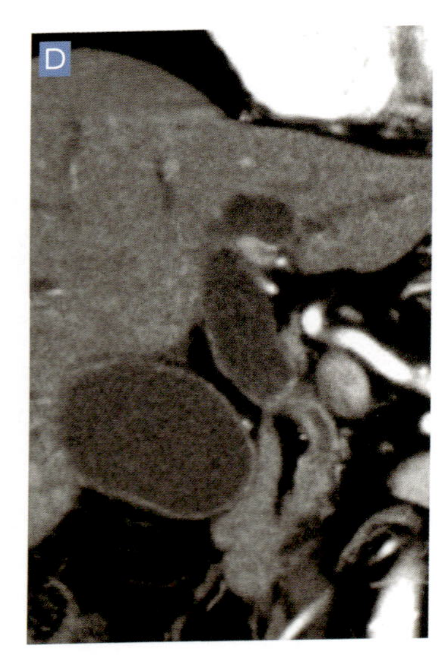

造影CT

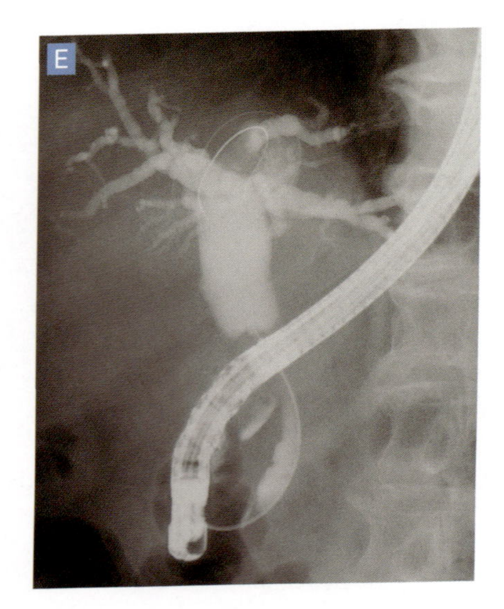

ERC

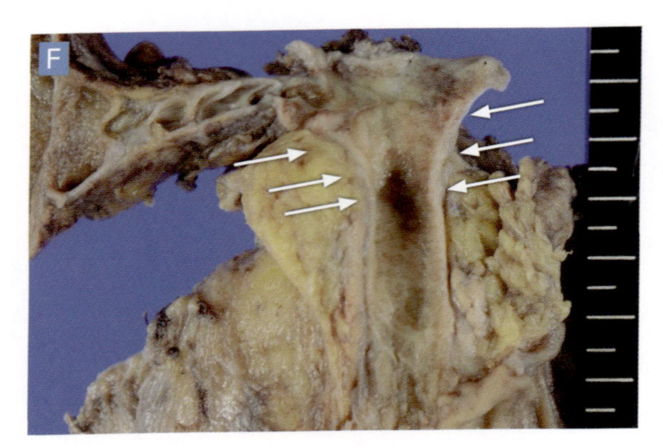

病理

遠位胆管癌(結節浸潤型)④(図7)

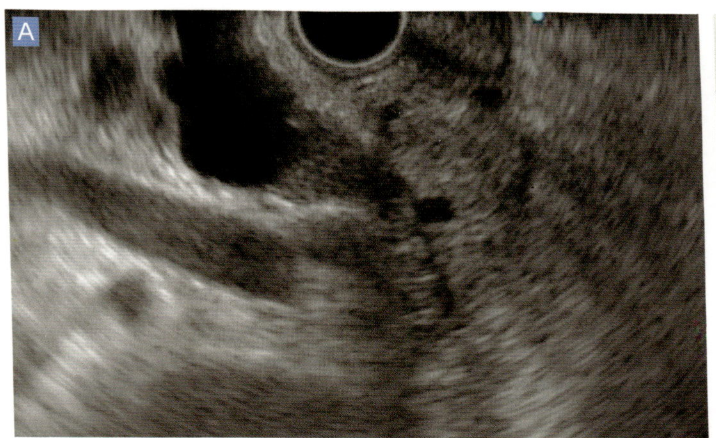

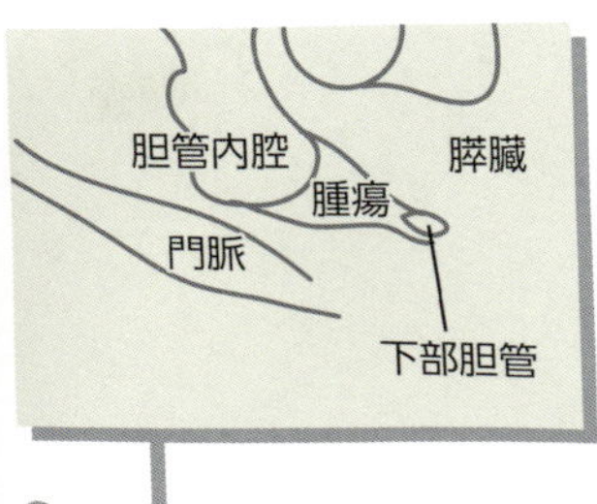

EUS

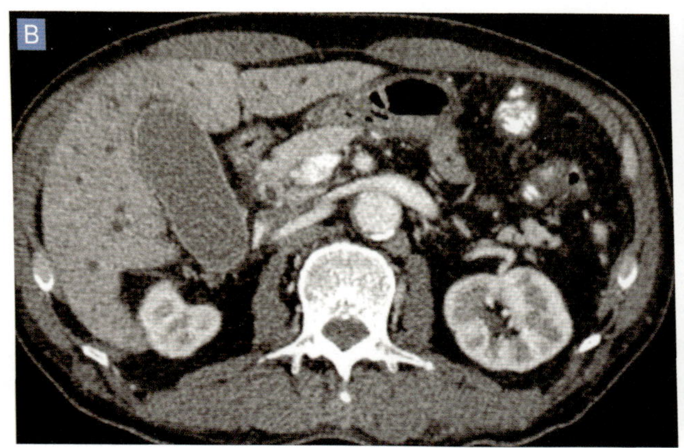

造影CT

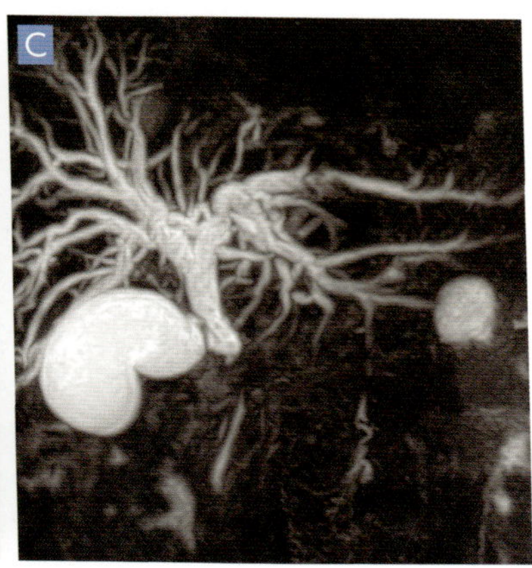

MRCP

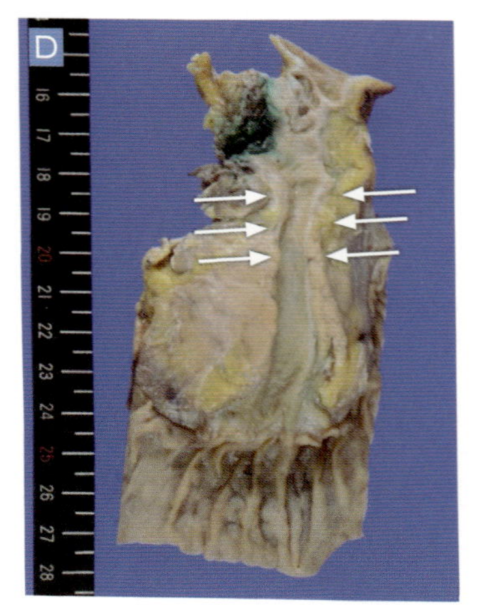

病理

EUSでは，遠位胆管に限局した胆管壁の肥厚と，内腔に淡い低エコー腫瘤を認める(図7A)。外側高エコー層は一部不明瞭となっており，腫瘍の壁外進展(膵浸潤)を疑う。造影CTでは下部胆管に造影効果のある壁肥厚があり(図7B)，MRCPでは遠位胆管に狭窄を認め(図7C)，総胆管の拡張を認める。病理組織学的には，乳頭部から6cmの遠位胆管に全周性の壁肥厚と2cmの範囲に腫瘍が認められた。癌の一部は膵に浸潤していた(図7D矢印)。

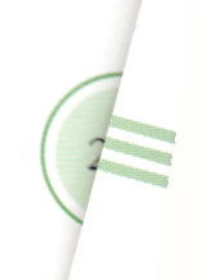

遠位胆管癌（平坦浸潤型）（図8）

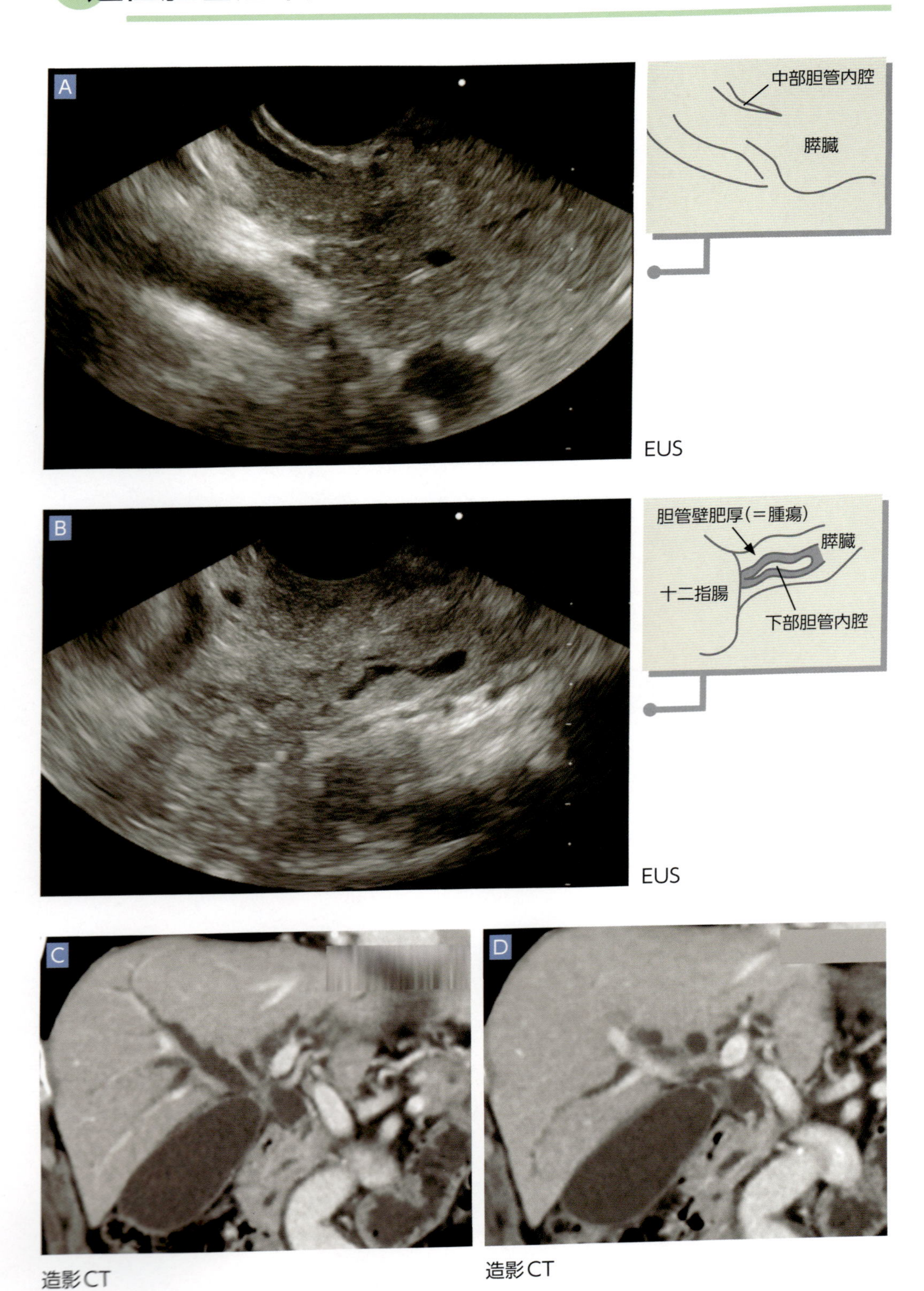

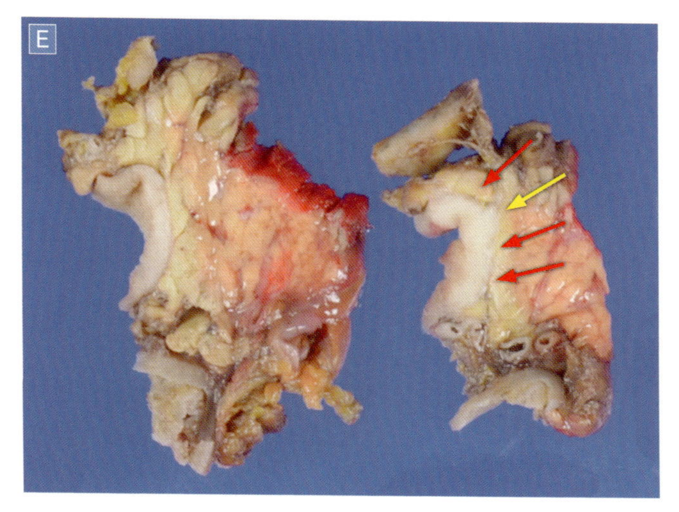

病理

EUSでは，中部胆管～膵内胆管は不均一に壁肥厚し，内腔は狭くなっている（図8A，B）。また，胆管壁と膵実質の境界が不明瞭であり，膵浸潤が疑われる。造影CTでは，膵内胆管内に平坦な腫瘤がみられるが，腫瘍より乳頭側の壁肥厚や，膵への浸潤像は明瞭に描出されなかった（図8C，D）。病理組織学所見で，腺癌が遠位胆管を中心に胆管の全層性に浸潤し（図8E赤矢印），膵実質内にも浸潤していた（図8E黄矢印）。

文 献

1） 日本肝胆膵外科学会：胆道癌取扱い規約．第6版．金原出版，2013.

（中村和貴）

column 07

胆道鏡
—肝門部胆管癌の進展度診断

肝門部胆管癌の診断において，EUSでは肝門部領域を主座とする胆管癌の描出も可能であるが，EUSによる胆管癌の表層進展の評価は困難な例が多い（図A）。

以前より，肝門部胆管癌の進展度診断には，経口胆道鏡が補完的に使用されている。近年普及しはじめている経口胆道鏡の1つであるSpyGlass™DSでは，肝門部を越えて比較的容易に末梢胆管まで観察（図B），および直視下の生検（図C）が可能である。左肝管レベルでB4とB2/3の分岐部あたりでは乳頭状に隆起した腫瘍がみられ（図D），そこから肝側に顆粒状の丈の低い乳頭状隆起が認められ，表層進展していることが確認できる（図E）。

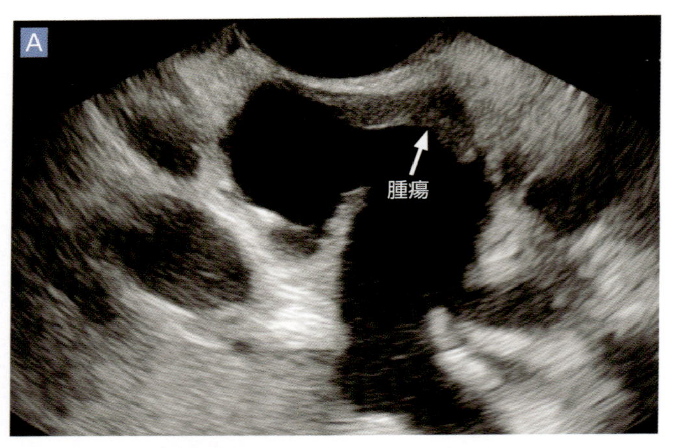

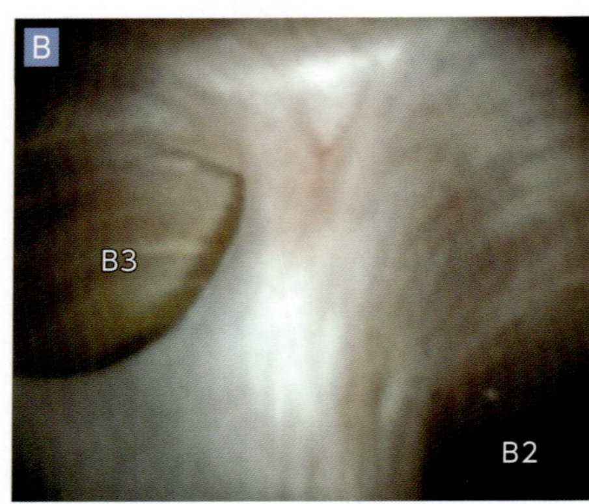

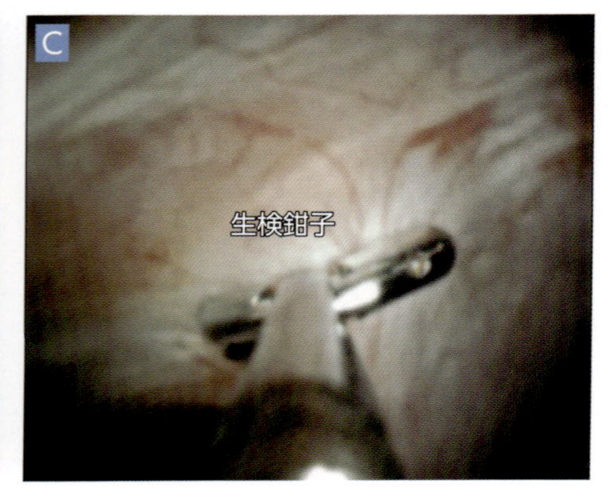

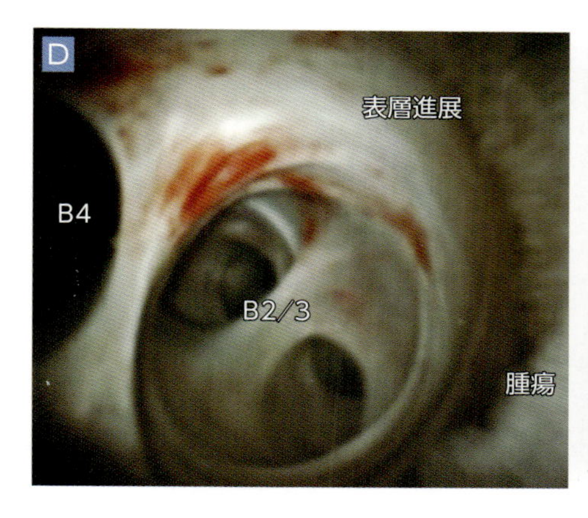

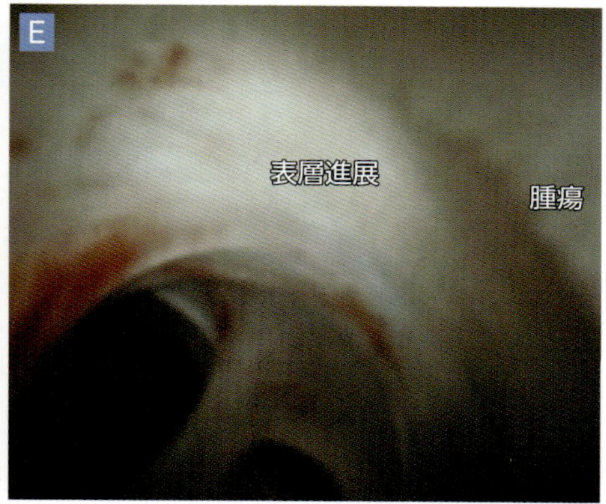

（中村和貴）

2 胆道系疾患

9 胆管内乳頭状腫瘍(IPNB)

胆管内乳頭状腫瘍(intraductal papillary neoplasm of bile duct：IPNB)は，胆管内腔に乳頭状に増殖する胆管上皮性腫瘍であり，胆道系腫瘍の7～30％を占め，患者の平均年齢は60～66歳，男女比は2：1から3：1と男性に多い[1)]。

IPNBは，粘液産生能が高く，主に肝内胆管に発生するType Ⅰと，粘液産生が少なく肝外胆管に発生するType Ⅱに大別される。Type Ⅰ，Ⅱの発生頻度はほぼ同等同程度であり，Type Ⅰの75％は左枝が主座と報告されている[2)]。Type Ⅰはエコーや CTなどでも容易に診断できることが多く，EUSの有用性は高くないため，Type Ⅱについて説明する。

POINT

- 胆管拡張
- 胆管内腔の低エコー性乳頭状隆起

EUSでは，胆管拡張と胆管内腔の乳頭状の低エコー腫瘍が特徴的である。胆管拡張の形態にはびまん性拡張，限局性拡張，嚢胞状拡張がある[3)]。造影EUSで，結節部は早期相で濃染することが多いとされている[4)]。

症 例

胆管内乳頭状腫瘍 (IPNB) (図 1)

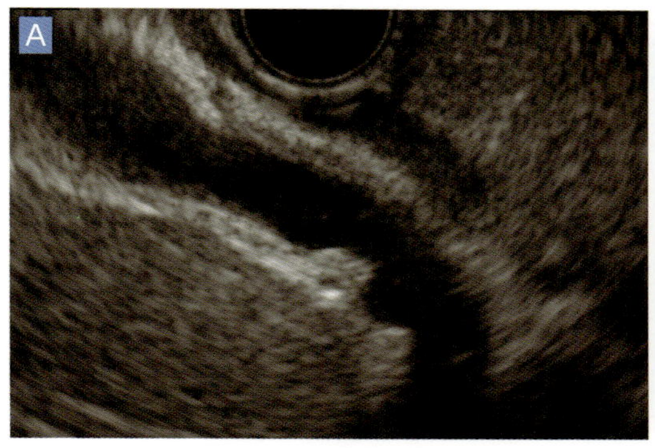

EUS

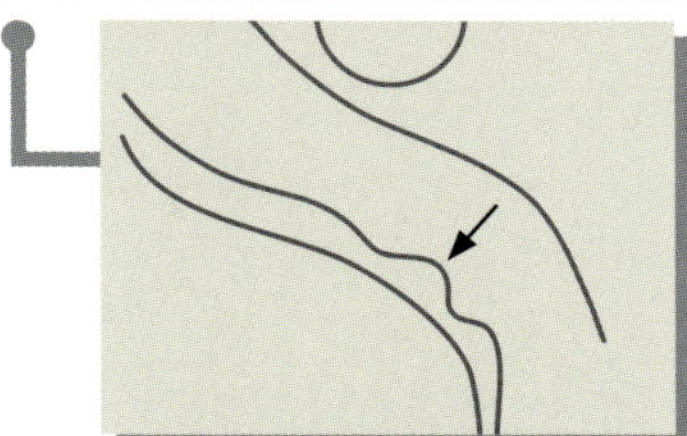

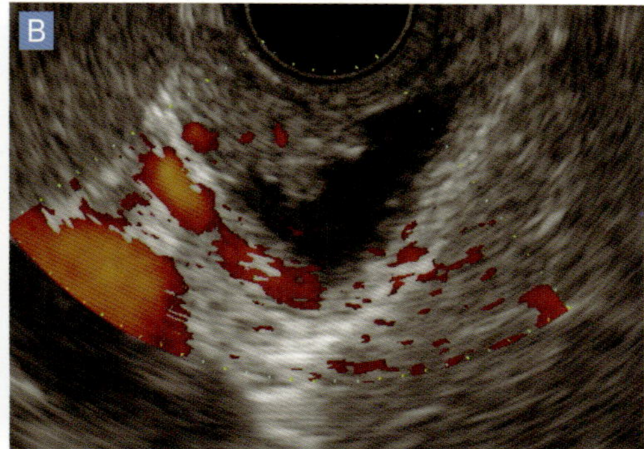

EUS
(カラードプラ)

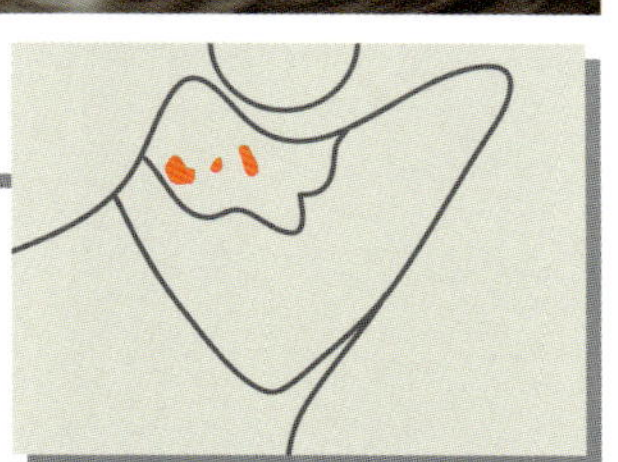

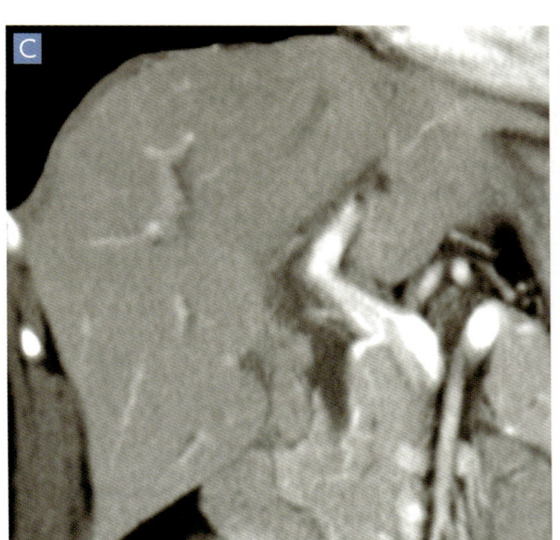

造影CT

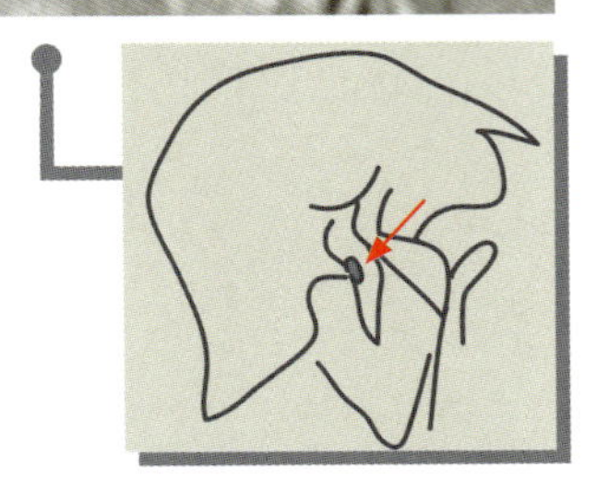

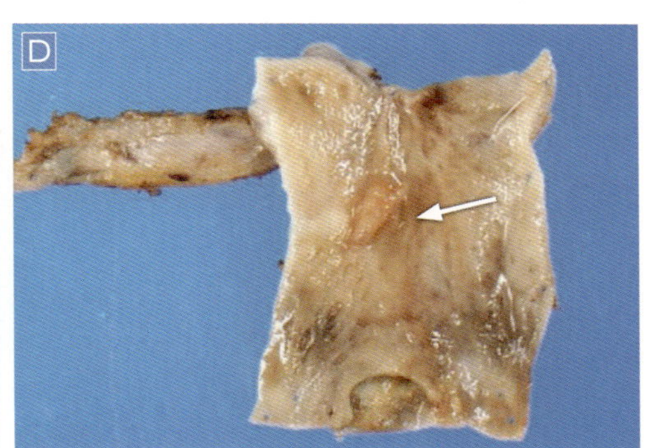

病理

EUSで総胆管に10mm程度の乳頭状隆起 (図1A矢印) と総胆管の拡張を認める。造影EUS (図1B), 造影CT (図1C) で腫瘍に造影効果がみられた。病理組織で胆管内腔に突出する異型胆管上皮の乳頭状増殖を認めた (図1D矢印)。

文 献

1) Park HJ, et al:Intraductal Papillary Neoplasm of the Bile Duct: Clinical, Imaging, and Pathologic Features. AJR Am J Roentgenol. 2018;211(1):67-75.
2) Gordon-Weeks AN, et al:Systematic Review and Meta-analysis of Current Experience in Treating IPNB: Clinical and Pathological Correlates. Ann Surg. 2016;263(4):656-663.
3) 浦田孝広, 他:粘液産生胆管腫瘍の臨床病理像と画像診断. 胆と膵. 2008;29(6):503-509.
4) Liu LN, et al:Ultrasound Findings of Intraductal Papillary Neoplasm in Bile Duct and the Added Value of Contrast-Enhanced Ultrasound. Ultraschall Med. 2015;36(6):594-602.

(瀬座勝志)

2 胆道系疾患

10 乳頭部腫瘍

乳頭部に発生する腫瘍（ampullary tumor）は十二指腸乳頭部腫瘍と総称され，そのうち前癌病変と考えられる乳頭部腺腫と乳頭部癌がEUSの主な検査対象である。乳頭部腫瘍は，腫瘍径が小さいこと，消化管内に主病巣が存在していることから，各種画像診断の中でもEUSが腫瘍の描出に最も優れている[1, 2]。しかし，正常乳頭，乳頭部腺腫，乳頭部癌の鑑別はEUSのみでは困難なことが多く，通常内視鏡検査や生検で診断を行い，特に癌の場合の進展度診断にEUSを応用することが一般的である。

乳頭部腺腫や乳頭部癌は，ともにEUSで主に低エコーに描出されるが[3]，等エコーあるいは高エコーに描出されることもある。検査にあたって，十二指腸内に脱気水を注水し，スコープをややダウンアングルにしてプローブ先端による乳頭への圧迫を解除することで，乳頭部全体が描出されやすくなる。

①乳頭部腺腫

POINT

- 乳頭部腺腫：楕円形で均一な低エコー腫瘤として描出

乳頭部腺腫は，十二指腸内腔に面した楕円形で均一な低エコー腫瘤として描出されることが多く，十二指腸や膵臓への浸潤像は認めない（図1）。しかし，腫瘍の胆管内，膵管内への進展がみられることがあるので，内視鏡的乳頭部切除術に際しEUSによる判定が重要となる。実際，腺腫の31.5％に胆管内，膵管内進展がみられたとの報告があり，その多くが胆管内進展であったとされている[4]。

②乳頭部癌

乳頭部癌は，肉眼的に表1のように分類されている[5]。

EUS観察でもそれぞれの肉眼形を反映し，楕円形～不整形までさまざまに描出され，特に進行癌では低エコーが強く，内部も不均一となることが多い。進展度診断に関しては，十二指腸筋層，膵実質への浸潤，胆管内・膵管内への進展，および脈管浸潤の有無を評価する（T-staging）（表2）。

乳頭部癌のT因子に対するEUS診断能は，感度（95％CI）がT1 77％（69～83％），T2 73％（65～80％），T3 79％（71～85％），T4 84％（73～92％）であり，特異度（95％CI）はT1 78％（72～84％），T2 76％（70～82％），T3 76％（71～83％），T4 74％（63～83％）と報告されている[7]。

また，EUSの脈管浸潤の診断能は，膵癌を含んだperiampullary cancerのメタアナリシスでは，感度73％，特異度90.2％であった[6]。

なお，乳頭部腫瘤から連続して胆管・膵管内腔に腫瘤像が観察される場合に腫瘍の進展ありと判断する〔胆管内進展（図5）／膵管内進展〕。Oddi括約筋の収縮に伴って胆管末端に凸状に突出するpapillary foldは，時に腫瘍の進展との鑑別が困難であり，注意を要する。EUSによる胆管内・膵管内進展の正診率は，胆管内進展88％，膵管内進展90％と報告されている[2]。

経乳頭的な胆道ステント留置症例では，EUSで膵実質浸潤を過剰に診断する可能性や，T因子／N因子の正診率が低下する傾向にあるとされ[8]，さらにT因子の正診率が

表1 ▶ 乳頭部癌の肉眼分類

①腫瘤型（非露出腫瘤型，露出腫瘤型）
②潰瘍型
③混在型（腫瘤潰瘍型，潰瘍腫瘤型）
④その他の型（正常型，ポリープ型）

表2 ▶ 乳頭部癌進展度診断

分類	大きさ／浸潤	EUS所見
Tis（図2）	腫瘍（*in situ*）	—
T1a（図3）	乳頭部粘膜内にとどまる	—
T1b（図4）	Oddi筋に達する	—
T2（図6）	十二指腸浸潤	腫瘍が十二指腸固有筋層（低エコー層）に連続し，境界が不明瞭となる
T3a（図7）	膵実質浸潤	腫瘍が十二指腸固有筋層を超えて，膵実質内に連続性に浸潤する
T3b（図7）		
T4	脈管浸潤等	腫瘍による脈管壁の境界高エコーの消失，脈管内腔への腫瘍の露出，脈管の外形・輪郭の不整，脈管構造の消失とともに側副血行路の発達，などが認められた場合に脈管浸潤陽性と判定[6]

注：EUSではOddi筋を描出することがほとんど不可能なため，病変が乳頭部内に限局するTis，T1a，T1bの鑑別は，EUSでは困難である[2]。

約10％低下するとの報告もある[9]。また，ステントにより胆管内進展の評価も困難となるため，黄疸例や胆管炎症例では可能な限り胆道ステント留置前にEUSを行う必要がある。

乳頭部癌の進展度診断において，ラジアル型とコンベックス型のどちらが適しているかについては明確なコンセンサスはない。実際，正常乳頭を対象にした描出能の検討でも，相反する結果が報告されているが[10, 11]，筆者らは，乳頭部が長軸方向に描出されるコンベックス型を好んで使用している。

POINT

- 乳頭部癌：それぞれの肉眼形を反映し，楕円形〜不整形までさまざまだが，基本的に低エコー腫瘤として描出
- T2（十二指腸浸潤）：腫瘍が十二指腸固有筋層（低エコー層）に連続し，境界が不明瞭
- T3（膵浸潤）：腫瘍が十二指腸固有筋層を越えて，膵実質内に連続性に浸潤

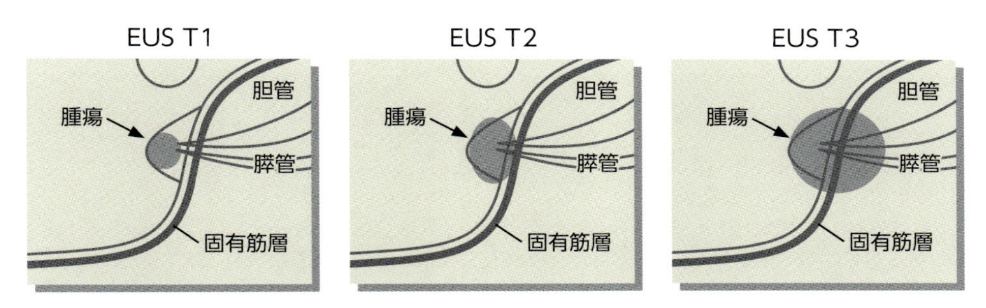

EUSによる乳頭部癌のT-staging

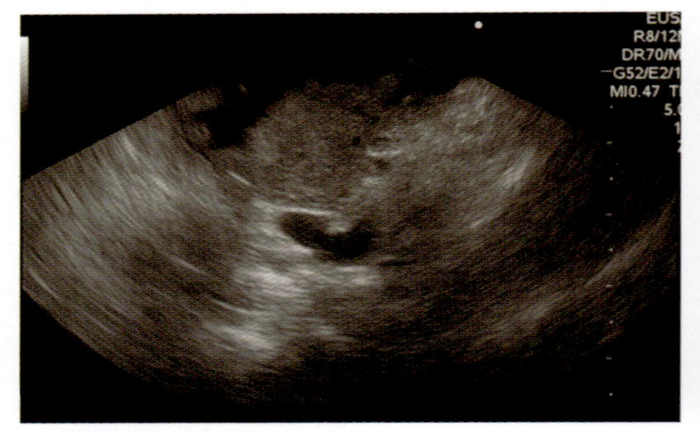

図1 ▶ Adenoma

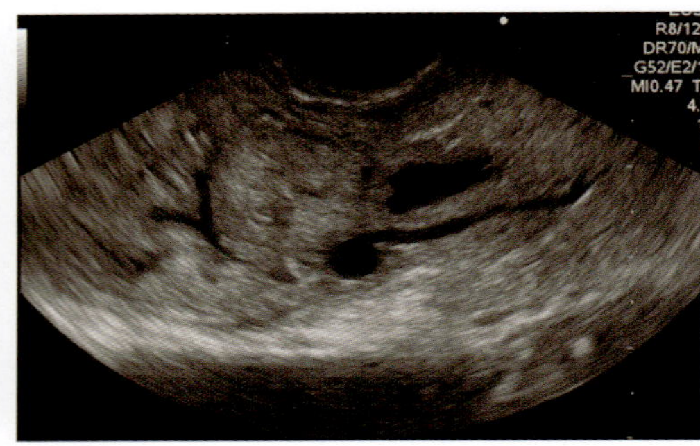

図2 ▶ Tis

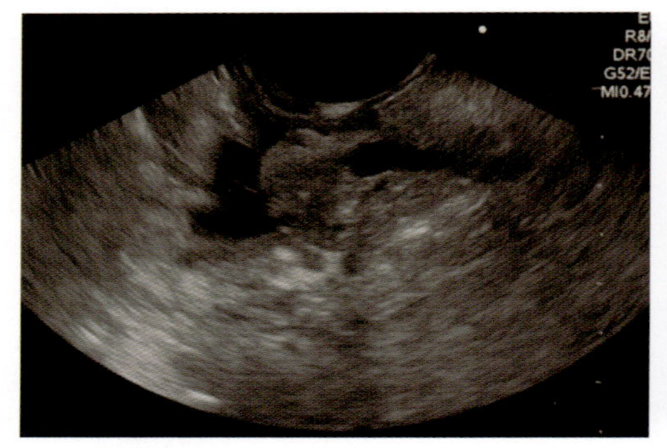

図3 ▶ pT1a

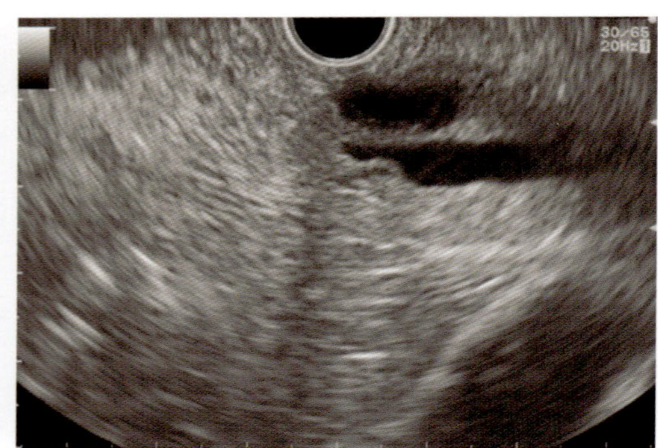

図4 ▶ pT1b

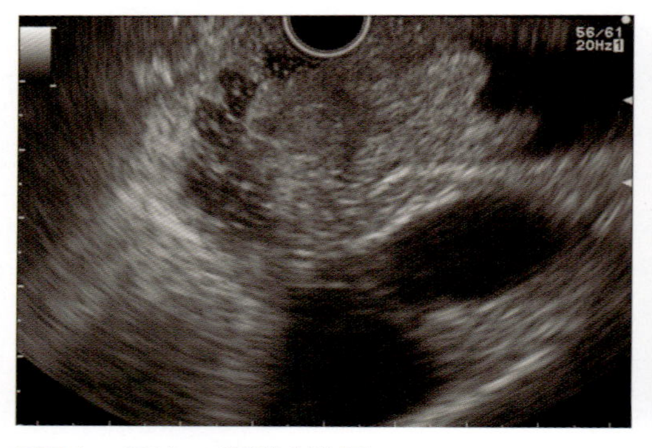

図5 ▶ pT1b＋胆管内進展

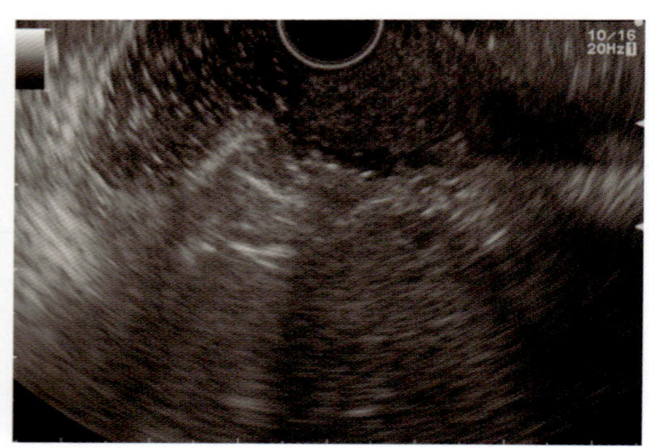

図6 ▶ pT2

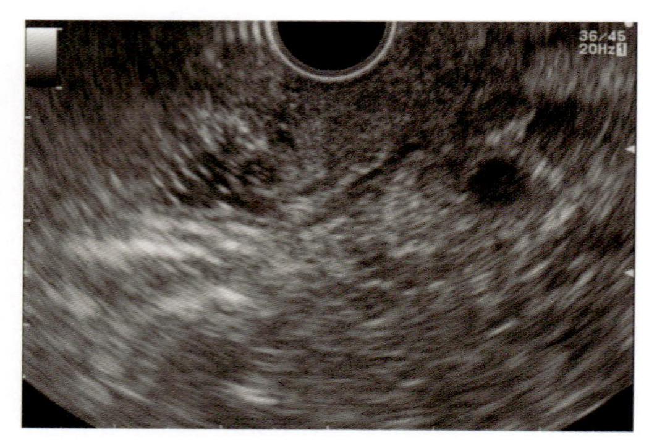

図7 ▶ pT3b

Adenoma（図1）

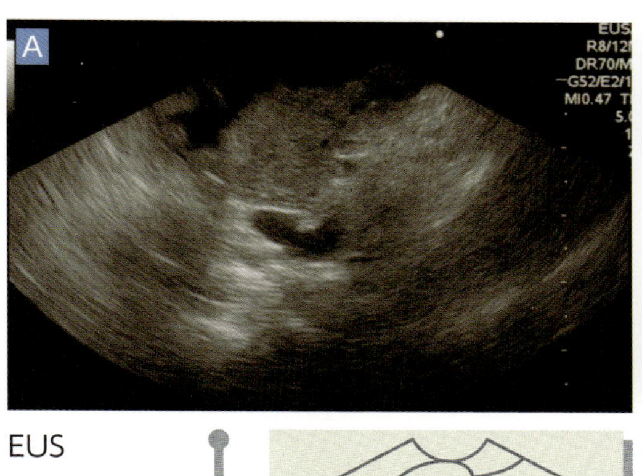

EUS

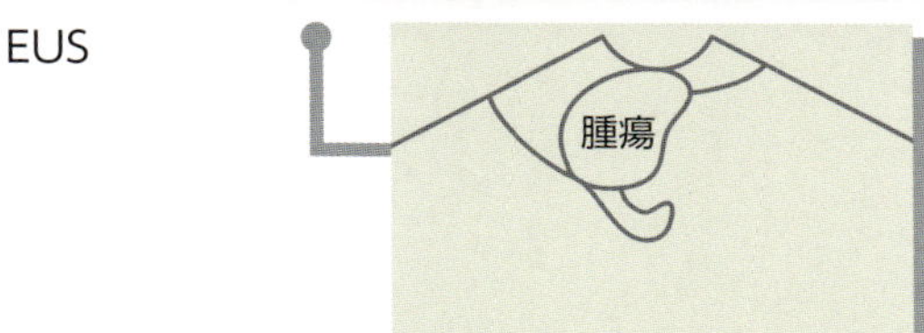

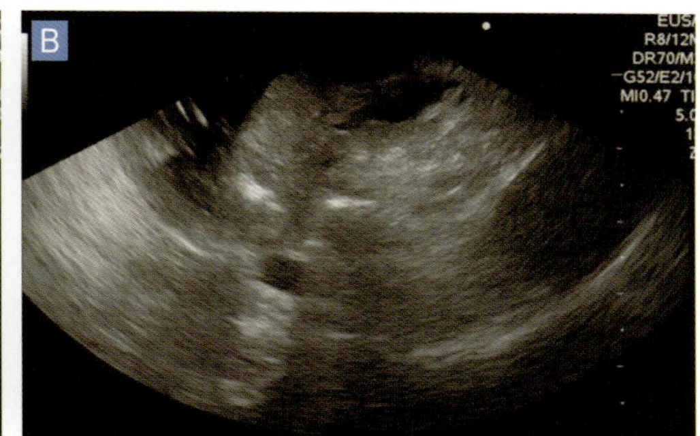

EUS

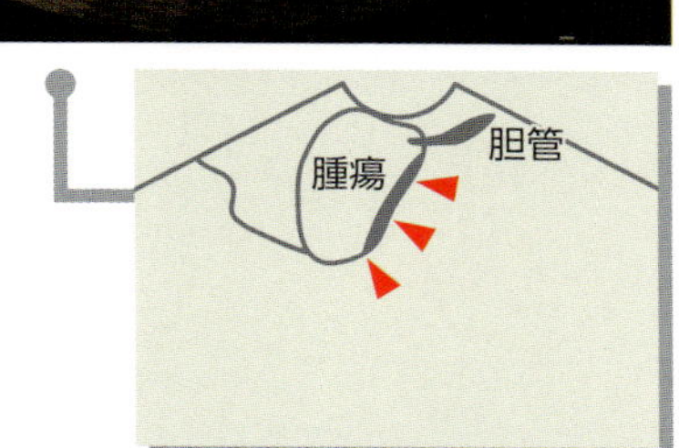

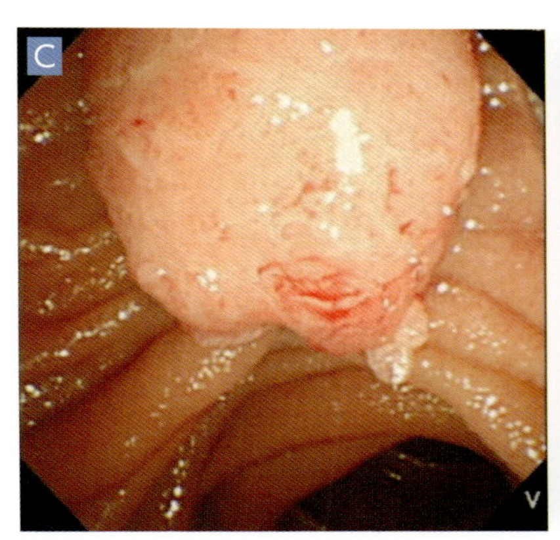

内視鏡

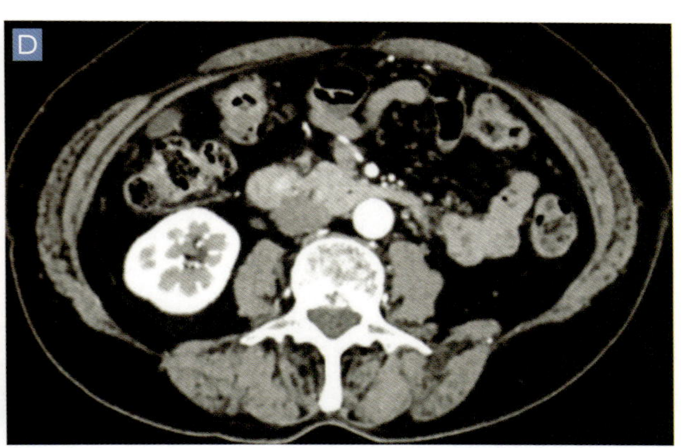

造影CT

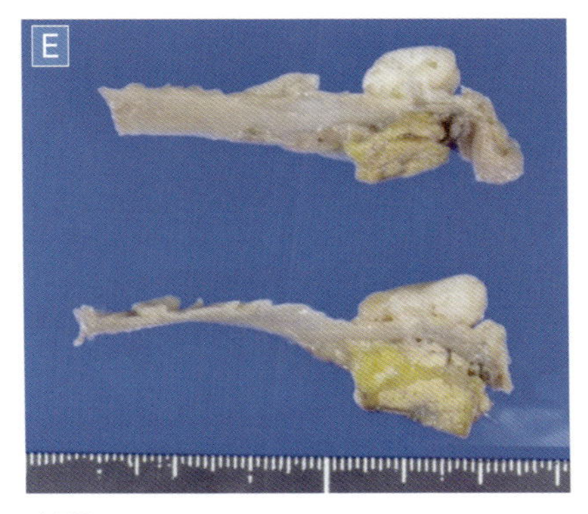

病理

内視鏡では20mm大の露出腫瘤型（図1C），EUSではやや低エコーを呈する腫瘤が十二指腸乳頭内に限局し（図1A），十二指腸筋層は保たれており（図1B矢頭），胆管・膵管内への進展も認めなかった。膵頭十二指腸切除術が施行され，病理学的にはtubulovillous adenomaであった（図1E）。

乳頭部癌 Tis (carcinoma *in situ*)（図2）

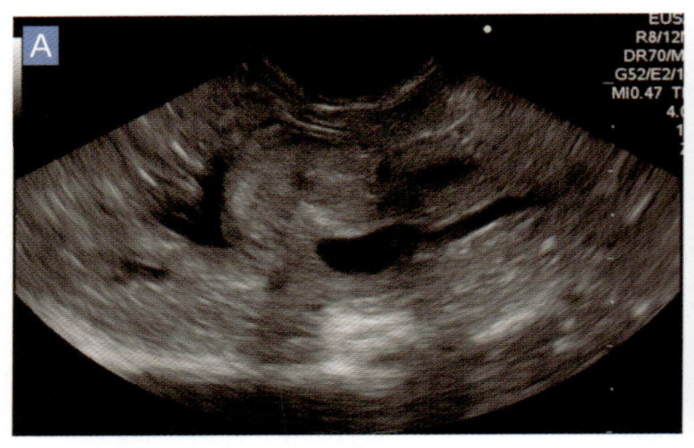

EUS

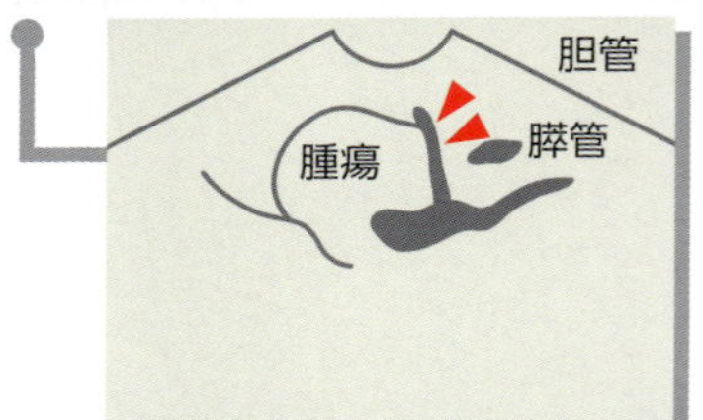

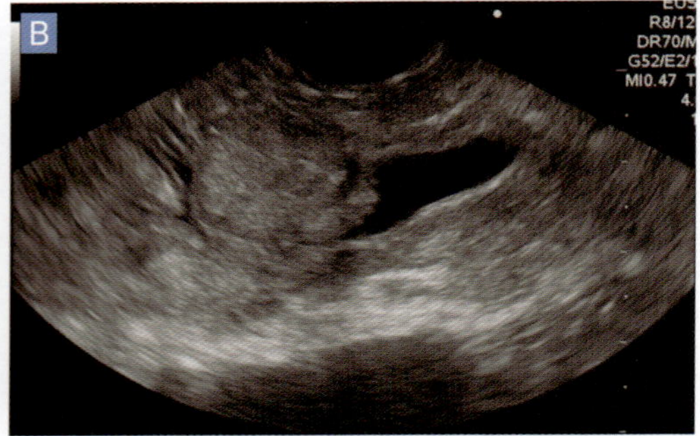

EUS

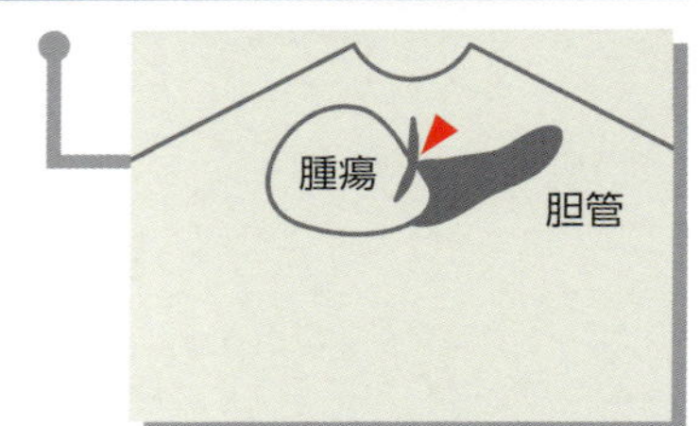

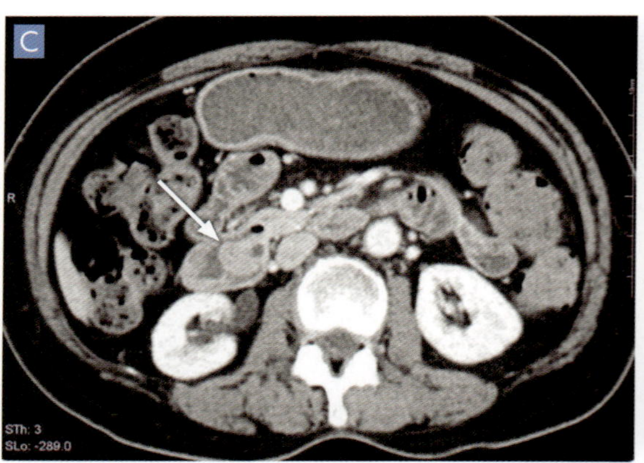

造影CT

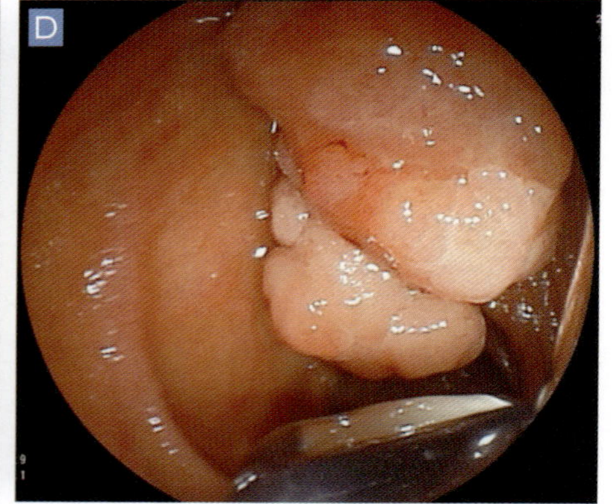

内視鏡

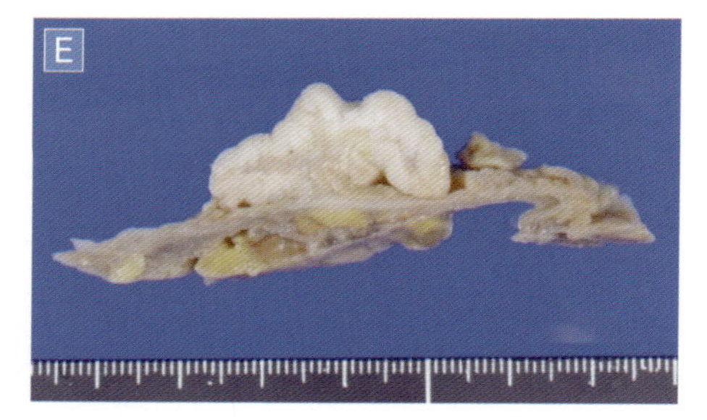

病理

EUSでは等エコー腫瘤として描出され，十二指腸筋層は保たれている（図2A，B矢頭）。造影CTで乳頭部に20mm大の造影効果を伴う腫瘤を認め（図2C矢印），内視鏡では露出腫瘤型を呈する（図2D）。膵管・胆管への進展も認めない。膵頭十二指腸切除術が施行され，局所進展度はTisであった（図2E）。

乳頭部癌T1a（乳頭部粘膜内にとどまる）（図3）

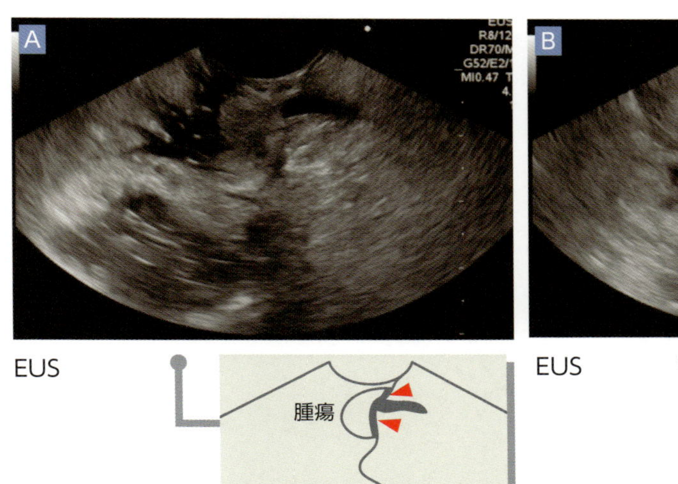

EUS

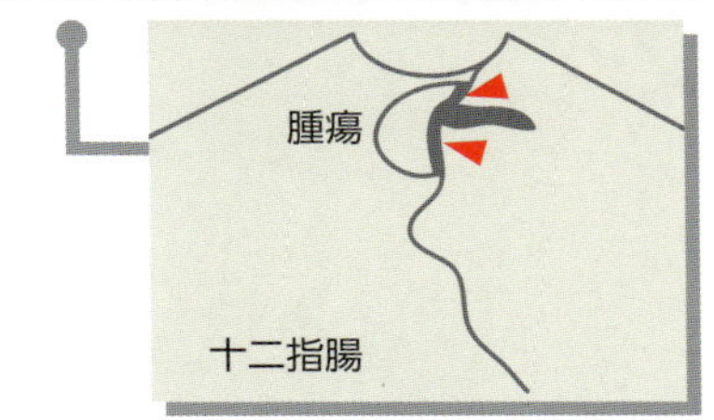

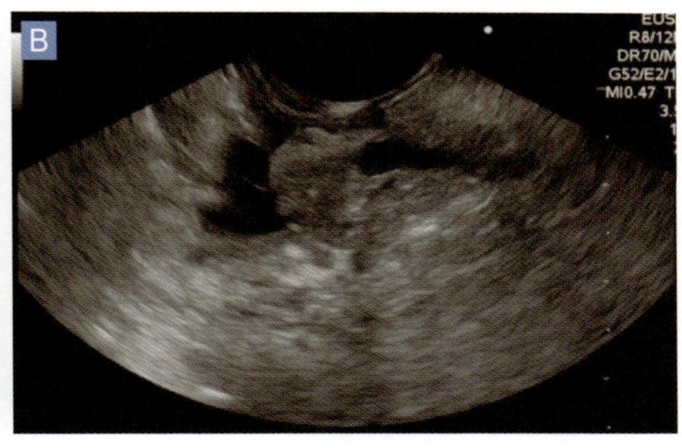

EUS

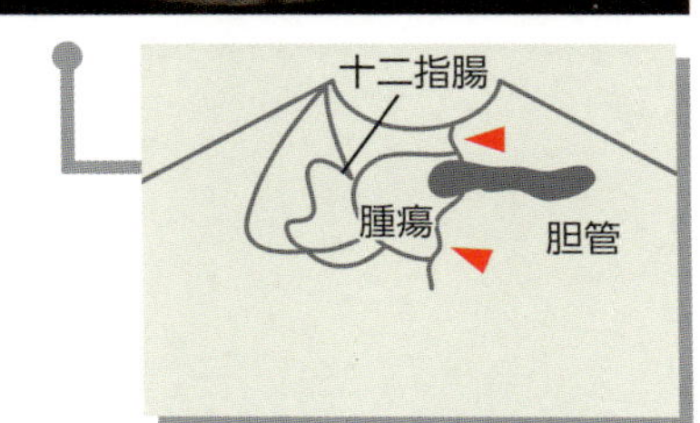

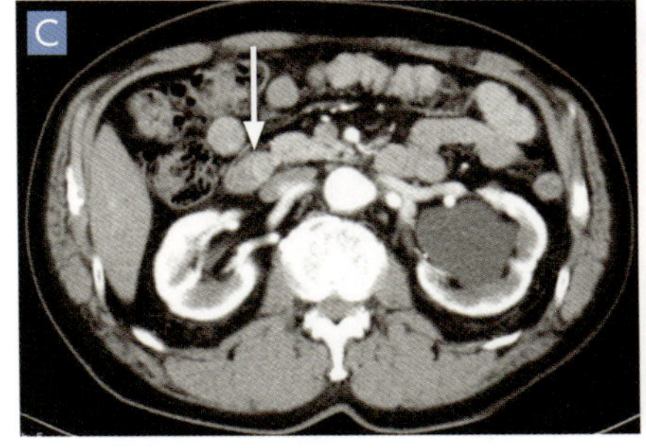

造影CT

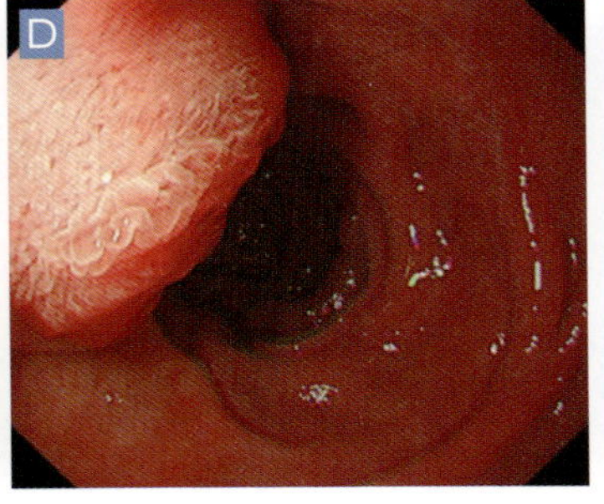

内視鏡

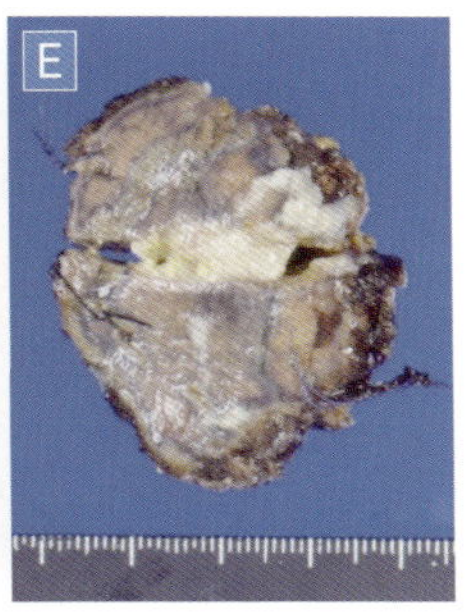

病理

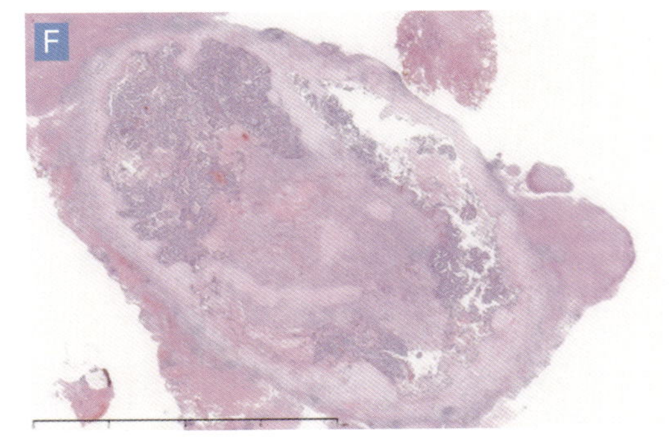

病理（弱拡大）

EUSでは十二指腸筋層は保たれ（図3A，B矢頭），胆管・膵管内への進展は認めず，乳頭部内にとどまる腫瘍と判断されたが，T1bとの鑑別は困難であった。内視鏡では露出腫瘤型であった（図3D）。造影CTで多血性を呈する乳頭部腫瘍を認め（図3C矢印）経十二指腸的乳頭部切除術を施行し，高分化腺癌（pap/tub1）を乳頭部の粘膜内に認め，T1aと診断された（図3D，E，F）。

乳頭部癌T1b（Oddi筋に達する）（図4）

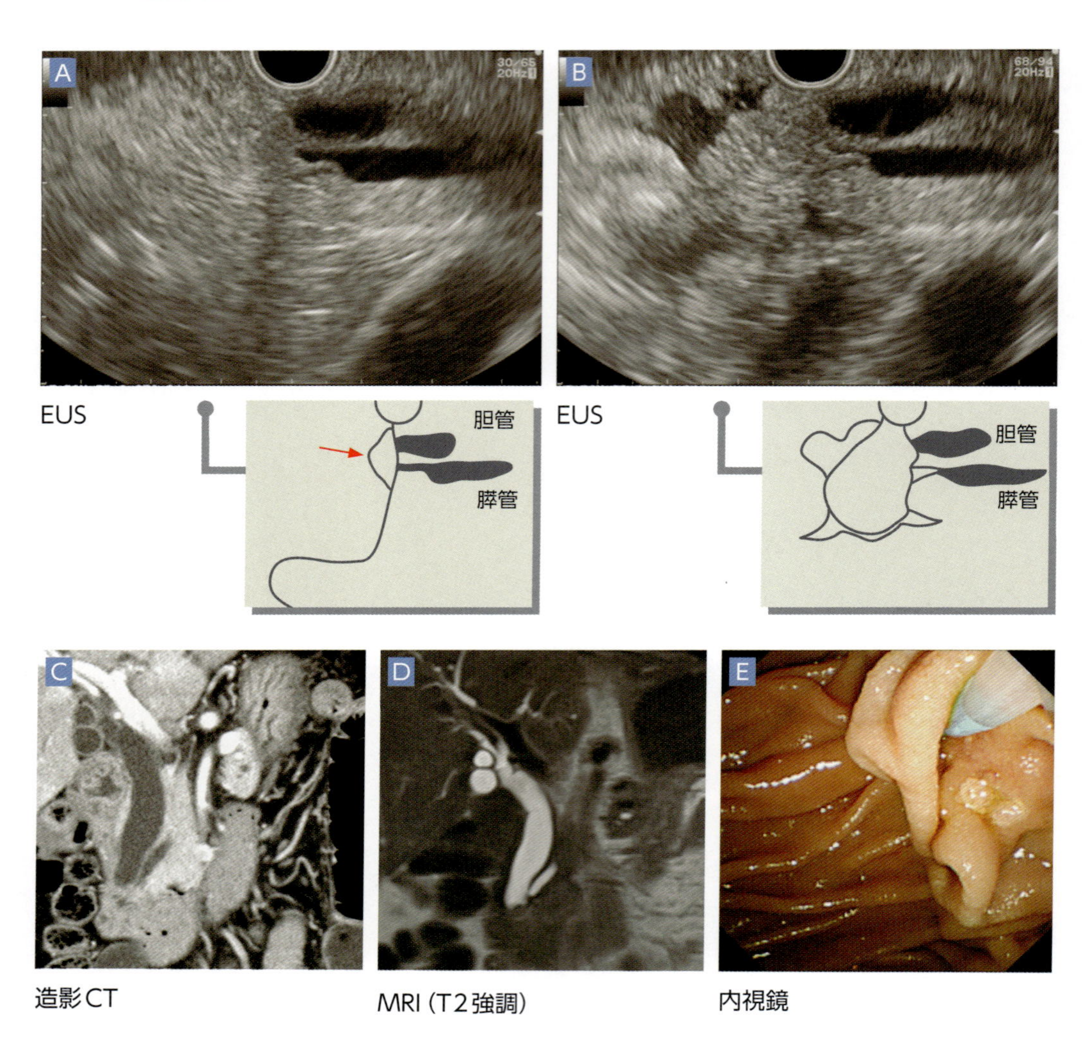

EUS　EUS

造影CT　MRI（T2強調）　内視鏡

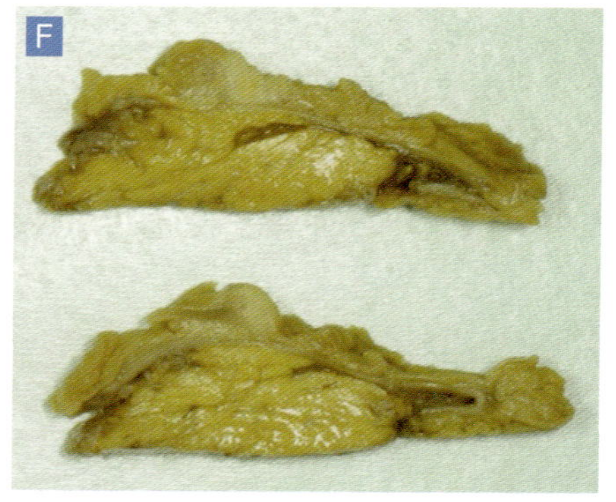

病理

閉塞性黄疸，胆管炎の症例。EUSで乳頭部に7mm大の低エコー腫瘤（図4A矢印）が認められるが境界はきわめて不明瞭であり，十二指腸筋層との位置関係の評価も困難であった（図4B）。腫瘍の胆管，膵管への進展はみられない。造影CT，MRIでは乳頭部腫瘍の指摘は困難で（図4C，D），内視鏡では乳頭部に明らかな腫瘍は認められなかった（図4E）。病理学的に腫瘍はOddi筋をわずかに越えて浸潤していたが，膵実質や十二指腸固有筋層への浸潤は認めず，T1bと診断された（図4F）。

乳頭部癌T1b＋胆管内進展（図5）

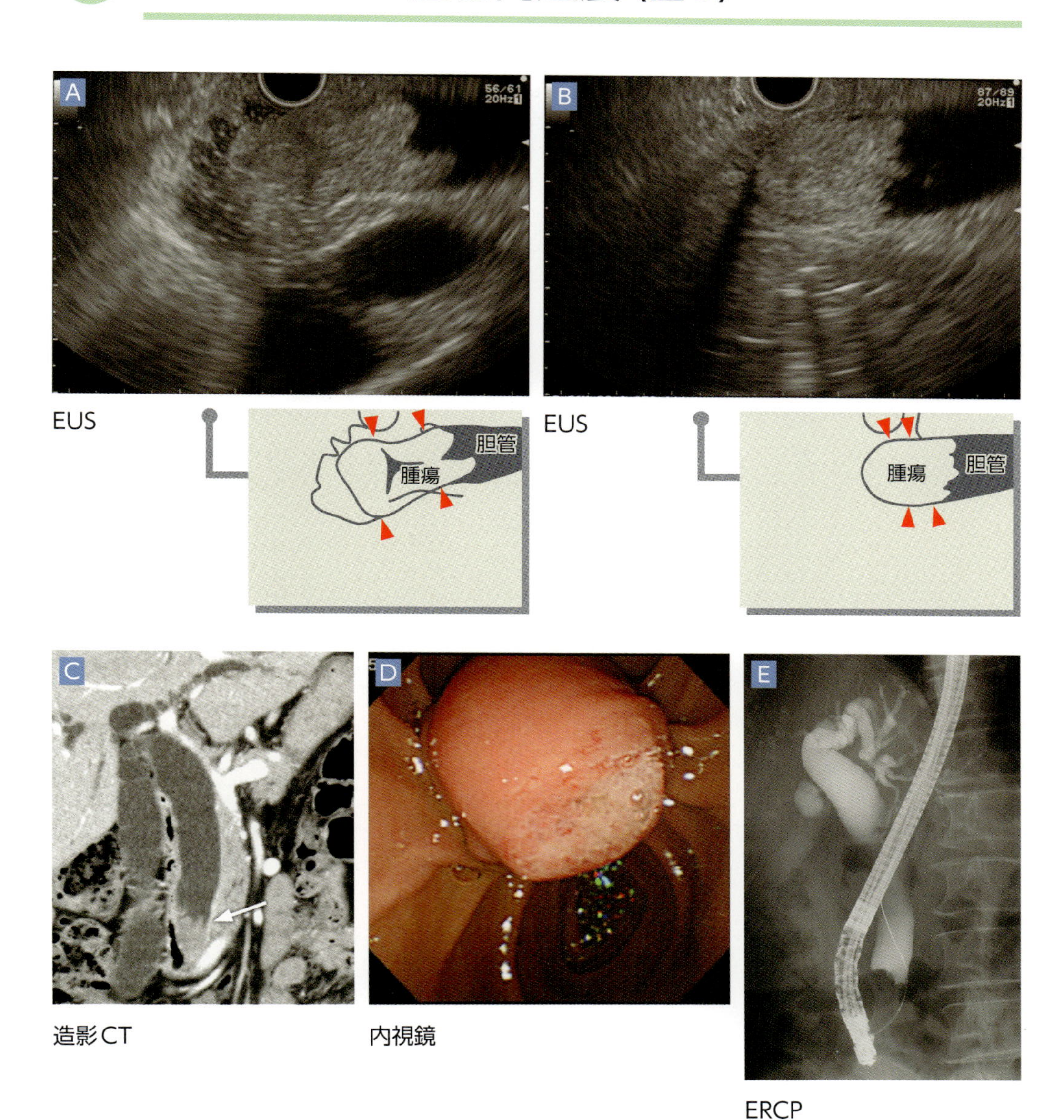

造影CT

内視鏡

ERCP

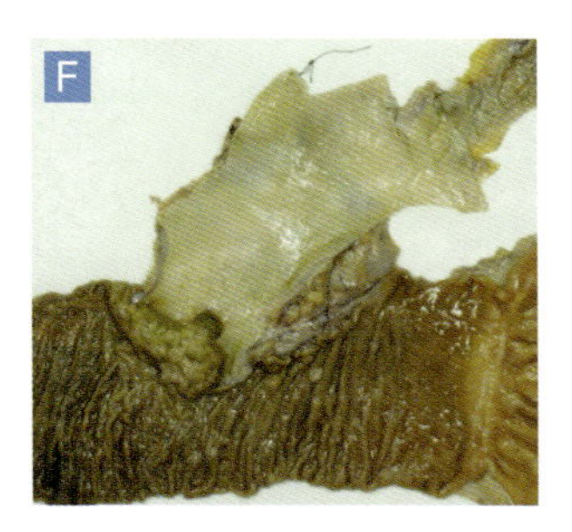

病理

造影CTにて，下部胆管に32mm大のやや造影効果を伴う腫瘤を認めた（図5C）。EUSでは，乳頭から胆管内へ連続性に発育進展する高エコー腫瘤として描出される（図5A，B）。膵実質への浸潤はなく，十二指腸筋層への浸潤も認めない（図5A，B矢頭）。ERCPでは露出腫瘤型乳頭部癌の所見であった（図5E）。病理学的にも胆管内進展を伴うT1bであった（図5F）。

乳頭部癌T2（十二指腸浸潤）（図6）

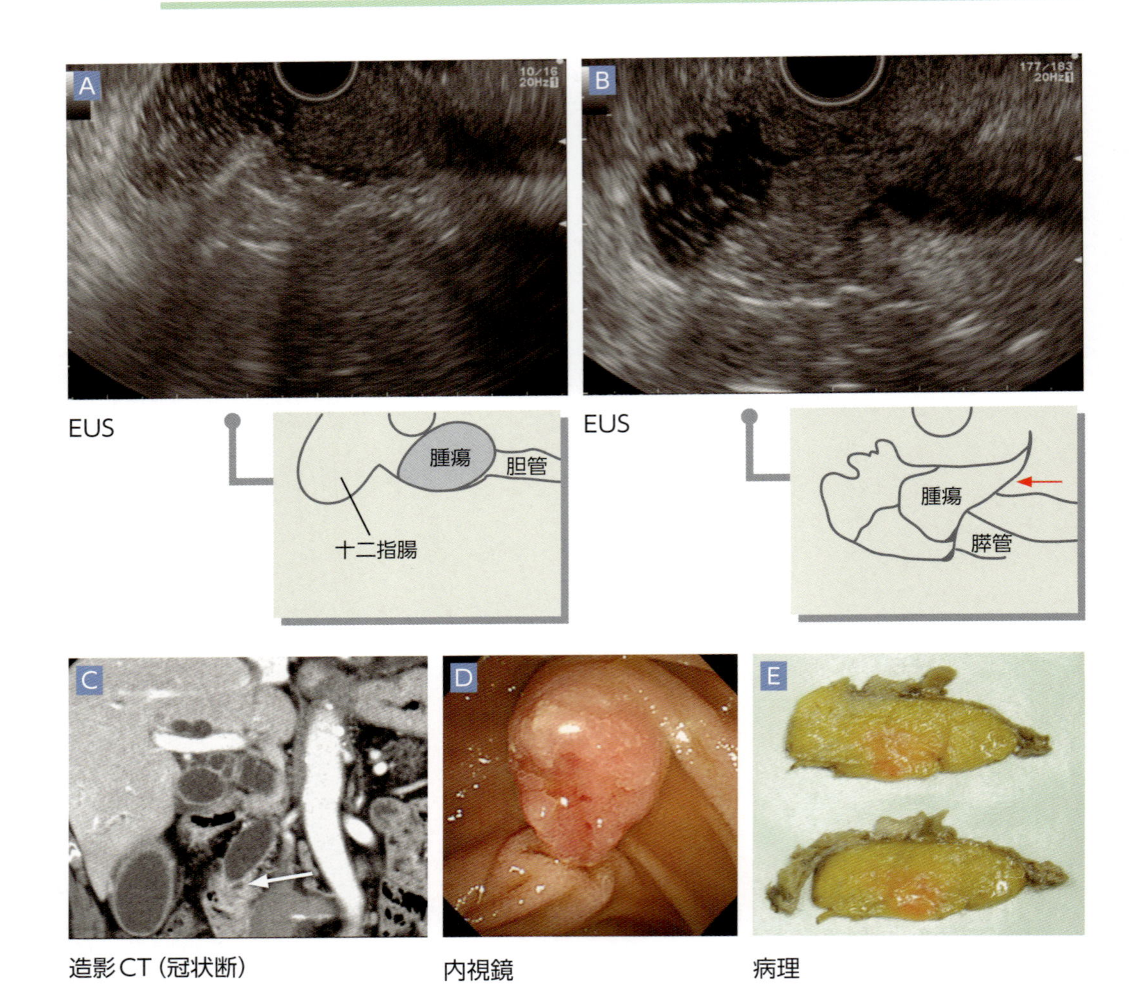

造影CT（冠状断）　内視鏡　病理

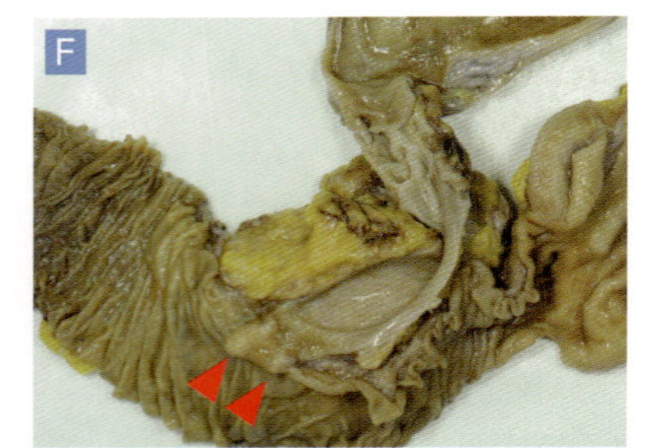

病理

EUSで，乳頭部に14mmの低エコー腫瘤を認める（図6A，B）。胆管内への進展像がわずかに認められ，また十二指腸筋層は一部不明瞭化しており筋層浸潤ありとしたが（図6B矢印），筋層内までにとどまっており膵実質への浸潤はないと判断した。造影CT冠状断では，乳頭部に淡く造影される腫瘍（図6C矢印）と胆管拡張を認める（図6C）。内視鏡所見は，露出腫瘤型乳頭部癌であった（図6D）。膵頭十二指腸切除術が施行され，癌は十二指腸の固有筋層，漿膜下層に浸潤し膵組織に近接する部位まで浸潤していたが，膵実質への浸潤は認めず，T2と診断された（図6E，F）。

乳頭部癌T3b（5mmを超えた膵実質浸潤）（図7）

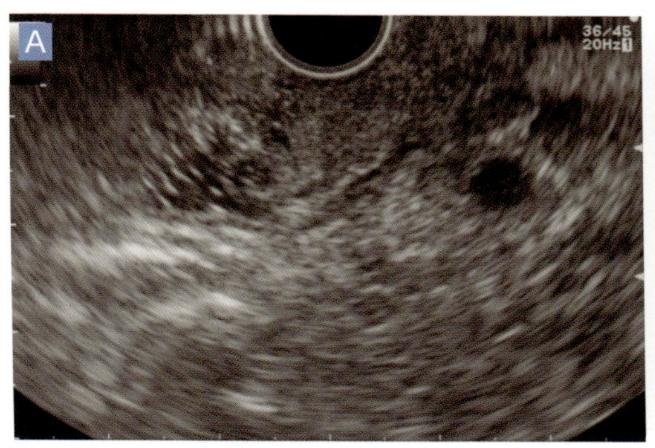

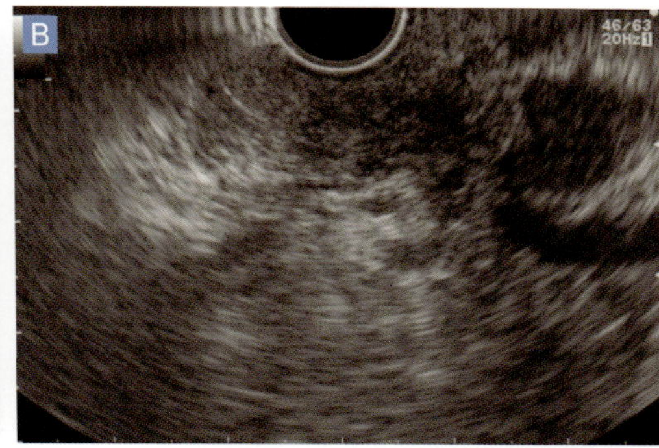

EUS

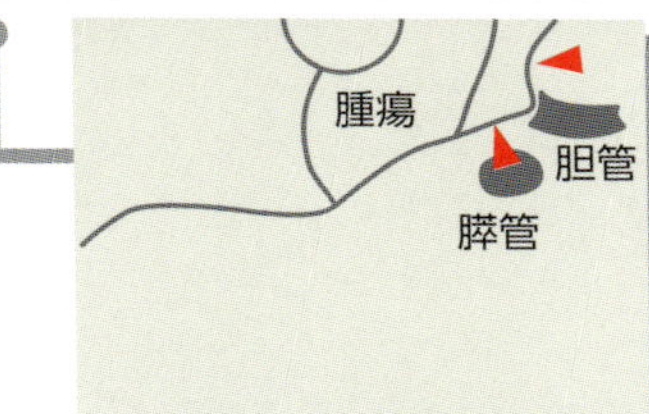

EUS

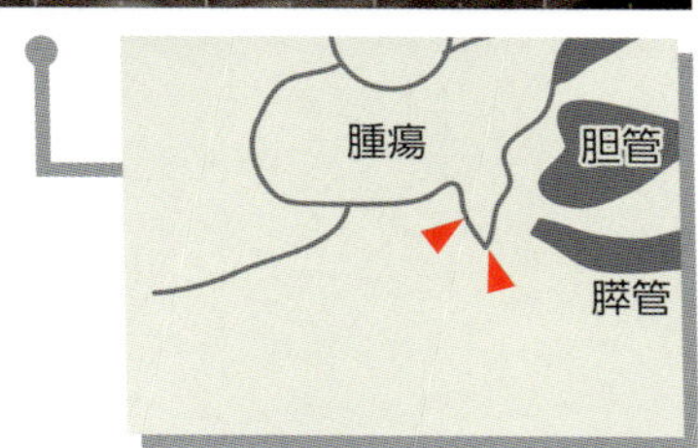

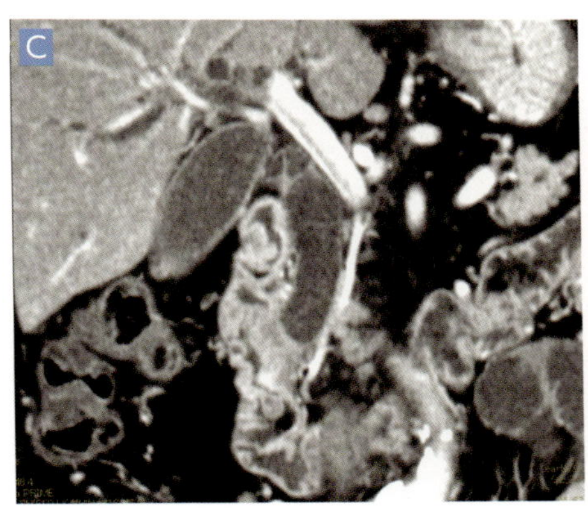

造影CT（冠状断）

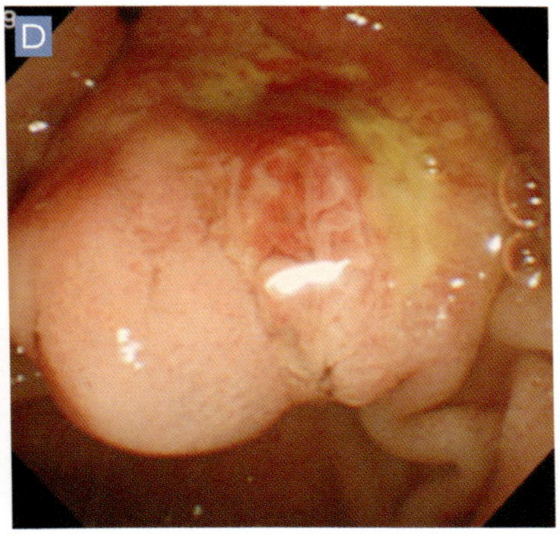

D

内視鏡

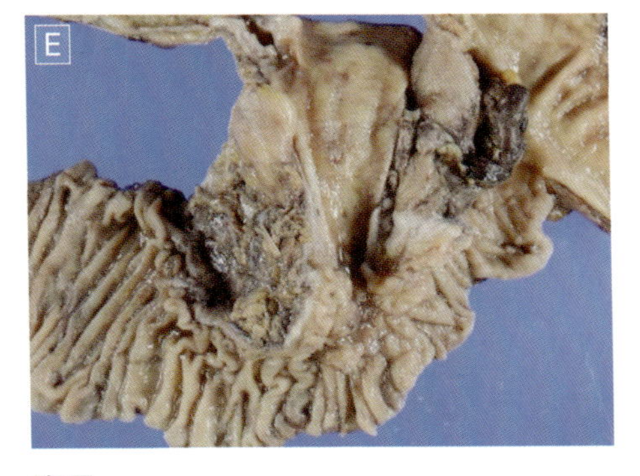

病理

EUSでは25mm大の低エコー主体の腫瘍として描出され，一部で腫瘍が十二指腸筋層を越えて6～7mmにわたって膵実質内に浸潤している所見が得られた（図7A，B矢頭）。造影CT冠状断（図7C），内視鏡所見（図7D）で，露出型乳頭部癌と診断された。膵頭十二指腸切除術が施行され，病理診断はT3b（5mmを超えた膵実質浸潤）であった（図7E）。

文 献

1) Chen CH, et al:The accuracy of endoscopic ultrasound, endoscopic retrograde cholangiopancreatography, computed tomography, and transabdominal ultrasound in the detection and staging of primary ampullary tumors. Hepatogastroenterology. 2001;48(42):1750-1753.
2) Ito K, et al:Preoperative evaluation of ampullary neoplasm with EUS and transpapillary intraductal US: a prospective and histopathologically controlled study. Gastrointest Endosc. 2007;66(4):740-747.
3) Yasuda K, et al:The use of endoscopic ultrasonography in the diagnosis and staging of carcinoma of the papilla of Vater. Endoscopy. 1988;20 Suppl 1:218-222.
4) Bohnacker S, et al:Endoscopic resection of benign tumors of the duodenal papilla without and with intraductal growth. Gastrointest Endosc. 2005;62(4):551-560.
5) 日本肝胆膵外科学会:臨床・病理 胆道癌取扱い規約. 第6版. 金原出版, 2013.
6) Puli SR, et al:Diagnostic accuracy of EUS for vascular invasion in pancreatic and periampullary cancers: a meta-analysis and systematic review. Gastrointest Endosc. 2007;65(6):788-797.
7) Trikudanathan G, et al:Staging accuracy of ampullary tumors by endoscopic ultrasound: meta-analysis and systematic review. Dig Endosc. 2014;26(5):617-626.
8) Chen CH, et al:Reappraisal of endosonography of ampullary tumors: correlation with transabdominal sonography, CT, and MRI. J Clin Ultrasound. 2009;37(1):18-25.
9) Cannon ME, et al:EUS compared with CT, magnetic resonance imaging, and angiography and the influence of biliary stenting on staging accuracy of ampullary neoplasms. Gastrointest Endosc. 1999;50(1):27-33.
10) Kanno Y, et al:Capability of Radial- and Convex-Arrayed Echoendoscopes for Visualization of the Pancreatobiliary Junction. Clin Endosc. 2018;51(3):274-278.
11) Kaneko M, et al:Prospective, randomized, comparative study of delineation capability of radial scanning and curved linear array endoscopic ultrasound for the pancreaticobiliary region. Endosc Int Open. 2014;2(3):E160-70.

(太和田勝之)

疾患編

2 胆道系疾患

11 IgG4関連硬化性胆管炎

IgG4関連硬化性胆管炎（IgG4-related sclerosing cholangitis）は，血中IgG4の上昇，病変局所の線維化と病理組織学的にIgG4陽性形質細胞の胆管壁への浸潤を特徴とする硬化性胆管炎であり，多くの例（92～95％）で自己免疫性膵炎（AIP）を合併する。胆管狭窄の形態により，Type1（膵内胆管の狭窄），Type2（膵内胆管，肝門部，肝内胆管の狭窄），Type3（膵内胆管，肝門部胆管狭窄），Type4（肝門部胆管狭窄）の4つに分類されている[1～3]。

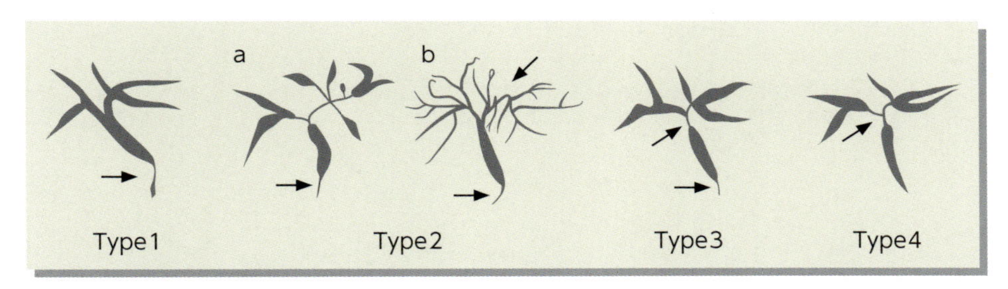

IgG4関連硬化性胆管炎の分類　（文献1をもとに作成）

POINT

- 胆管狭窄部に全周性のほぼ均一な壁肥厚を認める
- 胆管肥厚部の内膜面，外膜面は平滑で胆管壁内部は均一である
- 胆管狭窄部以外の胆管壁，胆嚢壁にも広範に肥厚所見がみられる

胆管像でいずれかのTypeの狭窄が認められた場合，AIPを合併していればIgG4関連硬化性胆管炎を積極的に疑う根拠となる。しかし，AIPのないType1では胆管癌，膵癌，慢性膵炎，Type2では原発性硬化性胆管炎（primary sclerosing cholangitis：PSC），またType3，4では胆管癌，胆嚢癌などを鑑別する必要がある。

IgG4関連硬化性胆管炎は，胆管狭窄部に全周性で均一な壁肥厚所見を認め，狭窄部以外の胆管壁，胆嚢壁にも広範に肥厚所見が認められる。加えて，内腔低エコー層の均一な肥厚，外側高エコー層の平滑所見は，胆管癌との鑑別ポイントである[1~4)]。また，PSCとの鑑別にはそれぞれの特徴的な胆管所見が有用である。

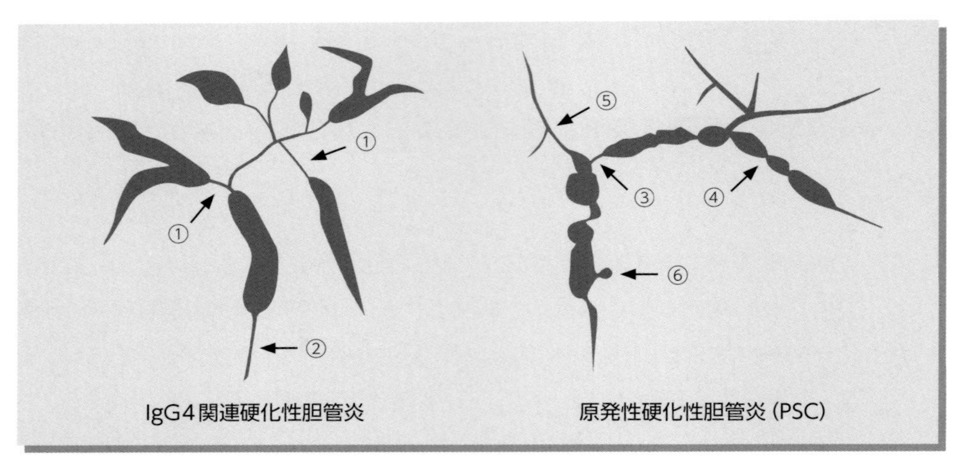

原発性硬化性胆管炎（PSC）との鑑別

①比較的長い狭窄とその上流の単純拡張（dilation after confluent stricture）
②下部胆管の狭窄（stricture of lower common bile duct）
③帯状狭窄（band-like stricture）
④数珠状所見（beaded appearance）
⑤剪定状所見（pruned-tree appearance）
⑥憩室様突出（diverticulum-like outpouching）

（文献1をもとに作成）

症例

Type 1（図1）

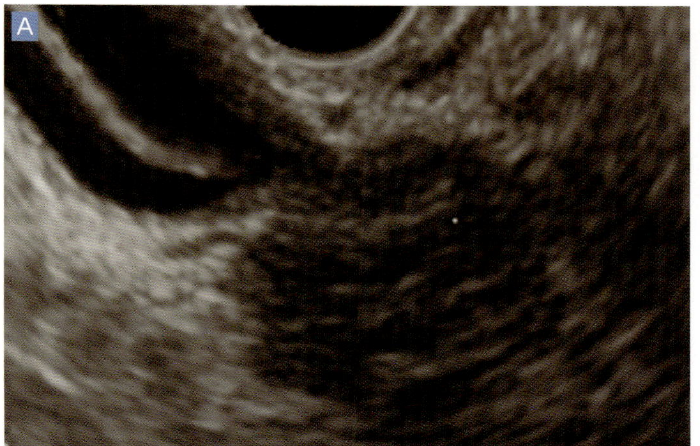

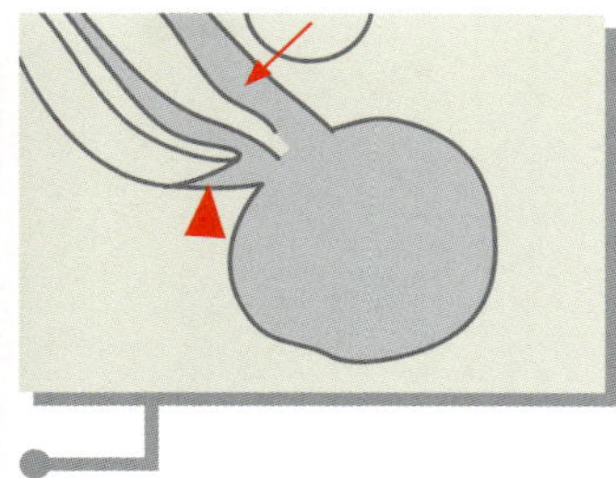

EUS

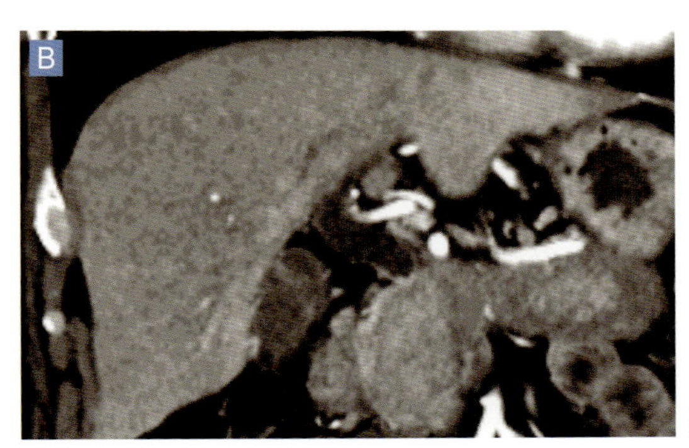

造影CT

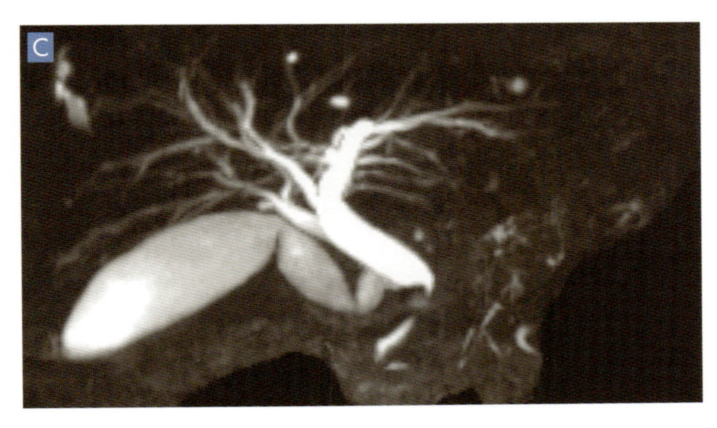

MRCP

EUSで，膵は腫大し，内部は均一な低エコーを呈する（図1A）。また，肝外胆管は膵上縁で狭窄し，胆管壁（図1A矢印）と胆嚢癌（図1A矢頭）に肥厚がみられる。MRCPでは膵頭部の主膵管狭窄，下部胆管の狭窄を認める（図1C）。造影CTでは胆管の壁肥厚，膵のソーセージ様腫大，cupsule-like rimを認める（図1B）。

Type 2 (図2)

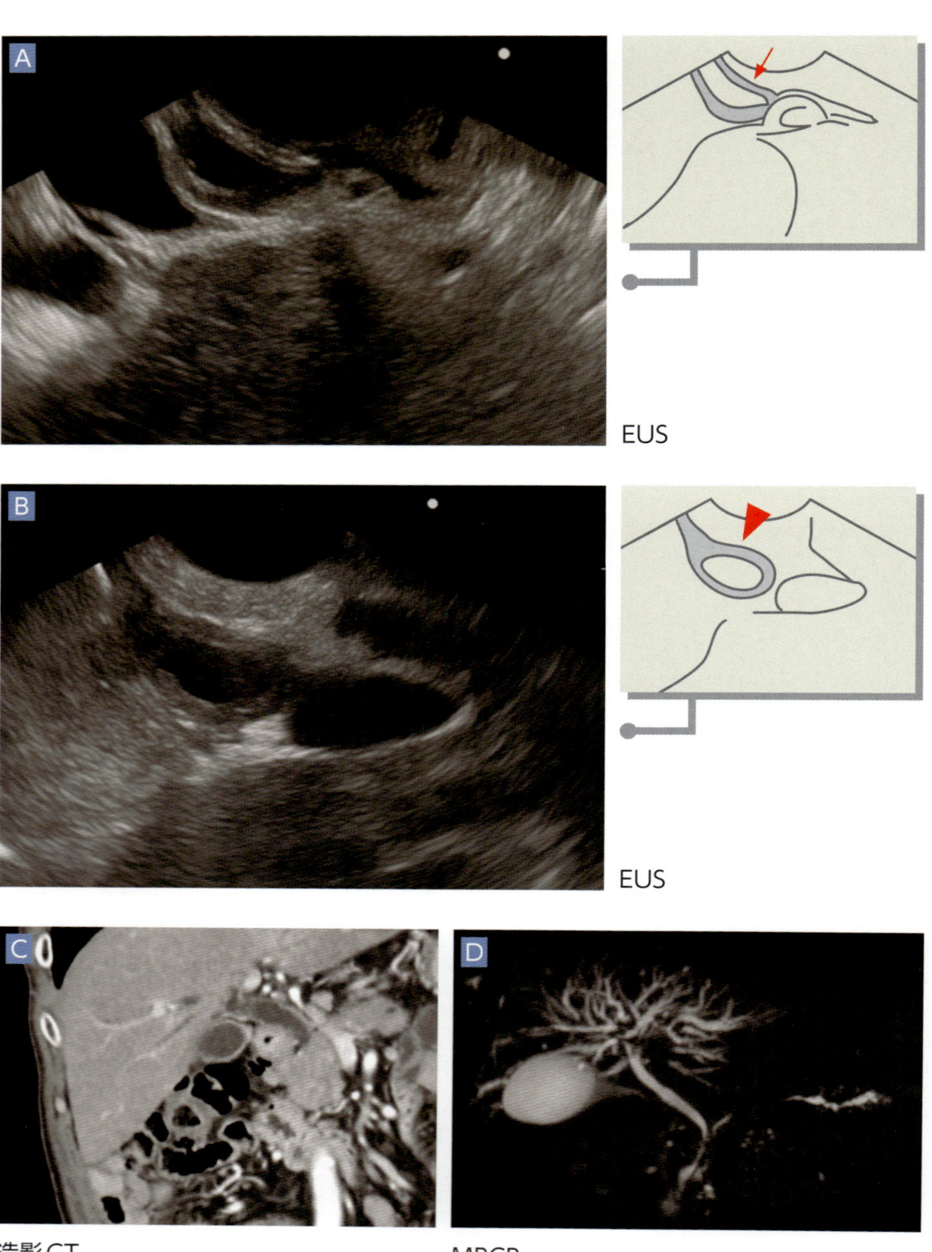

EUSでは，膵上縁で狭窄した胆管の肝門側胆管壁は肥厚し(図2A矢印)，さらに，肝門部に向かって壁の均一な肥厚(図2B矢頭)も認められる。MRCPでは膵頭部および膵体部の主膵管狭窄，下部胆管の狭窄，および肝門部胆管の狭窄を認める(図2D)。造影CTでも同様に，胆管の壁肥厚が確認できる(図2C)。

文 献

1) 厚生労働省IgG 関連全身硬化性疾患の診断法の確立と治療方法の開発に関する研究班，他：IgG4関連硬化性胆管炎臨床診断基準2012. 胆道. 2012;(1):59-63.
[https://www.jstage.jst.go.jp/article/tando/26/1/26_59/_pdf]
2) Kamisawa T, et al:Clinical practice guidelines for IgG4-related sclerosing cholangitis. J Hepatobiliary Pancreat Sci. 2019;26(1):9-42.
3) Nakazawa T, et al:Diagnostic criteria for IgG4-related sclerosing cholangitis based on cholangiographic classification. J Gastroenterol. 2012 ;47(1):79-87.
4) Kamisawa T, et al:Role of endoscopy in the diagnosis of autoimmune pancreatitis and immunoglobulin G4-related sclerosing cholangitis. Dig Endosc. 2014;26(5):627-635.

（瀬座勝志）

2 胆道系疾患

12 Mirizzi 症候群（胆嚢管結石陥頓）

Mirizzi症候群は，胆嚢頚部の陥頓結石や胆嚢管結石による機械的圧迫，炎症性変化のため総胆管が狭窄した病態であり症候性の胆石症の1～2％に発症すると報告されている[1)]。3管合流部が低位にある場合にみられることが多く，表の2つのTypeに分けられる[2, 3)]。

表 ▶ Mirizzi症候群の分類

Type Ⅰ	胆管周囲の炎症性により，胆管の狭窄がみられる
Type Ⅱ	結石による胆管への圧迫壊死により，胆嚢胆管瘻が生じた病態

POINT

- 胆嚢頚部や胆嚢管に陥頓した結石と，その近傍の総胆管の狭窄所見

胆囊管結石陥頓① (図1)

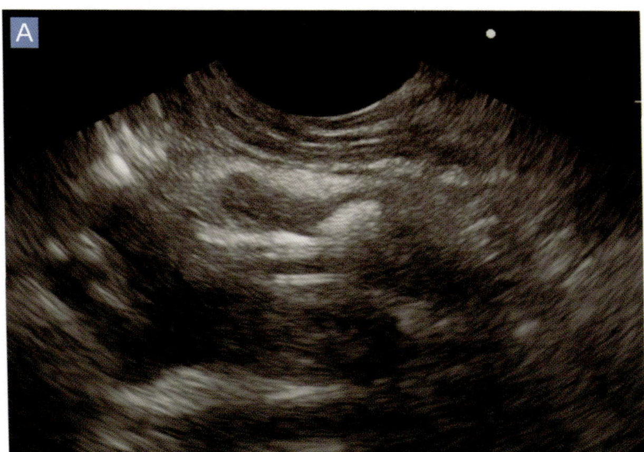

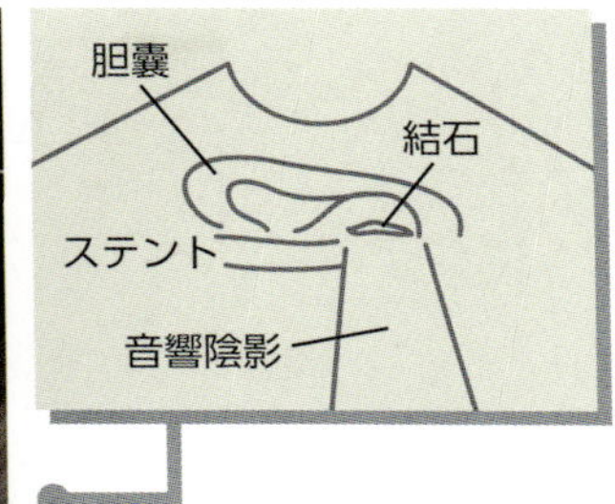

EUS

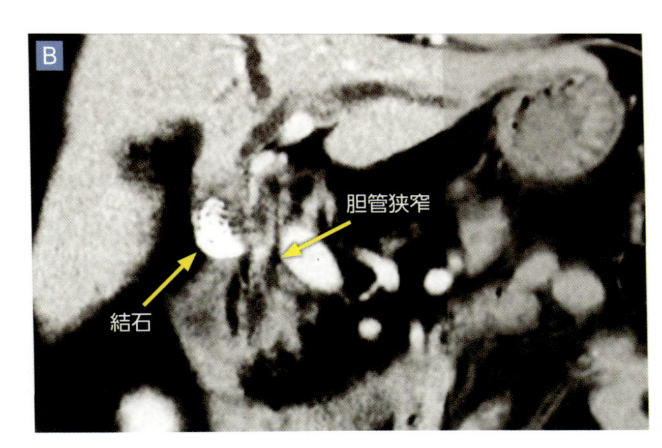

造影CT

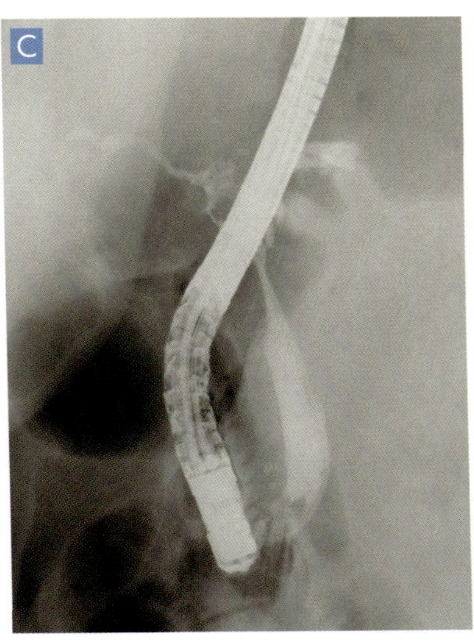

ERCP

造影CTでは同部位の胆管狭窄と近傍に胆囊結石がみられる(図1B)。胆管内へのチューブステント留置後のEUSでは，胆管狭窄部の結石陥頓と胆囊炎を認めた(図1A)。ERCPでは3管合流部から肝門部までの胆管の狭窄が確認される(図1C)。

胆囊管結石陥頓②（図2）

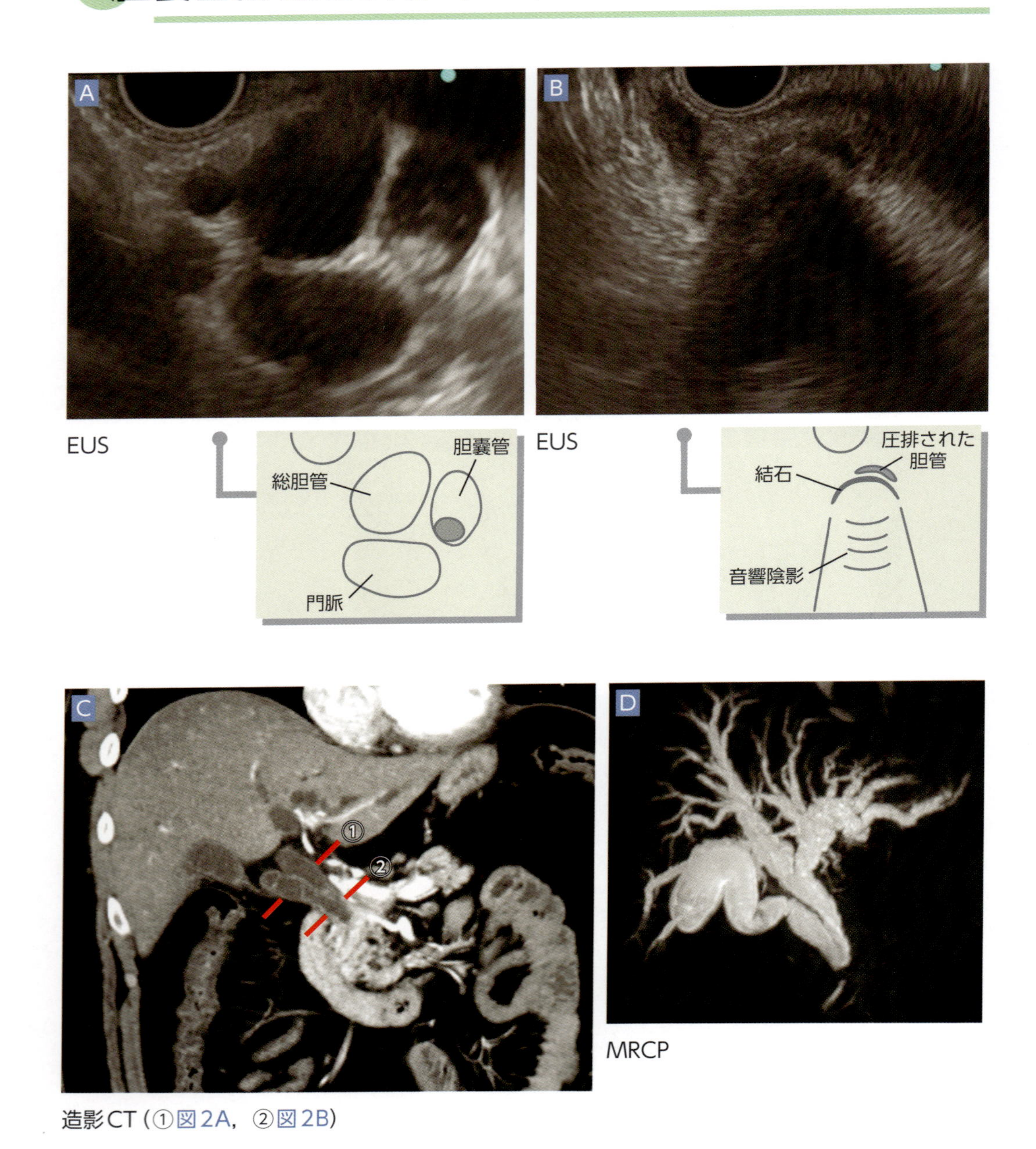

EUS

EUS

造影CT（①図2A，②図2B）

MRCP

EUSで中部総胆管と胆囊管の拡張を認める（図2A）。膵上縁で胆囊管内に結石があり（図2B），総胆管は圧排され三日月状となっている。造影CTでは，総胆管，胆囊管，胆囊の拡張と壁の肥厚がみられるが，結石は確認できない（図2C）。MRCPでは，総胆管，胆囊管，胆囊の拡張と，3管合流部胆管の途絶像を認める（図2D）。

文 献

1) Beltrán MA:Mirizzi syndrome: history, current knowledge and proposal of a simplified classification. World J Gastroenterol. 2012;18(34):4639-4650.
2) Clemente G, et al:Mirizzi Syndrome: Diagnosis and Management of a Challenging Biliary Disease. Can J Gastroenterol Hepatol. 2018;2018:6962090.
3) Chen H, et al:Current trends in the management of Mirizzi Syndrome: A review of literature. Medicine (Baltimore). 2018;97(4):e9691.

（瀬座勝志）

2 胆道系疾患

13 総胆管結石

総胆管結石（common bile duct stone）に対するEUSの診断の感度は93～97％，特異度96～98％，陽性的中率93～100％，正診率96～97％とされている。一方，MRCPの感度は81～92％，特異度93～98％，陽性的中率62～87％，正診率92～94％であり，有意差はないもののEUSが検出率で優れている[1～5]。特に，胆管拡張のみられない小結石では，他の画像診断よりも検出能が優れていると報告されている[2]。したがって，胆管炎症状で胆管結石が疑われるものの，CTやMRCPでは結石が確認できないような場合，EUSが有用であると言える。

POINT

- 胆管内の等～高エコー腫瘤様陰影
- 音響陰影を伴う場合が多い

胆道結石は音響陰影伴う場合が多いが（78.5％），黒色石やビリルビンカルシウム石の一部は音響陰影を認めないことがある[6]。このような音響陰影を伴わない結石は，肝実質と比べ，等～高エコーレベルを示すことが多い[6]。

総胆管結石① (図 1)

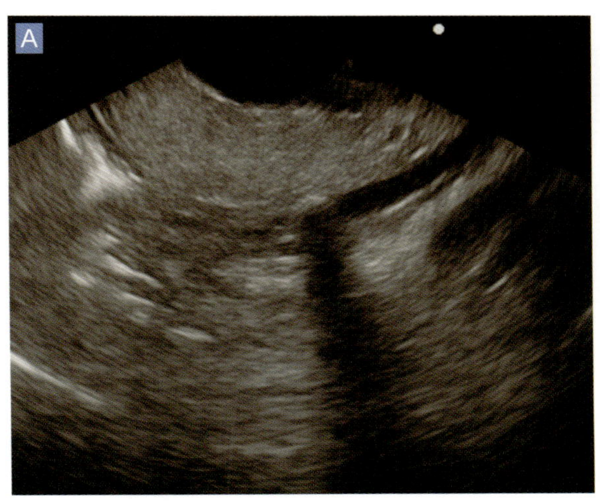

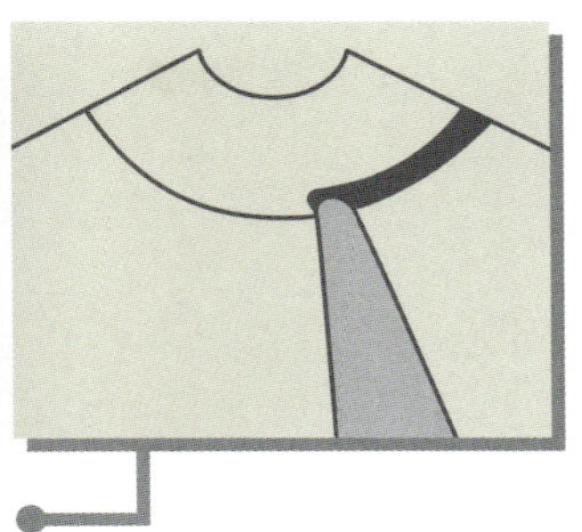

EUS

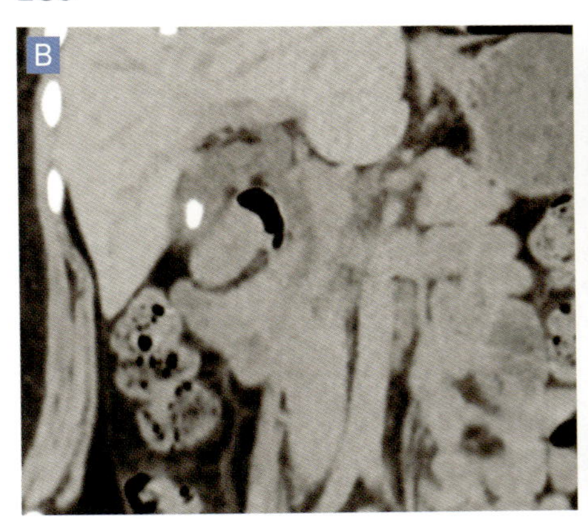

CT

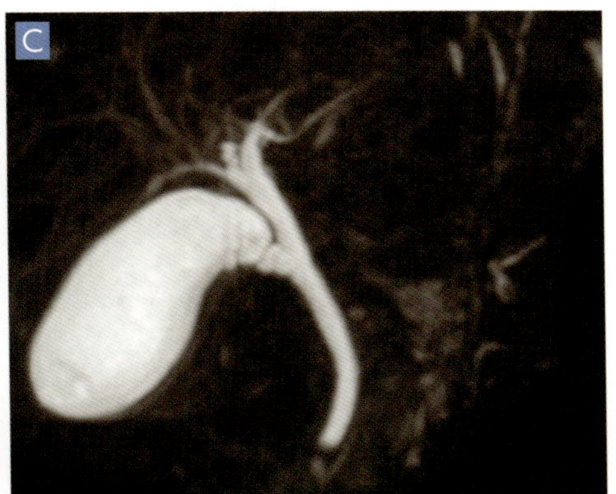

MRCP

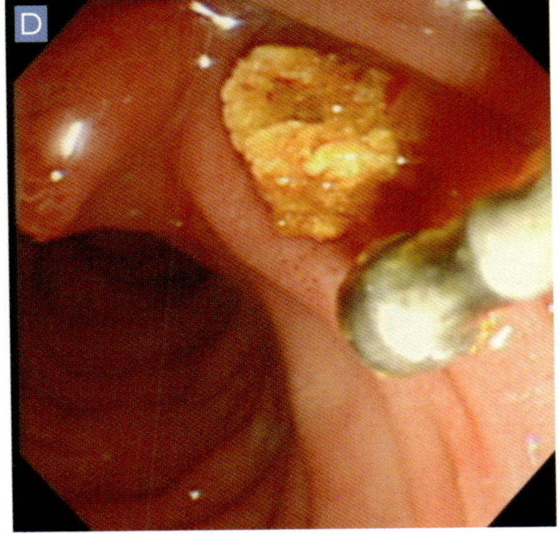

内視鏡

EUSでは，乳頭部近傍の胆管内に音響陰影を伴う高エコー像を認める（図1A）。CTでは胆囊内に石灰化した結石が確認されるが，胆管内には結石像は認められない（図1B）。MRCPで下部胆管にdefectを認める（図1C）。総胆管結石と診断し，ESTを施行，結石を排出した。

総胆管結石②（図2）

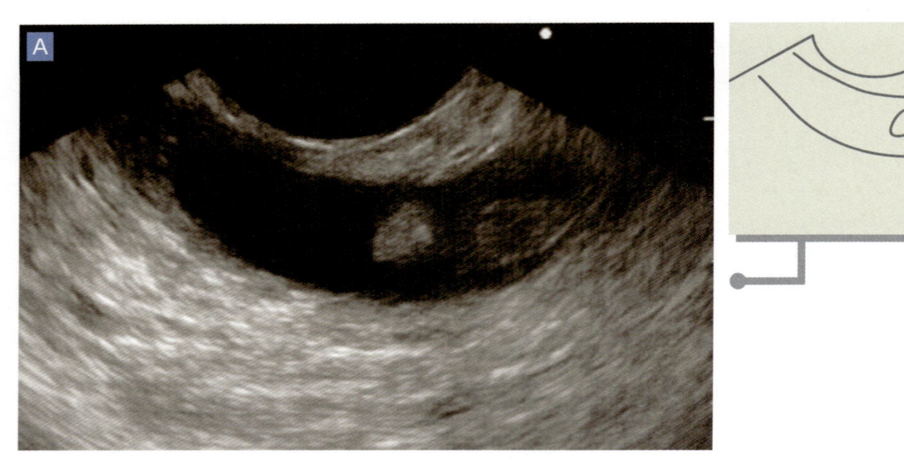

EUS

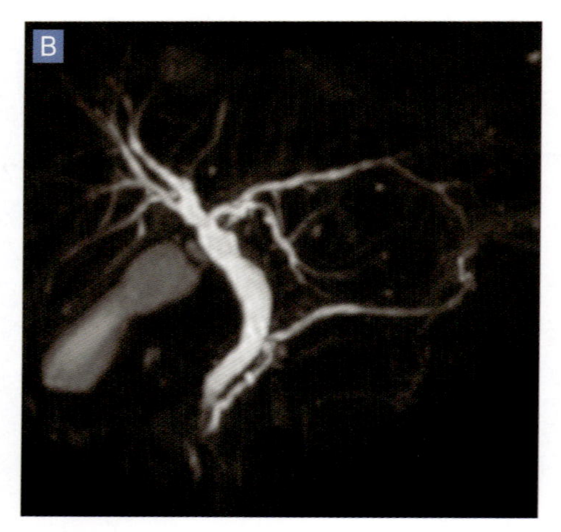

MRCP

胆管炎を疑う症状があったが，CT，MRCP（図2B）では結石は認めなかった。EUSでは膵内胆管に音響陰影を伴わない径3～4mmの結石を認めた（図2A）。

共通管結石（図3）

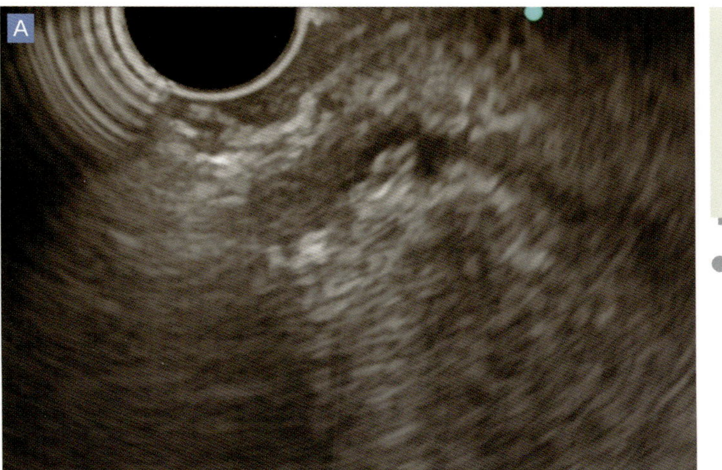

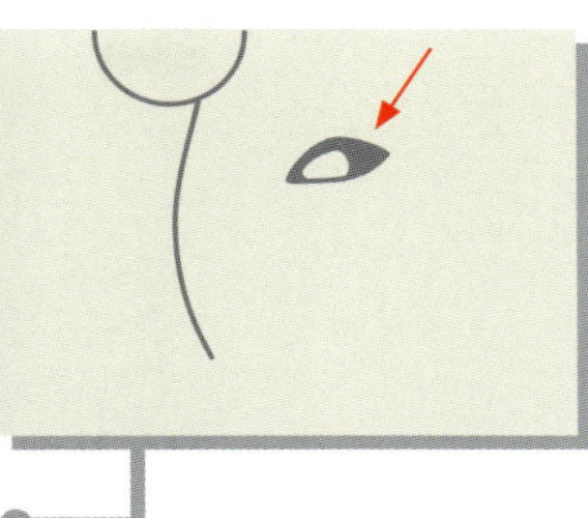

EUS

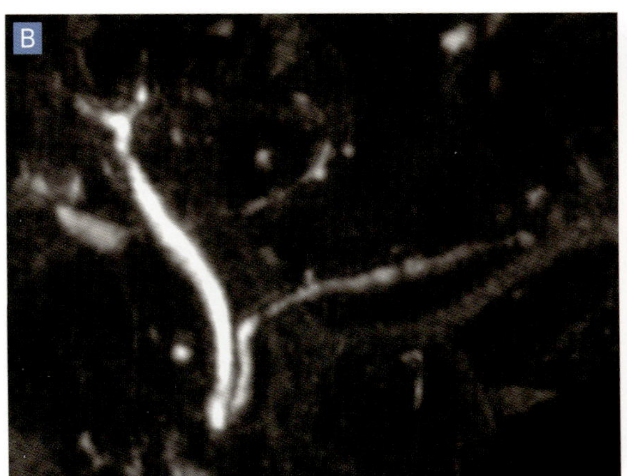

MRCP

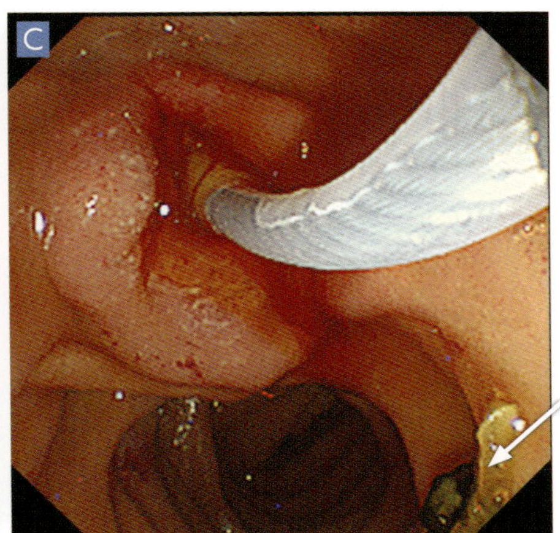

内視鏡

EUSで，共通管内に2mmの音響陰影を伴わない結石がみられた（図3A矢印）。MRCPでは，結石は指摘できなかった（図3B）。乳頭切開を行い，径2mmほどの黒色石が排出された（図3C矢印）。

文 献

1) Verma D, et al:EUS vs MRCP for detection of choledocholithiasis. Gastrointest Endosc. 2006;64(2):248-254.
2) Palazzo L, et al:EUS in common bile duct stones. Gastrointest Endosc. 2002;56(4 Suppl):S49-57.
3) Jendresen MB, et al:Preoperative routine magnetic resonance cholangiopancreatography before laparoscopic cholecystectomy: a prospective study. Eur J Surg. 2002;168(12):690-694.
4) De Castro VL, et al:Endoscopic ultrasound versus magnetic resonance cholangiopancreatography in suspected choledocholithiasis: A systematic review. Endosc Ultrasound. 2016;5(2):118-128.
5) Bergele C, et al:EUS and Common bile duct stones. Ann Gastroenterol. 2004;17(3):246-252.
6) 矢沢孝文, 他:胆石の超音波特性に基づく性状診断. 日消誌. 1988;85(3):708-714.

(瀬座勝志)

2 胆道系疾患

14 膵胆管合流異常 (pancreaticobiliary maljunction)

膵胆管合流異常とは，膵管と胆管が十二指腸壁外で合流する，先天性の形成異常である。膵管・胆管の合流部に十二指腸乳頭部括約筋の作用が及ばないため膵液と胆汁が相互に逆流し，また胆汁や膵液の流出障害が生じることがある。このため，胆管炎や胆石，急性膵炎などの発症，あるいは胆道癌の合併が少なくない。さらに，膵胆管合流異常に胆管拡張を呈したものが狭義の先天性胆道拡張症である[1)]。膵胆管合流異常では胆道癌の合併が多いことから，診断確定後は原則として手術が推奨される[2～4)]。

POINT

- 十二指腸筋層よりも上流で膵管と胆管が合流する
- 胆嚢壁粘膜層のびまん性肥厚

EUSで，十二指腸固有筋層よりも肝側で膵管と胆管が合流し，共通管を形成している像がみられる。胆管拡張型では膵内胆管が急激に先細りし，膵管に合流する形態をとることが多く，胆管非拡張型に比べ描出がやや困難である。

膵胆管合流異常に伴う胆嚢壁のびまん性肥厚（内側低エコー層の肥厚）は，胆管拡張型で46％，非拡張型で82％と報告されている[5, 6)]。胆嚢内に逆流した膵液により，胆嚢壁の炎症が繰り返される結果，胆嚢壁が肥厚し，さらに細胞増殖活性が亢進することによって過形成から異型性を経て胆嚢癌に至る機序が考えられている。病理組織の検討では，過形成は乳頭状の形態をとることが多い。一方，胆管上皮の過形成変化は胆管拡張型にみられる場合が多く，頻度は10％程度とされている[6)]。

膵胆管合流異常は，膵管と胆管の合流部の角度などから，①胆管が膵管に直角に合流する胆管合流型（bile duct type），②膵管が胆管に鋭角に合流する膵管合流型（pancreatic duct type），③複雑な合流形式を呈する複雑型（complex type），の3つに分けられる。また，膵胆管合流異常には胆管拡張型（先天性胆道拡張症）と胆管非拡張型とがある。従来，成人の胆管径は基準値を10mmにすることが多かったが，腹部エコーを用いた調査では胆管径の上限値は年齢ごとに異なっており，年齢相当の基準値（30歳代6.3mm，40歳代6.7mm以下，50歳代7.2mm以下，70歳代8.5mm以下）を参考とすることが推奨されている[2, 7]。成人における先天性胆道拡張症では，胆囊癌62.3％，胆管癌32.1％を合併し，胆管非拡張型では胆囊癌88.1％，胆管癌7.3％を合併する。

また，膵胆管合流異常では膵管不完全癒合を合併することが多いとされている。

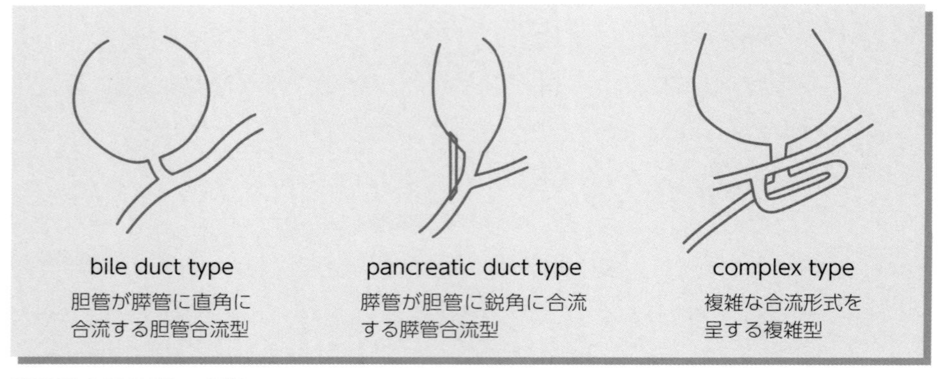

膵胆管合流異常の分類

胆管合流型（図1）

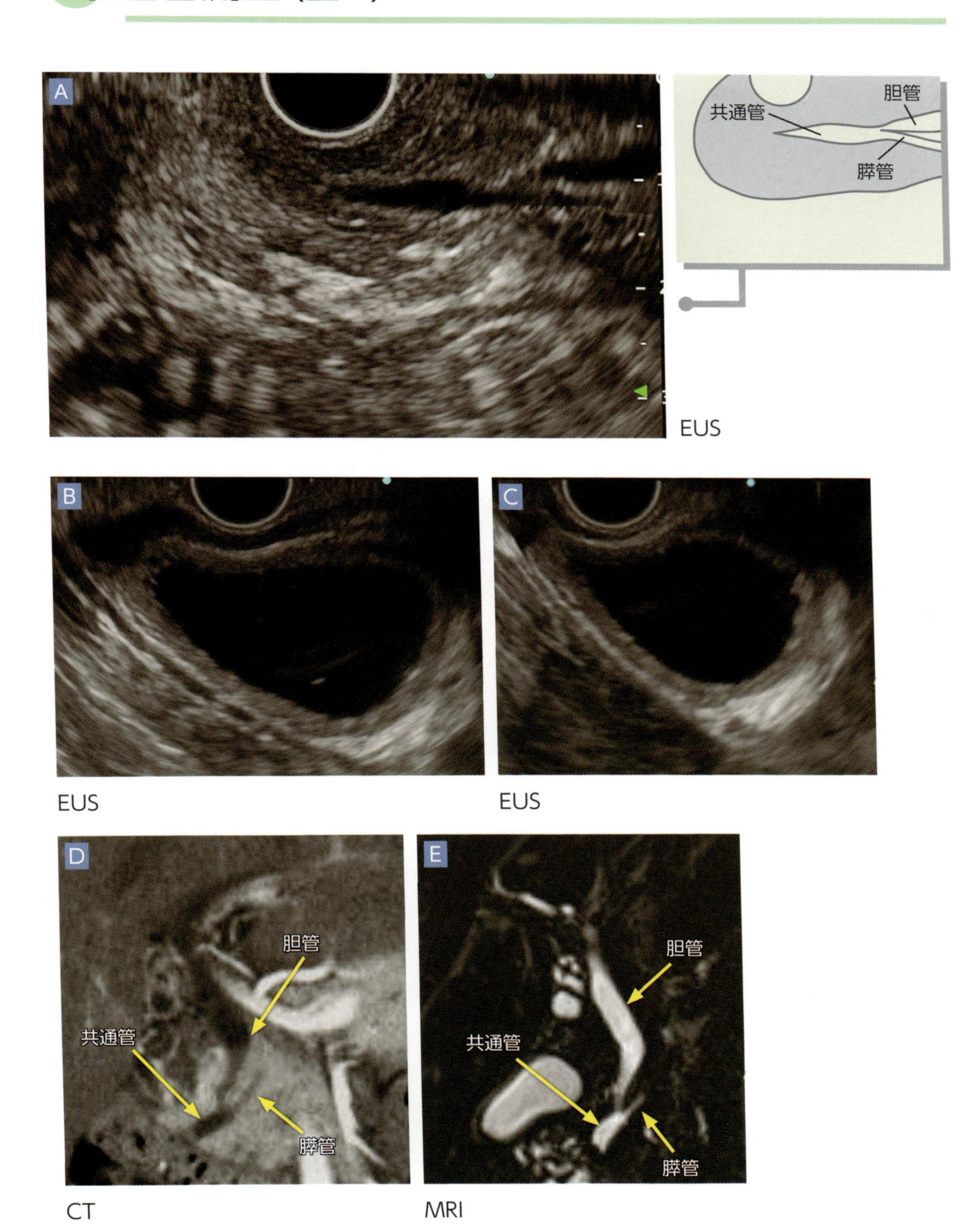

EUSでは，膵実質内で胆管が膵管に合流していることが確認できる（胆管合流型）（図1A）。CT（図1D）およびMRI（図1E）でも膵内での胆管・膵管の合流を認める。また，胆嚢の内側の低エコー層の均一な壁肥厚を認める（図1B，C）。

膵管合流型（図2）

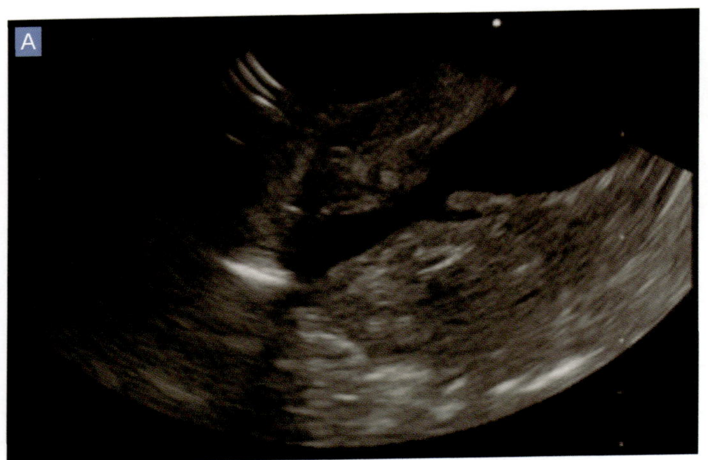

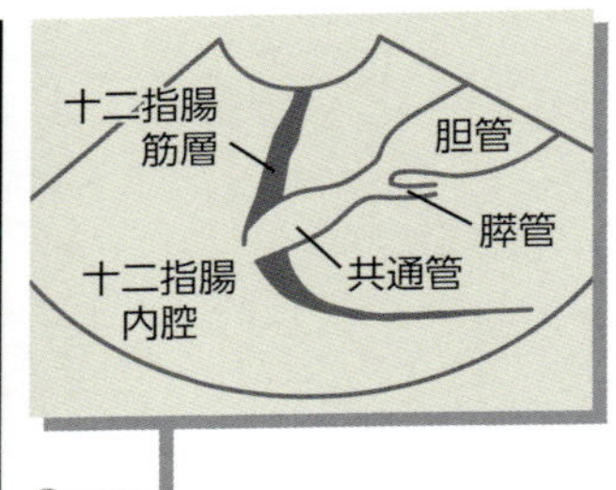

EUS

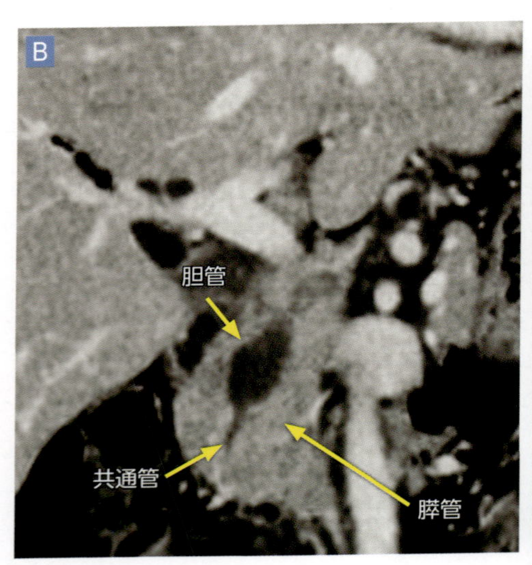

CT

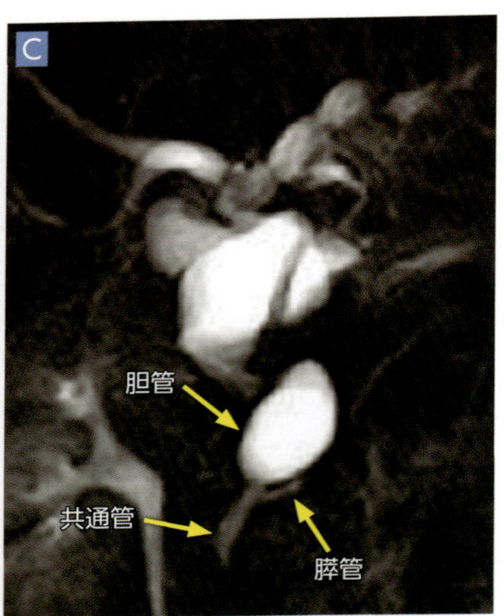

MRI

EUSでは，膵実質内で拡張した胆管に膵管の合流が明瞭である（膵管合流型）（図2A）。CTの冠状断像（図2B）およびMRI（図2C）でも膵内での胆管・膵管の合流が確認できる。

文 献

1) 日本膵・胆管合流異常研究会 日本膵・胆管合流異常研究会診断基準検討委員会：先天性胆道拡張症の診断基準2015. 胆道. 2015;29(5):870-873.
[https://www.jspbm.jp/data/news/update/2016/1_14604222794392.pdf]

2) Funabiki T, et al:Pancreaticobiliary maljunction and carcinogenesis to biliary and pancreatic malignancy. Langenbecks Arch Surg. 2009;394(1):159-169.

3) 日本膵・胆管合流異常研究会，日本胆道学会：膵・胆管合流異常の診療ガイドライン．胆道. 2012;26(5):678-690.

4) 日本膵・胆管合流異常研究会，日本膵・胆管合流異常研究会診断基準検討委員会：膵・胆管合流異常の診断基準2013. 胆道. 2013;27(5):785-787.

5) Hanada K, et al:Pathology and cellular kinetics of gallbladder with an anomalous junction of the pancreaticobiliary duct. Am J Gastroenterol. 1996;91(5):1007-1011.

6) Noda Y, et al:Histological study of gallbladder and bile duct epithelia in patients with anomalous arrangement of the pancreaticobiliary ductal system: comparison between those with and without a dilated common bile duct. J Gastroenterol. 2007;42(3):211-218.

7) Itoi T, et al:Extrahepatic bile duct measurement by using transabdominal ultrasound in Japanese adults: multi-center prospective study. J Gastroenterol. 2013;48(9):1045-1050.

（瀬座勝志）

EUS 主要所見一覧

●本文で取り上げた疾患の典型的な所見ならびに類似する所見を提示する。

1 膵腫瘍（典型例）

膵癌（☞p60）

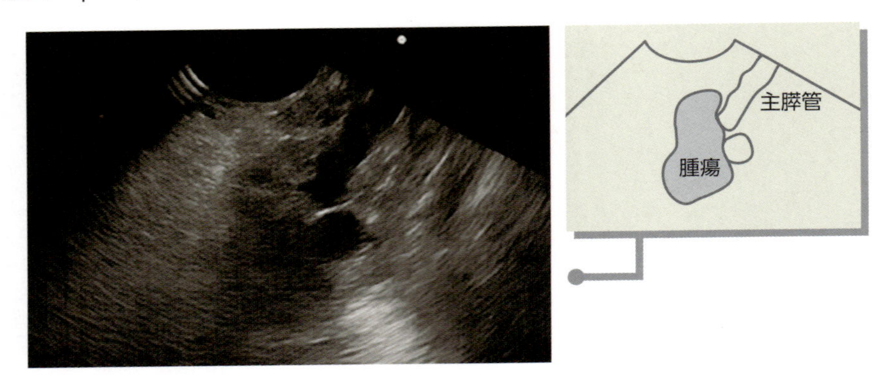

●辺縁不整，境界不明瞭，内部不均一な腫瘍。 主膵管拡張を伴う。 乏血性腫瘍。

退形成性膵癌（☞p87）

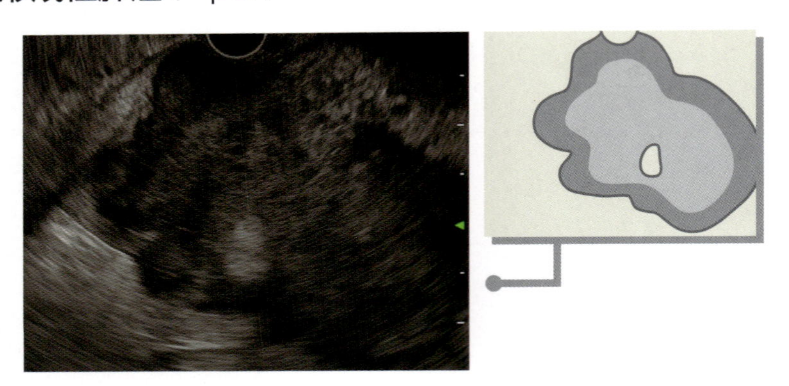

●膨張性発育を示し，内部不均一な腫瘍。

膵神経内分泌腫瘍(PanNEN)(☞p103)

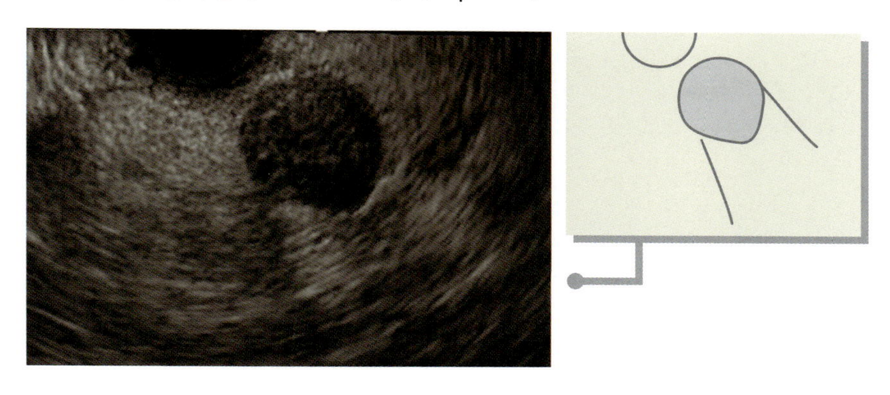

- 辺縁整，境界明瞭，内部均一な腫瘍で被膜形成を伴う。 多血性腫瘍。

膵腺房細胞癌(☞p92)

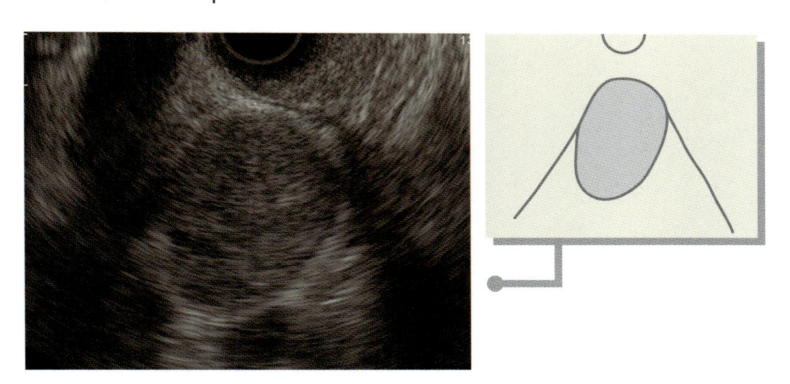

- 膨張性発育，辺縁整，境界明瞭，内部均一な腫瘍。

腺扁平上皮癌(☞p84)

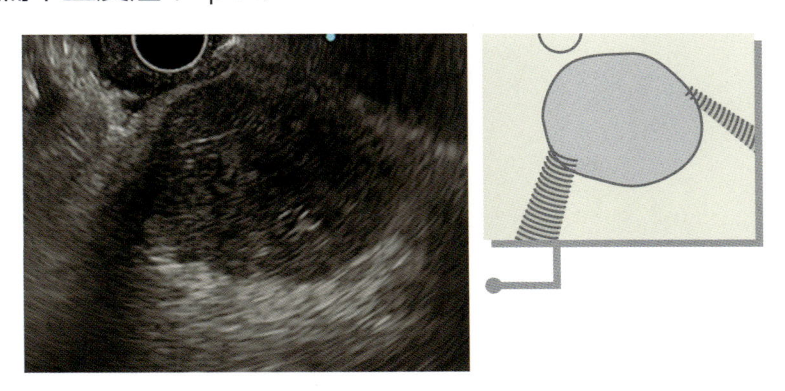

- 辺縁整，境界明瞭，内部均一な腫瘍。 膨張性発育を示す。

副脾（☞p146）

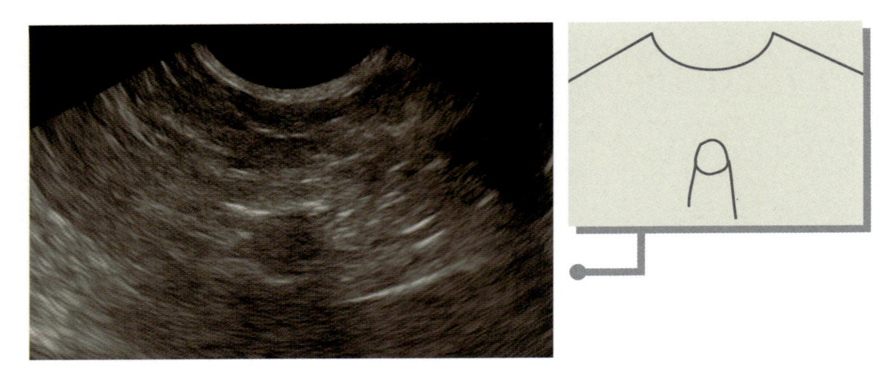

● 類円形，辺縁整，境界明瞭。 膵尾部に好発し，多血性，嚢胞の合併が多い。

転移性膵腫瘍（腎癌膵転移）（☞p127）

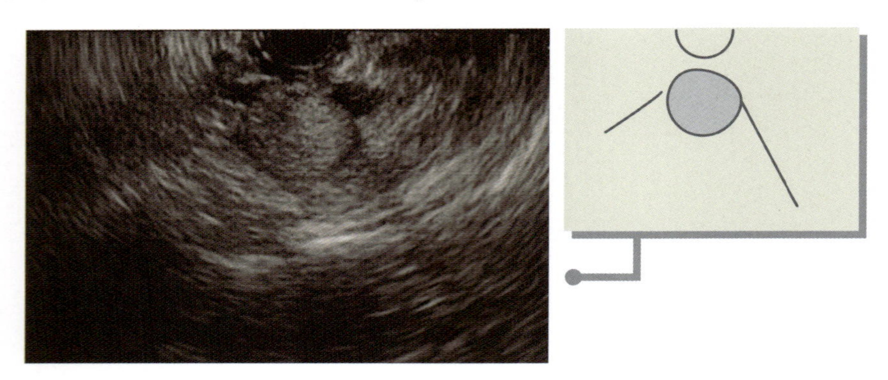

● 多血性腫瘍で多発転移例も多い。

SCN microcystic type（☞p5）

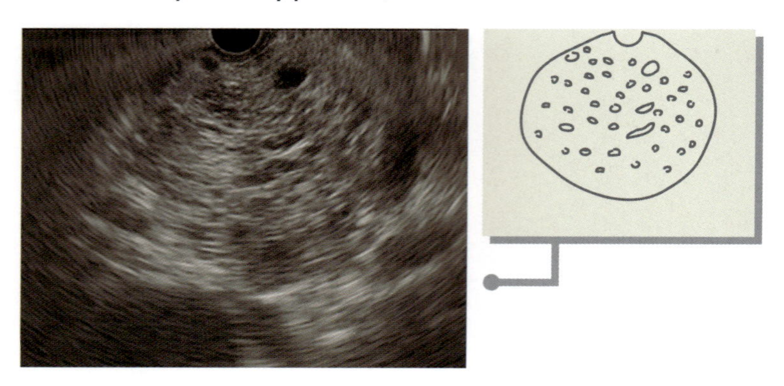

● 大小の嚢胞の集簇。 辺縁の嚢胞が大きい傾向にある。 一般に多血。

SPN (☞p122)

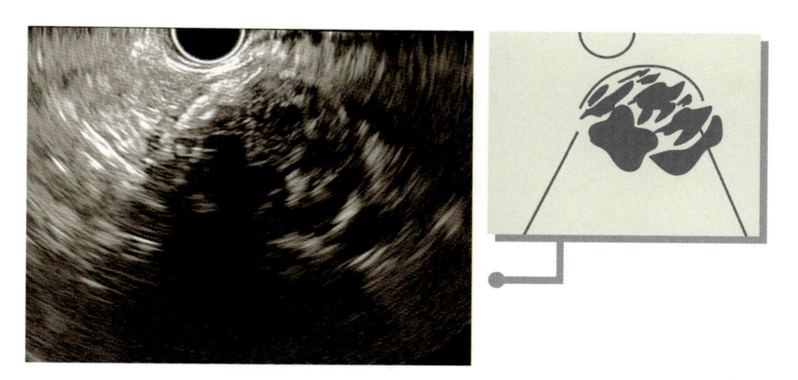

・卵殻様石灰化と内部に嚢胞を認める。 若年女性に好発する。

2 膵充実性腫瘍
（辺縁整，境界明瞭，膵管拡張なし）

膵癌非典型例（膵野型膵癌）（☞p56）

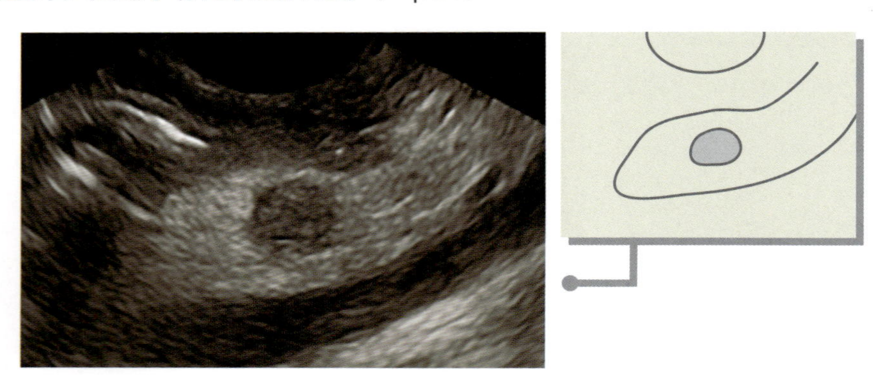

●膵体部の8mmの腫瘍。 内部均一な腫瘍で，主膵管の拡張を伴わない。

SPN非典型例（☞p124）

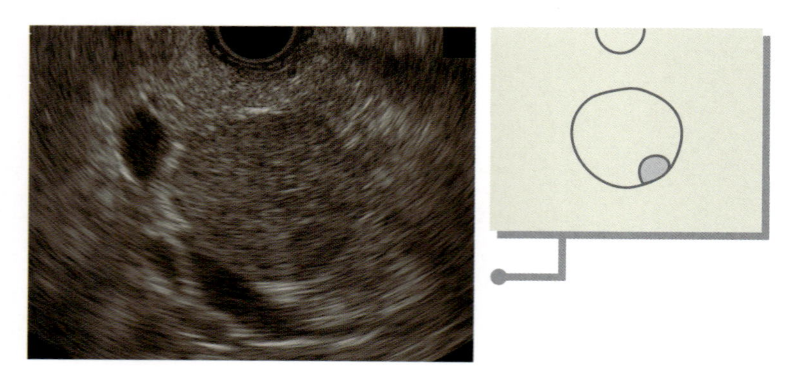

●小型の腫瘍は充実性腫瘍となる場合がある。

SCN非典型例 (☞p2)

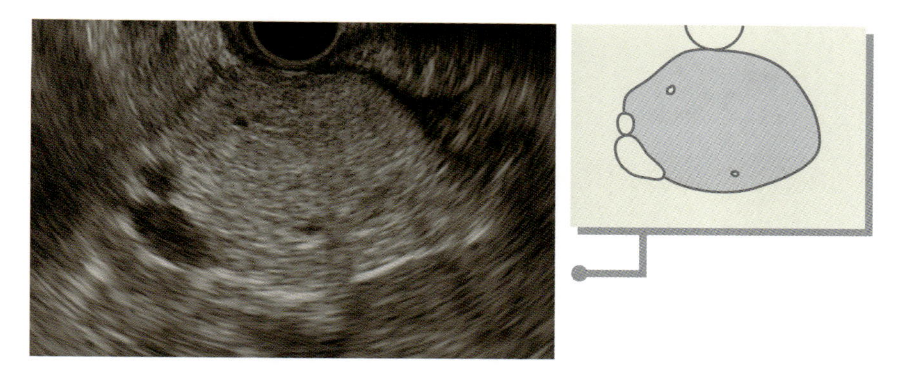

- 頻度は少ないがsolid typeでは充実性腫瘍となる。 多血性腫瘍であるがMRI T2強調像でhigh intensityとなる。

転移性膵腫瘍（肺癌膵転移） (☞p133)

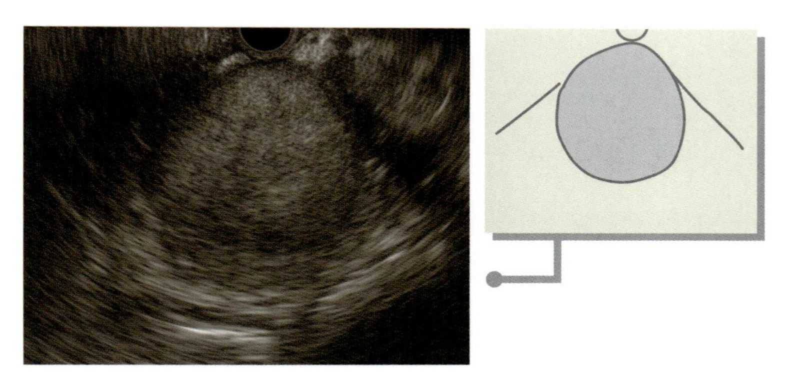

濾胞性リンパ腫 (☞p139)

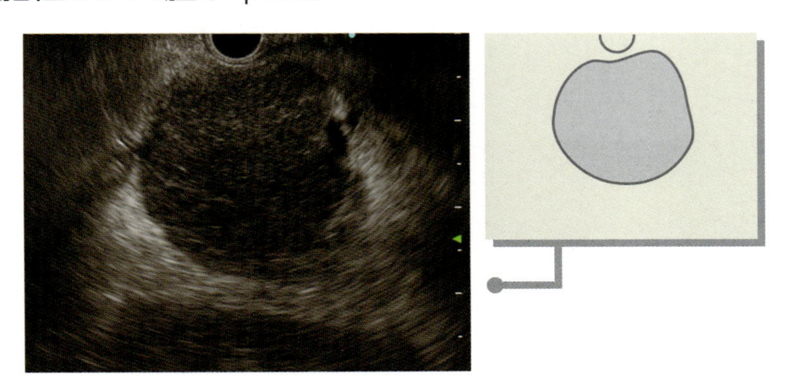

3 膵多血性腫瘍

PanNEN (☞p100)

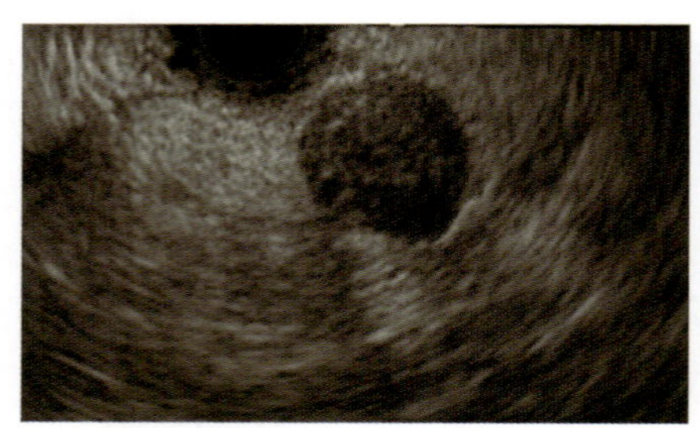

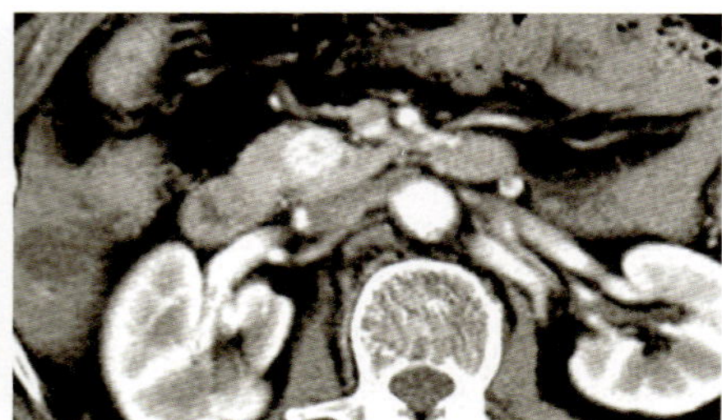

●PanNENの70%は多血性腫瘍である。

SCN solid type (非典型例) (☞p2)

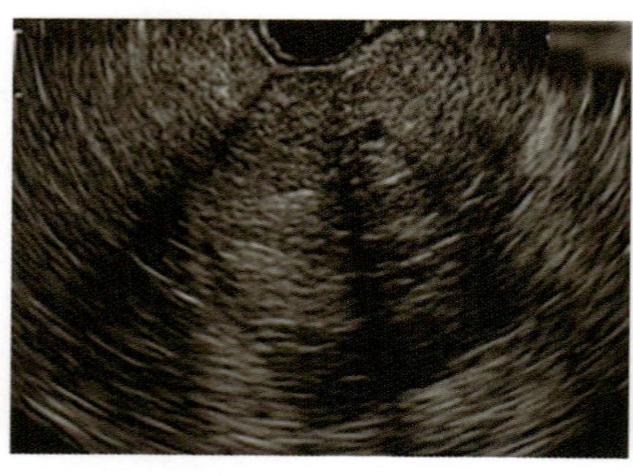

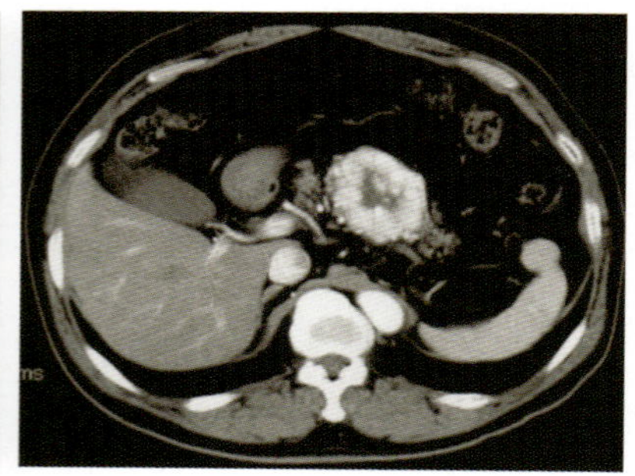

●Solid type (2%未満) は多血性腫瘍となる。

腎細胞癌（膵転移）（☞p129）

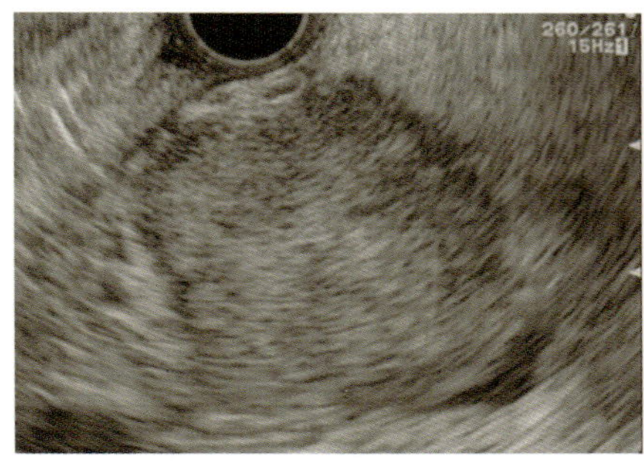

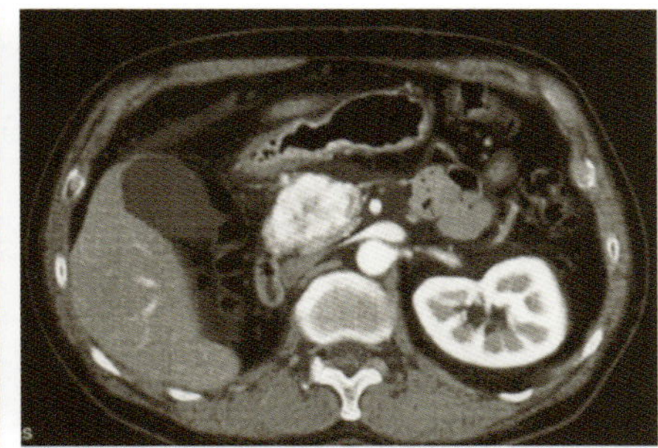

●原発と同様に転移巣も多血性腫瘍となる。

膵内副脾（☞p145）

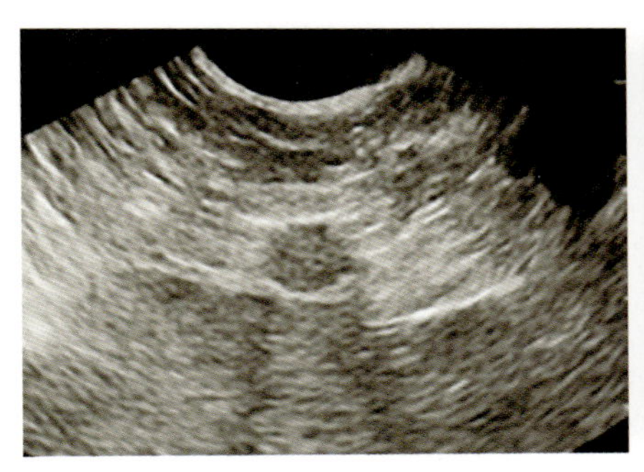

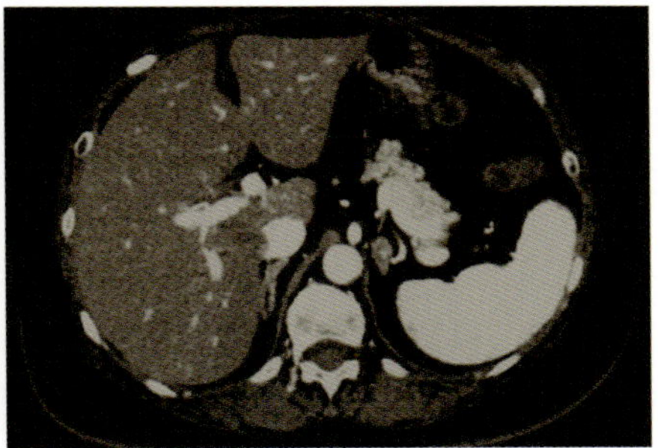

●膵内副脾は膵尾部に好発する。

膵癌（非典型例）（☞p56）

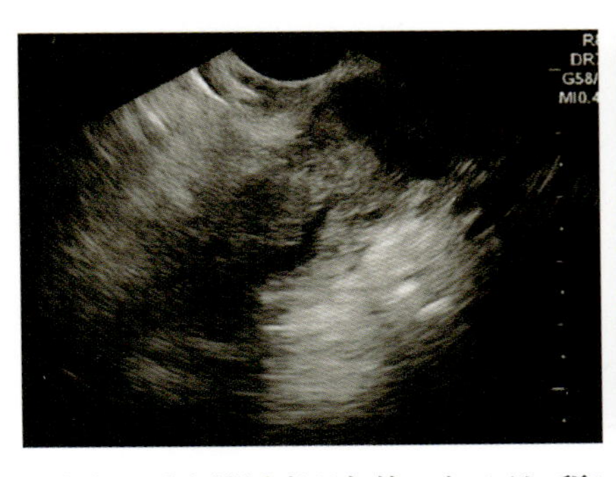

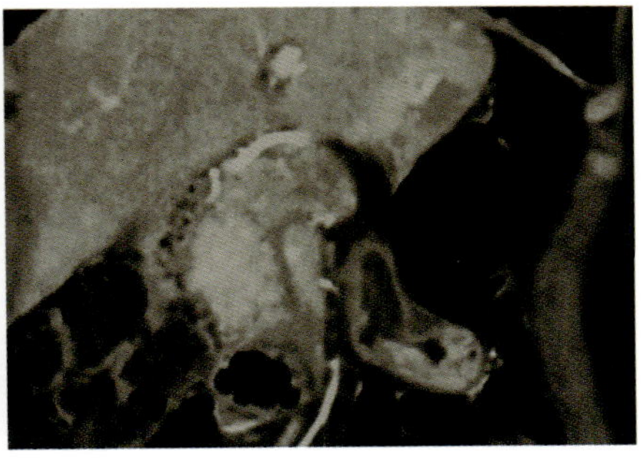

●膵癌は乏血性腫瘍が主体であるが，稀に多血性となる。

悪性リンパ腫 (☞p140)

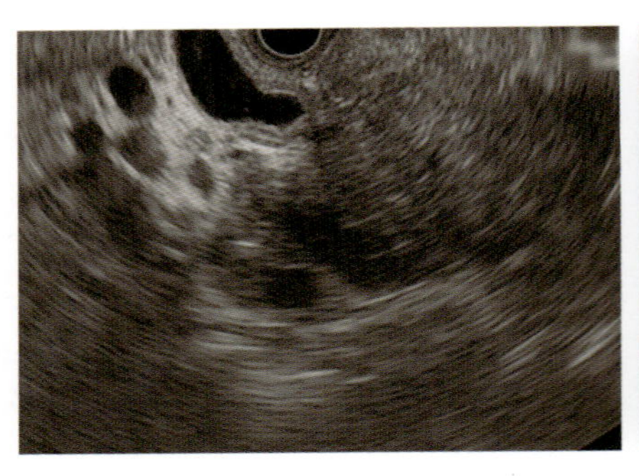

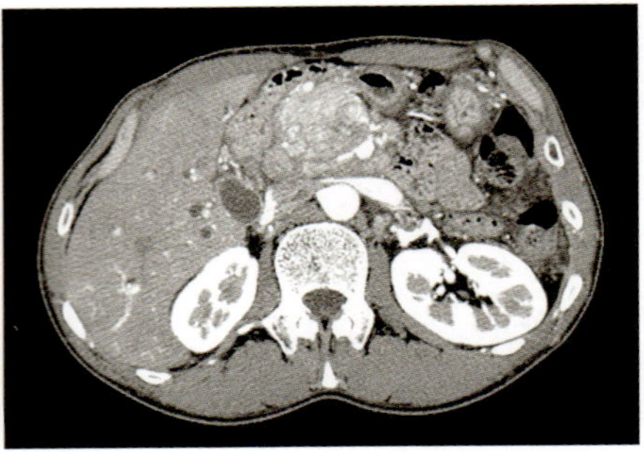

●悪性リンパ腫は主に乏血性であるが，時に多血性となる。

4 膵多房性囊胞

IPMN (分枝型) (☞p25)

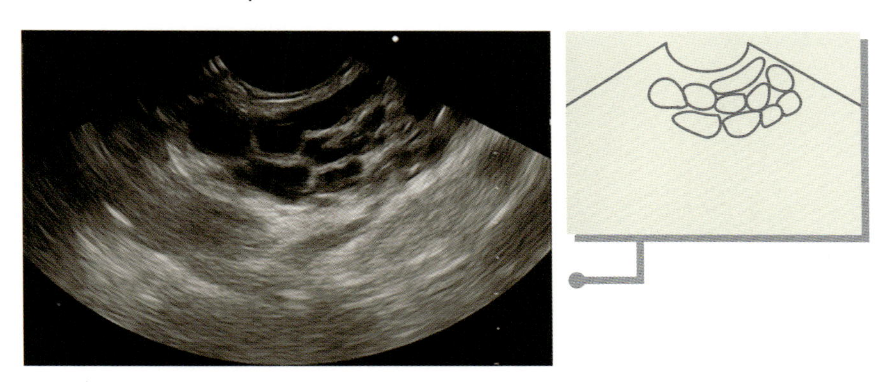

- 境界明瞭な腫瘍で，辺縁は外に凸の多房性腫瘍となる。 主膵管と交通する。

MCN (cyst in cyst) (☞p16)

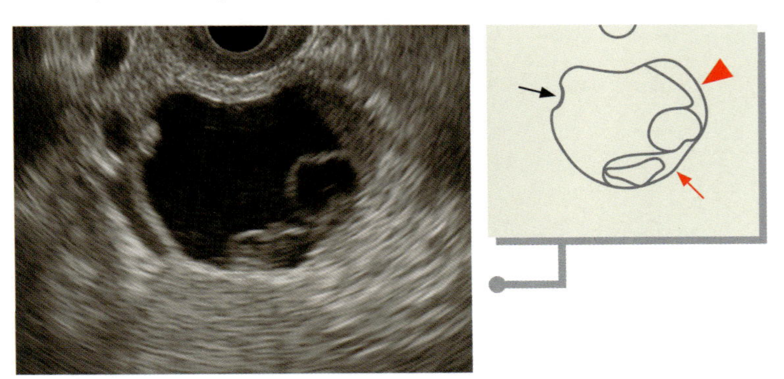

- 辺縁整，境界明瞭な腫瘍。 線維性の厚い被膜を持ち，囊胞内に隔壁や囊胞がみられる。 一般に主膵管との交通はみられない。

MCN (☞p19)

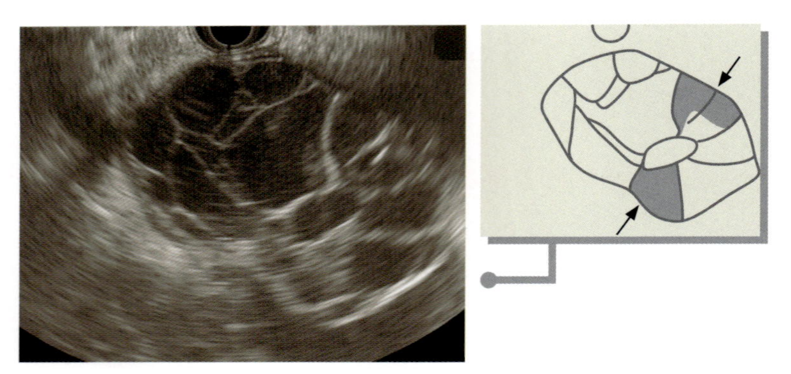

●MCNでは格子様の隔壁を持つ場合がある。

SCN (microcystic type) (☞p5)

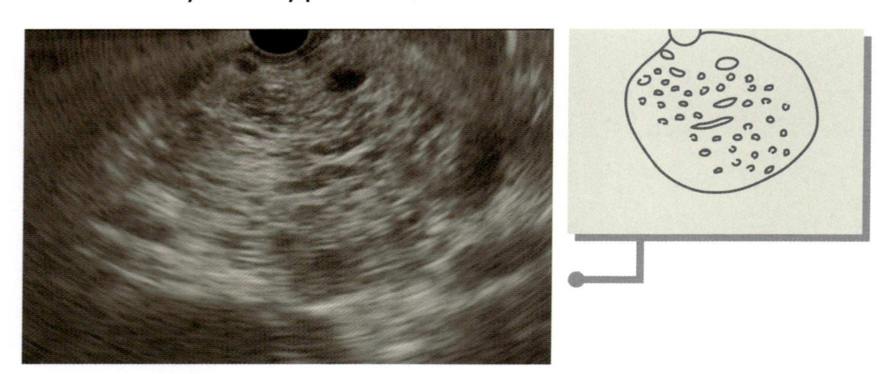

●辺縁整，境界明瞭な腫瘍。 嚢胞内に小嚢胞が集簇している。 主膵管との交通はみられない。

SCN (mixed type) (典型例) (☞p8)

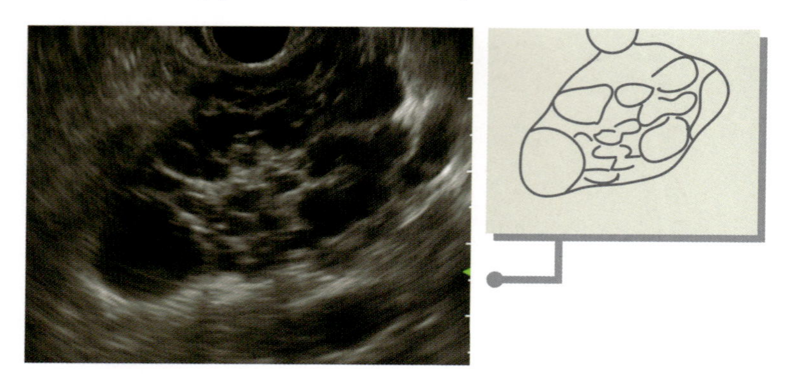

●嚢胞内に大小の嚢胞が集簇している。 辺縁に比較的大きな嚢胞が多い。

SCN macrocystic type (非典型例) (☞p7)

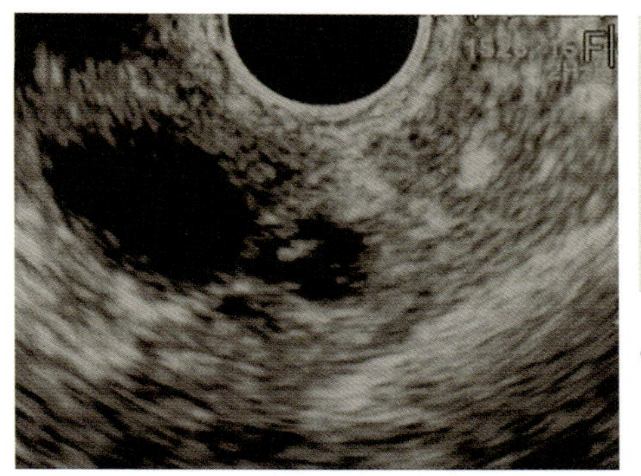

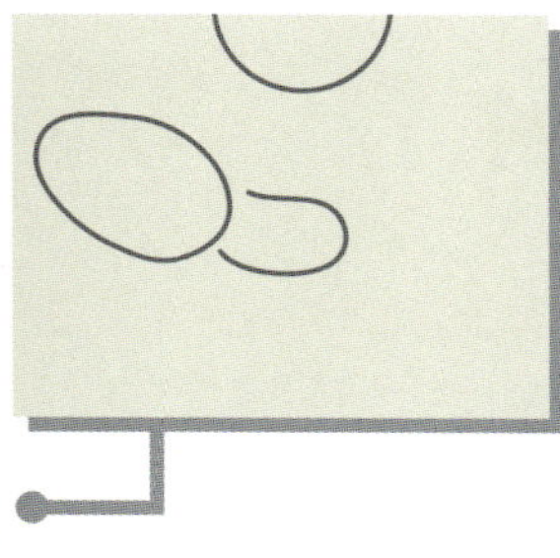

● 1cm以上の大きな囊胞だけで構成される。

SPN (☞p123)

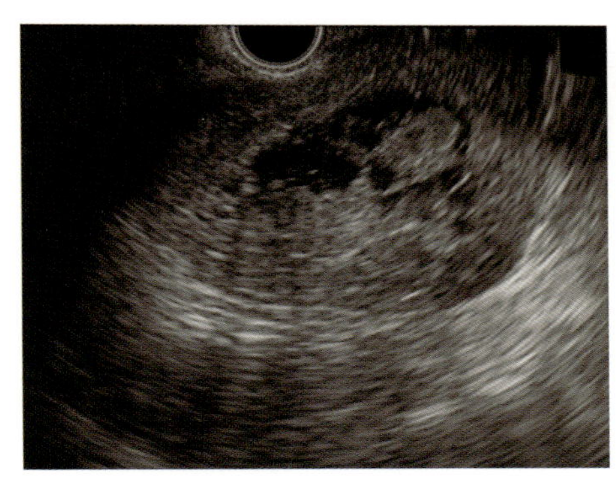

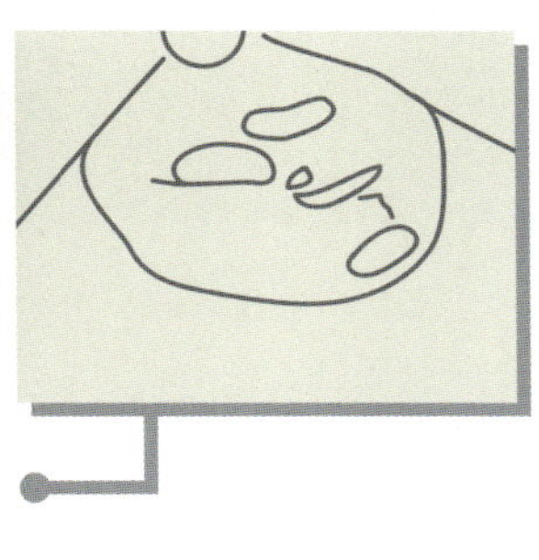

● 腫瘍内に囊胞が混在する。 壁構造は不明瞭。

リンパ管腫 (☞p194)

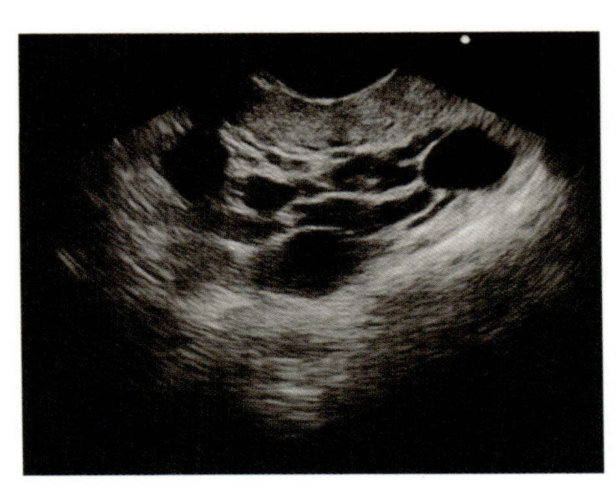

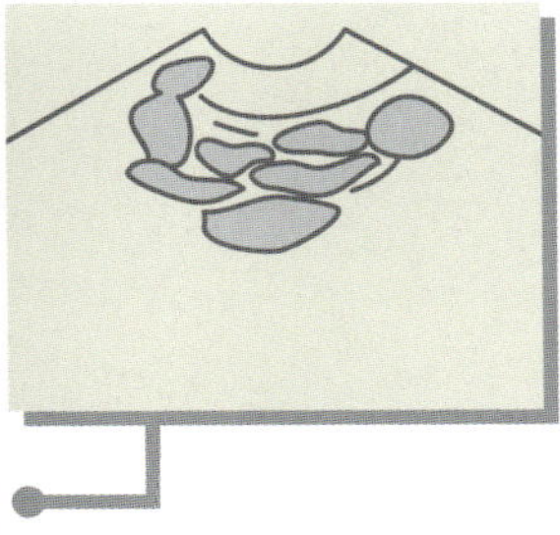

● 後腹膜に位置する多房性囊胞。

5 膵単房性嚢胞

PanNEN (☞p100)

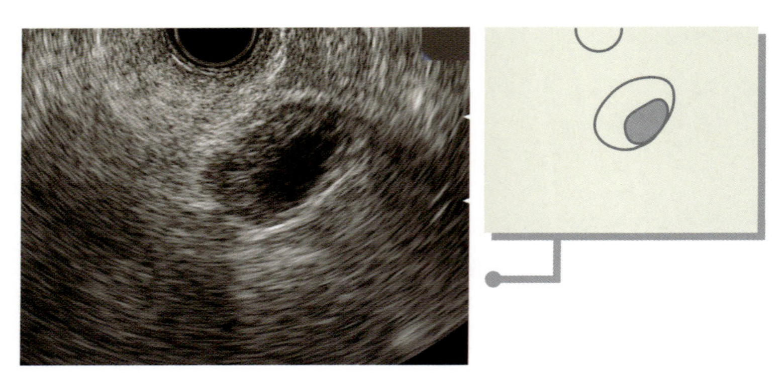

●腫瘍内部にしばしば嚢胞変性がみられ(10~32%), 腫瘍径が大きいほどその割合が高いと報告されている。

膵癌＋貯留嚢胞 (☞p68)

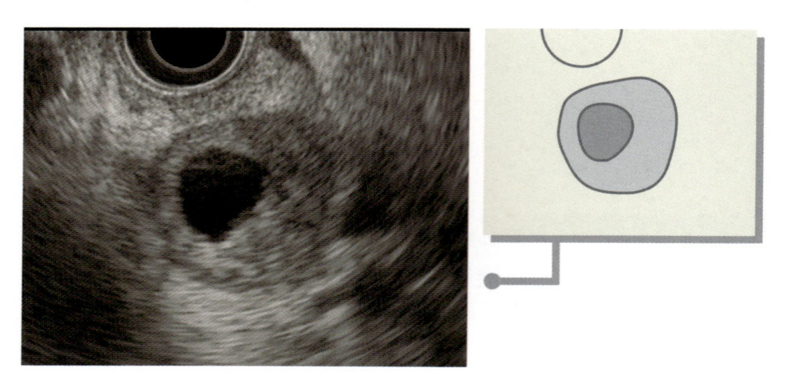

●膵癌による膵液の流出障害によって分枝膵管の拡張をきたす。

副脾＋epidermoid cyst (☞p147)

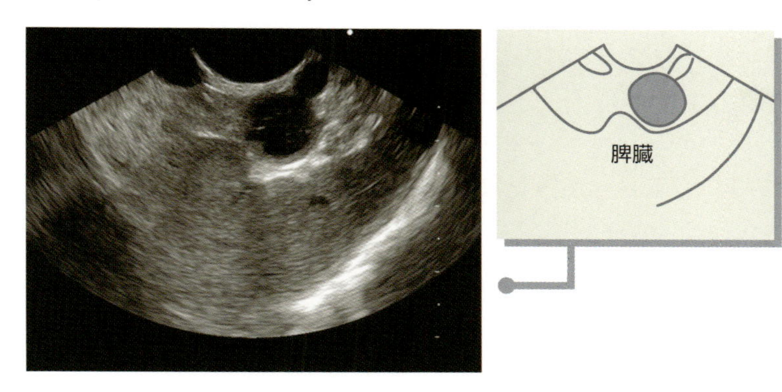

- Epidermoid cystは脾嚢胞性腫瘍の10％程を占め，副脾への合併は稀である。

MCN（単房型）(☞p20)

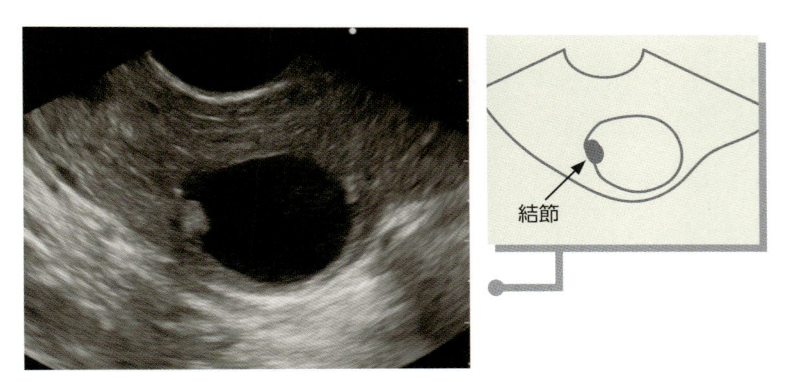

- MCNは典型的には嚢胞内部に大小の嚢胞が独立して存在する構造(cyst in cyst)を有するが，稀に単房型となる場合がある。

6 主膵管拡張

膵癌 (☞p56)

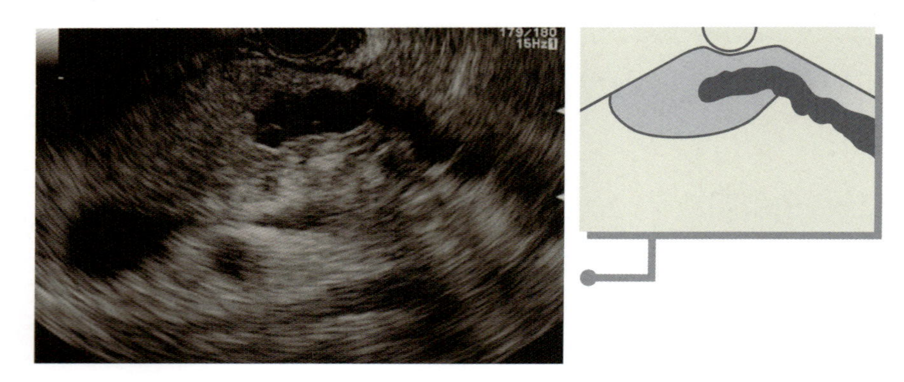

● 膵体部に不整な低エコー腫瘍を認め，尾側膵管が拡張している。

自己免疫性膵炎（非典型例）(☞p163)

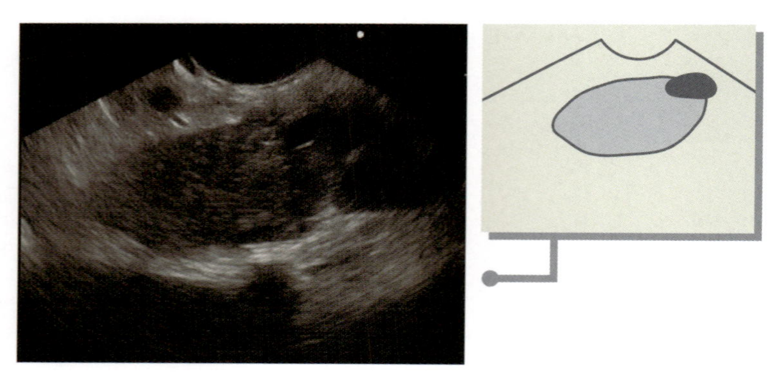

● 膵管狭細部よりも尾側の主膵管は，時に高度の拡張を示すことがある。

PanNEN (非典型例) (☞p114)

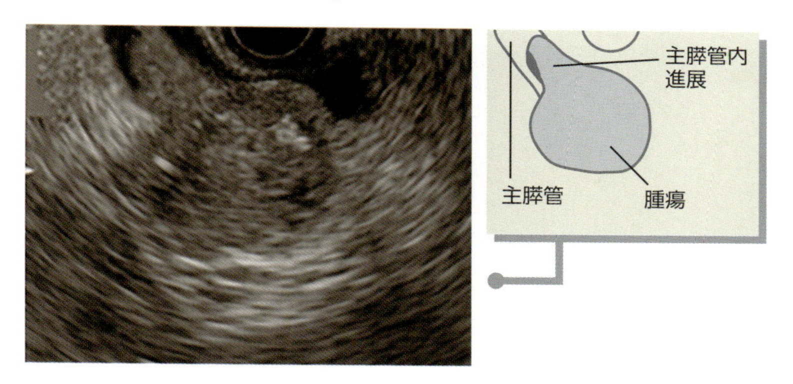

- 膵管内への腫瘍進展による膵管拡張を認める。

膵腺房細胞癌 (☞p97)

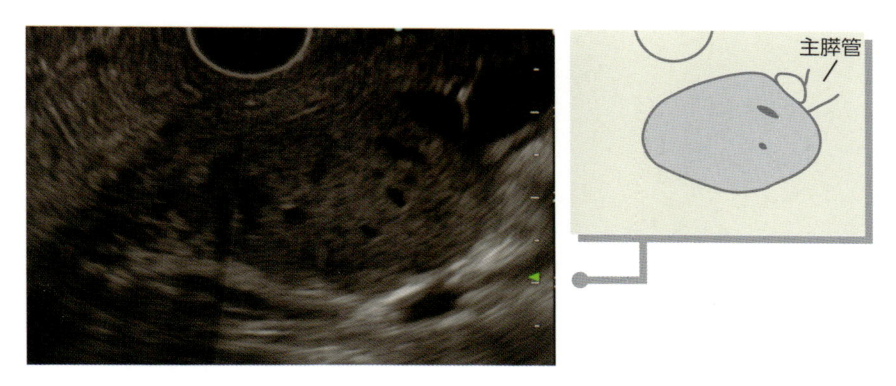

- 一般に通常型膵癌に比べ尾側膵管の拡張は軽度である。

IPMN (MPD type) (☞p25)

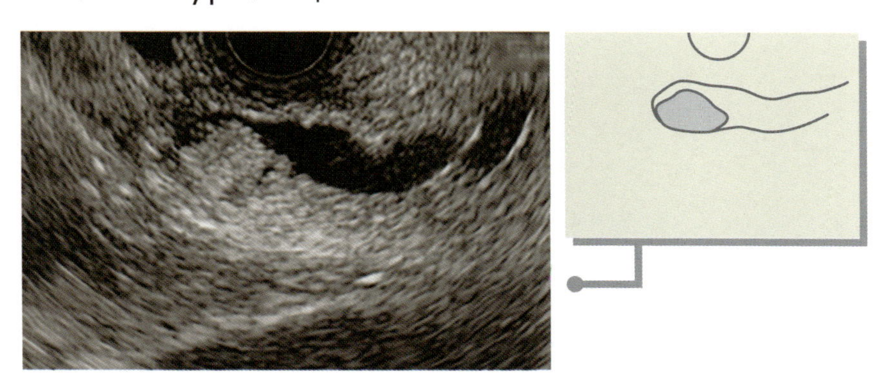

- 主膵管内に結節を認める。

ITPN (☞p54)

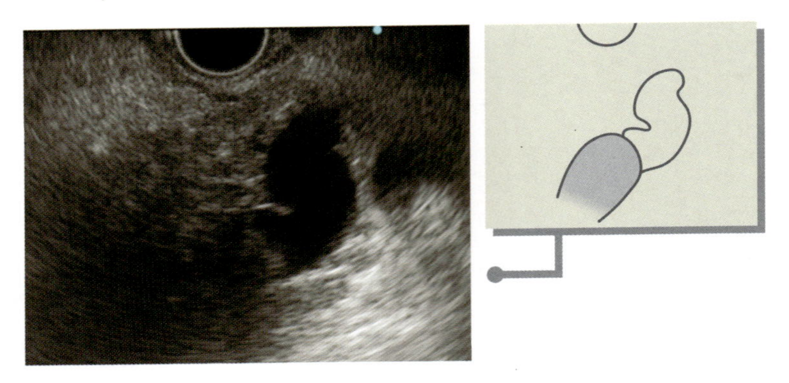

●主膵管が拡張し，膵管内腔に低エコー性腫瘍が充満している。

慢性膵炎 (☞p156)

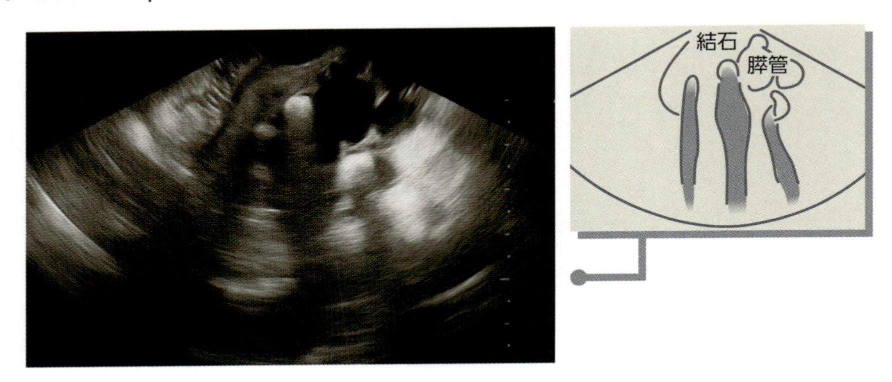

●膵管内や膵実質に結石を認め，膵管が著明に拡張している。

SCN (☞p8)

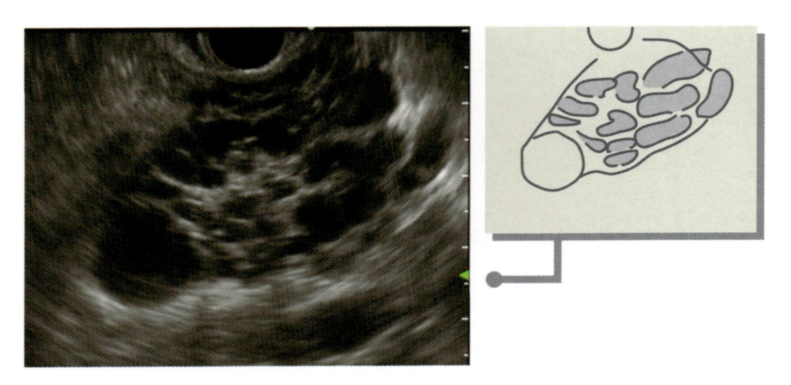

●一般に主膵管との交通を認めないが，膵管の圧排による。 尾側膵管の拡張がみられる場合がある。

7 膵石灰化

SPN (☞p121)

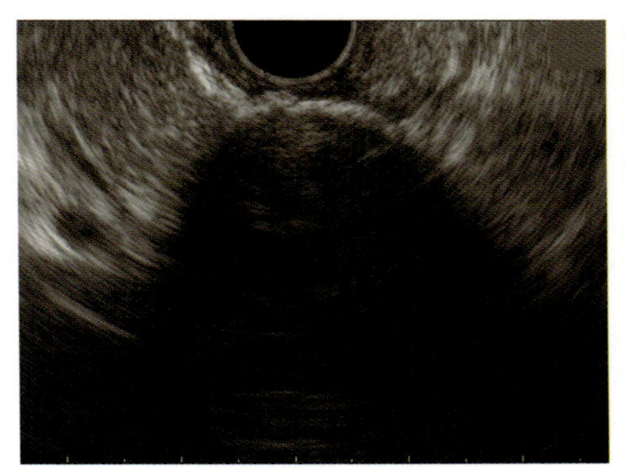

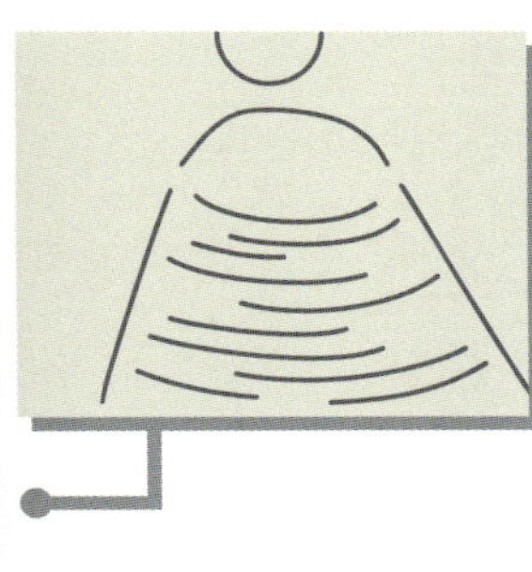

●卵殻様石灰化を30％の症例に認める。

膵癌 (☞p56)

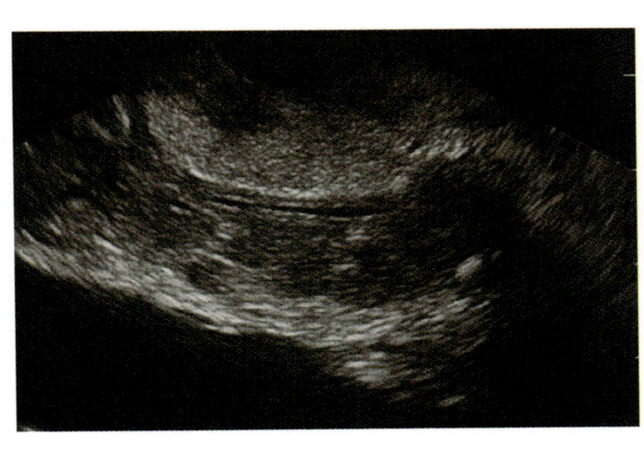

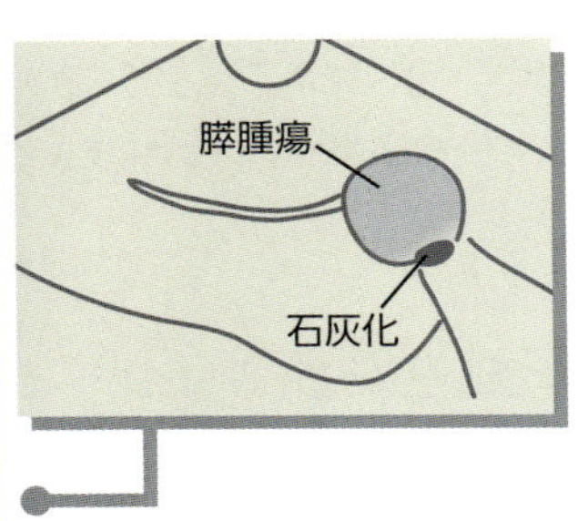

●3％程度に石灰化を認める。

PanNEN (☞p100)

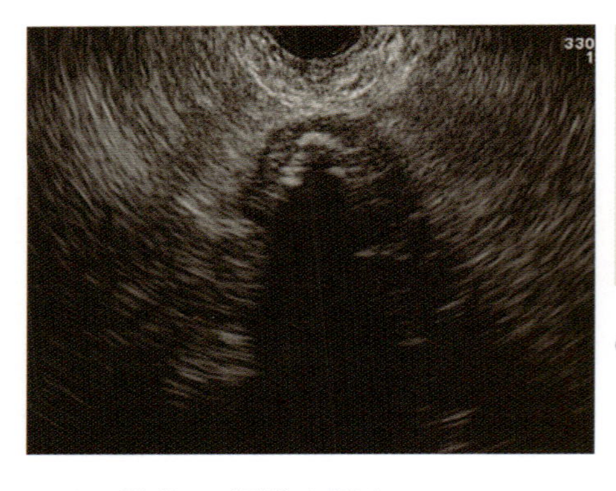

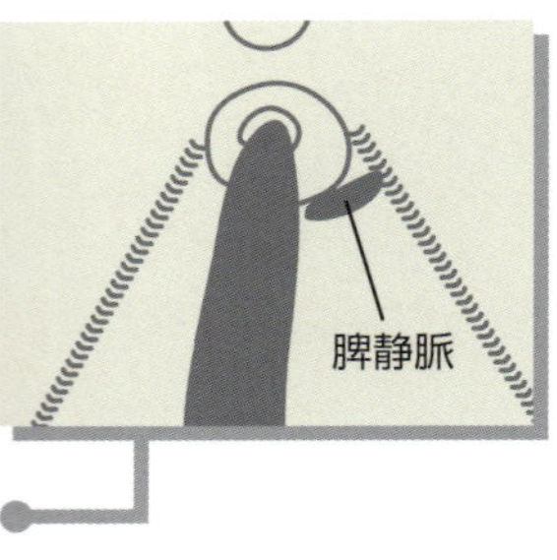

● 20％程度に石灰化を認める。

AIP (☞p173)

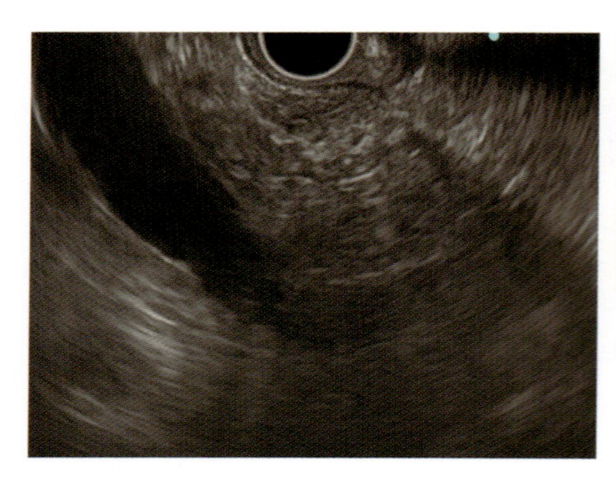

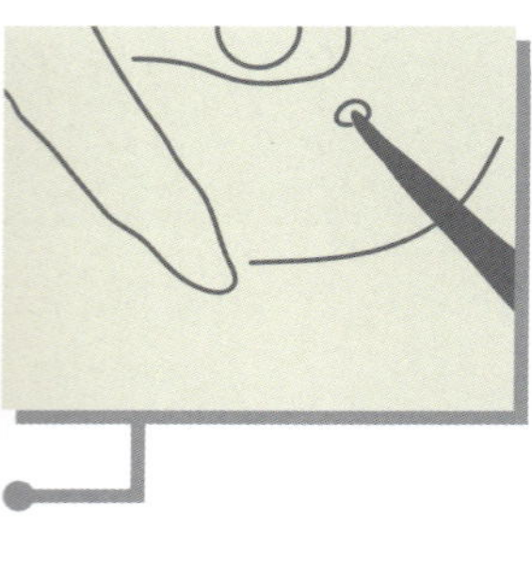

● 長期観察例の5％程度に石灰化を認める。

退形成性膵癌 (☞p90)

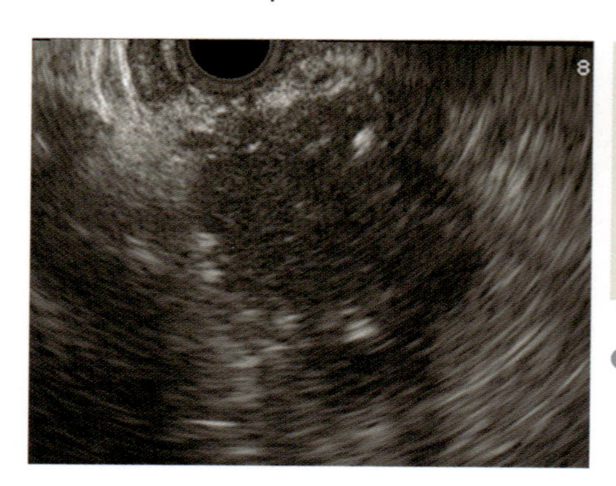

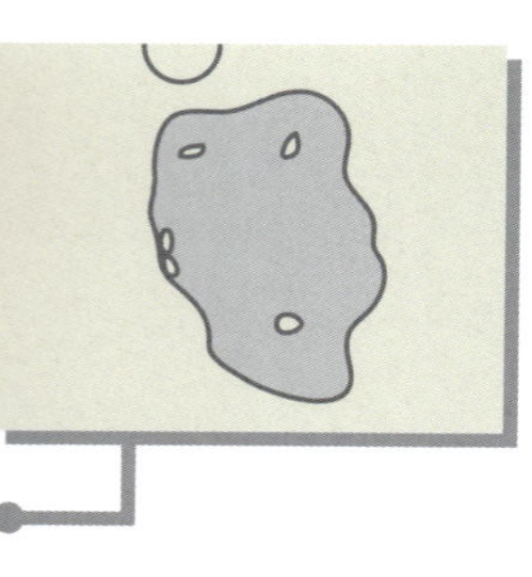

● 石灰化を示す例が多い。

慢性膵炎（膵管内結石）（☞p153）

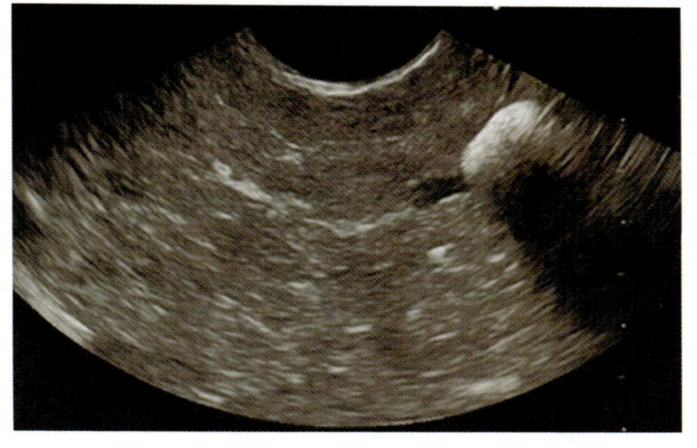

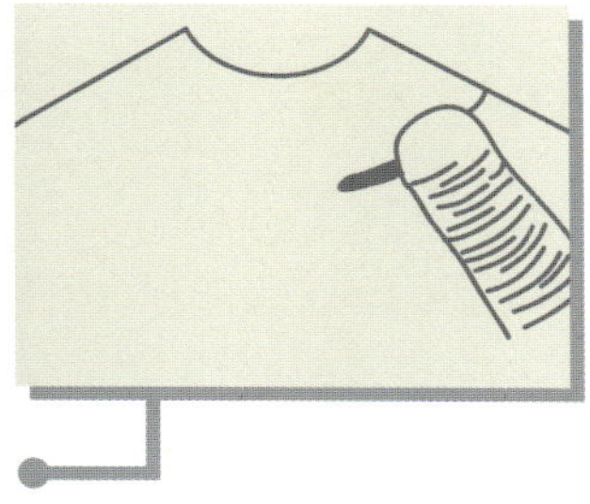

●膵管内に膵石を認める。

慢性膵炎（びまん性石灰化）（☞p156）

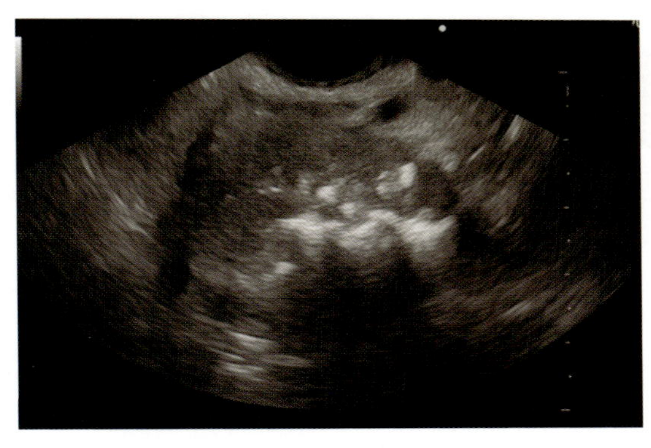

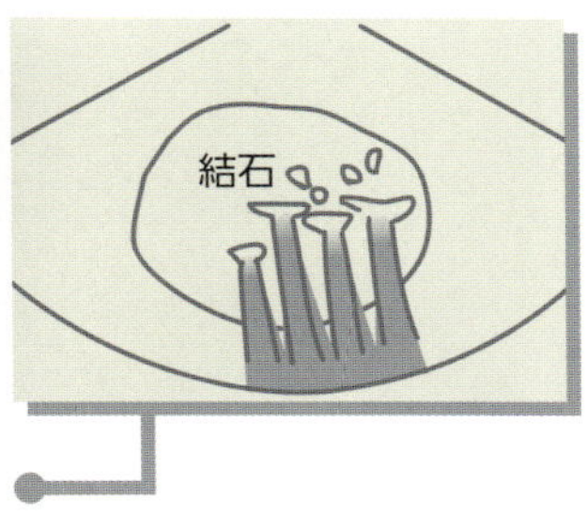

●膵実質内および膵管内にびまん性に石灰化を認める。

8 有茎性胆嚢腫瘍

コレステロールポリープ (☞p212)

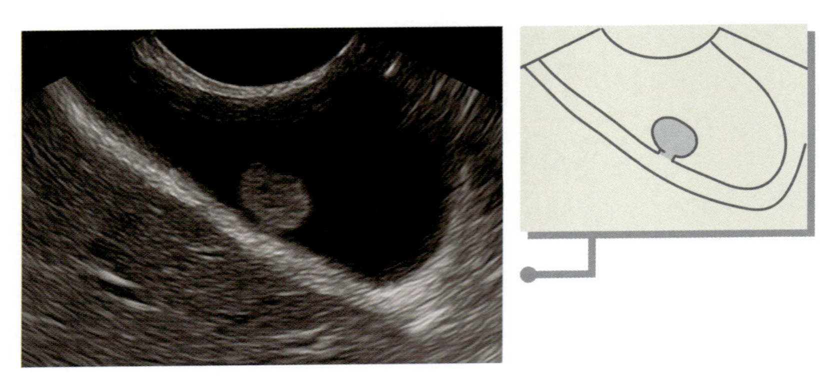

- 桑実状で内部に高エコー部(HEL) が点在する。 腫瘍径が大きくなると充実性部分が増加し，胆嚢腺腫や胆嚢癌との鑑別が困難となる。

胆嚢腺腫 (☞p216)

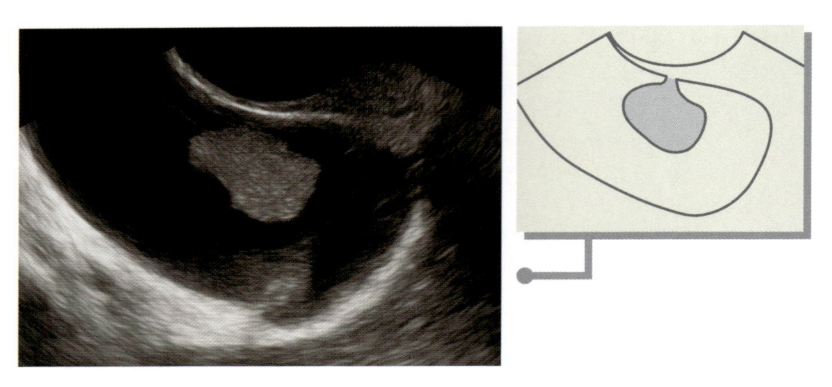

- 表面に凹凸のある充実性腫瘍。

胆囊癌 Tis (☞p199)

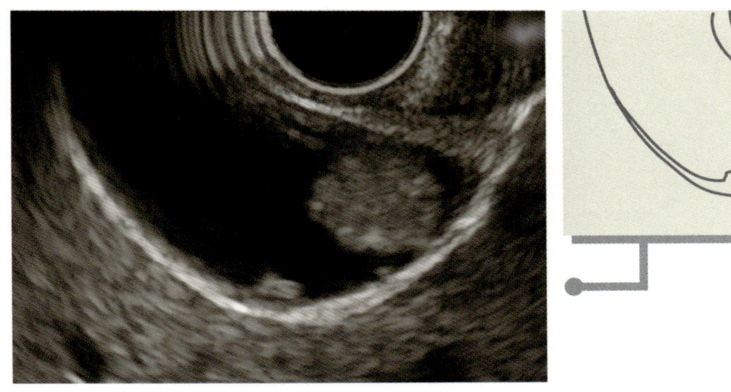

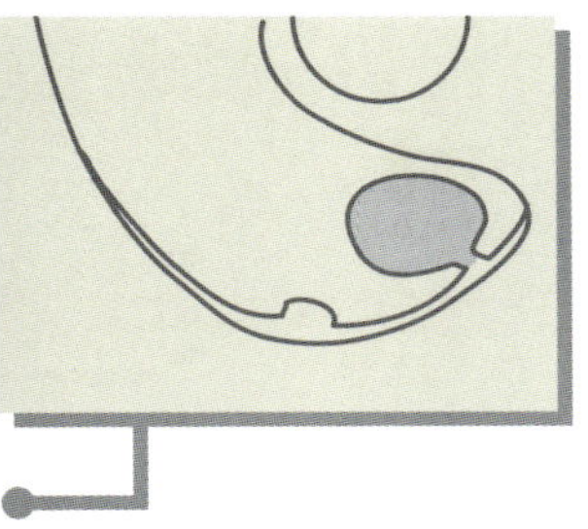

● 表面に凹凸があり，点状HELを伴った1例。 コレステロールポリープとの鑑別が非常に困難。

胆囊癌 T1a (☞p200)

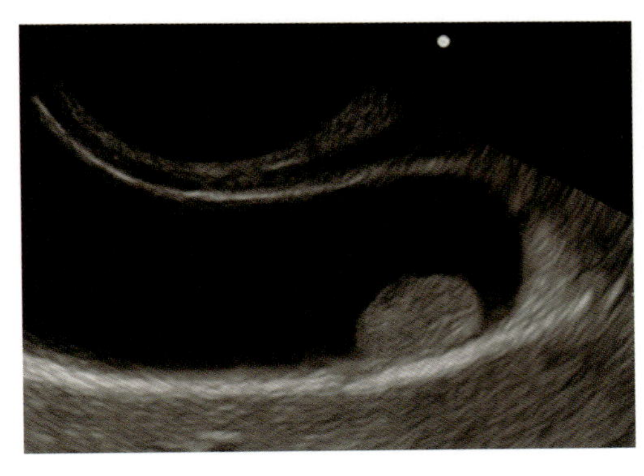

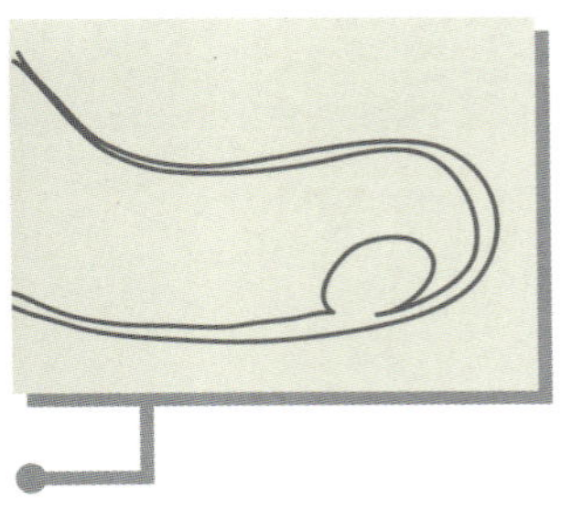

● 表面平滑な亜有茎性の充実性腫瘍。

胆囊癌 T2a (☞p203)

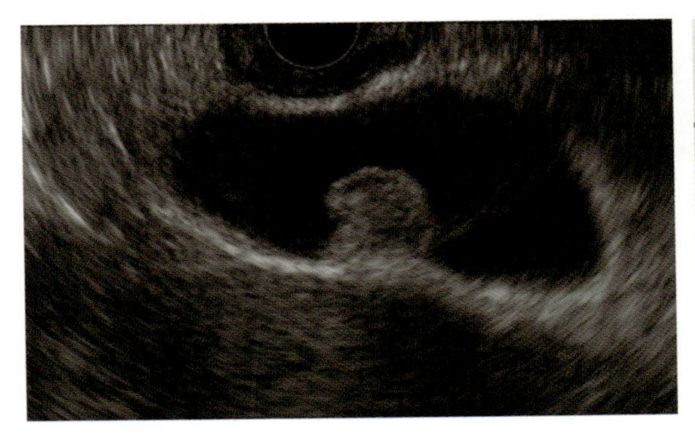

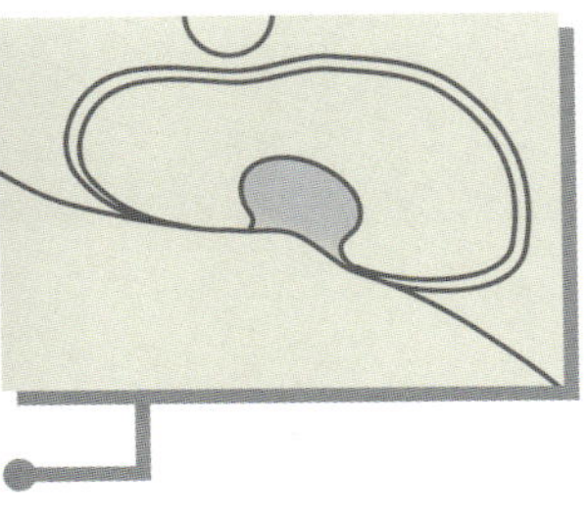

● 広基性の隆起性病変を認める。

9 広基性胆嚢腫瘍

胆嚢癌 (☞ p204)

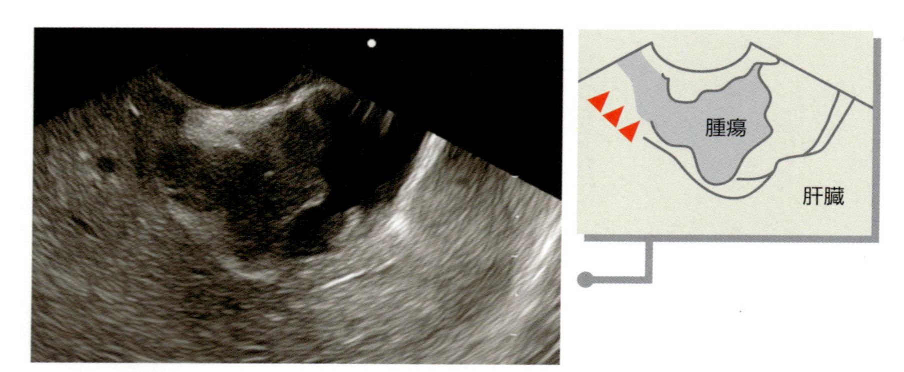

●表面不整な淡い低エコー腫瘤であり，肝床側で高エコー層の菲薄化と断裂を認め(矢頭)，胆嚢癌ss以深と診断した。

黄色肉芽腫性胆嚢炎 (☞ p226)

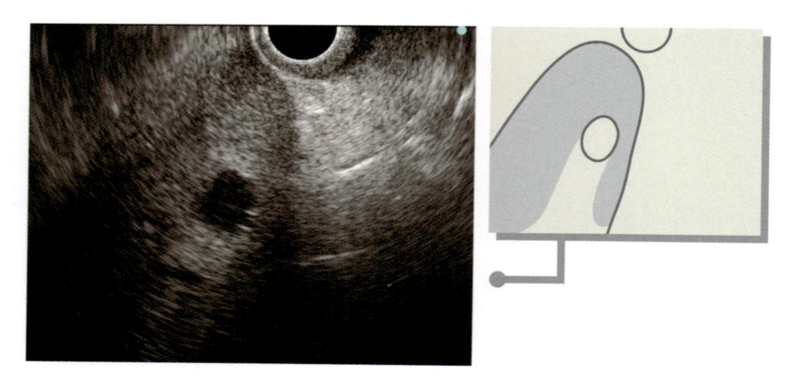

●胆嚢壁は対称的に肥厚し，肥厚部分の内部は均一である。 また，炎症の波及により肝床との境界が不明瞭となる。

IgG4関連胆嚢炎 (☞p223)

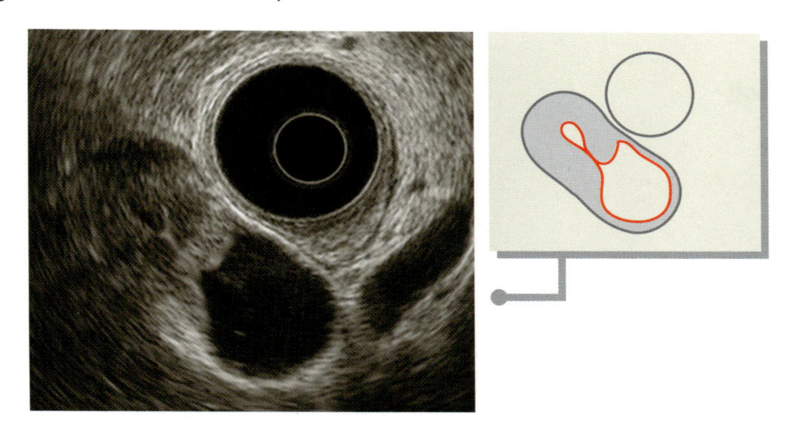

- 胆嚢壁は対称的に肥厚し，肥厚部分の内部は均一である。 また，炎症の波及により肝床との境界が不明瞭となる。

10 乳頭部腫瘍

十二指腸乳頭部癌 T1a (☞p255)

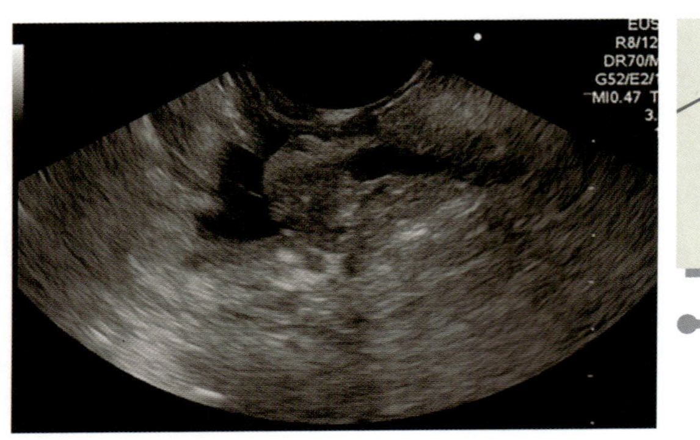

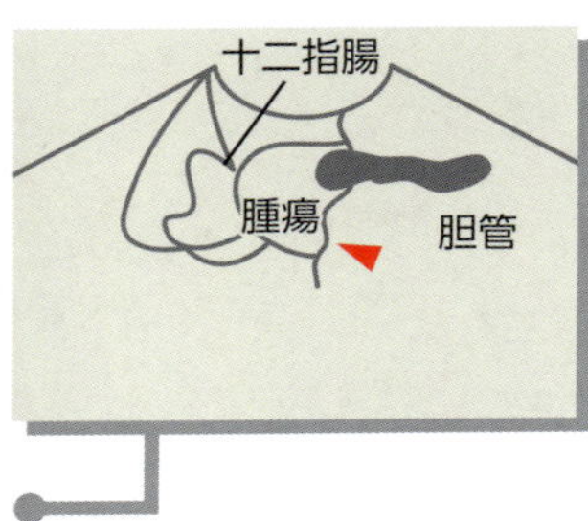

● 乳頭部の充実性腫瘍，十二指腸筋層が保たれる。

十二指腸乳頭部癌 T1b (☞p257)

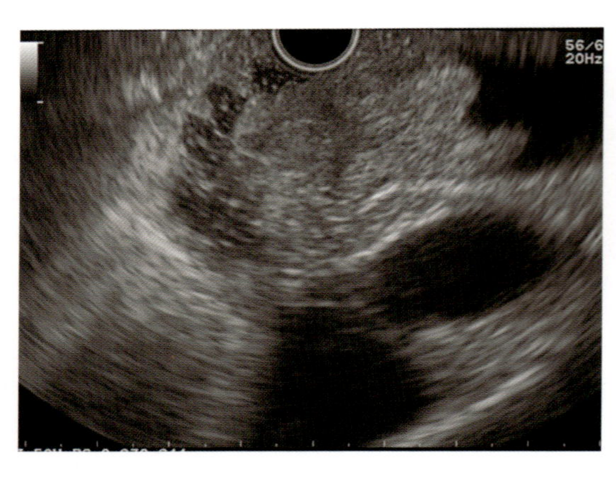

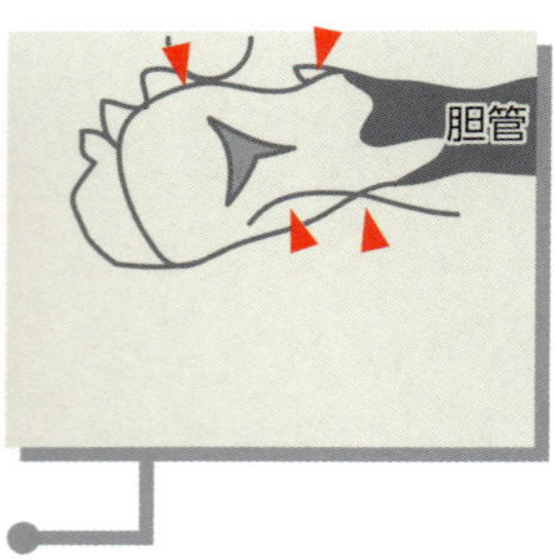

● 乳頭から胆管内へ連続性に発育進展する高エコー腫瘤。

傍神経節腫(paraganglioma) (☞p186)

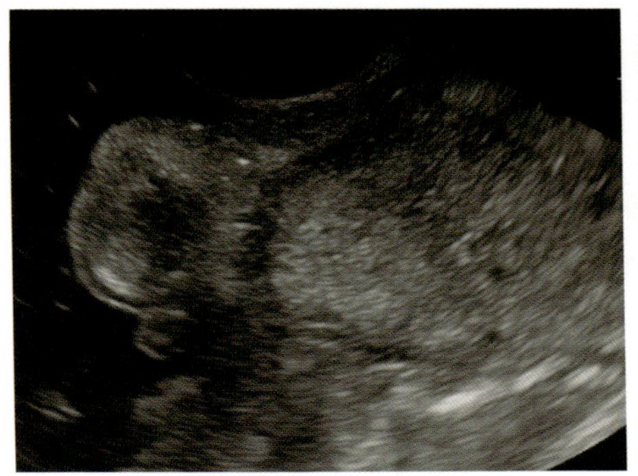
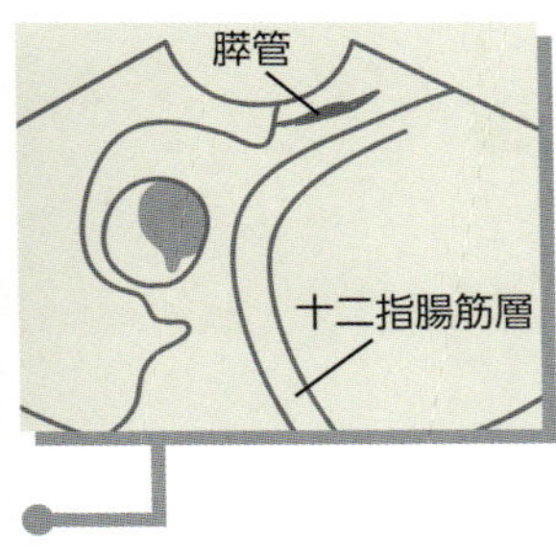

- 乳頭より肛門側の十二指腸粘膜下の腫瘍。

GIST (☞p188)

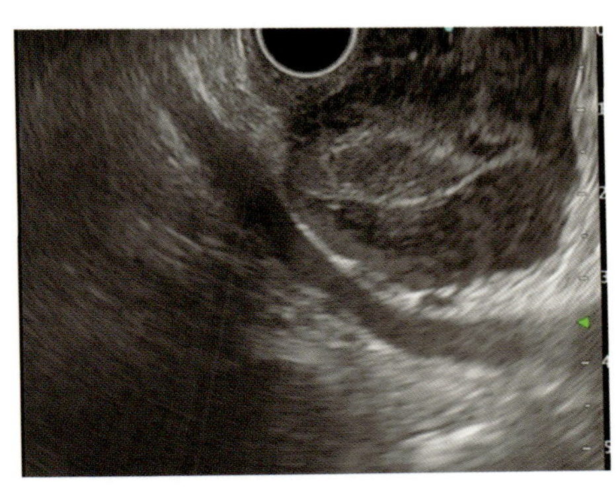
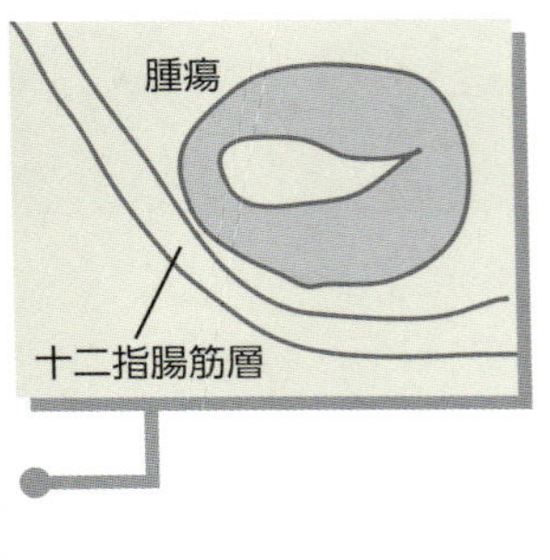

- 十二指腸粘膜下の充実性腫瘍。

11 胆管腫瘍（胆管癌）

肝門部胆管癌 （☞ p236）

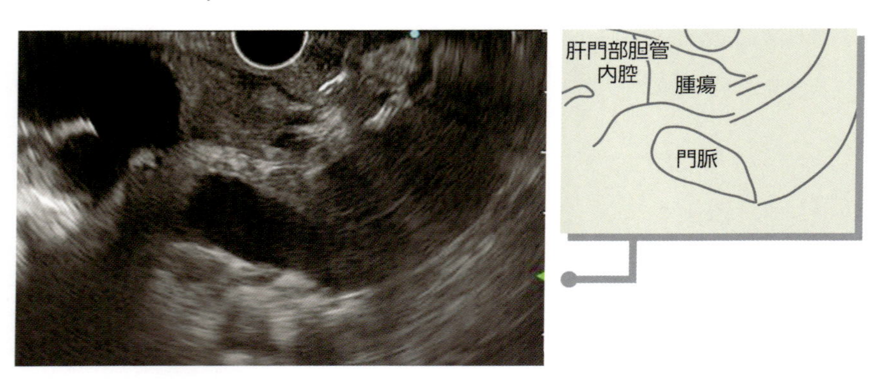

●肝門部胆管内に腫瘍を認め，肝内胆管の拡張を認める。

乳頭型胆管癌 （☞ p240）

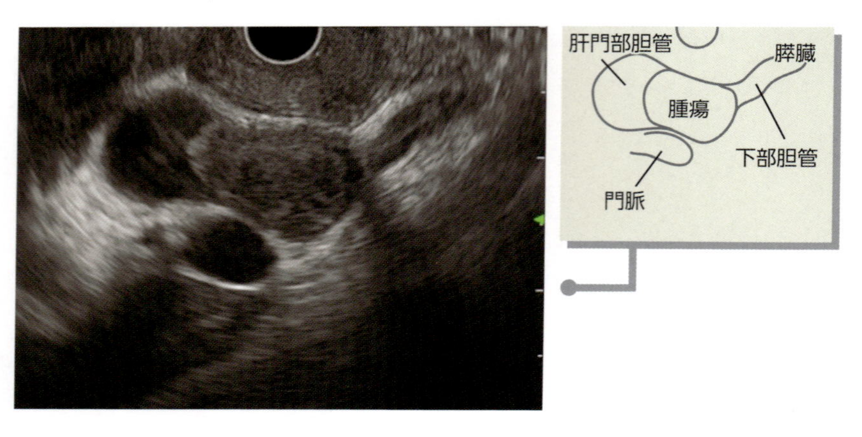

●中部胆管に類円形状の腫瘍を認める。

下部胆管癌 (☞ p229)

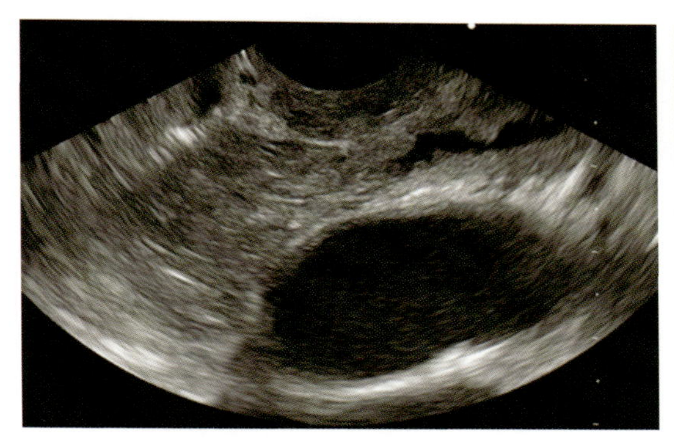

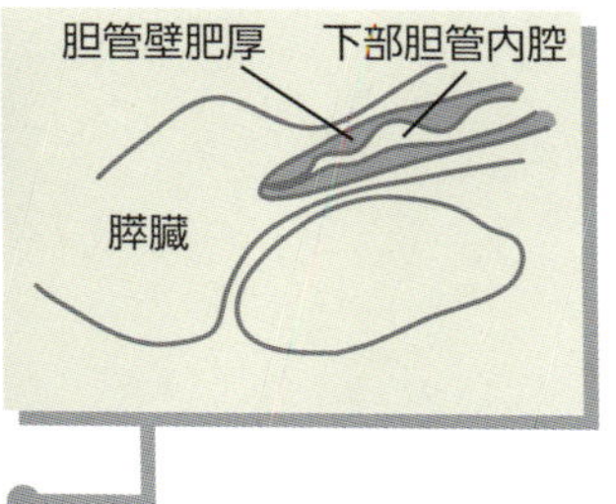

- 膵内胆管の著明な壁肥厚を認める。

index
索引

英数

監修・著

山口武人（やまぐち たけと）

千葉県がんセンター 病院長

〈略歴〉

1981年 千葉大学医学部卒業
2003年 千葉大学医学部附属病院第一内科 講師
2004年 San Francisco, California Pacific Medical Center Interventional Endoscopy Service留学
2005年 中国重慶医科大学 客員教授
2006年 千葉大学大学院医学研究院腫瘍内科学 講師
2007年 千葉県がんセンター 診療部長
2013年 千葉県がんセンター 副病院長
2017年 より現職

〈専門分野〉

消化器病学，胆道・膵臓癌

〈免許および資格〉

日本内科学会認定医・専門医・指導医，日本消化器病学会専門医・指導医，日本消化器内視鏡学会専門医・指導医，日本がん治療認定医機構がん治療認定医，日本膵臓病学会指導医，日本胆道学会専門医

〈その他〉

千葉医学会評議員，日本消化器病学会関東地方会評議員，日本消化器内視鏡学会関東支部評議員・運営委員，日本膵臓学会特別会員・財務委員会委員，日本消化器内視鏡学会社団評議員，日本消化器病学会評議員，日本癌治療学会代議員，雑誌「胆と膵」編集委員

編集・著

瀬座勝志（せざ かつし）

千葉メディカルセンター 内視鏡センター長

〈略歴〉

1999年 千葉大学医学部卒業，千葉大学第一内科入局
2007年 千葉大学大学院医学研究院腫瘍内科学卒業
川鉄千葉病院（現 千葉メディカルセンター）に勤務しながら千葉県がんセンター内視鏡科にて超音波内視鏡検査に従事
2011年 より現職

〈専門分野〉

胆膵内視鏡

〈免許および資格〉

日本消化器内視鏡学会指導医，日本消化器病学会指導医，日本肝臓病学会専門医，他

〈その他〉

関東地方会評議員，他

胆膵EUSアトラス

定価（本体9,500円＋税）

2019年12月2日　第1版

監修者　山口武人

発行者　梅澤俊彦

発行所　日本医事新報社　**www.jmedj.co.jp**
〒101-8718 東京都千代田区神田駿河台2-9
電話　03-3292-1555（販売）・1557（編集）
振替口座　00100-3-25171

印　刷　株式会社加藤文明社

ISBN978-4-7849-4865-9 C3047 ¥9500E

電子版のご利用方法

巻末の袋とじに記載されたシリアルナンバーで，本書の電子版を利用することができます。

手順①：日本医事新報社Webサイトにて会員登録（無料）をお願い致します。
（既に会員登録をしている方は手順②へ）

日本医事新報社Webサイトの「Web医事新報かんたん登録ガイド」でより詳細な手順をご覧頂けます。
www.jmedj.co.jp/files/news/20180702_guide.pdf

手順②：登録後「マイページ」に移動してください。
www.jmedj.co.jp/mypage/

「マイページ」

▼

マイページ中段の「電子コンテンツ」より
電子版を利用したい書籍を選び，
右にある「SN登録・確認」ボタン（赤いボタン）をクリック

- 電子コンテンツ

SN登録・確認　このボタンを押すと「会員情報変更」ページの「電子コンテンツ」欄が表示されます。お手元のシリアルナンバーを登録することで，該当する電子書籍，電子コンテンツが閲覧できます。

閲覧　各コンテンツタイトルのトップページが表示されます。

コンテンツ		
私の治療［2017-18年度版］	閲覧する	
私の治療［2019−20年度版］	閲覧する	
明日から使える排尿障害診療ガイド	閲覧する	SN登録・確認
胃管の挿入と管理のコツ～Dr.畑の臨床メモ	閲覧する	SN登録・確認
医師のためのアンガーマネジメント	閲覧する	SN登録・確認
医師のための節税読本	閲覧する	SN登録・確認

▼

表示された「電子コンテンツ」欄の該当する書名の
右枠にシリアルナンバーを入力

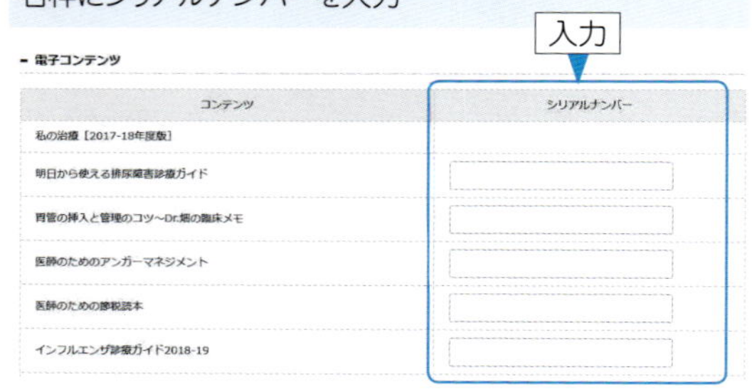

下部の「確認画面へ」をクリック

▼

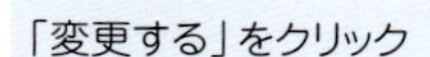

「変更する」をクリック

会員登録（無料）の手順

1 日本医事新報社Webサイト（www.jmedj.co.jp）右上の「会員登録」をクリックしてください。

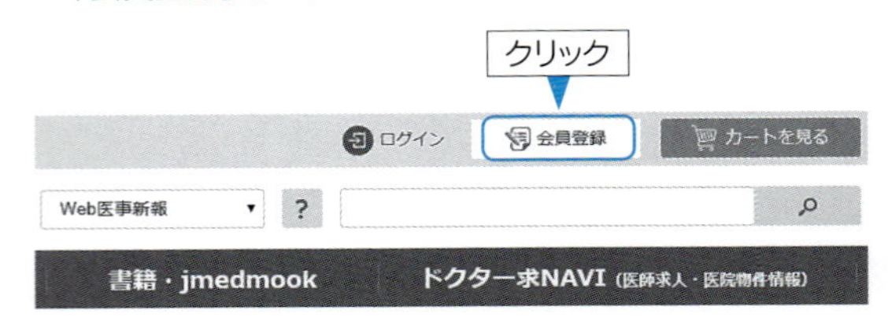

2 サイト利用規約をご確認の上（1）「同意する」にチェックを入れ，（2）「会員登録する」をクリックしてください。

3（1）ご登録用のメールアドレスを入力し，（2）「送信」をクリックしてください。登録したメールアドレスに確認メールが届きます。

4 確認メールに示されたURL（Webサイトのアドレス）をクリックしてください。

5 会員本登録の画面が開きますので，新規の方は一番下の「会員登録」をクリックしてください。

トップ ＞ サービス紹介 ＞ 会員本登録

会員本登録

冊子版の定期購読をご契約中の方は、冊子をお届けする際の封筒のラベルを参考に会員登録をお願いいたします。
②「法人名・病院名」③「契約者名」についてはどちらか一方をスペースなしでご入力ください。
会員番号がご不明な場合は、お問い合わせフォームよりご連絡をお願いいたします。

● 入力内容について(ラベル見本)
● 会員種別について

- 直接契約会員（日本医事新報社と前金制定期購読をご契約中で、雑誌送付宛名ラベルに会員番号が記載されている方）

郵便番号（半角数字） 必須	-
法人名・病院名	
契約者名	姓　名
会員番号（半角数字） 必須	- -

会員登録

- 書店契約会員（書店様と直接、前金制定期購読をご契約中で、雑誌送付宛名ラベルに会員番号が記載されている方）

郵便番号（半角数字） 必須	-
法人名・病院名	
契約者名	姓　名
会員番号（半角数字） 必須	-

会員登録

- 新規のご登録はこちら（定期購読していない方）

会員登録　新規の方はこちらをクリック

6 会員情報入力の画面が開きますので，（1）必要事項を入力し（2）「（サイト利用規約に）同意する」にチェックを入れ，（3）「確認画面へ」をクリックしてください。

7 会員情報確認の画面で入力した情報に誤りがないかご確認の上，「登録する」をクリックしてください。